MÉDECINE OPÉRATIONNELLE

Éthique et pratique médicale
fondée par Richard Moreau
Collection dirigée par Roger Teyssou

La collection « Éthique et pratique médicale » est une tribune qui permet à tous les acteurs du monde de la santé, professionnels, enseignants, administrateurs, économistes et patients d'exposer leurs opinions, de décrire leur expérience et de proposer des solutions aux problèmes posés par une profession en pleine mutation, et ce en toute indépendance et en conformité avec la déontologie et les bonnes pratiques médicales.

Dernières parutions

Alain GOLDCHER, *Bien vivre avec un « oignon ». Questions/réponses illustrées sur l'hallux valgus, le trouble statique le plus fréquent*, 2021.
Jeannot BAANITSE, *Soins palliatifs en RD Congo et en Afrique. Appel à la promotion et l'intégration,* 2021.
François MATH, *La recherche médicale française. Hier on la trouvait, aujourd'hui on la cherche,* 2021.
Jacques MORNAT, *Choix et médecine*, 2021.
Philippe VIARD, *On n'est jamais assez vieux pour faire un mort, Repenser les soins pour les personnes dans les services de longue durée*, 2021.
Justine DIEHL, *Vaccins, Entre méfiance et adhésion*, 2021.
Jean-Yves DE LA CAFFINIÈRE, *50 ans de pratique chirurgicale. Pensées parallèles,* 2021.
David LERICHE, *Equilibre et motricité chez les personnes âgées, la liaison œil-pied*, 2020.
Bernard JURTH, *Vivre mieux à tout âge grâce à l'ostéopathie, Suivi de Journal d'un voyage aux sources de l'ostéopathie*, 2020.
Claire GRAND, *Les maladies expliquées aux enfants. Microbes et compagnie,* 2020.
Jean-Yves DE LA CAFFINIÈRE, *La prise de décision médicale, Un art ou une science ?, Essai*, 2019.
Khadija Chahraoui & Antoine Bioy, *Corps et Traumatismes Théories et sens de la maladie*, 2018.

Dominique Champetier de Ribes
Gilles Force

Médecine opérationnelle

L'Harmattan

5-7, rue de l'École-Polytechnique ; 75005 Paris

http://www.editions-harmattan.fr/

ISBN : 978-2-343-24809-7
EAN : 9782343248097

À tous les médecins qui ont participé à la rédaction de ce livre et qui ont eu la patience de l'utiliser dans leur pratique quotidienne.

À Marie-Hélène Tugler-Guellati et Christine Jockey qui ont relu et amélioré ce document et à Philippe Garrigues qui en a conçu plusieurs chapitres.

Aux internes qui ont contribué à son amélioration progressive depuis plus de 20 ans.

À Pierre Squara qui a permis cette publication.

À Annick mon épouse.

À Camille, Marc, Romain et Sébastien mes enfants.

Introduction :

Les auteurs décrivent dans ce livre les méthodes diagnostiques opérationnelles qu'ils utilisent dans leur pratique[9] [10] [11] [12] [13] [14] [15]. Il est destiné à des professionnels qui ont déjà de solides connaissances médicales.

Dans la pratique médicale seule une partie des stratégies diagnostiques que nous utilisons a été évaluée. Il est donc licite de proposer des approches empiriques du diagnostic médical, complémentaire de la médecine basée sur des preuves, dès lors qu'elles décrivent fidèlement les stratégies utilisées par des médecins expérimentés.

Chaque chapitre indépendant décrit les étapes qui vont d'un symptôme ou d'une situation pathologique aux diagnostics correspondants. Il structure les connaissances de chaque domaine pour en faciliter l'apprentissage et la mise à jour bibliographique.

Ce livre est donc un outil d'aide à la décision et un support documentaire destiné à faciliter le classement et l'organisation des connaissances médicales.

---

[9] BROOK RH. Practice guidelines : to be or not to be. *Lancet* 1996; ***348***: 1005-6.

[10] PAUKER SG Contentious screening decisions : does the choice matter ? *N Eng J Med* 1997;***336***:1243-1244.

[11] BOUVENOT J. Facteurs influançant l'appropriation des recommandations médicales par les médecins *Presse Med* 2002;***31***:1831-1835.

[12] LABARERE J. Prise en charge des pneumopathies aiguës communautaires en établissement de santé. *Presse Med* 2003 ;***32*** :1841-8.

[13] LEDRU S. Intérêt et évaluation de l'application de protocoles d'antibiothérapie dans un service de pneumologie. *Presse Med* 2003 ;***32*** :1397-402.

[14] ZAHAR JR Audit des prescriptions antibiotiques dans un service de maladies infectieuses. Enquête prospective observationnelle. *Presse Med* 2003 ;***32*** :1208-12.

[15] CHABOT JM L'apprentissage par problème. *Rev Prat* 2003 ;***53*** :523-525.

Glossaire des verbes utilisés :

Evaluer : s'utilise lorsqu'il s'agit de mesurer un phénomène. Exemple évaluer la quantité d'alcool ingérée quotidiennement. En pratique, après le verbe évaluer, on attend une réponse plutôt quantitative.

Rechercher : s'utilise pour indiquer la nécessité de mettre en œuvre une action diagnostique précise. Exemple rechercher une orientation biologique. On attend dans la colonne des moyens, une liste d'examens complémentaires nécessaire pour atteindre cet objectif.

Savoir : s'utilise pour insister sur la mise en œuvre d'un savoir faire particulier nécessitant souvent de l'expérience. Exemple : savoir rattacher une fièvre à une maladie déjà connue.

Eliminer : à le même sens que rechercher, mais s'utilise lorsqu'il ne faut pas omettre cette étape dans le raisonnement.

Penser à : s'utilise pour insister sur une étape importante.

Analyser : s'utilise lorsque l'aspect sémiologique est très important. Analyser les caractéristiques d'une douleur thoracique.

Documenter : s'utilise pour confirmer par un examen complémentaire une hypothèse diagnostique.

Reconnaître : s'utilise lorsqu'un tableau clinique ou paraclinique doit être identifié. Exemple : reconnaître le tableau de maladie de Horton.

Différencier : s'utilise à l'étape du diagnostic différentiel.

Connaître : s'utilise lorsque la maladie est identifiée, pour indiquer les atteintes caractéristiques qu'il faut rechercher.

Fièvre prolongée inexpliquée [1 2 3 4 5 6] :

Connaître la définition :

Correspond au « fever of unknown origin » (FUO) des anglo-saxons. Défini il y a 60 ans[7] : fièvre supérieure à 38,1° depuis plus de 3 semaines, et dont la cause reste inconnue après une exploration au cours d'une hospitalisation. Ces critères ont été modifiés pour tenir compte des possibilités actuelles de prise en charge ambulatoire, ainsi que du développement des techniques diagnostiques et de leur accessibilité. Actuellement, un bilan hospitalier de trois jours ou trois consultations ambulatoires suffisent pour remplir les critères de FUO.

Ces critères s'appliquent à des patients non hospitalisés et non immunodéprimés (infection VIH ou autres).

On distingue les fièvres permanentes et les fièvres récurrentes lorsqu'il existe un intervalle libre d'au moins 2 semaines.

Rechercher des signes cliniques de mauvaise tolérance :

Etat de choc. Déshydratation. Vascularite cutanée.

Analyser le retentissement sur l'état général :

Degré d'amaigrissement : prendre précocement des mesures de renutrition. Troubles psychiques : traitement spécifique de l'angoisse ou de la dépression à discuter.

Rechercher une porte d'entrée pour une septicémie :

Infection cutanée, soins dentaires, troubles digestifs, signes urinaires, signes ORL, foyer pulmonaire. Hémocultures systématiques.

Rechercher un contexte favorisant la survenue d'une greffe endocarditique [8 9] :

Toxicomanie. Fièvre apparue au décours d'un soin dentaire, ou d'une coloscopie. Porteur d'un cathéter central. Valvulopathie connue.

Rechercher des signes d'appel orientant vers une localisation infectieuse secondaire :

Signes neurologiques (méningite, abcès cérébral). Souffle cardiaque : échographie à la recherche d'une endocardite. Foyer osseux ou articulaire.

Rechercher une immunodépression révélée par la fièvre :

Sérologie VIH au moindre doute (avec l'accord du patient).

Analyser le contexte épidémiologique :
Retour d'un pays d'endémie parasitaire, infection contractée à l'hôpital, toxicomanie, homosexualité, conduite à risque, exposition professionnelle.

Rechercher systématiquement toutes les prises médicamenteuses :
Fièvre médicamenteuse [10] [11] [12] [13].

Eliminer une fièvre factice :
Prise contrôlée de la température. Absence de tachycardie.

Savoir rattacher la fièvre à une maladie déjà connue :
Fièvre et cancer. Fièvre et VIH. Fièvre et neutropénie.

Rechercher un élément clinique d'orientation :
Examen clinique complet. Insister en particulier sur les aires ganglionnaires. Examen des axes vasculaires, seins, touchers pelviens, peau et muqueuses (aphtes), neuropathie périphérique, examen gynécologique, examen de l'abdomen.

Rechercher des arguments cliniques pour une maladie inflammatoire :
Examen des articulations, syndrome sec, examen ophtalmologique, syndrome de Raynaud, palpation des artères temporales, signes digestifs, abolition d'un pouls.

Penser à rechercher un anévrysme de l'aorte abdominale :
Terrain vasculaire : examen clinique et échographie abdominale.

Connaître le tableau d'hyperthermie habituelle :
Femme jeune, « obsédée » du thermomètre, pas de syndrome inflammatoire, éléments du tableau clinique de fibromyalgie.

Rechercher une orientation biologique :
VS, CRP, électrophorèse des protéines, NFS avec recherche de lymphocytes hyperbasophiles, calcémie, ECBU, phosphatases alcalines, transaminases, gamma GT, plaquettes, créatininémie, glycémie, CPK, LDH, IDR à la tuberculine ou Quantiferon, hémocult, ferritinémie, TCA, anticorps antinucléaires, protéinurie à la bandelette urinaire, triglycérides, procalcitonine. Une augmentation de la procalcitonine pourrait être un argument en faveur d'une origine infectieuse.

Rechercher une image d'orientation :
Echographie abdominale, échographie cardiaque, Radiographie pulmonaire, radiographie des sinus et des dents. Scanner thoraco-abdominal.

Evoquer systématiquement le diagnostic de maladie de Horton, et des autres artérites à cellules géantes :
Maladie de Horton[14] : VS augmentée, parfois isolée chez le sujet âgé. Biopsie des artères temporales.

Rechercher systématiquement certaines maladies infectieuses, selon le contexte et le terrain lorsqu'il n'y a pas d'orientation clinique ou biologique franche :
Tuberculose : intérêt de l'IDR à la tuberculine ou du Quantiferon.
Sérologies EBV, CMV, VIH, VHC, VHB, Parvovirus B19, HHV6. Evoquer les Leishmanioses viscérales (Kala Azar). Légionellose, fièvre Q[15 16], Salmonelle, Brucellose[17 18 19]. Sérologie yersinia enterocolitica. TPHA-VDRL, méningococcémie chronique, histoplasmose[20 21 22].
Bronchectasies.
L'éosinopénie, les triglycérides augmentés ou la procalcitonine élevée sont en faveur d'une origine infectieuse[23].

Reconnaître le tableau de fièvre méditerranéenne familiale[24 25] et les syndromes auto-inflammatoires :
Fièvre intermittente, inflammation aiguë et douloureuse des séreuses, manifestations articulaires. Evolution vers l'amylose de type AA. Terrain : juifs Sépharades, Arméniens, Turcs, Arabes, Grecs, Druzes, et juifs ashkénazes. Evolution favorable sous Colchicine. Diagnostic génétique.

Reconnaître le tableau de péri-hépatite :
Femme jeune, douleurs de l'hypocondre droit, douleurs pelviennes. Examen gynécologique à la recherche d'arguments pour une infection à chlamydia ou gonocoque. Sérologie de chlamydia trachomatis.

Evoquer systématiquement une maladie thromboembolique :
Dosage des D-dimères. Angioscanner ou scintigraphie pulmonaire au moindre doute.

Penser au myxome de l'oreillette :
Syncope posturale. Echographie cardiaque.

Reconnaître le syndrome de Sweet :
Lésions cutanées caractéristiques, arthrites, hyperleucocytose. Très bonne réponse aux corticoïdes.

Compléter systématiquement le bilan biologique à la recherche d'une maladie générale :
Complément (C3, C4, CH50), Coombs, ANCA, AAN, cryoglobulinémie, immunoélectrophorèse du sang et des urines, antiphospholipides.

Rechercher une néoplasie profonde :
Discuter scanner abdominal, pelvien, et thoracique.
Intérêt du PET-scanner[26].
IRM corps entier.
Intérêt des marqueurs tumoraux : PSA, alpha fœto protéine, Béta HCG, ACE, CA 125, CA 15.3, CA 19.9.
Test au Naproxène[27].

Penser systématiquement à une pathologie digestive :
Diverticulose sigmoïdienne. Néoplasie. Maladies inflammatoires (MICI). Maladie de Whipple[28].

Savoir interpréter une monocytose :
Supérieure à 1000 éléments/mm^3 : infection à germe intracellulaire, Sarcoïdose, histiocytose X, lymphome, syndrome myélodysplasique.

Reconnaître une microangiopathie thrombotique :
Plaquettes basses, LDH élevés, présence de schizocytes, créatininémie élevée, D-dimères augmentés. Contexte : néoplasies.

Evoquer systématiquement le diagnostic d'hyperthyroïdie et l'insuffisance surrénalienne [29] :
Dosages hormonaux.

Reconnaître le diagnostic de maladie de Still de l'adulte [30] [31] :
La fièvre est élevée. Elle peut prendre différents aspects, mais le plus caractéristique est le caractère hectique de la fièvre (irrégulière, imprévisible, avec pics frissonnants). Rarement forme fébrile isolée. Le plus souvent la fièvre est associée à une atteinte articulaire, cutanée, à des douleurs pharyngées ou à d'autres atteintes viscérales. Hyperferritinémie avec effondrement de la fraction glycosylée (moins de 20% au lieu de 60% et plus). Hyperleucocytose.

Rechercher une hémopathie :
Hémopathies en particulier lymphoïdes : Kikuchi, Castelman, LAI, hémophagocytose, syndrome de Schnitzler (IgM monoclonale, urticaire, fièvre). LDH élevés et hyperuricémie en faveur d'une hémopathie lymphoïde. Lymphomes vasculaires de diagnostic particulièrement difficile.

Penser aux granulomatoses :
Sarcoïdose, maladie de Crohn.

Eliminer une endocardite[35 36 37 38 39 40 41] ou un anévrysme mycotique de l'aorte thoracique [42] :
Echographie cardiaque transœsophagienne. Type de cardiopathie en cause[43]. Penser aux endocardites à hémocultures négatives [44 45 46 47] : sérologie fièvre Q, bartonellose, chlamydia, légionnelle, aspergillus. Evoquer la maladie de Whipple.

Rechercher une atteinte méningée :
Ponction lombaire avec cytologie : méningite infectieuse, méningites carcinomateuses.

Rechercher un abcès profond :
Discuter le Pet-scanner[48] en cas d'ATCD carcinologiques ou recherche de cause infectieuse.

Rappeler l'importance des biopsies :
Chaque fois qu'il existe une orientation, penser à documenter par une biopsie : artère temporale, BOM, biopsie musculaire.

Discuter un traitement d'épreuve :
Corticothérapie chez le sujet âgé. Antibiothérapie (cycline) chez le sujet jeune.

Savoir arrêter les investigations et se contenter d'une surveillance [49]:
Exploration négative, bonne tolérance. Surveillance et répétition des explorations régulièrement.

---

[1]DE KLEIJN E.. Fever of unknown origin (FUO) : in a prospective multicenter study of 167 patients with FUO using fixed epidemiologic entry criteria. *Medicine* 1997;***76***::392-415.
[2] WRIGHT WF, AUWAERTER PG. Fever and Fever of Unknown Origin: Review, Recent Advances, and Lingering Dogma. *Open Forum Infect Dis*. 2020; ***7***: doi: 10.1093/ofid/ofaa132
[3] FUSCO FM, PISAPIA R, NARDIELLO S, CICALA SD, GAETA GB, BRANCACCIO G. Fever of unknown origin (FUO): which arethe factors influencing the final diagnosis ? A 2005–2015 systematic review. *BMC Infect Dis*. 2019; **19**: 653. Published online 2019 Jul 22. doi: 10.1186/s12879-019-4285-8
[4] NOËL V. Fièvre persistante (plus de vingt jours) *Rev Prat* 2000;***50***:1943-1951.
[5] VIDAL E. Fièvres intermittentes *Rev Prat* 2002;***52***:133-176.

[6] VAN DER MEER A prospective multicenter study on fever of unknown origine. *Medicine* 2007 ;***86*** :26.
[7] PETERSDORF RG. Fever of unexplained origin: report on 100 cases. *Medicine*. 1961;***40***;1-30.
[8] CARBON C. Endocardite infectieuse. *Rev Prat* 1998;***48***:484-528.
[9] GUERRERO M.L Endocarditis cuased by staphylococcus aureus: a reappraisal of the epidemiologic, clinical, and pathologic manifestations with analysis of factors determining outocome. *Medicine* 2009;***88***:1-23.
[10] JOHNSON DH Drug fever *Infec Dis Clin North Am* 1996;***10***:85-91.
[11] MACKOWIAK PA Drug Fever *Ann Intern Med* 1987;***106***:728-733.
[12] PIETTE AM Attention : les progestatifs élèvent la température ! *Rev Med Intern* 1995;***16***:813-814.
[13] KNOCKAERT DC Recurent or episodic fever of unknown origin. Review of 45 cases and survey of literature. *Medicine* 1993;***72***:184-196.
[14] SALAVRANI C. Polymyalgia rheumatica and giant-cell arteritis. *N Eng J Med* 2002;***347***:261-272.
[15] FOURNIER Modification of the diagnosis criteria proposed by the Duke endocarditis service to permit improved diagnosis of Q fever endocarditis. *Am J Med* 1996;***100***:629-634.
[16] RAOULT D. Actualité des rickettsioses. *Med et mal Infect* 2009;***39***:71-95.
[17] Complications associated with Brucella melitensis infection : a study of 530 cases; *Medicine* 1996;***75***.;195-212.
[18] AYGEN B. Clinical manifestations, complications and treatment of brucellosis : a retrospective evaluation of 480 patients *Med et Mal Inf* 2002;***32***:485-494.
[19] PAPPAS G. Medical Progress : Brucellosis. *N. Eng J Med* 2005;***352***:2325-2337.
[20] ASSI M.A. Systemic histoplasmosis. A 15-Year retrospective institutional review of 111 patients. *Medicine* 2007;***86***:162-169.
[21] NYFFENEGER L. Cas importés d'histoplasmose. *Rev Med Suisse* 2009 ;***227*** :2418-2423.
[22] MATA-ESSAYAG S. Histoplasmose : a study of 158 cases in venezuela, 2000-2005. *Medicine* 2008;***87***:193-203;
[23] GIL H. Valeur de l'éosinopénie au cours des syndrome inflammatoires : un vieux marqeur revisité. *Rev Med Interne* 2003 ;***24*** ;431-5.
[24] GRATEAU G. Fièvres intermittentes héréditaires. *Press Médicale* 2004 ;***33*** :1195-1207.
[25] SHANTI H Familial mediteraneen fever in arabs. *Lancet* 2006 ;***367*** :1016-1024.
[26]FEDERICI L, BLONDET C, IMPERIALE A, ET AL. Value of 18F-FDG-PET/CT in patients with fever of unknown origin and unexplained prolonged inflammatory syn- drome: A single centre analysis experience. *Int J Clin Pract* 2008; epub ahead of print.
[27] VANDERSHUEREN S. Lack of value of the naproxen test in the differential diagnosis of prolonged febrile illnesses. *Am J Med* 2003;***115***:572-574.
[28] MARTH T. Whipple's disease. *Lancet* 2003;***361***:239-246.
[29] ARLT W Adrenal insufficiency. *Lancet* 2003 ; 361:1881-1894.
[30] POUCHOT J. Maladie de Still de l'adulte. *Press Med* 2004 ;***33*** :1011-1026.
[31] CRISPIN J.C. Adult-onset still disease as the cause of fever of unknown origin. *Medicine* 2005;***84***:331-338.

[35] BOUZA E. Infective endocarditis. A prospective study at the end of the twentieth century. New predisposing conditions, nex etiologic agents, and still a high mortality. *Medicine* 2001;***80***:298-308.
[36] MYLONAKIS E. Medical progress : infective endocarditis in adults. *N. Eng J Med* 2001;***345***:1318-1331.
[37] WERNER M. A clinical study of culture_negative endocarditis *Medicine* 2003 ;***82*** :263-274.
[38] CHANG F.Y. Staphylococcus aureus bacteriema : incidence of endocarditis, risk factors for mortality, and clinical impact of methicillin resistance. *Medicine* 2003;***82***:322-333.
[39] MOREILLON P. Infective endocarditis *Lancet* 2004;***363***:139-150.
[40] EL-AHDAB F. Risk of endocarditis among patients with prothetic valves and staphylococcus bacteriema. *Am J Med* 2005 ;***118*** :225-230.
[41] McDONALD Enterococcal endocarditis. *Am J Med* 2005 ;***118*** :759.
[42] MALOUF JF Mycotic aneurysms of thoracic aorta : a diagnostic challenge. *Am J Med* 2003;***115***:489-497.
[43] HABIB G. Prophylaxie de l'endocardite infectieuse, risque d'endocardite infectieuse en fonction de l'état cardiaque. *Med et Mal Inf* 2002;***32***:261-267.
[44] RAOULT D. Afebrile blood culture-negative endocarditis. *Am J Med* 1999;***131***:144-146.
[45] RAOULT D. Whipple's endocarditis : review of the literature and comparison with Q fever, bartonella infection, and blood culture-positive endocarditis. *Clin Infect dis* 2001 ;***33*** :1309-16.
[46] GUBLER Whipple endocarditis without overt gastrointestinal disease : report of four cases. *Am J Med* 1999;***131***:112-117.
[47] HOUPIKIAN P. Blood culture-negative endocarditis in a reference center. *Medicine* 2005;***84***:162-174.
[48] PONCINI G, NENDAZ M. Approche de la fièvre d'origine indéterminée : place de la tomographie par émission de positons. *Rev Med Suisse* 2010, **6** : 249-253.
[46] MULDERS-MANDERS CM, ENGWERDA C, SIMON A, VAN DER MEER JWM, BLEEKER-ROVERS CP. Long-term prognosis, treatment, and outcome of patients with fever of unknown origin in who nodiagnosis was made despite extensive investigation. A questionnaire based study. *Medicine* 2018; **97**: doi: 10.1097/MD.0000000000011241.

Amaigrissement [1] :

Évaluer l'importance de l'amaigrissement :

Doit être chiffrée en pourcentage de la perte de poids par rapport au poids de référence. Il est indispensable d'objectiver la réalité de l'amaigrissement : combien, en combien de temps, dans quelles circonstances ?

Analyser l'origine de la variation de poids par l'étude de la composition corporelle :

Intérêt de l'impédancemétrie [2] : mesure de l'eau totale, de l'eau extracellulaire, calcul de la masse maigre, de la masse cellulaire active (MCA), calcul de la masse grasse (MG). Si MCA inférieure au témoin : dénutrition protidique. Si MG inférieure au témoin : dénutrition calorique.

Évaluer le retentissement métabolique et hématologique de l'amaigrissement :

Hypoalbuminémie[1], hypocalcémie, anémie. Carence en fer, carence en vitamines B12[3], folates[4], vitamine B1, vitamine A, vitamine C[5,6], vitamine D[7]. Baisse de la cholestérolémie[8]. Transformation gélatineuse de la moelle osseuse [9].

Rechercher une inadaptation des ingesta par rapport à la dépense énergétique théorique :

Lorsque les ingesta sont inférieurs aux besoins, l'amaigrissement est en rapport avec une insuffisance d'apports. Il convient alors d'analyser le comportement alimentaire.

Lorsque les besoins semblent correctement couverts, rechercher une maladie qui augmente les besoins ou qui s'accompagne d'un trouble du métabolisme : malabsorption, insuffisance hépatique.

Évaluer les apports alimentaires :

Évaluation quantitative et qualitative des ingesta ce qui nécessite souvent le concours d'une diététicienne.

---

[1] *Se méfier d'une albuminémie faussement normale chez le patient deshydraté.*

[2] *Dépense énergétique de l'homme = 66,743 + Poids*13,752 + Taille*5,003 - Age*6,755. Dépense*

Évaluer la dépense énergétique théorique :

Calcul de la dépense énergétique théorique selon la formule de Harris et Bénédict[2].

Analyser le comportement alimentaire :

Rechercher un comportement anorexique. Rechercher un régime intempestif. Evoquer systématiquement une insuffisance de moyens financiers.

Penser à évoquer des troubles du comportement alimentaire révélateurs d'une détérioration intellectuelle :

L'amaigrissement peut être dû à un "oubli de manger" dans le cadre d'une maladie d'Alzheimer[10].

Savoir rattacher un amaigrissement à une maladie déjà connue :

Maladies connues s'accompagnant d'un hypercatabolisme ou d'une malabsorption : maladies infectieuses, cancer, hyperthyroïdie etc...
L'enquête diagnostique pourrait alors s'arrêter à cette étape.

Rechercher des signes cliniques d'orientation :

Courbe thermique (intérêt de la température rectale plus sensible que la température tympanique), mesure de la pression artérielle, examen des aires ganglionnaires, examen des axes vasculaires, seins, thyroïde, touchers pelviens, peau (acanthosis, amylose [11], ichtyose, syndrome paranéoplasique[12]), signes digestifs, neuropathie périphérique, hippocratisme digital.

Savoir s'orienter en fonction d'un contexte épidémiologique particulier :

Amaigrissement et alcoolisme[13]. Contexte d'infection VIH.
ATCD familial de cancer du sein, de cancer du colon (discuter l'intérêt de la mammographie ou de la coloscopie).

Rechercher des signes biologiques d'orientation :

Vitesse de sédimentation augmentée. Hypergammaglobulinémie.
Tests hépatiques, NFS, plaquettes, calcémie, créatininémie, glycémie, CPK, LDH, ferritinémie, hémocult[14], IDR à la tuberculine ou Quantiferon.

---

[2] *Dépense énergétique de l'homme = 66,743 + Poids*13,752 + Taille*5,003 - Age*6,755. Dépense énergétique de la femme = 655,096 + Poids*9,562 + Taille*1,85 - Age*4,676. En moyenne la dépense énergétique de repos est à 25 Kcal/Kg de poids. La dépense énergétique totale est 1,2, à 1,5 fois la dépense énergétique de repos selon l'importance de l'activité physique et des pathologies associées (infections, escarres etc...).*

Penser à une endocrinopathie :
Hyperthyroïdie : Dosage de la thyroxine (T4). Selon les orientations cliniques et biologiques : phéochromocytome, diabète, hyperparathyroïdie, insuffisance surrénalienne.

Rechercher une orientation radiologique ou échographique[15] :
Radiographie pulmonaire, échographie abdominale (foie, pancréas, rétropéritoine, reins). Au moindre doute à la radiographie pulmonaire : avoir recours au scanner thoracique pour préciser les images.

Eliminer un cancer digestif [16] :
L'amaigrissement peut en être le seul symptôme.
La fibroscopie OGD et la coloscopie doivent être d'indication large devant un amaigrissement inexpliqué isolé.

Evoquer les affections qui comportent un hypercatabolisme ou un trouble du métabolisme :
Insuffisance respiratoire chronique[17].
Insuffisance hépatocellulaire.
Insuffisance rénale chronique[18].

Savoir surveiller l'évolution du poids après adaptation des apports en fonction des besoins :
Augmenter les ingesta au-delà de la dépense énergétique, et surveiller l'évolution du poids pendant 1 mois, avant de poursuivre les investigations. Une reprise de poids est un argument en faveur d'un amaigrissement par inadéquation des apports par rapport aux besoins.

Savoir rechercher une cause d'hypercatabolisme :
En cas de suspicion d'hypercatabolisme inexpliqué, discuter l'indication d'un scanner abdomino-thoracique, et de l'intérêt des marqueurs tumoraux.

Eliminer une malabsorption même en l'absence de diarrhée :
D-Xylose, stéatorrhée : pancréatite chronique, maladie cœliaque, maladie de Whipple.

Savoir conclure :
Amaigrissement dû à une insuffisance des apports par rapport aux besoins.
Amaigrissement par hypercatabolisme.
Amaigrissement par malabsorption ou trouble du métabolisme.

Traitement :

Adapter les apports aux besoins. Dans certains cas, il faut avoir recours à des méthodes d'alimentation artificielle : alimentation entérale par sonde naso-gastrique, alimentation parentérale.

---

[1] KOTLER Cachexia *Ann Intern Med* 2000;***133***:622-635.

[2] BOULIER A. Mesure de la composition corporelle par impédance bioélectrique. *Nutr. Clin. Métabol.* 1991 ;***5*** :165-174.

[3] MASALHA R. Symptomatic dietary vitamine B12 deficiency in nonvegetarian population *Am J Med* 2002;***112***:413-417.

[4] KADO Homocyxteine versus the vitamins folate, B6, and B12 as predictors of cognitive function and decline in older high-functioning adults: McArthur studies of successful aging. *Am J Med* 2005;***118***:161:185.

[5] QUILICHINI R. Le scorbut est toujours là. *Rev Med Interne* 1995;***16***(suppl):158s.

[6] PADAYATTY Vitamine C pharmacokinetics: implications for oral and intravenous use. *Ann Intern Med* 2004;***140***:533-538.

[7] TANGPRICHA V. Vitamin D insufficiency among free-living healthy young adults. *Am J Med* 2002;***112***:659-662.

[8] ONDER G. Serum cholesterol levels and in-hospital mortality in the elderly. *Am.J.Med.* 2003; ***115***: 265-272.

[9] TIEULE N. Transformation gélatineuse de la moelle osseuse. Quatre observations. *Press Med* 2001;***24***:1209.

[10] GUYONNET S. La perte de poids chez les sujets présentant une démence de type Alzheimer *Rev Med Int* 1997;***18***:776-785.

[11] FALK R.H. Medical progress : the systemic amyloïdoses *N Eng J Med* 1997;***337***:898-910.

[12] KURZROCK R. Cutaneous paraneoplastic manifestations of haematologic maligancies. *Am.J.Med.* 1995; ***99***: 207-217.

[13] LIEBER CS Medical disorders of alcoholism. *N Eng J Med* 1995;***333***:1058-1065.

[14] ROCKEY DC. Relative frequency of upper gastrointestinal and colonic lesions in patients with positive occult-blood tests. *N Eng J. Med.* 1998; ***339***: 153-160.

[15] HERNANDEZ J L. Clinical evaluation for cancer in patients with involuntary weight loss without specific symptoms. *Am J Med* 2003 ;***114*** :631-638.

[16] NICHOLSON BD, HAMILTON W, O'SULLIVAN J, AVEYARD P, HOBBS FDR. Weight loss as a predictor of cancer in primary care: a systematic review and meta-analysis. *Br J Gen Pract.* 2018; **68**: e311–e322. Published online 2018 Apr 10. doi: 10.3399/bjgp18X695801.

[17] LAABAN JP Supplémentation orale dans l'insuffisance respiratoire chronique *JSN*; N° 11.

[18] CANO N. Dénutrition et insuffisance rénale chronique *Ann Med Interne* 2000;***151***.

Asthénie :

Analyser les caractéristiques de la fatigue anormale :

Ce qui ne peut plus être fait par le patient. Depuis quand ? Horaire ? Asthénie plutôt matinale ou couvrant la journée.
Retrouver les circonstances d'apparition (deuil, traumatisme, maladie).

Savoir distinguer les causes centrales et les causes périphériques de fatigue[1] :

Cause périphérique : fatigabilité musculaire sous la forme d'une difficulté à maintenir la contraction musculaire. Les réflexes sont normaux ou diminués, il n'y a pas de mouvements anormaux, il n'y a pas de troubles cognitifs.
Cause centrale : tonus musculaire augmenté, réflexes vifs, troubles cognitifs.

Rechercher des signes généraux associés :

Amaigrissement, anorexie, fièvre.

Savoir rattacher l'asthénie à une maladie connue :

Cancer, dysthyroïdie. Rechercher des signes cliniques d'orientation : Courbe thermique, examen des aires ganglionnaires, examen des axes vasculaires, seins, thyroïde, touchers pelviens, peau (acanthosis, amylose, ichtyose), signes digestifs. Syndrome paranéoplasique, atteinte neurologique périphérique, hippocratisme digital, signes d'insuffisance surrénalienne[2], signes d'hypothyroïdie, faiblesse musculaire.

Savoir reconnaître le tableau de la myasthénie [3] [4] :

Sensation de fatigabilité musculaire. Déficit moteur d'apparition récente dans. un territoire dépendant des nerfs crâniens (ptosis, diplopie, troubles de la phonation, troubles de la déglutition, de la mastication). Test au Tensilon. Anticorps anti-récepteurs de l'acétylcholine. Electromyogramme.

Penser aux maladies musculaires :

Myopathies inflammatoires. Myopathies médicamenteuses : prise de statines[5] [6]. Rechercher un contexte épidémiologique particulier : Asthénie et alcoolisme. ATCD familial de cancer du sein, du colon (discuter l'intérêt de la mammographie ou de la coloscopie). Contage viral (VIH, VHB, VHC, EBV, CMV, SARS-CoV2).

Savoir interpréter une asthénie chez le sujet âgé :

Parfois équivalent d'une dyspnée : rechercher une hypoxie. Savoir évoquer un trouble du sommeil [7]:

Asthénie matinale liée à un trouble du sommeil : mode de découverte d'un syndrome d'apnée du sommeil [8 9 10 11 12] : enregistrement EEG nocturne. Narcolepsie catalepsie[13] : syndrome de Gélineau.

Rechercher des troubles du comportement alimentaire :

Eviction de certains aliments pouvant conduire à des carences en vitamines ou en oligo-éléments (régime végétarien, régime amaigrissant).

Savoir évoquer le saturnisme[14] ou la surcharge d'autres métaux lourds [15] :

Exposition : soudeurs, radiateuristes, céramistes, tireurs professionnels.
Douleurs abdominales inexpliquées, anémie, céphalées, HTA, convulsions.
Dosage plombémie, plomburie.
Autres métaux : arsenic (pesticides) ; mercure (amalgames dentaires, pesticides, industrie) ; cadmium (peintures, batteries rechargeables, piles) ; autres : nickel, antimoine,…

Savoir évoquer le syndrome inflammatoire induit par les adjuvants (ASIA) [16 17]:

Exposition avant la survenue des symptômes (infection ; vaccin ; silicone ; adjuvant). Après la pose d'implants mammaires.
Comporte fatigue chronique, faiblesse musculaire, douleurs articulaires et neuropathiques, troubles de concentration.

Savoir rechercher les causes neurologiques centrales de fatigue :

La fatigue peut être un mode de révélation de nombreuses maladies neurologiques centrales : méningites et encéphalites, encéphalite paranéoplasique, syndromes parkinsoniens, SLA.
Maladie migraineuse.

Savoir évoquer les causes de fatigue en rapport avec une maladie systémique :

Granulomatose : maladie de Wegener, neurosarcoïdose, vascularites cérébrales.

Connaître les fatigues anormales au décours de certaines maladies infectieuses :

Poliomyélite, maladie de Lyme, fièvre Q, syndrome post-COVID.

Rechercher un trouble de l'humeur :
Dépression révélée par une asthénie. Savoir arrêter les explorations si l'examen clinique est normal et s'il n'existe aucune orientation : se donner un temps d'observation avant de reprendre les investigations.

Rechercher des signes biologiques d'orientation :
VS, électrophorèse des protides. Tests hépatiques, NFS, plaquettes, calcémie, créatininémie, glycémie, CPK, LDH, hémocult, IDR à la tuberculine ou Quantiferon. Glycémie. Hyponatrémie. Hypercalcémie, hypocalcémie. Ferritinémie. Acidose. Insuffisance rénale. TPHA. AAN, FAN, Facteurs rhumatoïdes.

Rechercher une orientation radiologique ou échographique :
Radiographie pulmonaire (tuberculose, cancer bronchique), Echographie abdominale (foie, pancréas, rétropéritoine, reins).

Rechercher une insuffisance surrénalienne [18 19 20 21] :
Cortisol 8h et 16h. Cortisolurie des 24 heures. Une concentration plasmatique le matin inférieure à 3µg/dl (83 nmol/l) est très évocatrice. Au-delà de 19 µg/dl (525 nmol/l) le diagnostic est exclu. Entre les deux valeurs, les tests dynamiques sont nécessaires.
ACTH supérieur à 100 pg/ml dans l'insuffisance surrénalienne primitive. Intérêt du test au synacthène dans les suspicions d'insuffisance surrénalienne basse.
Dans l'insuffisance surrénalienne auto-immune : présence dans 70 % des cas d'anticorps anti 21-hydroxylase.

Evoquer l'hémochromatose :
Ferritinémie élevée. Coefficient de saturation de la transferrine supérieur à 45%.

Evoquer systématiquement le diagnostic de dysthyroïdie :
Dosage T4 et TSH.

Penser à éliminer une maladie cœliaque[22] :
Pourrait être responsable d'une fatigue anormale.

Rechercher une association à un syndrome sec :
Voir fiche syndrome de Gougerot-Sjögren.

Rechercher un syndrome dépressif :
Avis psychiatrique.

Connaître le syndrome de fatigue chronique[23][24][25][26][27] :

Le syndrome de fatigue chronique (prévalence de l'ordre de 0,3-0,9 %), associe un épuisement physique persistant et inexpliqué à des douleurs diffuses, des troubles du sommeil, des troubles neurocognitifs et neurovégétatifs. Affecterait 2 à 6% des consultants pour asthénie. 50% de ces patients auraient une dépression associée ?

Nécessite la présence de 3 des symptômes suivants [28] :

*Réduction nette des activités professionnelles, sociales, familiales et personnelles par rapport à la période antérieure à la maladie, qui persiste plus de 6 mois et accompagnée d'une fatigue souvent profonde nouvelle ou à début bien défini, qui n'est pas liée à l'effort et qui n'est pas soulagée par le repos,

*Malaise post effort,

*Sommeil non réparateur,

Et présence au moins un des symptômes suivants : plaintes cognitives, intolérance à l'orthostatisme.

Nécessite la normalité des examens suivants : vitesse de sédimentation, TSH, VHB, VHC, TPHA, AAN, FAN, facteur rhumatoïde.

---

[1] CHAUDHURI A. Fatigue in neurological disorders. *Lancet* 2004 ;***363*** :978.

[2] ARLT W Adrenal insufficiency. *Lancet* 2003 ; **361**:1881-1894.

[3] MASSON C. Myasthénie : le diagnostic. *Press Med* 1999; ***11***:585-587.

[4] GADJOS P. Myasthénie. *Rev Prat* 2002;***52***:71.

[5] ANTONS Statin-Induced Rhabdomyolysis. *Am J Med* 2006 ; ***119*** :400-410.

[6] PHILLIPS Statin-Associated myopathy with normal cretine kinase levels. *Ann Intern Med* 2002;***137***:581-586.

[7] PETIAU C. Les hypersommnies. *Press Med* 1998; ***34***: 1745-1758.

[8] STROLLO P. J. Current Concepts : Obstructive sleep apnea. *N Eng J Med* 1996;***334***:99-104.

[9] POLO O. Continuous positive airway pressure for treatment of sleep apnoea. *Lancet* 1999;***353***:2086-2087.

[10] CHERNIACK NS Apnea and periodic breathing during sleep. *N Eng J Med* 1999;***341***:985-988.

[11] NETZER NC Using the Berlin questionnaire to identify patients at risk for the sleep apnea syndrome. *Ann Intern Med* 1999; ***131***:485-492.

[12] CAPLES Obstructive sleep apnea *Ann Intern Med* 2005 ;***142*** :187-198.

[13] Narcolepsie. *Rev Prat* 1996; ***20***:2428-2434.

[14] DE HARO. Le saturnisme des adultes. *Press Med* 2001;***30***:1817.

[15] JAISHANKAR M, TSETEN T, ANBALAGAN N, MATHEW BB, BEEREGOWDA KN. Toxicity, mechanism and health effects of some heavy metals. *Interdiscip Toxicol.* 2014; **7**: 60–72.

[16] WATAD A, SHARIF K, SHOENFELD Y. The ASIA syndrome: basic concepts. *Mediterr J Rheumatol.* 2017; **28**: 64–69.

[17] COLARIS MJL, DE BOER M, VAN DER HULST RR, TERVAERT JWC. Two hundreds cases of ASIA syndrome following silicone implants: a comparative study of 30 years and a review of current literature. *Immunol Res.* 2017; **65**: 120–128.

[18] OELKERS W. Current Concepts : Adrenal insufficiency *N Eng J Med* 1996; ***335***: 1206-1213.

[19] LUTON JP. Pathologie des glandes surrénales. *Rev Prat*. 1998. ***48***. 711-760.

[20] ARLT W Adrenal insufficiency. *Lancet* 2003 ; **361**:1881-1894.

[21] DORIN Diagnosis of adrenal insufficiency. *Ann Intern Med* 2003 ;***139*** :194-205.

[22] ROUSSET H. Les formes inaugurales inhabituelles de la maladie coeliaque chez l'adulte *Rev Med Intern* 2002;***23***:27-35.

[23] LEVINE H. Recent developments in chronic fatigue syndrome. *Am J Med* 1998;***105***.

[24] GIRAULT V. La fatique chronique, un syndrome méconnu. *Press Med* 2002;***31***:531-532.

[25] PRINS J.B. Chronic fatigue syndrome. *Lancet* 2006 ;***367*** :346-55.

[26] GONTHIER A.,FAVRAT B.Syndrome de fatigue chronique *Rev Med Suisse* 2015; volume ***11***. 2236-2242

[27] VALKO PO, BASSETTI CL, BLOCH KE, HELD U, BAUMANN CR. Validation of the Fatigue Severity Scale in a Swiss Cohort. *Sleep*. 2008; **31**: 1601–1607

[28] CARRUTHERS BM.Myalgic encephalomyelitis : International consensus criteria. *J Intern Med* 2011(270).

Anorexie :

Retracer l'histoire de l'anorexie :
Date de début, circonstances, dégoûts alimentaires, vomissements volontaires, épisodes identiques dans le passé.

Évaluer le retentissement de l'anorexie :
Amaigrissement à chiffrer en pourcentage du poids de référence. Signes de déshydratation. Troubles métaboliques : hypokaliémie. Signes de dénutrition protidique : hypoalbuminémie, diminution de la masse cellulaire active à l'impédancemétrie. Carences vitaminiques : carence en fer, anémie, hypocalcémie, carence en vitamine A[1], carence en vitamine C.

Analyser le comportement alimentaire :
ATCD d'anorexie ou de boulimie[2] : anorexie mentale[3 4 5 6 7 8].

Reconnaître le tableau de gastro-entérite :
Anorexie récente, nausées, vomissements, syndrome grippal, diarrhée.

Rechercher des signes cliniques d'orientation en faveur d'une maladie générale :
Examen des aires ganglionnaires, examen des axes vasculaires, seins, thyroïde, touchers pelviens, peau, courbe thermique, signes digestifs, examen de l'abdomen, examen des articulations.

Reconnaître le tableau d'hypertension intracrânienne :
Nausées, vomissements, céphalées, signes visuels, signes de localisation neurologique.

Rechercher des troubles du transit intestinal :
ASP : occlusion. Troubles de la vidange gastrique (gastroparésie chez le diabétique).

Savoir rattacher l'anorexie à un syndrome dépressif :
Troubles de l'humeur, insomnie. Avis psychiatrique.

Rechercher des troubles dyspeptiques[9] associés à l'anorexie :
Dysphagie, dégoût de certains aliments, nausées. Discuter une exploration endoscopique œso-gastro-duodénale : cancer de l'estomac, cancer de l'œsophage, gastrite. Sérologie d'hélicobacter pylori [10]. Intérêt de faire un test Helikit pour le dépistage d'helicobacter pylori[11].

Penser à évoquer une cause toxique :
Intoxication éthylique.

Éliminer la prise de médicaments anorexigènes :
Chimiothérapie, AINS, antibiotiques.

Rechercher des signes biologiques d'orientation :
VS, électrophorèse des protides, tests hépatiques (hépatites), NFS, calcémie, créatininémie, glycémie, CPK, LDH, hémocult.

Rechercher un trouble métabolique :
Hypercalcémie, hyponatrémie.

Rechercher une orientation radiologique ou échographique :
Radiographie pulmonaire. Echographie abdominale : foie, voies biliaires, pancréas, rétropéritoine, reins, pancréas.

Eliminer une pathologie digestive haute en cas de persistance de l'anorexie :
Exploration endoscopique œso-gastro-duodénale : cancers digestifs, gastrite

---

[1] Carence en vitamine A. *Prescrire* 1996;***167***:795-796.
[2] Anorexie mentale et boulimie de l'adolescence. *Rev Prat* 1996;***46***:2255-2265.
[3] BOCHEREAU D. L'anorexie mentale de l'adolescence. *Press Med.* 1999; ***2***: 89-100.
[4] BECKER AE. Eating disorders. *N Eng. J. Med.* 1999; ***340***:1092-1099.
[5] MEHLER Diagnosis and care patients with anorexia nervosa in primary care settings *Ann Intern Med* 2001;***134***:1048.
[6] PALMER R L Death in anorexia nervosa. *Lancet* 2003 ;***361*** :1490.
[7] FAIRBURN C.G. Eating disorders. *Lancet* 2003; ***361:***407-415.
[8] HEBEBRAND J, MILOS G, WABITSCH M, TEUFEL M, FUHRER D, BUHLMEIER J, LIBUDA L, LUDWIG C, ANTEL J. Clinical Trials Required to Assess Potential Benefits and Side Effects of Treatment of Patients With Anorexia Nervosa With RecombinantHuman Leptin. *Front Psychol.* 2019; **10**: 769. Published online 2019 May 17. doi: 10.3389/fpsyg.2019.00769
[9] FISCHER R.S. Management of nonulcer dyspepsia. *N.Eng.J. Med.* 1998; ***339***: 1376-1381.
[10] SUERBAUM S. Medical progress : helicobacter pylori. *N Eng J Med* 2002;***347***:1175-1187.
[11] LING D. Carbon-13 Urea Breath Test for Helicobacter Pylori Infection in Patients with Uninvestigated Ulcer-Like Dyspepsia: An Evidence-Based Analysis. *Ont Health Technol Assess Ser*. 2013; **13**: 1–30.

Œdèmes des membres inférieurs [1 2 3] :

Connaître la définition des œdèmes :

Augmentation du volume extracellulaire cliniquement apparent dans les tissus sous-cutanés.

Analyser le mode d'installation des œdèmes :

Le caractère asymétrique est en faveur d'une compression, d'une thrombose veineuse, ou d'un facteur local favorisant (infection, vascularite). Préciser l'évolution centrifuge ou centripète des œdèmes (ils débutent par les extrémités ou les racines ?) : les œdèmes veineux sont centripètes, les œdèmes lymphatiques sont centrifuges.

Évaluer l'importance des œdèmes :

Apprécier l'importance de la prise de poids : la prise de poids précède toujours l'apparition des œdèmes.

Rechercher des signes inflammatoires associés :

Caractère douloureux des œdèmes. Porte d'entrée infectieuse : ulcère de jambe, plaie. Syndrome de Shulman[4].

Reconnaître un œdème localisé :

Il oriente d'emblée vers une cause locale : piqûre d'insecte, plaie.

Reconnaître une fasciite à anaérobies :

Œdème localisé inflammatoire avec sensation de crépitation sous-cutanée.

Savoir rattacher les œdèmes à une anasarque :

Les œdèmes sont associés à une ascite ou à un épanchement pleural : insuffisance cardiaque ou hypoalbuminémie majeure (Kwashiorkor).

Rechercher des arguments cliniques pour une compression pelvienne, ou abdominale :

ATCD de cancer. Touchers pelviens (sensation de blindage du petit bassin), examen de l'abdomen (foie secondaire). Lymphomes.

Connaître le syndrome de Cockett :

Veine iliaque gauche prise en tenaille entre l'artère iliaque droite et la cinquième vertèbre lombaire.

Reconnaître le tableau de cirrhose du foie :
Tableau comportant une ascite, des OMI bilatéraux symétriques, centripètes, des signes d'hypertension portale et d'insuffisance hépatocellulaire.

Rechercher les médicaments qui peuvent induire la constitution d'œdèmes :
Interleukine-2 et Taxanes par augmentation de la perméabilité capillaire. Inhibiteurs calciques. Quinolones[5].

Eliminer une thrombose veineuse, une tumeur abdominale, pelvienne ou hépatique [6] :
Echographie et doppler veineux en cas d'OMI unilatéraux ou à prédominance unilatérale. Discuter l'intérêt du scanner abdomino-pelvien.

Rechercher des arguments pour une cause générale de rétention hydrosodée :
OMI bilatéraux, natriurèse inadaptée : rechercher une insuffisance cardiaque droite ou globale, une HTAP, une cirrhose décompensée, une hypoalbuminémie carentielle. Insuffisance cardiaque [7] : intérêt de l'échographie doppler cardiaque. Dosage du BNP.
Régression des œdèmes en restriction sodée et/ou déplétion.

Eliminer une hypoalbuminémie :
Surtout en cas d'œdèmes bilatéraux, Albuminémie basse, natriurèse inadaptée.

Reconnaître le tableau d'insuffisance veineuse :
OMI bilatéraux modérés à prédominance distale et vespérale. Doppler veineux à la recherche d'une insuffisance veineuse.

Connaître les œdèmes cycliques prémenstruels :
Chez la femme en période d'activité génitale.

Reconnaître les œdèmes d'origine lymphatique :
Œdèmes durs, indolores, ne prenant pas le godet, orteils boudinés, peau cartonnée. Evolution centrifuge. Natriurèse adaptée aux apports.

Connaître le myxœdème :
Altération de la barrière capillaire due au dépôt sous endothélial de protéines extracellulaires. Se voit au cours de l'hypothyroïdie mais aussi dans sa forme prétibiale au cours de la maladie de Basedow.

Connaître le syndrome d'hyperperméabilité capillaire idiopathique [8 9] :

Crises hypotensives avec hypoalbuminémie et présence d'une immunoglobuline de type IgG le plus souvent. Les accès durent de quelques heures à quelques jours. Parfois choc hypovolémique[10].

Connaître les œdèmes au cours de la carence en vitamine C :

Accompagnés de douleurs des épiphyses et d'anomalies de coloration de la peau : hyperpigmentation, pétéchies, ecchymoses, placards violacés.

Connaître le syndrome des ongles jaunes[11] :

Lymphœdème chronique, épanchements pleuraux persistants, et dyschromie unguéale. Sinusites et bronchites à répétition en rapport avec des bronchectasies.

Reconnaître le POEMS syndrome :

Association de : neuropathie périphérique, organomégalie, atteintes endocriniennes et cutanées, immunoglobuline monoclonale IgA lambda ou IgG lambda, épanchement des séreuses.

Mise en évidence de cytokines pro-inflammatoires et du VEGF (vascular endothélial growth factor)[12].

Connaître le syndrome de Gleich[13] :

Angio-œdèmes récidivants avec hyperéosinophilie d'évolution bénigne. IgM sériques élevées. Dû à un trouble de la perméabilité capillaire.

---

[1] LARROCHE C. Les œdèmes. *In:* Diagnostic difficiles en médecine interne. ROUSSET H. eds. Maloine press, Paris 1999;809-821.

[2] ATWOOD JE Peripheral edema *Am J med* 2003 ;***114*** :580-586.

[3] BLANKFIELD RP. Etiology and diagnosis of bilateral leg edema in primary care. *Am J Med.* 1998; ***105***:192-198.

[4] ANTIC M, LAUTENSCHLAGER S, ITIN PH, « Eosinophilic fasciitis 30 years after - what do we really know? Report of 11 patients and review of the literature », *Dermatology (Basel),* vol. ***213***, no 2, 2006, p. 93–101

[5] NA J, LEE TW, BAE E, LEE EJ, JANG HN, CHO HS, CHANG SH, PARK DJ. A case of bilateral leg edema associated with levofloxacin: a case report. *Medicine* 2019; 98(30): e16581. Published online 2019 Jul 26. doi:10.1097/ MD.0000000000016581.

[6] NAFAA ME, ILIVITZKI A, BRAUN E. Adrenocortical carcinoma presenting as bilateral pitting leg oedema. *BMJ Case Rep*. 2014: bcr2014203794. Published online 2014 Mar 18. doi: 10.1136/bcr-2014-203794

[7] KATAOKA H. Clinical significance of bilateral leg edema and added value of monitoring weight gain during follow-up ofpatients with established heart failure. *ESC Heart Fail.* 2015; **2**: 106–115.

[8] AMOURA Z. Le syndrome d'hyperperméabilité capillaire idiopathique *STV* 1997;***9:***179-185.
[9] DRUET K. Narrative review : the systemic capillary leak syndrome. *Ann Inter Med* 2010 ;***153*** :90-98.
[10] DENES E. Une histoire de malaises : à propos du syndrome d'hyperperméabilité capillaire idiopathique. *Press Med* 1999; ***34***:1877-1881.
[11] DE COSTE S D Yelow nail syndrome. *J Am Acad Dermatol* 1990;***22***:608-611.
[12] SOUBRIER M. Growth factors in POEMS syndrome, evidence for a marked increase in circulating vascular endothelial growth factor. *Arthritis rheum* 1997;***40***:786-787.
[13] GLEICH G. Episodic angioedema associated with eosinophilia. *N Eng J Med* 1984;***310***:1621-1626.

Intoxication alcoolique [1 2 3 4 5] :

Connaître les données épidémiologiques :

On estime le nombre de malades de l'alcool en France à 6 millions, dont deux millions d'alcoolo-dépendants. La consommation française tend à diminuer depuis les années 1960 où le Français moyen buvait en moyenne 18 litres d'alcool pur par an et par habitant contre 14 litres en 1999 et 11 litres en 2016. La France est d'ailleurs au premier rang mondial de la consommation d'éthanol pur par an et par habitant.
Cependant, les chiffres montrent que les femmes boivent plus aujourd'hui qu'il y a quarante ans. Ceci est d'autant plus vrai chez les jeunes : à 17 ans, une jeune fille sur deux a déjà fait l'expérience de l'ivresse. Le vin est la boisson alcoolique la plus consommée. L'alcool est la 2eme cause de mortalité en France. Environ la moitié des 40 000 décès annuels causés par l'alcool en 2003 versus 49 000 en 2016 seraient liés aux différents cancers et cirrhoses.

Évaluer la quantité d'alcool ingéré et l'ancienneté de l'intoxication :

En gramme d'alcool par jour.

Analyser le comportement vis à vis de l'alcool [6 7]:

Consommateur à risque. Consommateur excessif. Alcoolo-dépendant : questionnaire CAGE-DETA, et sMAST.

Rechercher des signes de sevrage :

Tremblements, insomnie, tachycardie. Syndrome confuso-onirique d'un délirium trémens. Indication d'un traitement spécifique du sevrage. Score de Cushman en fonction du pouls, de la PA, de la fréquence respiratoire, des tremblements, des sueurs, de l'agitation et des troubles sensoriels.

Savoir instituer le traitement du sevrage alcoolique[8] :

ATCD de delirium ou de comitialité : diazépam 10 mg toutes les heures pendant 6 heures, nadolol 80 mg[9]. Score de Cushman supérieur à 8 : idem. Si persistance d'un score supérieur à 8 à la 6ème heure : adjoindre solumédrol 20 mg toutes les 12 heures.

Rechercher une hémodilution :

Hyponatrémie parfois responsable d'un syndrome confusionnel mis à tort sur le compte du sevrage.

Rechercher des signes de carence en vitamine B1 :
Signes d'insuffisance cardiaque[10], signes neurologiques déficitaires (signes extrapyramidaux, troubles de l'oculomotricité), syndrome confusionnel en faveur d'un syndrome de Gayet-Wernicke.

Rechercher une rhabdomyolyse :
CPK, aldolase augmentées.

Rechercher des signes de localisation neurologique :
Scanner en urgence : Hématome sous dural ou extradural.

Rechercher une toxicité hématologique de l'alcool :
Thrombopénie. Le syndrome de Zieve associe une stéatose hépatique aiguë, un ictère, une anémie hémolytique, une fièvre et une hypertriglycéridémie.

Rechercher des signes d'hépatite aiguë [11 12 13]:
Fièvre, douleurs de l'hypochondre droit, syndrome inflammatoire, cytolyse hépatique. Signes histologiques. Discuter corticothérapie.

Rechercher des signes de pancréatite aiguë :
Douleurs abdominales, élévation de la lipasémie, élévation des triglycérides.

Retracer l'historique des complications :
Décompensation d'une cirrhose du foie, hémorragies digestives, délirium tremens, traumatismes.

Rechercher un retentissement neurologique de l'alcoolisme :
Comitialité, syndrome démentiel, neuropathie périphérique, syndrome cérébelleux vermien.

Rechercher une stéatose hépatique :
Gros foie, aspect hyperéchogène à l'échographie hépatique.

Rechercher une hémochromatose secondaire :
Coefficient de saturation de la transferrine et ferritinémie.

Rechercher une cirrhose du foie :
Signes d'hypertension portale (circulation veineuse collatérale, signes échographiques, varices œsophagiennes) signes d'insuffisance hépatocellulaire (TP bas, hypoalbuminémie, angiomes stellaires, hypocholestérolémie, bloc béta-gamma).

Rechercher des lésions digestives :
Fibroscopie OGD : œsophagite, gastrite, ulcère.

Rechercher une pancréatite chronique :
ASP à la recherche de calcifications. Diarrhée, stigmates de malabsorption. Diabète. Discuter Scanner.

Rechercher une malabsorption :
D-Xylose, stéatorrhée.

Évaluer l'état nutritionnel :
Hypoalbuminémie, carences B12, B1, B6, PP, folates, anémie macrocytaire.

Préciser l'état oculaire :
Névrite optique carentielle.

Rechercher une tumeur associée à l'alcoolisme chronique :
Tumeur ORL, œsophage, estomac, foie et vessie.

Rechercher une maladie infectieuse favorisée par l'alcoolisme chronique :
Radiographie pulmonaire, IDR ou Quantiferon, état dentaire, pneumococcie. Etat des vaccinations.

Évaluer le retentissement social :
Situation professionnelle, situation familiale, ressources. Conditions de vie.

Évaluer le contexte psychiatrique :
Syndrome dépressif, psychose, névrose.

Retracer l'historique de la prise en charge :
Cures de désintoxication, psychothérapie, association d'anciens buveurs.

Établir le projet de prise en charge :
Suivi médical, suivi psychologique, association d'anciens buveurs.

Connaître les possibilités thérapeutiques[14] [15] :
Acamprosate (Aotal®) le plus étudié, efficacité sur le sevrage démontrée. Naltrexone (Nalorex®) réduirait la consommation chez certains patients, mais peu d'études au delà de 6 mois.
Disulfiram (Espéral®) effets indésirables graves rapportés.
Depuis le 23 octobre 2018, l'Agence nationale de sécurité du médicament (ANSM) a autorisé la mise sur le marché du baclofène pour le traitement de la dépendance à l'alcool. Toutefois, sa prescription reste limitée (80 mg maximum) et elle n'est recommandée qu'après échec des autres traitements disponibles. Selon une étude menée au Canada, 1,1 % des sujets ayant une

maladie rénale chronique et ayant initié un traitement par baclofène à une dose ≥ 20 mg/j et 0,42 % de ceux l'ayant initié à une dose < 20 mg/j ont été hospitalisés pour encéphalopathie. Par ailleurs « le baclofène n'a pas prouvé son efficacité de manière convaincante » affirme le Collège National des généralistes enseignants.

---

[1] RUEFF B. Les malades de l'alcool. *Rev Prat.* 1999; ***49***: 365-403.

[2] FIELLIN Outpatient management of patients with alcohol problems *Ann Inten Med* 2000;133:815-828.

[3] O'CONNOR P.G. Medical Progress : patients with alcohol problems. *N Eng J Med* 1998;***338***:592,603.

[4] KOSTEN T.R. Current concepts : management of drug and alcohol withdrawal *N Eng J Med* 2003;***348***:1786-1795.

[5] SAITZ R. Unhealthy alcohol use. *N. Eng. J. Med* 2005;***352***:596-608.

[6] FIELLIN, M. C. REID, AND P. G. O'CONNOR. Screening for alcohol problems in primary care: a systematic review. *Arch.Intern.Med.* 160 (13):**1977**-1989, 2000.

[7] GITTO S, GOLFIERI L, CAPUTO F, GRANDI S, ANDREONE P. Multidisciplinary View of Alcohol Use Disorder:From a Psychiatric Illness to a Major Liver Disease. *Biomolecules.* 2016; **6**(1): 11. Published online 2016 Jan 15. doi: 10.3390/biom6010011

[8] KOSTEN AND P. G. O'CONNOR. Management of drug and alcohol withdrawal. *N.Engl.J.Med.* ***348*** (18):1786-1795, 2003.

[9] INOUVE S.K A multicomponent intervention to prevent delirium in hospitalized older patients *N Eng J Med* 1999;***340***:669-677.

[10] MEURIN. [Shoshin beriberi. A rapidly curable hemodynamic disaster]. *Presse Med.* 1996 : **25** (24):1115-1118.

[11] TESCHKE R. Alcoholic Liver Disease: Alcohol Metabolism,Cascade of Molecular Mechanisms, Cellular Targets, and Clinical Aspects. *Biomedicines*. 2018; **6**(4): 106. Published online 2018 Nov 12. doi: 10.3390/biomedicines6040106

[12] FUNG P, PYRSOPOULOS N. Emerging concepts in alcoholic hepatitis. *World J Hepatol.* 2017; **9**(12): 567–585. Published online 2017 Apr 28. doi: 10.4254/wjh.v9.i12.567

[13] PANG JXQ, ROSS E, BORMAN MA, ZIMMER S, KAPLAN GG, HEITMAN SJ, SWAIN MG, BURAK K, QUAN H, MYERS RP. Risk factors for mortality in patients with alcoholic hepatitis and assessment of prognostic models: A population-based study. *Can J Gastroenterol Hepatol.* 2015; **29**(3): 131–138.

[14] Alcoolo-dépendance : après le sevrage. Certains médicamenst sont utiles comme adjuvants au soutien médical. *Prescrire* 2009 ;**29** :361-368.

[15] SWIFT R.M. Drug therapy : drug therapy for alcohol dependence *N Eng J Med* 1999;***340***:1482-1491.

Vitesse de sédimentation augmentée :

Eliminer une augmentation de la vitesse de sédimentation secondaire à une anémie :

En cas de doute, intérêt du dosage des autres marqueurs de l'inflammation (fibrinémie, alpha-2 globulines, CRP).

Eliminer une augmentation de la vitesse de sédimentation liée à une hypergammaglobulinémie :

L'hypergammaglobulinémie augmente la vitesse de sédimentation sans qu'il y ait nécessairement syndrome inflammatoire. Doser les autres protéines de l'inflammation pour confirmer le syndrome inflammatoire.

Évaluer le retentissement du syndrome inflammatoire :

Anémie microcytaire[1]. Ferritinémie normale ou augmentée.

Penser à évaluer le risque de thrombose :

Au cours des syndromes inflammatoires le risque de thrombose est plus élevé surtout en cas de thrombocytose associée ou d'hyperfibrinémie. Mettre en œuvre des mesures de prévention.

Rechercher une fièvre prolongée associée :

Faire une courbe thermique par la mesure de la température rectale plutôt que la température tympanique qui semble moins sensible.

Savoir tenir compte d'une circonstance associée qui peut masquer une fièvre :

Cirrhose, insuffisance rénale, prise d'antalgiques antipyrétiques.

Savoir ne pas poursuivre les investigations devant une maladie connue évolutive susceptible d'expliquer l'augmentation de la VS :

Infection évolutive connue, cancer en cours d'évolution.

Rechercher un épisode récent, résolu qui pourrait expliquer la persistance d'un syndrome inflammatoire :

Pneumopathie, infection urinaire, période post-opératoire, infection virale récente. Le dosage de la CRP peut être utile pour confirmer la régression du syndrome inflammatoire.

Rechercher les prises médicamenteuses susceptibles d'induire un syndrome inflammatoire :
Bien établi pour les œstroprogestatifs et l'héparine.

Rechercher des signes cliniques d'orientation :
Examen des aires ganglionnaires, examen des axes vasculaires, seins, touchers pelviens, examen de la peau, souffle cardiaque, anévrysme de l'aorte abdominale.

Rechercher des arguments pour une maladie inflammatoire :
Examen des articulations, syndrome sec, examen ophtalmologique, syndrome de Raynaud, palpation des artères temporales, neuropathie périphérique, palpation des pouls, examen des axes vasculaires, signes digestifs.

Savoir évoquer le syndrome inflammatoire induit par les adjuvants (ASIA) [2 3] :
Exposition avant la survenue des symptômes (infection ; vaccin ; silicone ; adjuvant). Après la pose d'implants mammaires.
Comporte fatigue chronique, faiblesse musculaire, douleurs articulaires et neuropathiques, troubles de concentration.

Rechercher une orientation biologique :
Electrophorèse des protéines, NFS, Calcémie, ECBU, Phosphatases alcalines sériques, transaminases, gamma GT, plaquettes, créatininémie, glycémie, CPK, LDH, IDR à la tuberculine ou Quantiferon, hémocult, ferritinémie, TCA, anticorps antinucléaires, protéinurie à la bandelette urinaire.

Rechercher une image d'orientation :
Echographie abdominale, échographie cardiaque, radiographie pulmonaire, radiographie des sinus et des dents.

Eliminer une maladie de Horton[4] :
Vitesse de sédimentation augmentée chez un sujet âgé. Biopsie des artères temporales. 13% des patients perdent la vue. Le risque semble corrélé à l'existence d'épisodes d'amaurose transitoire et à l'augmentation du taux de plaquettes. Dans ces cas le traitement doit être institué en urgence. Discuter l'association de la corticothérapie à un traitement antiagrégants et/ou anticoagulant[5].
La fréquence des anévrysmes de l'aorte est plus grande au cours de la maladie de Horton[6]. Penser à la possibilité d'une atteinte mésentérique[7]. Penser à la possibilité d'une association entre maladie de Horton et autre maladie[8] : cancer, maladie de Sjögren, hyperthyroïdie, hyperparathyroïdie.

Intérêt du Pet-Scan pour évaluer l'étendue des atteintes vasculaires.

Reconnaître le tableau de périhépatite :

Femme jeune, douleurs de l'hypocondre droit, douleurs pelviennes. Examen gynécologique à la recherche d'arguments pour une infection à chlamydia ou gonocoque. Sérologie chlamydia trachomatis. Laparoscopie.

Savoir rattacher l'augmentation de la vitesse de sédimentation à une insuffisance rénale [9] :

Généralement VS modérément augmentée, fluctuante. Pas d'autre cause.

Rechercher des arguments qui pousseraient à poursuivre d'emblée les investigations en l'absence de diagnostic à ce stade :

Amaigrissement, asthénie importante, anorexie.

Savoir suivre l'évolution de la VS avant de poursuivre les investigations :

VS modérément augmentée, aucun élément d'orientation, bonne tolérance, contrôle à distance de la vitesse de sédimentation.

Savoir évoquer un cancer digestif :

Parfois le syndrome inflammatoire est le seul élément d'orientation. Une ferritinémie moins élevée que le syndrome inflammatoire ne le laisserait supposer doit conduire à une exploration digestive à la recherche d'un cancer gastrique ou colique.

Rechercher un abcès profond :

Scanner thoracique et abdomino-pelvien. Discuter l'indication du Pet-scanner.

Rechercher une néoplasie profonde :

Discuter l'indication d'un scanner abdomino-pelvien et thoracique. Intérêt du dosage de certains marqueurs tumoraux (ACE, CA 19-9).
Intérêt du Pet-scan en cas d'ATCD de néoplasie.

Rechercher une maladie vasculaire inflammatoire [10] :

Vascularites nécrosantes. Aortites inflammatoires[11] : Horton, Takayashu, maladie de Behçet.

Savoir évoquer le diagnostic de fibrose rétropéritonéale [12 13 14 15] :

Aspect de l'espace rétropéritonéal sur le scanner. PET Scanner. Médicamenteux : bromocriptine, dérivés de l'ergot de seigle. Pathologie vasculaire ou tumorale. Pancréatite chronique[16].

Savoir évoquer des causes rares :

Maladie de Fabry[17 18] : sphingolipidose[19] révélée par des crises douloureuses des extrémités accompagnées de fièvre. Examen à la lampe à fente : angiokératomes, opacités cornéennes. Intoxication chronique à la vitamine A.

Savoir discuter un traitement d'épreuve :

Corticothérapie chez le sujet âgé. Antibiothérapie (cycline) chez le sujet jeune.

Savoir se contenter d'une surveillance :

Exploration négative, bonne tolérance. Surveillance et répétition des explorations régulièrement.

---

[1] Anémie inflammatoire *Revue Prat*; 1996: ***46***:1673-1679.

[2] WATAD A, SHARIF K, SHOENFELD Y. The ASIA syndrome: basic concepts. *Mediterr J Rheumatol.* 2017; **28**: 64–69.

[3] COLARIS MJL, DE BOER M, VAN DER HULST RR, TERVAERT JWC. Two hundreds cases of ASIA syndrome following silicone implants: a comparative study of 30 years and a review of current literature. *Immunol Res.* 2017; **65**: 120–128.

[4] La maladie de Horton. *Press Med* 2004 ;***33*** :31-60.

[5] LIOZON E. Risk factors for visual loss in giant-cell temporal arteritis : a prospective study of 174 patients. *Am J. Med* 2001;***111***:211-218.

[6] WEYAND CM, GORONZY JJ.Increased incidence of aortic aneurysm and dissection in giant cell arteritis. A population-based study. 502-508. *Ann Intern Med.* 1995;***122***.

[7] SCOLA CJ Mesenteric involvement in giant cell arteritis. Un underrecognized complication ? analysis of a case series with clinicanatomic correlation. *Medicine* 2008; ***87***:45.

[8] LIOZON E. Maladie de Horton : associations morbides chez 250 malades. *Press Med* 2004 ;***33*** :1304-1313.

[9] SHUSTERMAN N. Factors influencing erythrocyte sedimentation in patients wih chronic renal failure. *Arch Intern Med* 1985;***145***:1769.

[10] NESS T, BLEY TA, SCHMIDT WA, LAMPRECHT P. The Diagnosis and Treatment of Giant Cell Arteritis. *Dtsch Arztebl Int.* 2013; **110**(21): 376–386. Published online 2013 May 24. doi: 10.3238/arztebl.2013.0376

[11] LAUNAY D. Les aortites inflammatoires. *Press Med* 2004 ;***33*** :1334-1340.

[12] BULLOCK N. Idiopathic retroperitoneal fibrosis. *Br Med J* 1988;***297***:240-241.

[13] VAN BOMMEL EFH idiopathic retroperitoneal fibrosis : prospective evaluation of incidence and clinicoradiologic presentation. *Medicine* 2009;***88***:193-202.
[14] SCHEEL P.L. retroperitoneal fibrosis: the clinical, laboratory, and radiographic presentation *Medicine* 2009;***88***:202-208.
[15] VAGLIO A. Retroperitoneal fibrosis: news insights into clinical presentation and diagnosis. *Medicine*; 2009:88:208-211.
[16] HAMANO H. Hydronephrosis associated with retroperitoneal fibrosis and sclerosing pancreatitis. *Lancet* 2002; ***359:1403***-1404.
[17] DUBOST JJ La maladie de Fabry. *Ann Med Interne* 1988;***139***:265-270.
[18] DESNICK Fabry disease, an under-recognized multisystemic disorder. *Ann Med Intern* 2003 ;***138*** :338-347.
[19] CHII-SHIARNG CHEN Broad screening test for sphingolipid-storage disease. *Lancet* 1999; ***354***:901-906.

Érythème noueux[1]:

Reconnaître l'érythème noueux :

A différencier d'une phlébite superficielle, de nodules sous-cutanés des vascularites sur les trajets vasculaires, de sarcoïdes, d'une panniculite de Weber Christian, dermo-hypodermite au cours de la maladie de Crohn[2].

Retracer l'histoire de l'érythème noueux :

Caractère récidivant, familial (7% des cas).

Évaluer la tolérance :

Importance des signes généraux associés : fièvre, arthralgies, polyadénopathies. Signes d'atteinte glomérulaire (hématurie microscopique).

Rechercher une tuberculose pulmonaire :

Radiographie pulmonaire. Formes de primo-infection le plus souvent. Quantiféron.

Rechercher une sarcoïdose :

Radiographie pulmonaire, IDR à la tuberculine et dosage de l'enzyme de conversion de l'angiotensine. L'association lymphome hilaire, érythème noueux et anergie tuberculinique correspondent au syndrome de Löfgren[3].

Rechercher une maladie digestive :

L'érythème noueux se rencontre au cours des yersinioses (sérologie de yersinia pseudotuberculosis et enterocolitica) et des colites inflammatoires.

Rechercher des arguments pour une cause streptococcique :

EN très inflammatoire. Récidives contemporaines d'épisodes ORL. Anticorps antistreptococciques.

Savoir que l'EN peut accompagner un grand nombre de maladies infectieuses [4] :

Chlamydia, Mycoplasma pneumoniae, Rickettsioses, tularémie, salmonelloses, brucellose, shigelloses, campylobacter, leptospirose, gonococcie, syphilis, lèpre, méningocoque, donovanose, fièvre Q, hépatite B, CMV etc...

Savoir que l'EN peut accompagner des maladies inflammatoires et immunologiques :

Maladie de Behçet, PR, LEAD, syndrome de Sweet[5], maladie de Takayashu, maladie de Horton.

Savoir que l'EN peut être secondaire à la prise de certains médicaments :

Rôle des œstroprogestatifs incertain. Amiodarone, cycline, Bétabloquants, triméthoprime, dapsone.

Savoir que l'EN peut se voir au cours de certaines néoplasies :

Hodgkin[6], hémopathies, cancer du rein.

Savoir qu'une infection sous-cutanée peut parfois prendre l'aspect d'un EN :

Mycobacterium marinum fortuitum ou *chelonae*[7]: contacts en piscines ou aquarium, post-mésothérapie. Envisager un traitement empirique par clarithromycine-moxifloxacine

Savoir interrompre les investigations et se contenter d'une surveillance.

---

1 CHOWANIEC M, STARBA A, WILAND P. Erythema nodosum – review of the literature. *Reumatologia.* 2016; 54(2): 79–82. Published online 2016 Jun 3. doi: 10.5114/reum.2016.60217

2 MASMOUDI. A. Localisations cutanées métastatiques d'une maladie de Crohn. *Press Med* 2007 ;***35*** :230.

3 MANA Löfgren syndrome revisited : a study of 186 patients. *Am J Med* 1999;***107***:240-246.

4 OZBAGCIVAN O, AKARSU S, AVCI C, INCI BB, FETIL E. Examination of the Microbial Spectrum in the Etiology of Erythema Nodosum: A Retrospective Descriptive Study. *J Immunol Res.* 2017; 2017: 8139591. Published online 2017 May 28. doi: 10.1155/2017/8139591

5 MAGHRAOUI A. Les manifestations systémiques du syndrome de Sweet *Annales de médecine interne* 2000;***151***.

6 BLANCO P. Erythème noueux et vascularite révélateurs d'une maladie de Hodgkin. A propos de deux observations. *Rev Med Interne* 1999;***20***:160.

7 HENRY F, HAYETTE MP, MELIN P., PIERARD GE. Comment j'explore une mycobactériose cutanée atypique. *Rev Med Liège* 2000; **55** : 12 : 1058-1063.

Urticaire[1] :

Connaître les données épidémiologiques :
L'urticaire est une des affections dermatologiques les plus fréquentes : 15 à 20% de la population a fait au moins une poussée aiguë au cours de sa vie.

Connaître la définition de l'urticaire chronique :
Persistance des lésions au-delà de 6 semaines. 40% des urticaires persistent au delà de 6 mois.

Reconnaître l'urticaire et l'angio-œdème :
Papules mobiles, fugaces et prurigineuses. Lorsque l'œdème atteint la partie profonde du derme, les lésions sont fermes, plus douloureuses et peuvent persister 48 à 72 heures. Il s'agit d'urticaire profonde appelée angio-œdème.

Reconnaitre le syndrome de Sweet ou les dermatoses neutrophiliques [2] :
Lésions cutanées faites de papules ou de nodules rouges vifs a violacés, tendant à se grouper pour former des plaques de quelques millimètres à 20 cm de diamètre, donnant un aspect de relief montagneux. Visage, cou, partie supérieure du thorax, faces postéro-externes des avant-bras, des mains. Elles peuvent toucher les membres inférieurs. Fièvre et hyperleucocytose. Arthralgies, myalgies. Idiopathique dans 80% des cas, ou secondaire à des cancers, LAM.

Savoir rechercher un facteur déclenchant :
Urticaire retardée à la pression : test avec un poids de plusieurs kilogrammes pendant 20 minutes. Urticaire cholinergique déclenchée par une exposition à la chaleur, à l'effort, à une émotion. Urticaire au froid. Urticaire solaire. Urticaire aquagénique. Angio-œdème vibratoire.

Rechercher les prises médicamenteuses :
Certains médicaments favorisent la libération d'histamine : les opiacés, la codéine, curares, béta-lactamines, vancomycine, produits de contraste iodés, atropine, pentamidine, polymyxine B. Certains médicaments induisent une allergie vraie médiée par les IgE : Béta-lactamines, curares. AINS et aspirine en favorisant la perméabilité intestinale et l'histamino-libération par voie indirecte.

Un angio-œdème facial sous IEC contre-indique les IEC[3] et les ARA II (réaction croisée dans 10%) : traitement par Icatibant si risque vital[4].

Augmentation du risque d'angio-œdème sous IEC avec les inhibiteurs de DPP4 (glyptines)[5] et les inhibiteurs de mTOR
Contraception orale.

Rechercher une cause alimentaire :

Fausse allergie alimentaire par surconsommation d'aliments riches en histamine ou en aliments histamino-libérateurs. Allergie alimentaire vraie : très difficile à mettre en évidence (additifs, conservateurs, antigènes masqués tels que arachide et sésame).

Rechercher des arguments pour une thyroïdite auto-immune :

Dosage de la TSH. Dosage des anticorps anti TG, anti TPO, anti TRAK.

Savoir évoquer une maladie générale :

Urticaire au froid : recherche cryoglobulinémie, cryofibrogénémie, immunoglobuline monoclonale, agglutinine froide.
Angio-œdème chronique : recherche d'un déficit en C1- inhibiteur.
Caractère atypique de l'urticaire : fixe, peu prurigineux, association à des nodules, purpura, livedo : biopsie à la recherche d'une vascularite.
Signes extracutanés : cancer, maladie auto-immune.

Savoir rechercher une maladie infectieuse :

Troubles digestifs : sérologie hélicobacter pylori, toxacara canis.
Angio-œdème de la face récidivant : scanner de la face à la recherche d'un foyer sinusien, panoramique dentaire.

En l'absence d'orientation clinique, bilan étiologique :

NFS, VS, CRP, TSH. Puis en seconde intention discuter : électrophorèse des protéines, AAN, sérologie helicobacter, toxacara canis, anticorps anti peroxydase.

Connaître les bases du traitement :

Repose sur les antihistaminiques anti H1 de seconde génération. Au moins 4 à 8 semaines. Eventuellement en cas d'échec rotation ou association première et seconde génération. Pas d'intérêt des corticoïdes, doxépine, antileucotriènes, immunosuppresseurs, ultraviolets.

---

[1] SOCIETE FRANCAISE DE DERMATOLOGIE. Conférence de consensus. Prise en charge de l'urticaire chronique. *Presse Med* 2003 ;***32*** :888-894.
[2] KIEFFER C. Neutrophilic urticarial dermatosis *Medicine* 2009 ;***88*** :23.
[3] ANDRE C. About a Case of Neurotic Angioedema Induced by Angiotensin Converting Enzyme Inhibitor *Case Reports in Clinical Medicine*, Vol.6 No.***11***, November 15, 2017

[4] OSTENFELD S, BYGUM A, RASMUSSEN ER. Life-threatening ACE inhibitor-induced angio-oedema successfully treated with icatibant: a bradykinin receptor antagonist. *BMJ Case Rep*. 2015: bcr2015212891.
[5] BROWN NJ, BYIERS S, CARR D, MALDONADO M, WARNER BA. Dipeptidyl Peptidase-IV inhibitor use associated with increased risk of ACE inhibitor-associated angioedema. *Hypertension*. 2009; **54**(3): 516–523

Prurit [1 2] :

Rechercher une affection cutanée associée :
Voir diagnostic de la dermatose correspondante : eczéma, gale.

Rechercher l'introduction concomitante d'un nouveau traitement :
Allergie médicamenteuse.

Rechercher un lymphome :
Examen clinique à la recherche d'adénopathies périphériques.
Radiographie pulmonaire. Dosage des LDH.

Rechercher une parasitose :
Hyperéosinophilie. Sérologie de toxacara canis. Filariose.

Rechercher un déficit en fer :
Dosage de la ferritinémie.

Rechercher une polyglobulie :
NFS et hématocrite.

Rechercher des arguments pour une thyroïdite :
Dosage T4 et TSH.

Eliminer une insuffisance rénale :
Dosage de la créatininémie.

Eliminer une cholestase hépatique :
Dosage de la bilirubine, des gamma Gt et des phosphatases alcalines.

Rechercher une gammapathie monoclonale :
Electrophorèse des protides.

Rechercher une mastocytose systémique[3] :
Dosage de la tryptase sérique.

Savoir arrêter les investigations :
Dans un quart des cas le prurit est idiopathique.

[1] BIGLIARDI PL. Prurit : causes, diagnostic et traitement. *Rev Med Suisse*. 2006 ;*2* :312
[2] TARIKCI N, KOCATURK E, GUNGOR S, TOPAL IO, CAN PU, SINGER R. Pruritus in Systemic Diseases: A Review of Etiological Factors and New Treatment Modalities. *ScientificWorldJournal*. 2015: 803752. Published online 2015 Jul 9. doi: 10.1155/2015/803752
[3] S.COMTE-PERRET Mastocytose. Quand y penser ? *Rev Med Suisse*. 2009 ;*5* :837-842.

Uvéites[1 2 3] :

Connaître la définition :

On réunit sous le nom d'uvée les éléments de la membrane vasculaire de l'œil : la choroïde, l'iris et le corps ciliaire. L'uvée antérieure comporte l'iris et le corps ciliaire. L'uvée postérieure comporte la choroïde.

Connaître les signes d'appel :

Œil rouge, parfois douloureux. Baisse de l'acuité visuelle.
Doit être recherchée systématiquement au cours de nombreuses affections systémiques.

Connaître les maladies infectieuses qui peuvent s'accompagner d'une iridocyclite :

Viroses (grippe, VZV, HSV), HTLV1, Leptospirose, Brucellose, Maladie des griffes du chat, Rickettsioses, Gonococcie, Méningococcie, Syphilis, Lèpre, Maladie de Lyme, Maladie de Whipple, Tuberculose, Candidose, Cryptococcose, Onchocercose, Trypanosomiase, Amibiase, Toxoplasmose.

Savoir rechercher systématiquement une infection :

Foyer dentaire, sinusien. Infection urinaire. Foyers cutanés, digestifs, osseux, gynécologiques.

Connaître les maladies infectieuses qui peuvent s'accompagner d'une choroïdite :

Tuberculose. Syphilis. HSV. VZV. CMV. Candidose. Cryptococcose. Aspergillose. Coccidioîdomycose. Histoplasmose. Toxoplasmose. Toxocara (parasitologie des selles). Onchocercose. Trypanosomiase. Amibiase. Tænia.

Connaître les médicaments qui peuvent induire une uvéite [4] :

TMP-SMZ[5]. Sulfamides, contraceptifs oraux, vaccins antigrippal et hépatite B, rifabutine [6].

Connaître l'association sclérose en plaque et uvéite[7] :

La SEP est la cause d'une uvéite dans 0,8 à 14% des cas. Elle est intermédiaire dans 50% des cas et antérieure dans 28% des cas. Elle est considérée comme un facteur de bon pronostic. Bonne réponse à la corticothérapie.

Connaître les maladies générales [8] qui peuvent comporter une uvéite antérieure :

Maladie de Behçet.
Sarcoïdose (le syndrome de Heerfordt associe chez une femme jeune, iritis, parotidite, paralysie faciale, fièvre et souvent réaction méningée).
Syndrome de Reiter.
Uvéo-méningite (syndrome de Vogt-Koyanagi-Harada).
Polyarthrite rhumatoïde.
Spondylarthrite ankylosante.
Maladie de Still.
Colites inflammatoires.
Panartérite noueuse.
Psoriasis.

Connaître les maladies générales qui peuvent comporter une uvéite postérieure :

Maladie de Behçet (uvéite à hypopion). Sarcoïdose. Uvéo-méningite (syndrome de Vogt-Koyanagi-Harada). Périartérite noueuse.

Connaître le tableau des uvéoméningites :

Maladie de Harada : méningite lymphocytaire, double choroïdite exsudative. Origine virale ? Maladie de Vogt-Koyanagi : associe à l'uvéite, une méningite et des troubles des phanères et de la pigmentation. Il existe souvent une atteinte labyrinthique.

Connaître l'existence d'uvéites antérieures sans étiologie :

Syndrome de Fuchs. Au terme de l'enquête étiologique, 25 à 50% des uvéites restent sans étiologie.

Savoir persister dans la recherche diagnostique :

Un cas de tuberculose ganglionnaire découvert par scanner thoracique et médiastinoscopie[9].

Connaître les principes du traitement :

Toujours traitement étiologique. Les mydriatiques ont pour but de dilater la pupille et d'empêcher les adhérences au cristallin. Les corticoïdes par voie locale, puis par voie générale en cas d'échec.

---

[1] BREZIN AP Pathologie inflammatoire de l'œil. *Revue du Praticien* 1999;***49***:1963-2014.

[2] BODAGHI B. Chronic severe uveitis : etiology and visual outcome in 927 patients from a single center. *Medicine* 2001;***80***:263-271.

[3] VAN LAAR JAM, ROTHOVA A, MISSOTTEN T, KUIJPERS RWAM VAN HAGEN PM, VAN VELTHOVEN MEJ. Diagnosis and treatment of uveitis; not

restricted to the ophthalmologist. *J Clin Transl Res.* 2015; **1**(2): 94–99. Published online 2015 Sep 30.

[4] LONDON NJS, GARG SJ, MOORTHY RS, CUNNINGHAM ET. Drug-induced uveitis. *J Ophthalmic Inflamm Infect.* 2013; **3**: 43. Published online 2013 Mar 25. doi: 10.1186/1869-5760-3-43

[5] Trimetoprim induced aseptic meningitis and uveitis. *Lancet* 1997;***350***:112.

[6] FRESARD A. Les uvéites. In diagnostics difficiles en médecine interne, ROUSSET H. *Maloine Paris* 1999:969-989.

[7] BENABDELAZIZ I.Uvéite et sclérose en plaque. Rev Neur 2015 ;***171*** :61.

[8] McCLUSKEY P. The eye in systemic inflammatory diseases. *Lancet* 2004 ;***364*** :2125-2134.

[9] THEVENOT T. La médiastinoscopie au cours d'une uvéite trainante. *Rev Med Intern* 1999;***12:***1123-1125.

Surcharge pondérale [1234] :

Quelques données épidémiologiques :

Selon l'Organisation mondiale de la santé, 35% des adultes dans le monde sont atteints d'obésité ou de surpoids. En France, l'obésité concernait 17,5% des adultes en 2012, contre seulement 6,1% en 1980. Les dernières données en population générale semblent indiquer une diminution de la prévalence de l'obésité. Les hommes (16 %) sont autant concernés que les femmes (17 %) par l'obésité. Les hommes sont plus fréquemment en surpoids que les femmes : 41% comparés à 24%. La prévalence de l'obésité augmente régulièrement avec l'âge, quel que soit le sexe[5].

Connaître les conséquences d'une surcharge pondérale sur la mortalité :

La relation entre obésité et augmentation de la mortalité est bien établie[6]. Dans une étude sur 1 million d'américains le risque de mort toutes causes confondues augmente en fonction de l'IMC.

Connaître les nouveaux mécanismes probables de la satiété[7] :

Une hormone, la Ghréline synthétisée au niveau de l'estomac interviendrait dans le mécanisme de l'appétit par une action hypothalamique. Le peptide digestif $YY_{3\text{-}36}$ (PYY) réduit l'appétit[8]. Il est retrouvé bas chez les obèses. Il module et réduit l'appétit au niveau hypothalamique[9]. Un déficit en PYY pourrait être à l'origine de la pathogénèse de l'obésité.

Confirmer la surcharge pondérale :

IMC (poids/Taille^2) compris entre 18 et 25 chez le sujet normal. Il est supérieur à 30 en cas d'obésité. On parle d'obésité morbide pour un IMC supérieur à 40.

Eliminer une prise de poids "factice" :

Syndrome œdémateux.

Savoir évoquer une endocrinopathie :

Hyperinsulinisme : malaises hypoglycémiques à distance des repas, faim, prise de poids récente. Hypothyroïdie.

Retracer l'histoire de la prise de poids :
Antécédents familiaux, âge d'apparition et circonstances, régimes et traitements déjà suivis. Évaluer la réalité de la demande de prise en charge.

Reconnaître les obésités familiales[10 11] :
Obésité majeure ayant débuté dans l'enfance : défaillance du système de régulation de la satiété.

Rechercher les erreurs nutritionnelles :
Trop d'apports énergétiques. Apports glucido-lipidiques trop importants par rapport aux apports en protéines. Consommation alcoolo-lipidique trop importante par rapport aux apports en protéines.

Rechercher le caractère "boulimique":
Notion de crises pulsionnelles qui conduisent à ingérer des quantités déraisonnables d'aliments : associer la prise en charge nutritionnelle avec une prise en charge psychiatrique.

Rechercher le caractère "grignoteur" :
Augmenter les rations aux repas de façon à améliorer la sensation de satiété entre les repas. Renforcer le petit déjeuner qui est souvent insuffisant.

Évaluation de la dépense énergétique de repos [12] :
Formule de Harris et Benédict [3]. Impédancemétrie.

Apprécier la dépense énergétique totale :
Pratique du sport, tabac. DET = 1,2 DEB, chez un patient qui ne fait pas de sport et qui ne fume pas (1 cigarette = 10 Kcal).
Chercher à apprécier la perte de poids souhaitable : différence entre le poids actuel et le poids théorique (formule de Lorentz[4]).
Evaluation de la composition corporelle par impédancemétrie : le but est de rééquilibrer les pourcentages de masse maigre, masse grasse et eau pour se rapprocher du sujet témoin idéal.

Définir le régime alimentaire souhaitable :
Il doit être équilibré et apporter un taux calorique équivalent à la DER.

---

[3] Dépense energétique de l'homme = 66,743 + PoidsX13,752 + TailleX5,003 - AgeX6,755. Dépense énergétique de la femme = 655,096 + PoidsX9,562 + TailleX1,85 - AgeX4,676. En moyenne la dépense énergétique de repos est à 25 Kcal/Kg de poids.

[4] Formule de Lorentz : pour la femme, Poids = Taille (cm)-100-((Taille (cm)-150)/2,5). pour l'homme, poids = Taille (cm)-100-((Taille (cm)-150)/4).

Évaluer le retentissement rhumatologique :
Examen clinique. Radiographies du rachis, des genoux et des hanches.

Évaluer le retentissement respiratoire :
Insuffisance respiratoire : EFR. Somnolence post prandiale : Syndrome d'apnée du sommeil. Syndrome d'hypoventilation[13] : BMI sup à 30, hypercapnie sans autre cause, persistance dans la journée de l'hypoxie-hypercapnie, HTAP et CPC.

Rechercher les facteurs de risque vasculaire associés :
Glycémie, lipides, HTA, tabagisme.

L'obésité augmente le risque cardiovasculaire :
Insuffisance cardiaque (2 fois plus quand l'IMC est supérieur à 30), accident coronaire, AVC, AC/FA.

Connaître l'existence d'une relation entre obésité et insuffisance rénale terminale[14] :
Il existe un lien entre obésité (IMC) et insuffisance rénale indépendamment des autres facteurs de risque.

Savoir que l'obésité est un facteur de risque de thrombose :
RR de thrombose veineuse : 2,5 et risque relatif de l'embolie pulmonaire : 2,21.

Connaître la relation entre obésité et reflux gastro-œsophagien :
Ce risque semble augmenter avec le niveau de l'obésité[15].

Connaître le risque d'accouchements compliqués :
HTA gravidique, césariennes, décès périnatal de l'enfant.

Connaître l'existence d'une relation entre obésité et mortalité par cancer[16] [17] :
L'augmentation de l'IMC est associée avec un risque accru de mort par cancer[18].

Connaître le retentissement social de l'obésité :
Discriminations. Harcèlement.

Savoir évaluer la stratégie choisie :

Une prescription bien conçue doit être suivie et produire ses effets. Il est important de suivre pas à pas l'évolution de la rééducation du comportement alimentaire. Les échecs de la prise en charge sont dus essentiellement à une personnalisation insuffisante de la prescription.

Place de la chirurgie dans la prise en charge de l'obésité morbide :

L'étude suédoise SOS (Swedish Obese Subjects[19]) a comparé traitement conventionnel et traitement chirurgical de l'obésité. Plus de 4 000 patients ont été inclus dans cette étude à partir de 700 centres de soins suédois depuis 1987. Après 2 ans, une réduction pondérale de 23,4% était observée dans le groupe opéré contre une prise de poids de 0,1 % dans le groupe traitement conventionnel ($p < 0,001$). Après 10 ans, la perte de poids est de 16,1% dans le groupe opéré, l'IMC moyen passant de 40,8 à 31,5 kg/m2 pour les hommes, et de 42,3 à 32,5 kg/m2 pour les femmes, contre une prise de poids de 1,6% dans le groupe contrôle ($p < 0,001$). Après 10 ans, 36 % des obèses atteints de diabète, 19% de ceux affectés d'hypertension artérielle, et 46 % de ceux ayant une hypertriglycéridémie ont vu ces complications disparaître dans le groupe chirurgie, contre respectivement 13%,11% et 24% dans le groupe témoin. Enfin, cette étude montre une réduction significative du risque de décès de 24% sur 15 ans en faveur du traitement chirurgical, avec une diminution de 35% de la mortalité par cancer.

Indications de la chirurgie bariatrique :

Les indications de la chirurgie bariatrique sont définies par les recommandations de la Haute Autorité de santé (HAS). La décision doit être prise après discussion et concertation pluridisciplinaire (au minimum un chirurgien, un médecin spécialiste de l'obésité (nutritionniste, endocrinologue ou interniste), une diététicienne, un psychiatre ou un psychologue et un anesthésiste-réanimateur). Cette chirurgie est réservée à l'adulte. Le rapport bénéfices-risques devient beaucoup moins favorable au-delà de 60 ans. Les conditions suivantes doivent toutes être remplies :

-Un IMC >40kg/m^2 ou un IMC >ou = 35 kg/m^2 associé à au moins une comorbidité susceptible d'être améliorée après la chirurgie (hypertension artérielle, syndrome d'apnées du sommeil, désordres métaboliques sévères, en particulier diabète de type 2, maladies ostéoarticulaires invalidantes, stéatohépatite non alcoolique) ;

-En deuxième intention après échec d'un traitement médical, nutritionnel, diététique et psychothérapeutique bien conduit pendant 6 à 12 mois ;

-En l'absence de perte de poids suffisante ou en l'absence de maintien de la perte de poids ;

-Patients bien informés au préalable, et ayant bénéficié d'une évaluation et d'une prise en charge préopératoire pluridisciplinaire;
-Patients ayant compris et accepté la nécessité d'un suivi médical et chirurgical au long cours ;
-Un risque opératoire acceptable.

Connaître les différentes techniques chirurgicales :

La chirurgie bariatrique ou chirurgie de l'obésité comporte deux grands types d'intervention : celles basées exclusivement sur une restriction gastrique : anneau gastrique, gastroplastie verticale calibrée qui tend à ne plus être pratiquée, gastrectomie longitudinale ; et celles induisant une malabsorption intestinale : dérivation biliopancréatique ou by-pass gastrique. L'étude du rapport bénéfice/risque des différentes techniques ne permet pas d'affirmer la supériorité d'une technique par rapport à une autre.

Prendre en compte la demande de prise en charge esthétique conjointe :

Conseil esthétique, chirurgie plastique, gymnastique.

Connaître les effets secondaires des médicaments qui réduisent la sensation de faim :

Hypertension artérielle pulmonaire [20] [21].

---

[1] WEINSIER. The aetiology of obesity : relative contribution of metabolic factors, diet, and physical. *Am J Med* 1998; ***105***: 145-151.
[2] HASLAM DW Obesity. *Lancet* 2005;***366***:1197-1210.
[3]ALPERT J.S.. What diet should we recommend to patients ? *Am.J Med* 119 (9):715-716, 2006.
[4] Obésité : maigrir sans medicament. *Prescrire* 2006;***280***:123-128.
[5] JULIA C. HERCBERG S. Epidémiologie de l'obésité en France. *Rev Rhum Monographies,* 2016 ***83,*** 2-5.
[6] KOPELMAN P. Obesity as a medical problem. *Nature* 2000;***404***:635-643
[7] CUMMINGS D.E. Plasma ghrelin levels afecter diet-induced weight loss or gastric bypass surgery. *N Eng J Med* 2002;***346***:1623-1631.
[8] BATTERHAM R.L. Inhibition of food intake in obese subjects. *N Eng J Med,* ; 2003;***349*** : 941-949.
[9] KORNER J. To eat or not to eat-how the gut talks to the brain. *N Eng J Med,* ; 2003;***349*** : 926-928.
[10] FAROOQI A. Clinical spectrum of obesity and mutations in the melanocortin 4 receptor gene. *N. Eng J Med* 2003;***348***:1085-1096.
[11] LIST J.F. defective melanocortin 4 receptors in hyperphagia and morbid obesity. *N. Eng J Med* 2003;***348***:1160-1163.

[12]LEIBEL R.L. Changes in energy expenditure resulting from body altered body weight. *N. Eng J Med.* 1995;***332***:621-629.
[13] OLSON A. The obesity hypoventilation syndrome. *Am J Med* 2005;***118***:948-957.
[14] CHI-YUAN HSU. Body mass index and risk for end-stage renal disease. *Ann Intern Med* ***2006***;*144*:21-28.
[15] HAMPEL H. Meta-analysis: obesity and the risk for gastroesophageal reflux disease and its complications. *Ann Inter Med* 2005; ***143***:199-212.
[16] ADAMI H.O. Obesity and mortality from cancer. *N. Eng J Med* 2003;***348***:1623-1638.
[17] RENEHAN A. G. Body-mass index and incidence of cancer : a systematic review and meta-analysis of prospective observational studies. *Lancet* 2008 ;***371*** :569.
[18] CALLE E. Body-mass index and mortality in a prospective cohort of US adults. *N. Eng J Med* 1999;***341***:1097-1106.
[19] SJÖTRÖM L. Effect of bariatric surgery on mortality in swedish obese subjects. *N Eng J Med* 2007;***357***:741-752.
[20]ABENHAIM L. Appetite-suppressant drugs and the risk of primary pulmonary hypertension *N Eng J Med* 1999;***9***:609-617.
[21] RUBIN L.J. Current concepts : primary pulmonary hypertension. *N Eng J Med* 1997;***336***:111-118.

Hypertension artérielle (en dehors de la grossesse)[1 2 3] :

L'hypertension artérielle et santé publique :

Un nombre important de patients reste mal contrôlé par le traitement antihypertenseur[4]. En France, environ 20% des patients hypertendus ne sont pas traités et 50% des patients hypertendus traités n'atteignent pas les objectifs de pression artérielle contrôlée. Environ 1 million de nouveaux patients sont traités pour une HTA en France chaque année, ce qui correspond à une moyenne de 15 à 20 nouveaux patients pour un médecin généraliste. En France, en 2012 plus de 11 millions de patients étaient traités pour une HTA.

Confirmer la réalité de l'hypertension artérielle :

Prise de la pression artérielle aux deux bras, en décubitus, après repos, avec un brassard adapté, correctement étalonné. Effectuer au minimum 2 mesures avec un brassard adapté à la circonférence du bras, le cas échéant mesurer la PA la première fois aux deux bras (considérer le bras où la mesure est la plus haute) et mesurer la fréquence cardiaque. Effectuer les mesures chez un patient en position assise ou allongée, au repos durant au moins 3 à 5 min, dans le calme et sans parler.

Se méfier de l'effet blouse-blanche. Intérêt de la mesure ambulatoire de la PA en cas de doute.

Rechercher des signes de mauvaise tolérance :

Signes d'insuffisance cardiaque, signes d'encéphalopathie hypertensive, insuffisance coronarienne, insuffisance rénale[5 6].

Mise en route d'un traitement en urgence.

Rechercher des arguments pour une cause familiale d'hypertension secondaire :

Polykystose rénale, néphropathies familiales, maladie de Recklinghausen[7].

Rechercher des arguments familiaux en faveur d'une hypertension artérielle essentielle[8] :

HTA chez les ascendants et collatéraux. ATCD familiaux vasculaires.

Rechercher un ATCD de pré-éclampsie[9] :

Le risque d'HTA chronique est de 50% dans les 15 ans de suivi avec un risque relatif de 3,7.

Rechercher des arguments pour une uropathie :
ATCD d'infections urinaires. ATCD de traumatisme de l'arbre urinaire. ATCD malformatif (reflux vésico-urétéral).

Rechercher la prise de médicaments responsables de l'HTA ou de son aggravation sous traitement :
Réglisse. AINS. Vasoconstricteurs. Corticothérapie. Moclamide [10].

Rechercher des arguments pour un syndrome d'apnée du sommeil :
Favorise la survenue d'une HTA.

Rechercher des arguments pour un trouble du rythme paroxystique :
Intérêt du Holter de fréquence cardiaque pour dépister une AC/FA paroxystique.

Rechercher des arguments pour un phéochromocytome[11 12] :
Éléments de la triade, céphalées, sueurs, palpitations. Hyperglycémie. Dosage des métanéphrines sériques ou urinaires rapportés à la créatininurie[13].
20% des phéochromocytomes récidivent à 10 ans[14], ce qui nécessite une surveillance régulière. La récidive maligne n'est pas exceptionnelle.

Savoir rattacher une HTA à la prise récente d'une contraception orale œstroprogestative :
Une HTA apparaissant sous contraception orale, doit faire évoquer une sténose des artères rénales par maladie fibromusculaire.

Chercher systématiquement une hypokaliémie :
Eliminer un hyperaldostéronisme primaire [15 16 17]. Tumeur à rénine.

Eliminer une insuffisance rénale :
Dosage de la créatininémie.

Eliminer une glomérulopathie :
Protéinurie et hématurie à la bandelette pour le dépistage.
Étude du sédiment urinaire : maladie de Berger et autres maladies glomérulaires.

Rechercher des arguments pour une sténose d'une artère rénale[18, 19] :

Aggravation inexpliquée de l'HTA sous traitement. Hypokaliémie, Souffle abdominal. Aggravation de la fonction rénale sous inhibiteur de l'enzyme de conversion. ATCD de traumatisme lombaire. Terrain vasculaire (artérite, AVC, infarctus). Apparition après la mise sous contraception orale.
Echographie rénale à la recherche d'une asymétrie de taille des reins. Intérêt de la scintigraphie rénale. Sujet âgé[20].

Savoir rattacher l'HTA à une endocrinopathie :

HTA au cours de l'hyperthyroïdie, de l'hyperparathyroïdie, hypercorticisme[21].

Savoir poser l'indication de l'exploration angio-scannographique des artères rénales :

HTA sévère. HTA avec des arguments pour une sténose des artères rénales. Aggravation inexpliquée d'une HTA chez un patient vasculaire. Discuter la place de l'angioplastie versus le traitement médicamenteux[22] : pas de supériorité de l'angioplastie chez les patients qui ont une fonction rénale normale ou peu altérée, pas de réponse si la sténose est unilatérale et selon la sévérité de la sténose.

Savoir poser l'indication d'un uro-scanner :

HTA du sujet jeune. Doute sur uropathie. Leucocyturie inexpliquée. S'il est nécessaire de pratiquer une angiographie, discuter de faire un temps urographique lors de l'angiographie.

Evaluer les conséquences vasculaires de l'hypertension artérielle[23] :

Place de l'examen du fond d'œil[24] : l'aspect de rétinopathie hypertensive est corrélée avec un risque accru d'AVC indépendamment des autres facteurs de risque vasculaire et justifie donc un traitement très actif de réduction du risque vasculaire.
La découverte d'une rétinopathie hypertensive débutante peut être un argument pour débuter un traitement antihypertenseur devant une HTA modérée. La conception actuelle[25] de la relation entre risque vasculaire et hypertension est qu'il existe une relation logarithmo-linéaire sans seuil entre les niveaux de PA systolique et diastolique et le risque vasculaire cérébral et rénal. La différence entre la pression systolique et la pression diastolique est un facteur de risque[26].

Se donner des cibles de pression artérielle :

Il est recommandé d'obtenir une PA systolique comprise entre 130 et 139 mm Hg et une PA diastolique < 90 mm Hg à 6 mois au cabinet médical, confirmées par des mesures au domicile (PA diurne en AMT ou en MAPA < 135/85 mm Hg).

Chez le sujet âgé de 80 ans ou plus, il est recommandé d'obtenir une PA systolique < 150 mm Hg, sans hypotension orthostatique (PAS diurne en AMT ou en MAPA < 145 mm Hg). Chez ces patients, la lutte contre une iatrogénie est impérative. Le fait de ne pas dépasser dans la plupart des cas 3 molécules anti hypertensives après 80 ans entre dans ce cadre.

Quelques indications thérapeutiques[27 28 29 30 31] :

Une monothérapie peut suffire à contrôler la PA lorsque l'HTA est de découverte récente et les chiffres de la PA sont peu élevés. Cependant, la plupart des HTA nécessite sur le long terme une plurithérapie. Il est recommandé d'évaluer le contrôle tensionnel tous les mois jusqu'à obtention de l'objectif tensionnel. En pratique, à 1 mois, si l'objectif tensionnel n'est pas atteint (inefficacité, efficacité insuffisante ou mauvaise tolérance), il est préférable de passer à une bithérapie, car elle améliore l'efficacité et réduit le risque d'effet indésirable, plutôt que de changer de monothérapie ou d'augmenter la posologie de la monothérapie. Cette bithérapie comportera l'association de deux des trois classes suivantes : bloqueur du système rénine-angiotensine (IEC ou ARA2), inhibiteur calcique, diurétique thiazidique, et en cas d'inefficacité, d'autres bithérapies peuvent être proposées.

Si l'objectif tensionnel n'est toujours pas atteint, on peut recourir à une trithérapie, qui comportera idéalement l'association d'un bloqueur du système rénine-angiotensine (IEC ou ARA2), d'un inhibiteur calcique et d'un diurétique thiazidique, sauf indication préférentielle d'une autre classe thérapeutique et/ou mauvaise tolérance. Dans tous les cas, il est recommandé d'évaluer régulièrement l'adhésion aux mesures hygiéno-diététiques et au traitement médicamenteux. L'adhésion est favorisée par l'utilisation d'associations fixes. Le plus souvent, une mesure tensionnelle à domicile est nécessaire pour évaluer l'efficacité du traitement. Elle est recommandée avant chaque modification thérapeutique.

IEC chez le diabétique[32], IEC et diurétique dans l'insuffisance cardiaque, diurétique chez le sujet âgé, IEC ou bétabloquants dans les suites d'un IDM. Intérêt des anticalciques en cas d'HTA systolique et de diabète [33] chez le sujet âgé. ARA II chez le diabétique surtout si microalbuminurie.

Intérêt des IEC chez le sujet âgé versus les diurétiques[34].

Connaître l'impact de la perte de poids sur l'HTA :

Une perte de poids même modérée réduit de manière significative l'HTA et ses complications[35].

Connaître l'impact de la ration sodée sur l'HTA :

Une restriction des apports sodés à un effet significatif sur la diminution de la PA[36].

Connaître l'importance de l'activité physique :

La pratique d'une activité physique régulière et adaptée aux possibilités du patient (par exemple 30 min/j au moins 3 fois/semaine en endurance)

Connaître les autres règles hygiéno-diététiques :

Suppression ou réduction de la consommation d'alcool : une consommation journalière supérieure à 3 verres chez l'homme et 2 verres chez la femme doit entrainer une prise en charge adaptée ; Arrêt d'une intoxication tabagique. Cette mesure n'entraine habituellement pas directement une réduction de la PA, mais est essentielle pour réduire la morbi-mortalité ; Alimentation privilégiant la consommation de fruits et légumes et d'aliments peu riches en graisses saturées.

Connaître l'impact du traitement sur l'hypertrophie ventriculaire gauche[37] :

Il est démontré depuis 1960 que l'utilisation large des traitements antihypertenseurs réduit l'HVG dans la population et explique la diminution de la mortalité cardiovasculaire.

Connaître l'impact du traitement de l'HTA pour réduire le risque d'AVC chez le sujet âgé :

Chez les patients de plus de 80 ans le traitement antihypertenseur réduit le risque d'AVC et de cardiopathie[38].

Attitude en cas d'hyperkaliémie sous IEC [39] :

Plus fréquente en cas d'insuffisance rénale : à rechercher systématiquement. Penser à arrêter les AINS. Réduire les apports en potassium par un régime. Diurétiques. Réduire l'acidose métabolique par l'apport d'alcalin. Faible dose d'IEC. Si malgré ces mesures la kaliémie reste supérieure à 5,5 mmol/l : arrêter l'IEC.

---

[1] JAN F. Actualités sur l'hypertension artérielle. *Press Med* 1999; ***28***:861-886.
[2] ANAES Prise en charge des patienst adultes atteints d'hypertension artérielle essentielle *Presse Med* 2000;***29***:1876-1883.
[3] OPARIL Pathogenis of hypertension. *Ann Intern Med* 2003;***139***:761-777.

[4] HYMAN D.J Characteristics of patients with uncontrolled hypertension in united states. *N Eng J Med* 2001;***345***:479-487.
[5] Renal dysfunction in essential hypertension. *Lancet* 1995;***345***:740-741.
[6] Renal function during antihypertensive treatment. *Lancet*. 1995;***345***:749-752.
[7] REYNOLDS R M Von Recklinghausen's neurofibromatosis : neurofibromatosis type 1. *Lancet* 2003 ;***361*** :1552-1555.
[8] GIRERD X. Hypertension artérielle essentielle. *Revue du Praticien* 1999;***49***:474-532.
[9] MATILLOTTI G. Le prééclampsie : un nouveau facteur de risque de maladie cardiovasculaire et rénale ? *Rev Med Suisse* 2009 ;***5*** :1752-7.
[10]Hypertension artérielle sous Moclobémide. *Prescrire*. 1996; ***163***.
[11] PACAK Recent advences in genetics, diagnosis, localization and treatment of pheochromocytoma. *Ann Intern Med* 2001;***134***:315-330.
[12] P. MEYER Dépistage du phéochromocytome , de l'hyperaldostéronisme primaire et du syndrome de Cushing. *Rev Med Suisse* 2008; ***185*** :15.
[13]HERON, CHATELLIER G. The Urinary metanephrine-to-créatinine ratio for the diagnosis of phéochromocytoma *Ann Intern Med* 1996;***125***:300-304;
[14] PLOUIN PF. Patients opérés d'un phéochromocytome : surveillance biologique indéfinie. *Press Med* 1999; ***28***:852-853.
[15] GANGULY A. Current concepts : primary aldosteronism. *N Eng J Med* 1998; ***339***: 1828-1835.
[16] KAPLAN N M Cautions over the current epidemic of primary aldosteronism *Lancet* 2001;***357***:953.
[17] DOUMA S. Prevalence of hyeperaldosteronism in resistant hypertension a retrospective observational study. *Lancet* 2008;***371***:1921-1927.
[18] KRIJNEN. A clinical prediction rule for artery stenosis. *Ann Intern Med.* 1998; ***129***: 705-712.
[19] PLOUIN PF Hypertensions artérielles secondaires à des causes curables chez l'adulte. *Press Med* 2002;***31***:371.
[20] MACDOWALL P. Risk of morbidity from renovascular disease in elderly patients with congestive cardiac failure. *Lancet* 1998;***352***:13-17.
[21] NEWELL-PRICE J. Diagnosis and management of cushing's syndrome. *Lancet* 1999;***353***:2087-2089.
[22] VAN JAARSVELD BC Angioplasty was no better than medication for reducing blood pressure or slowing desease progression in rrenal artery stenosis *N Eng J Med* 2000;***342***:1007-1014.
[23] Hypertension artérielle : le rôle du rein. *Presse Méd.*1997;***26***: 819.
[24] WONG T.Y. Current concepts : hypertensive retinopathy. *N.Eng.J.Med 2004* ;***351*** :2310-2317.
[25] MENARD J. Comment peut évoluer la prise en charge de l'hypertension artérielle : previsions de 1974 à 2034. *Press Med* 2004 ;***33*** :721-733.
[26] HAIDER Systolic blood pressure, diastolic blood pressure, and pulse pressure as predictors of risk for congestive heart failure in the Framingham heart study. *Ann Intern Med* 2003; ***138***:10-17.
[27] AUGUST P. Initial treatment of hypertension. *N. Eng J Med* 2003;***348***:610-618.
[28] MILON H. Prise en charge de l'HTA à risque ou compliquée *Press Med* 2000;***29***:1859-1852.

[29] WHITE Update on the treatment of hypertension. *Am J Med* 2005 ;***118*** :695-715.
[30] HTA : Traitement, première et deuxième ligne. *Prescrire* 2008 ;***28*** :196-199.
[31] HAS Prise en charge de l'hypertension artérielle de l'adulte Septembre 2016
[32] KAPLAN Management of hypertension in patients with type 2 diabetes mellitus: guidelines based on current evidence. *Ann Int Med* 2001;***135***:1079-1084.
[33] TUOMILEHTO J. Effects of calcium-channel blockade in older patients with diabetes and systolic hypertension. *N Eng J Med* 1999; ***340***: 677-685.
[34] WING L.M.H A comparison of outcomes with angiotensin-converting-enzyme inhibitors and diuretics for the hypertension in the elderly. *N. Eng J Med* 2003;***348***:583-592.
[35] STEVENS Long-term weight loss and changes in blood pressure : results of trials of hypertension prevention, phase II. *Ann Intern Med* 2001;***134***:1-12.
[36] VOLLMER Effects of diet and sodium intake on blood pressure : subgroup analysis of the DASH-sodium trial. *Ann Intern Med* 2001;***135***:1019-1029.
[37] MORSTERD A. Trends in the prevalence of hypertension, antihypertensive therapy, and left ventricular hypertrophy from 1950 to 1989. *N Eng J Med* 1999; ***340***:1221-1227.
[38] GUEYFFIER F Review : antihypertenive drugs reduce stroke in patients 80 years of age or older. *Lancet* 1999;***353***:793-796.
[39] PALMER BF Current concept : hyperkaliémia due to inhibitors of the renin-angiotensin-aldostérone system. *N. Eng J Med* 2004;***351***:585-593.

Malaise[1 2 3 4] :

Eliminer une hypoglycémie :
Glycémie capillaire systématique.

Eliminer une intoxication :
Intoxication au CO, alcoolisme aigu, intoxication médicamenteuse.

Rechercher des signes neurologiques de localisation :
Scanner cérébral.

Rechercher des arguments pour une épilepsie généralisée :
Confusion post-critique, chute avec traumatisme, signes déficitaires post-critiques, arguments éléctroencéphalographiques, augmentation des CPK post-critique.

Eliminer une insuffisance coronarienne :
Infarctus surtout dans sa topographie inférieure. Angor. Prinzmétal.

Penser à un sepsis :
Une bactériémie peut être révélée par un malaise inexpliqué. Faire courbe thermique. Rechercher un foyer infectieux latent (ECBU, foyer pulmonaire, foyer digestif, angiocholite).

Rechercher des arguments pour une embolie pulmonaire :
Épisodes syncopaux successifs, ou dyspnée inexpliquée.

Rechercher une hypotension orthostatique[5 6] :
Prise de la pression artérielle debout, contexte de déshydratation, prise de médicaments (antidépresseurs, antihypertenseurs, neuroleptiques). Intérêt du Tilt-test.

Eliminer une hypertension artérielle révélée par le malaise :
Prise systématique de la pression artérielle.

Rechercher une cause cardiaque : trouble de la conduction AV, trouble du rythme supraventriculaire :
Arguments cliniques pour le caractère syncopal : Absence de prodrome et retour instantané à la conscience, chute traumatisante. ECG.

Rechercher une cause cardiaque obstructive[7] :
Rétrécissement aortique serré. HTAP. Shunt droit-gauche. RM très serré. Tumeur cardiaque (syncope positionnelle), thrombose de l'oreillette gauche : intérêt de l'échographie doppler cardiaque.

Rechercher une cause favorisant un bas débit cérébral :
Déshydratation. Sténose carotidienne (rôle dans l'origine du malaise à discuter systématiquement). Trouble du rythme paroxystique. Documenter une hypotension orthostatique.

Penser à un processus intracrânien :
Scanner cérébral en cas de crise comitiale, ou de signes de localisation.

Eliminer un trouble du rythme paroxystique :
Holter de fréquence cardiaque. Discuter une étude du faisceau de His.

Reconnaître le tableau de syncopes vasculaires réflexes [8] [9] :
Syncope vaso-vagale de situation ou réflexes : syncopes de la miction, syncopes de défécation, syncopes tussives ou ictus laryngés, syncopes réflexes de la déglutition, syncopes au cours de crises douloureuses paroxystiques, syncopes instrumentales, syncopes oculo-vagales. Syncope vaso-vagale essentielle : déclenchée par les émotions.

Reconnaître le tableau d'hypotension post prandiale[10] :
Chute de la pression artérielle d'au moins 20 mm de Hg dans les deux heures suivant un repas. Plus souvent chez les personnes âgées et les hypertendus.

Penser au diagnostic de mastocytose systémique :
Surtout en cas de flush associé. Dosage de la tryptase.

Rechercher des arguments pour une névrose hystérique ou phobique :
Présentation clinique.

---

[1] LINZER M. Diagnosing syncope. Unexplained syncope. *Ann Intern Med* 1997;***127***:76-91.
[2] Syncopes : priorités diagnostiques. *Prescrire* 1998, ***188***: 692-701.
[3] KAPOOR W.N. Primary care : syncope. *N. Eng J Med* 2000;***343***:1856-1862.
[4] SOTERIADES E.S. Incidence and prognosis of syncope *N. Eng J Med* 2002;***347***:878-886.
[5] SHANNON Water drinking as a treatment for orthostatic syndromes. *Am J Med* 2002;***112***:355-361.
[6] FREEMAN R. Neurogenic orthostatic hypotension. *N. Eng. J. Med* 2008;***358***:615.

[7] COURAND PY, LANTELME P. Syncopes et Lipothymies. Diagnostics difficiles en Médecine Interne 2018 : Maloine éditeur.
[8] FENTON Vasovagual syncope *Ann Intern Med* 2000 ; ***133***:714-726.
[9] MATHIAS C.J. Observations on recurrent syncope and presyncope in 641 patients *Lancet* 2001;***357***:348-354.
[10]JANSEN R. Postprandial hypotension : epidemiology, pathophysiologie, and clinical management. *Ann Intern Med* 1995 ; ***122*** : 286-295.

Maladie vasculaire :

Rechercher les facteurs de risque de la maladie vasculaire[1 2] :

ATCD familiaux de maladie vasculaire (AVC, IDM, Artérite). Hypercholestérolémie, hypertension artérielle, tabagisme, diabète, surpoids.

Savoir rechercher d'autres facteurs de risque vasculaire[3] :

De nouveaux facteurs de risque vasculaire sont à prendre en compte :
L'hypertrophie ventriculaire gauche.
L'hypertriglycéridémie.
L'hyperhomocystéinémie[4].
L'augmentation de la lipoprotéine (a).
La consommation d'agents antioxydants tels que la vitamine E.
Apport en vitamine C[5].
L'hyperfibrinémie.
Corticothérapie[6].
Hyperuricémie[7].
Baisse du HDL cholestérol.

Evoquer la possibilité d'une hyperhomocystéinémie[8 9] :

Il semble y avoir une relation entre un taux élevé d'homocystéine sanguine et la maladie athéromateuse[10 11 12]. Cette relation est confirmée chez le diabétique de type II en ce qui concerne la maladie coronarienne[13]. La carence en B12, Folates, ou B6 augmente le taux sanguin d'homocystéine[14 15 16]. L'homocystéïnémie est augmentée dans l'hypothyroïdie[17].

Rechercher un syndrome métabolique[18 19] :

Critères de WHO : Diabète ou intolérance au glucose, BMI supérieur à 30 ou ratio abdomen sur hanches supérieur à 0,9 chez l'homme et 0,85 chez la femme, triglycérides supérieurs à 1,7 mmol/l ou HDL inférieur à 0,9 mmol/l chez l'homme et 1 mmol/l chez la femme, HTA, microalbuminurie supérieure à 20µg/min.
Le syndrome métabolique est associé à une augmentation du risque vasculaire et coronarien, en particulier chez l'hypertendu[20].
Dans une étude[21], il a été retrouvé chez plus de la moitié des patients qui présentent une intolérance au glucose. Il est moins souvent présent chez ces patients lorsqu'ils font de l'exercice, et sont sous metformine, et qu'ils perdent 7% de leur poids.

Rechercher un syndrome d'apnée du sommeil [22] :

Chez l'homme, le syndrome d'apnée du sommeil sévère augmente le risque d'évènements cardiovasculaires[23]. Ils diminuent avec le traitement par ventilation en pression positive.

Rechercher une microalbuminurie[24] :

Le contrôle d'une microalbuminurie chez un hypertendu est un élément de pronostic favorable.

Rechercher une pathologie parodontale chronique :

Il existerait une corrélation entre athérosclérose et infection buccale chronique[25].

Retracer les ATCD vasculaires personnels :

Insuffisance coronarienne, AVC, artérite des membres inférieurs, infarctus mésentérique, anévrysme aortique, sténose des artères rénales, sténoses carotidiennes.

Rechercher une atteinte neurologique centrale :

Séquelles d'AVC, état lacunaire, détérioration intellectuelle progressive. IRM à la recherche de lacunes cérébrales. Discuter holter et doppler carotidien dans les détériorations intellectuelles[26] et les états lacunaires.

Préciser l'état cardiaque :

Signes cliniques d'insuffisance coronarienne : ECG, échographie doppler cardiaque (fonction VG, dilatation de l'aorte thoracique, hypocinésie segmentaire, altération de la relaxation).
ECG d'effort, holter : devant des symptômes évocateurs d'angine de poitrine ou d' insuffisance cardiaque, la scintigraphie cardiaque sert à rechercher d'éventuelles sténoses (rétrécissements) des artères coronaires. Réalisée à l'effort, la scintigraphie révèle des anomalies de perfusion du cœur (ischémie) et des anomalies de la fonction globale de la pompe cardiaque. Si tel est le cas, l'examen est généralement répété au repos pour des informations complémentaires.
Coroscanner : il ne présente aucun intérêt chez les patients dont le risque de maladie coronaire est connu, mais il est en revanche très utile chez les patients à faible risque de maladie coronaire, présentant une douleur thoracique aiguë atypique et chez qui l'épreuve d'effort et/ou la scintigraphie sont ininterprétables ou douteuses.

Préciser l'état vasculaire périphérique :

Claudication, état cutané, palpation des pouls, auscultation des axes artériels. Doppler artériel des membres inférieurs avec prise des pressions distales. Rechercher un anévrysme de l'aorte [27] [28] : échographie abdominale (surveillance en fonction de la taille de l'anévrysme[29]) et Radio des poumons.

Rechercher une hypertension artérielle :

Examen clinique. Recherche d'une sténose des artères rénales.

Évaluer la fonction rénale :

Créatininémie. Taille et contours des reins.

Analyser le mode de vie :

Alimentation, sport, stress.

Discuter la mise sous traitement par une statine en prévention secondaire des AVC :

Les études TST et SPARCL sont biaisés et doivent être rejetés, il n'y a pas de justification à la prescription de statines après un AVC[30].

Discuter la place des statines en prévention primaire chez les patients à haut risque vasculaire[31 32] :

La revue Prescrire a fait une synthèse[33] en 2017 : chez les patients coronariens sans insuffisance cardiaque, la pravastatine et la simvastatine, à des doses quotidiennes de 40 mg, permettent d'éviter environ 2 morts pour 100 patients traités pendant 5 ans. La pravastatine a l'avantage d'exposer à moins d'interactions que la simvastatine. Les statines sont d'intérêt incertain ou trop à risque d'effets indésirables et donc à éviter, en cas : de LDL-cholestérolémie spontanément très basse ; d'effets indésirables musculaires ; d'interactions avec des médicaments qui augmentent le risque musculaire ; de risque élevé de diabète de type 2 ; d'insuffisance cardiaque.
Si la LDL-cholestérolémie reste élevée sous pravastatine ou simvastatine à la dose quotidienne de 40 mg, mieux vaut renoncer à la baisser davantage, que d'utiliser l'atorvastatine à forte dose qui expose à un surcroît de risque ».
Dans l'étude PROSPER (âge de 70 à 82 ans), 40 mg de Pravastatine pendant 3 ans réduit le risque coronarien, mais pas le risque d'AVC chez les patients à haut risque vasculaire (HTA, diabète, tabagisme, ATCD vasculaires) quelque soit le niveau du taux de cholestérol.

Discuter la mise sous IEC des patients à haut risque vasculaire [34] :

Résultats de l'étude HOPE[35] : 9297 patients âgés de 55 ans et plus présentant des signes de maladie vasculaire où un diabète avec un autre facteur de risque vasculaire (HTA, hypercholestérolémie, HDL bas, tabac, microalbuminurie), sans signes d'insuffisance cardiaque, à échographie cardiaque normale ont été randomisés en vue de recevoir soit 10 mg de

Ramipril soit un placébo. On observe une nette diminution du risque de décès d'origine cardio-vasculaire (6,1% versus 8,1%), d'infarctus du myocarde (9,9% versus 12,3%) d'AVC (3,4% versus 4,9%), de mortalité globale, d'arrêt cardiaque, d'insuffisance cardiaque, de complications liées au diabète.

---

[1]GOODE G.K.Hyperlipidaemia, hypertension, and coronary heart disease. *Lancet.* 1995; ***8946***:362-365.

[2] WILSON P. Cumulative effects of high cholesterol levels, high blodd pressure, and cigarette smoking on carotid stenosis. *N Eng J Med* ***337***:516-523.

[3] HARJAI Potential new cardiovascular risk factors : left ventricular hypertrophy, homocysteine, lipoprotein (a), triglycerides, oxidative stress, and fibrinogen. *Ann Intern Med* 1999;***131***:376-387.

[4] WLECHAND G.N. Mechanism of disease : homocysteine and atherothrombosis *N Eng J Med* 1998;***338***:1042:1051.

[5] KAY-TEE KHAW Relation between plasma ascorbic acid and mortality in men and women in EPIC-Norfolk prospective study : a prospective population study. *Lancet* 2001;***357***:657.

[6] WEI Taking glucocorticoïds by prescription is associated with subsequent cardiovascular disease. *Ann Intern Med* 2004;***141***:764-770.

[7] BAKER J. Serum uric acid and cardiovascular disease: recent developments, and where do they leave us? *Am J Med* 2005;***118***:816-827.

[8] CASAS JP Homocysteine and stroke : evidence of causal link from mendelian randomisation. *Lancet* 2005;***365***:224-233.

[9] HANKEY GJ Homocysteine and stroke. *Lancet* 2005; ***365***:194-196.

[10] KARK Nonfasting plasma total homocysteine level and mortality in middle-aged and elderly men and women in jerusalem. *Ann Intern Med* 1999;***131***:321-331.

[11] EIKELBOOM Homocysteine and cardiovascular disease ; a critical review of the epidemiologic evidence. *Ann Intern Med* 1999;***131***:363-376.

[12] GRAHAM Homocysteine in health and disease. *Ann Intern Med* 1999;***131***:387-389..

[13] SOINIO M. Elevated plasma homocysteine level is an independent predictor of coronary heart disease events in patients with type 2 diabetes mellitus *Ann Intern Med* 2004;***140***:94-100.

[14] SELHUB Serum total concentrations in the third national health and nutrition examination survey (1991-1994) : population reference ranges and contribution of vitamine status to high serum concentrations. *Ann Intern Med* 1999;***131***:331-340.

[15] QUINLIVAN EP Importance of both folic acid and vitamine B12 in reduction of risk of vascular disease. *Lancet* 2002;***359:***227-228.

[16] GROSTEIN F. Can homocysteine be related to physical functioning ? *Am J med* 2003;***114***:610-611.

[17] HUSSEIN Normalization of hyperhomocysteinemia with L-thyroxine in hypothyroidism. *Ann Intern Med* 1999;***131***:348-352.

[18] ECKEL RH The metabolic syndrome *Lancet* 2005;***365***:1415-1429.

[19] LETONTURIER P. Le syndrome métabolique. *Press Med* 2004 ;***33*** :661-681.

[20] HAYASHI Visceral adiposity is an independent predictor of incident hypertension in Japonese Americans. *Ann Intern Med* 2004;***140***:992-1001.

[21] ORCHARD The effect of metformin and intensive lifestyle intervention on the metabolic syndrome. *Ann Intern Med* 2005; ***142***:611-620.
[22] MARIN J M Long-term cardiovascular outcomes in men with obstructive sleep apnoea-hypopnoea with or without treatment with continuous positive airway pressure: an observational study. *Lancet* 2005;***365***:1046-1054.
[23] YAGGI HK Obstructive sleep apnea as a risk factor for stoke and death. *N Eng J Med* 2005 ;***353*** :2034-2042.
[24] REMUZZI G. Albuminuria as early test for vascular disease. *Lancet* 2005;***365***:556-557.
[25] MADRID C. L'athérosclérose est-elle une maladie gingivo-induite ? *Rev Med Suisse* 2009 ;***227*** :2388-2394.
[26] JOHNSTON Cognitive impairement and decline are associated with carotid artery disease in patients witout clinically evident cerebrovascular disease. *Ann Intern Med* 2004 ;***140*** :237-248.
[27] POWELL J.T. Small abdominal aortic aneurysms *N Eng J Med* 2003 ;***348*** :1895-1901.
[28] SAKALIHASAN N. Abdominal aortic aneurysm. *Lancet* 2005;***365***:1577-1589.
[29] US PREVENTIVE SERVICES TASK FORCE Screening for abdominal aortic aneurysm : recommandations statmen. *Ann Inter Med* 2005 ;***142*** :198-212.
[30]Par la rédaction de l'AIMSIB Des fortes doses de statines en prévention de l'infarctus et de l'AVC? | 15 Déc 2019 |
[31] SHEPHERD J.Pravastatin in elderly individuals at risk of vascular (PROSPER) : a randomised controlled trial *Lancet* 2002; ***360***:1623-1631.
[32] COLLINS R. High-risk elderly patienst PROSPER from cholesterol-lowering therapy. *Lancet* 2002; ***360***:1618-1619.
[33] Statine en prévention secondaire *Rev Prescrire* 2017 ;***37***(403) :355-
[34] HALKIN Potential indications for angiotensin-converting enzyme inhibitors in atherosclerotic vascular disease. *Am J Med* 2002;***112***:126-135.
[35] The Heart Outcomes prevention evaluation study investigators. Effets du ramipril, inhibiteur de l'enzyme de conversion de l'angiotensine, sur les évènements cardio-vasculaires chez les patients à haut risque. *N Eng J Med* 2000;***342***:145-154.

Thrombose veineuse[1 2] :

Connaître les données épidémiologiques :

La maladie thromboembolique veineuse est fréquente avec une incidence de 0,75-2,69/1000 personnes et de 2-7/1000 au-delà de 70 ans.

Savoir évoquer le diagnostic de thrombose veineuse (critères de Wells[3]) :

Critères majeurs : cancer avancé, paralysie, parésie ou immobilisation récente d'un membre inférieur, alitement de plus de 3 jours et/ou chirurgie majeure dans les 4 semaines précédentes, sensibilité en regard du réseau veineux profond, œdème de la cuisse ou du mollet, ATCD familial de thrombose veineuse profonde.
Critères mineurs : ATCD récent de traumatisme mineur du membre inférieur, dilatation non variqueuse des veines superficielles, hospitalisation dans les 6 mois, érythème.
Forte probabilité : absence de diagnostic différentiel et au moins 2 critères majeurs, ou plus de 2 critères mineurs.

Connaître l'intérêt du dosage des D-Dimères[4 5] :

Le diagnostic de thrombose veineuse peut être exclue chez un patient suspect cliniquement de thrombose veineuse, chez qui les D-dimères sont négatifs[6 7 8]. Chez ces patients, il est licite de se passer de l'échographie doppler veineux[9].
Dans une étude[10], en soins primaires, les critères cliniques de Wells ne permettaient pas d'éliminer totalement le diagnostic de thrombose veineuse profonde mise en évidence par échographie. En cas de probabilité faible ou intermédiaire, le dosage des D-dimères plasmatiques (produits de dégradation de la fibrine stabilisée) est préconisé. En cas de D-dimères négatifs (< cut-off spécifique selon la méthode), ce qui est le cas d'environ 40% des patients, une TVP peut être exclue avec une valeur prédictive négative de 95%. Chez les patients avec D-dimères positifs, il est impératif de compléter la démarche diagnostique par la réalisation d'un échodoppler veineux de compression (EDC) effectué par un angiologue. L'utilisation des D-dimères comme seul moyen d'évaluation du risque de TVP est à éviter en raison de leur faible spécificité.
Pour les patients avec suspicion clinique élevée de TVP, le dosage des D-dimères n'est pas indiqué, ces patients étant directement envoyés chez l'angiologue pour une imagerie diagnostique ; dans ce dernier contexte, en fonction du risque hémorragique du patient, une anticoagulation

thérapeutique peut déjà être débutée dans l'attente de l'examen EDC confirmatif.

Confirmer le diagnostic de thrombose veineuse[11] :

L'échographie-doppler (EDC) a une sensibilité de 93% et une spécificité de 98%, mais ces résultats varient largement en fonction du matériel et de l'opérateur[12]. La sensibilité semble varier beaucoup en fonction du caractère symptomatique ou asymptomatique de la thrombose veineuse[13].

Une échographie doppler normale reste en pratique insuffisante pour éliminer le diagnostic de thrombose veineuse, sauf si les d-dimères sont négatifs[14].

L'EDC est l'examen de référence pour le diagnostic de TVP à condition d'être effectué par un spécialiste expérimenté. Il permet non seulement de poser un diagnostic et d'obtenir des informations anatomiques et hémodynamiques mais aussi d'évoquer des diagnostics différentiels tels qu'hématome, rupture de kyste poplité, etc. Sa sensibilité/spécificité est de 95% en cas de TVP symptomatique. En cas de localisation iliaque de la TVP, cette sensibilité/spécificité est cependant moindre et peut nécessiter, de ce fait, la réalisation d'un phlébo-CT avec contraste pour confirmer le diagnostic. Il en est de même en cas de suspicion de thrombose de la veine cave avec EDC négatif.

Analyser les caractéristiques de la thrombose veineuse :

Echographie doppler pour préciser le niveau de la thrombose sus ou sous poplitée et apporter des arguments pour dater l'ancienneté de la thrombose.

Rechercher des arguments pour une embolie pulmonaire :

En cas de thrombose sus poplitée, la recherche d'une embolie pulmonaire est systématique. En cas de thrombose sous poplitée uniquement s'il existe des arguments en faveur d'une embolie pulmonaire.

Dans une étude 40% des patients présentant une thrombose veineuse périphérique sans signe d'embolie pulmonaire avaient une embolie pulmonaire documentée[15].

Rechercher une contre-indication au traitement anticoagulant :

Maladie hémorragique : numération des plaquettes, TCA, TP. HTA sévère non contrôlée, saignement digestif actif, pathologie cérébrale à risque hémorragique.

Rechercher une anomalie de la coagulation prédisposant aux thromboses veineuses[16 17] (surtout en cas de thromboses récidivantes ou de siège atypique) :

Recherche d'un déficit en antithrombine III, en protéine C ou S[18]. Anticorps antiphospholipides. Anticoagulant circulant. Recherche de la mutation du facteur V de Leiden[19 20 21 22 23 24], de la mutation MTHFR et de la mutation du facteur II[25]. Dosage du facteur XI[26] et du facteur VIII[27]. Dosage de l'homocystéine[28]. En cas de mutation homozygote MTHFR : supplémentation en B12 et folates à vie.

Connaître le risque de récidive de thrombose veineuse chez les patients porteurs de la mutation Leiden[29 30] :

Il n'y a pas de risque accru de récidive chez les patients porteurs de la mutation hétérozygote. Par contre ceux qui sont porteurs de la mutation Leiden et de la mutation G20210A (facteur II) de la prothrombine ont un risque accru et doivent être traités au long cours. Pour les porteurs de la mutation Leiden homozygote : discussion du traitement anticoagulant au long cours.

Recherche de médicaments responsables de troubles de la coagulation :

Thrombopénie et thromboses sous héparine. Prise de rifampicine, thalidomide, œstroprogestatifs[31 32 33].

Rechercher une maladie s'accompagnant de troubles de la coagulation :

Hémoglobinurie nocturne paroxystique[34 35], homocystinurie[36], maladie de Behçet, Lupus érythémateux disséminé (maladie de Soulier), maladie de Buerger[37], syndrome néphrotique, syndrome des antiphospholipides[38], maladie cœliaque. NFS-plaquettes à la recherche d'un syndrome myéloprolifératif. EPP : pic monoclonal. ATCD de splénectomie[39].

Nouveaux facteurs de risque de thrombose :

Athérosclérose : nouveau facteur de risque de thrombose[40]. Obésité facteur indépendant de risque de thrombose[41].

Rechercher une néoplasie révélée par la thrombose veineuse[42 43 44 45] :

Dans l'année qui suit une thrombose veineuse le risque de découverte d'un cancer est considérablement augmenté. Radiographie pulmonaire, échographie abdominale et pelvienne (splénomégalie), cancer du foie, cancer du rein, mammographie. Discuter le dosage des marqueurs tumoraux (PSA,

ACE, CA19-9). En cas de thrombose bilatérale, le bilan doit être étendu car dans 30% des cas, la thrombose vient révéler une néoplasie. Dans une étude sur 142 patients présentant une thrombose veineuse, une néoplasie a été retrouvée dans 16 cas. L'examen clinique et le bilan para clinique standard ont chaque fois été suffisants pour aboutir au diagnostic[46]. Les D-dimères ont une moins bonne valeur prédictive négative chez les patients atteints de cancer pour le diagnostic de thrombose veineuse[47].
La découverte d'une thrombose veineuse au cours d'un cancer est un facteur de mauvais pronostic[48]. L'incidence de la maladie thromboembolique veineuse (MTEV) est deux fois plus élevée chez les patients atteints de cancer, sans différence selon l'âge[49].

Connaître la fréquence d'une résistance à la protéine C activée au cours des cancers :

Alors que la prévalence de la mutation Leiden est la même que dans la population générale au cours des cancers, la résistance à la protéine C activée est retrouvée chez 54% des patients présentant un cancer et une maladie thromboembolique[50].

Rechercher une cause locale favorisante :

Touchers pelviens à la recherche d'une compression. Infection cutanée. Syndrome de Cockett (œdème du membre inférieur gauche).

Rechercher une circonstance favorisante :

Alitement, cardiopathie, thrombose post-opératoire, obésité, phlébite du post partum, voyage.

Rechercher un facteur biologique favorisant :

Déshydratation, syndrome inflammatoire (VS, fibrinémie, thrombocytose).

Connaître les bases du traitement anticoagulant [51]:

Le traitement de base de la TVP est l'anticoagulation. En phase aiguë, le traitement consiste en une anticoagulation parentérale par héparine non fractionnée (HNF) ou sous-cutanée par héparine de bas poids moléculaire (HBPM) ou encore fondaparinux avec initiation précoce d'une anticoagulation per os par antagonistes de la vitamine K (AVK). Les AVK peuvent être utilisés dès le premier jour mais, en raison d'une période d'hypercoagulabilité, l'association avec l'HNF, les HBPM ou le fondaparinux est préconisée, pour une durée minimale de cinq jours et jusqu'à ce que la valeur cible de l'INR (entre 2-3) soit atteinte pendant au moins 24 heures d'intervalle.
Récemment, l'arrivée sur le marché d'anticoagulants oraux directs (AOD) propose une alternative à la thérapie anticoagulante par héparine et AVK. L'efficacité et la sécurité de plusieurs AOD dans le traitement de la MTEV

ont été prouvées par de grandes études[52]. Par rapport aux AVK, les avantages principaux de ces AOD sont une réponse dose-effet prédictible, une interaction moindre avec les médicaments concomitants et la nourriture et une administration à doses fixes sans nécessité d'un monitoring de laboratoire de surveillance. Aujourd'hui, ces nouveaux anticoagulants oraux représentent une bonne alternative au schéma classique héparine/fondaparinux.
En raison de leur élimination essentiellement par voie rénale, l'utilisation des AOD chez les patients insuffisants rénaux sévères est proscrite.
En cas de néoplasie active, les études montrent une efficacité et un profil de sécurité des AOD similaire à celui des AVK. Toutefois, le nombre de patients atteints d'un cancer inclus dans les études est réduit et aucune comparaison directe avec les HBPM n'est disponible. Durant la phase intermédiaire d'au moins trois mois et si nécessaire à plus long terme, l'anticoagulation repose sur un traitement oral par AVK ou par rivaroxaban dans la majorité des cas. Chez les patients atteints de néoplasie active, un traitement avec l'HBPM seule est proposé étant donné que l'efficacité des AVK est diminuée dans cette population.
Le traitement des TVP distales isolées est plus controversé. Dans l'attente des résultats d'études plus spécifiques, les recommandations internationales suggèrent en général la même prise en charge que lors d'une TVP proximale.

Connaître les éléments de la discussion concernant la durée du traitement anticoagulant [54 55 56 57 58 59] :

Trois études prospectives comparent des schémas courts (4 à 6 semaines), versus des schémas longs (3 à 6 mois) après une première thrombose veineuse idiopathique : le schéma long donne de meilleurs résultats sans augmenter le risque hémorragique. De plus, dans le schéma court, le risque de récidive précoce est plus élevé.
Dans une étude prospective[60], deux schémas ont été comparés chez des patients ayant présenté un deuxième épisode de thrombose veineuse : traitement de 6 mois versus traitement ininterrompu. Le nombre de complications thromboemboliques est très inférieur dans le groupe traité indéfiniment. Mais les accidents hémorragiques sont plus fréquents. En pratique le traitement anticoagulant à vie doit être discuté chaque fois qu'il persiste un risque élevé persistant de thrombose, ainsi qu'en cas de récidive de thrombose[61 62]. L'allongement de la durée de traitement à un an ne modifie pas le risque de récidive après l'arrêt du traitement anticoagulant[63].
En pratique la durée du traitement anticoagulant après un épisode de TVP est d'au moins trois mois, la poursuite ou l'arrêt de l'anticoagulation au-delà de trois mois doivent être évalués en fonction de la balance risques/bénéfices.[5]

Savoir tenir compte de l'évolution de la thrombose pour décider de la durée du traitement anticoagulant [64 65] :

Répéter les doppler est indispensable : à 6 mois seulement 38,8 % des doppler sont normaux, et 73,8% à 36 mois. Le risque de rechute est beaucoup plus élevé chez les patients qui n'ont pas normalisé leur doppler[66].

A propos du risque de récidive[67] :

Chez les patients qui ont eu un premier épisode de thrombose veineuse ou d'embolie pulmonaire (EP), le risque de récidive dans les 40 mois après l'arrêt du traitement anticoagulant est élevé et n'est pas lié à l'âge.

En règle générale, un risque de récidive de MTEV d'environ 5% la première année et 15% à cinq ans est considéré acceptable et permet d'arrêter l'anticoagulation. Après un premier épisode de MTEV secondaire, provoqué par un facteur de risque transitoire, le risque de récidive est faible (< 5% la première année et < 15% à cinq ans). A noter que ce risque est trois fois plus faible si la TVP survient dans les suites d'une intervention chirurgicale. En revanche, chez les patients avec MTEV idiopathique, le risque de récidive est d'environ 10% la première année et 5% pour les années suivantes, ce qui justifie la discussion de la poursuite d'une anticoagulation au long terme. En cas de risque hémorragique élevé, la poursuite du traitement avec l'acide acétylsalicylique peut être proposée mais doit être discutée avec les spécialistes. Toutefois, ce traitement ne doit pas être considéré comme une alternative au traitement anticoagulant, lequel demeure le traitement de choix de la MTEV.

Connaître l'intérêt du dosage des D-dimères pour choisir la durée de traitement :

L'étude Dulcis[68], propose l'utilisation des D-dimères pour identifier les patients chez lesquels une anticoagulation peut être arrêtée avec sécurité après la durée minimale de traitement de trois mois. L'étude montre, sur un large échantillon de patients, un risque de récidive faible estimé à environ 3% année-patients lorsque les D-dimères plasmatiques sont négatifs à 15, 30, 60, 90 jours après l'arrêt de l'anticoagulation. Cette stratégie permet d'arrêter avec sécurité l'anticoagulation chez environ 50% des patients. D'autres facteurs comme la réponse au traitement, la présence d'un thrombus résiduel, le souhait du patient, sa profession et ses activités influencent également la décision thérapeutique soulignant l'importance d'un contrôle angiologique à trois mois du diagnostic afin de vérifier la recanalisation du thrombus, évaluer la présence d'un syndrome post-thrombotique, discuter de toutes les options thérapeutiques sur la base de la balance risques/bénéfices, et poursuivre les démarches étiologiques en fonction de la situation propre à chaque individu.

En pratique choisir la durée du traitement en fonction de trois stades de risque[69] :

Stade 1 : faible risque thromboembolique, pas de déficit de la coagulation, cause favorisante temporaire. Anticoagulation pendant 3 mois.
Stade 2 : risque intermédiaire, facteur favorisant médical (insuffisance cardiaque etc...). Anticoagulation pendant 6 mois.
Stade 3 : risque élevé, ATCD de thrombose veineuse, coagulopathie, cancer évolutif [70], Anticoagulation pour une durée indéfinie (au moins 12 mois).

Connaître la possibilité de poursuivre le traitement à faible dose après 6 mois de traitement à dose pleine[71] :

Dans la prévention de la récidive de thrombose, après 6 mois de traitement à pleine dose, la poursuite du traitement avec INR entre 1.5 et 2 réduit de 76 à 81% le risque de récidive par rapport au groupe sans traitement.

Eléments de choix de l'HBPM :

Fondaparinux et enoxoparine ont la même efficacité dans la TVP[72].

Connaître la place des héparines de bas poids moléculaire dans la prévention secondaire de la thrombose veineuse [73] :

L'utilisation des héparines de bas poids moléculaires dans cette indication est acceptable.

Savoir choisir la posologie des AVK en prévention secondaire des thromboses veineuses [74] :

Les AVK faible dose (INR entre 1.5 et 1.9) sont moins efficaces en terme de récidive que les AVK avec INR entre 2 et 3, et ne réduisent pas le risque hémorragique[75].

La prévention primaire du risque de thrombose chez les patients porteurs de la mutation Leiden :

La présence de la mutation Leiden ne semble pas augmenter le risque de thrombose après chirurgie orthopédique [76]. L'incidence des thromboses veineuses n'est pas plus élevée chez les patients porteurs de la mutation du Facteur V Leiden asymptomatiques. Il n'y a donc pas lieu de déclencher des enquêtes dans la famille des patients symptomatiques[77]. Il y a beaucoup d'arguments pour une stratégie large de prévention dans les populations à risques[78]. Dans une étude danoise[79] portant sur 9253 personnes suivies pendant 23 ans le risque est de 3 chez les personnes hétérozygotes et de 18 chez les homozygotes. En cas d'obésité, de tabagisme et chez les personnes âgées le risque est respectivement de 10% et 51% à 10 ans. Sans ces facteurs de risque associés, chez les homozygotes le risque à 10 ans est de 3%. Ce risque est inférieur à celui antérieurement retrouvé.

Prévention du risque de thrombose en cas d'hyperhomocystéinémie :

Dans l'étude Hope 2[80], la supplémentation systématique en B12 et folate permettant la baisse significative du taux d'homocystéine n'a pas permis de réduire le risque thromboembolique. Ce résultat pourrait remettre en question l'intérêt du dosage systématique de l'homocystéine dans la MTEV.

Connaître l'attitude en cas de rechute sous AVK :

La rechute de maladie thrombolique sous AVK est estimée à 5% à 3 mois. Elle est plus fréquente en cas de maladie de la coagulation ou de pathologie néoplasique. Il est démontré que l'utilisation d'une HBPM peut être préconisée dans ces cas[81].

Connaître l'importance de la contention élastique dans la prévention du syndrome post-phlébitique :

Une étude contrôlée et randomisée confirme l'intérêt de la contention élastique[82]. Un éditorial resitue la place en pratique de la contention élastique[83]. Dans une étude en réanimation[84], la prévention primaire par HBPM semble efficace, alors que la contention ne l'est pas.

---

[1] GINSBERG J.S.Drug Therapy : Management of venous thromboembolism. *N Eng J Med*; 1996: ***335***:1816-1829.

[2] KYRLE PA Deep vein thrombosis. *Lancet* 2005;***365***:1163-1165.

[3] WELLS PS, ANDERSON DR, BORMANIS J ET AL. Value of assessment of pretest probability of deep-vein thrombosis in clinical management. *Lancet* 1997;***350***:1795-8.

[4] WELLS P.S. Elevation of D-dimer in the diagnosis of suspected deep-vein thrombosis *N Eng J Med* 2003; ***349***:1227-1236.

[5] ERDMANN A., ALATRI A.,Quelle prise en charge pour une suspicion de thrombose veineuse profonde des membres inférieurs ? *Rev Med Suisse* 2015; volume ***11***. 337-341

[6] RATHBUN S.W. Negative d-dimer result to exclude recurrent deep venous thrombosis : a management trial. *Ann Intern Med* 2004;***141***:839-846.

[7] BATES A diagnostic strategy involving a quantitative latex D-Dimer assay reliably excludes deep venous thrombosis. *Ann Intern Med* 2003;***138***:787-795.

[8] STEIN d-Dimer for the exclusion of acute venous thrombosis and pulmonary embolism. A Systematic review. *Ann Intern Med*; 2004;***140***:589-603.

[9] KEARON C. A randomized trial of diagnostic strategies after normal proximal vein ultrasonography for suspected deep vein thrombosis : d-dimer testing compared with repeated ultrasonography. *Ann Intern Med* 2005;***490***-497.

[10] OUDEGA The Wells rule does not adequately rule out deep venous thrombosis in primary care patients *Ann Intern* Med 2005;***143***:100-108.

[11] Thrombose veineuses profondes : place de l'écho-doppler. *Prescrire*; 1996.***168***.

[12] Thrombose veineuse asymptomatique : l'échographie Doppler ne suffit pas. *Prescrire*; 1996***;*** ***165***:637.

[13] KEARON C. Revieew : non-invasive test are useful only for symptomatic deep venous thrombosis. *Ann Intern Med* 1998; ***128***: 663-77.

[14] EL KHEIR One-time comprehensive ultrasonograpy to diagnose deep vein thrombosis : is that the solution ? *Ann Intern Med* 2004;***140***:1052-1054.

[15] MOSER KM. Frequent asymptomatic pulmonary embolism in patients with deep venous thrombosis. JAMA 1994;***271***:1908.

[16] BERTINA R.M. Venous thrombosis -the interaction of genes and environment. *N Eng J Med* 2000;***338***:1840-1841.

[17] SELIGSOHN U. Medical progress : genetic susceptibility to venous thrombosis. *N Eng J Med* 2001;***344***:1222-1232.

[18] SIMMONDS R.E. Clarification of the risk for venous thrombosis associated with hereditary protein S deficiency by investigation of a large kindred with a characterized gene defect. *Ann. Intern. Med.* 1998; ***128***:8-14.

[19] MIDDELDROP S. The incidence of venous thromboembolism in family members of patients with factor V leiden Mutation and venous thrombosis. *Ann Intern Med.* 1998; ***128***:15-20.

[20] Age-specific incidence rates of venous thromboembolism among heterozygote carriers of factor V leiden mutation. *Ann. Intern Med.* 1997. ***126***;:528-532.

[21] SVENSSON P.J. Resistance to actived protein C as a basis for venous thrombosis. *N Eng J Med.* 1994; ***330***: 517-522.

[22] Actived protein C resistance as a basis for venous thrombosis. *Am J Med.* 1996; ***101***; 534-541.

[23] PRICE D.T. Factor V Leiden Mutation and the Risks for thomboembolic disease : a clinical perspective. *Ann. Intern Med.* 1997. ***127***; 895-904.

[24] MEYER Factors V Leiden and II 20210A in patients with symptomatic pulmonary embolism and deep vein thrombosis. *Am J Med* 2001;***110***:12-16.

[25] MARTINELLI I. High risk of veinous-vein thrombosis in carriers of a prothrombin-gene mutation and in users of oral contraceptives. *N Eng J Med* 1998;***338***:1793-1798.

[26] MEIJERS J. High levels of factor XI are a risk factor for deep venous thrombosis, with a doubling of the risk at levels that are present in 10 percent of the population. *N Engl J Med* 2000;***342***:696-701.

[27] KYRLE PA High plasma levels of facor VIII and the risk of recurrent venous thromboembolism. *N Eng J Med* 2000;***343***:457-463.

[28] JACQUES P.F. The effect of folic acid fortification on plasma folate and total homocysteine *concentrations N Eng J Med* 1999;***340***:1449-1455.

[29] DE STEFANO V. The risk of recurrent deep venous thrombosis among heterozygous carriers of both facor V leiden and G20210A prothrombin mutation. *N Eng J Med* 1999;***341***:801-807.

[30] TIMP JF, BRAEKKAN SK, LIJFERING WM, VAN HYLKAMA VLIEG A, HANSEN JB, ROSENDAAL FR, LE CESSIE S, CANNEGIETER SC. Prediction of recurrent venous thrombosis in all patients with a first venous thrombotic event: The Leiden Thrombosis Recurrence Risk Prediction model (L-TRRiP). *PLoS Med.* 2019; **16**(10): e1002883. Published online 2019 Oct 11. doi: 10.1371/journal.pmed.1002883

[31] Population-based study of risk of venous thrombo-embolism associated various oral contraceptives. *Lancet* 1997; ***349***: 83-89.

[32] VANDENBROUCKE J.P. Medical Progress : oral contraceptives and the risk of venous thrombosis. *N Eng J Med* 2001;***344***:1527-1536.
[33] STEGEMAN BH, DE BASTOS M, ROSENDAAL FR, VAN HYLKAMA VLIEG A, HELMERHORST FM, STIJNEN T, DEKKERS OM. Different combined oral contraceptives and the risk of venous thrombosis: systematic review and network meta-analysis. *BMJ*. 2013; **347**: f5298. Published online 2013 Sep 12. doi: 10.1136/bmj.f5298.
[34] HILLMEN P, DACIE JV. Natural history of paroxysmal nocturnal haemoglobinuria. *N Eng J Med* 1995;***333***:1253-1259.
[35] SOCIE G. Paroxysmal nocturnal haemoglobinuria: long term follow-up and pronostic factors. *Lancet* 1996; ***348***:573-578.
[36] HANKEY GJ Homocysteine and vascular disease. *Lancet* 1999;***354***:407-414.
[37] LANAS A. Current Concepts : Thromboangeiitis Obliterans (Buerger's Disease). *N Eng J Med* 2000;***343***:864-870.
[38] ASHERSON RA. Catastrophic antiphospholopid syndrome : clinical and laboritory features of 50 patients. *Medicine* 1998; ***77***:195-208.
[39] LUENBERGER M. La rate : entre mystères et découvertes. *Rev Med Suisse* 2010 ;***6*** :2080-5.
[40] PRANDONI P. An association between atherosclerosis and venous thrombosis. *N. Eng J Med* 2003;***348***:1435-1441.
[41] STEIN P. Obesity as a risk factor in venous thromboembolism. *Am J Med* 2005;***118***:978-981.
[42] SORENSEN H.T. The risk of a diagnosis of cancer after primary deep veinous thrombosis or pulmonary embolism. *N Eng J Med*. 1998; ***338***:1169-1174.
[43] BÜLLER H. Primary venous thromboembolism and cancer screening. *N Eng J Med*. 1998; ***338***:1221-1222.
[44] BARON J.A. Venous thromboembolism and cancer. *Lancet*. 1998. ***351***:1077.
[45] CUSHMAN Deep vein thrombosis and pulmonary embolism in two cohorts : the longitudinal investigation of thromboembolism etiology. *Am J Med* 2004 ;***117*** :19-26.
[46] CORNUZ Importance of finding on initial evaluation for cancer in patients with symptomatic idiopathic deep venous thrombosis. *Ann Intern Med*. 1996;***125***:785.
[47] LEE A. Clinical utility of a rapid whole-blood D-dimer assay in patients with cancer who present with suspected acute deep venous thrombosis. *Ann Intern Med* 1999;***131***:417.
[48] SORENSEN HT Prognostic of cancers associated with venous thromboembolism *N. Eng J Med* 2000;***343***:1846-1850.
[49] STEIN P.D. Incidence of venous thromboembolism in patients hospitalized with cancer. *Am J Med* 2006 ;***119*** :60-68.
[50] NISSIM HAIM Acquired activated protein C resistance is common in cancer patients and is associated with thromboembolism. *Am J Med* 2001;***110***:91-97.
[51] STREIFF MB, AGNELLI G, CONNORS JM, CROWTHER M, EICHINGER S, LOPES R, McBANE RD, MOLL S, ANSELL J. Guidance for the treatment of deep vein thrombosis and pulmonary embolism. *J Thromb Thrombolysis*. 2016; **41**: 32–67. Published online 2016 Jan 16. doi: 10.1007/s11239-015-1317-0
[52] WELLS MA FORGIE MA RODGER Treatment of venous thromboembolism. *JAMA* 2014 (***311***).

[54] SCHAFER A.I. Warfarin for venous thromboembolism-walking the dosing tightrope. *N Eng J Med.* 2003;***348***; 1478-1480.
[55] DIUGUD D. Oral anticoagulant therapy for venous thromboembolism. *N Eng J Med.* 1996;***336***; 433.
[56] HANSON PO The recurrence rate of venous thromboembolism after a first or second episode of deep venous thrombosis was high. *Arc Intern Med* 2000;***160:***769-74.
[57] HYERS TM Antithrombotic therapy for the venous thromboembolic disease. *Chest* 2001;***119***:sippl:176S-193S.
[58] BATES SM treatment of deep-vein thrombosis *N. Eng J. Med* 2004 ;***351*** :268-277.
[59] REY M-A Traitement et prévention de la maladie thromboembolique veineuse : quoi de neuf ? *Rev Med Suisse* 2009 ;***5*** :316-320.
[60] SCHULMAN. The duration of oral anticoagulation after a second episode of venous thromboembolism. *N Engl J med.* 1997; ***336***:393-8.
[61]KEARON C. A comparison of three months of anticoagulation with extended anticoagulation for a first episode of idiopathic venous thromboembolism. *N Eng J. Med* 1999; ***340***: 901-908.
[62] SCHAFER AI. Venous thrombosis as a chronic desease. *N Eng J. Med* 1999; ***340***: 955.
[63] AGNELLI G. Three months versus one year of oral anticoagulant therapy for idiopathic deep venous thrombosis. *N Eng J. Med* 2001; ***345***: 165-170.
[64] HULL Quantitative assessment of thrombus burden predicts the outcome of treatment for venous thrombosis: a systematic review. *Am J Med* 2005;***118***:456-475.
[65] PRANDONI Residual thrombosis to guide the duration of anticoagulation in patients with deep venous thrombosis. *Ann Intern Med* 2009;***150***:577-586.
[66] PRANDONI Residual venous thrombosis as a predictive factor of recurrent venous thromboembolism. *Ann Intern Med* 2002;***137***:955-961.
[67] EISCHER L. Age at first thromboembolism and risk of recurrence. Aprospective cohort study. *Medicine* 2009 ;***28*** :366.
[68]PALARETI B COSMI C LEGNANI D-dimer to guide the duration of anticoagulation in patients with venous thromboembolism : A management study. *Blood* 2014 (***124***) .
[69] BAGLIN T Incidence of recurrent venous thromboembolism in relation to clinical and thrombophilic risk factors. *Lancet* 2003 ; ***362*** :523-527.
[70] LEVITAN N. Rates of initial recurrent thromboembolic disease among patients with maligancy versus those without malignancy : risk analysis using medicare claims data *Medicine* 1999;***78***:285-292.
[71] RIDKER P.M. Long-term, low-intensity warfarin therapy for the prevention of the recurrent venous thromboembolism. *N. Eng J Med* 2003;***348***:1425-1435.
[72] BÜLLER Fondaparinux or enoxaparin for the initial treatment of symptomatic deep vein thrombosis. *Ann Inter Med* 2004;***140***:867-874.
[73]MARCHETTI Low-molecular-weight heparin versus warfarin for secondary prophylaxis of venous thromboembolism : a cost-effectiveness analysis. *Am J Med* 2001;***111***:130-140.
[74] BÜLLER H.R. secondary prophylaxis with warfarin for venous thromboembolism. *N Eng J Med*, ; 2003;***349*** : 702-703

[75] KEARON C. Comparison of the low-intensity warfarin therapy with conventional intensity warfarin therapy for long-term prevention of recurrent venous thromboembolism. *N Eng J Med*, ; 2003;***349*** : 631-640.
[76] RYAN D.H. Relation of factor V Leiden gentotype to the risk for acute deep venous thrombosis after joint replacement surgery. *Ann Intern Med.* 1998 ; ***128***:270-276.
[77] MIDDELDORP A prospective study of asymptomatic carriers of the factor V Leiden mutation to determine the incidence of venous thromboembolism. *Ann Intern Med* 2001;***135***:322-328.
[78] LEDERLE. Héparin prophylaxis for medical patient ? *Ann. Intern Med.* 1998; ***128***: 768-771.
[79] JUUL K. Factor V leiden and risk for venous thromboembolism adult Danish population. *Ann Intern Med* 2004;***140***:330-338.
[80] RAY J.G. Homocysteine-lowering therapy and risk venous thromboembolism. A randomized trial. *Ann Intern Med* 2007;***146***:761-177.
[81] LUK C. Extended outpatient therapy with low molecular weight heparin for the treatment of recurrent venous thromboembolism despite warfarin therapy. *Am J Med* 2001;***111***:270-274.
[82] PRANDONI Below-Knee Elastic Compression Stocking to prevent the post-thrombotic syndrome. A randomized, controlled trial. *Ann Intern Med* 2004;***140***:249-257.
[83] GINSBERG Routine stocking therapy after deep vein thrombosis : a clinical dilemma. *Ann Intern Med* 2004:***140***:314-316.
[84] LENTINE K. Variability in the use of thromboprophylaxis and outcomes in critically ill medical patients. Am *J Med* 2005;***118***:1373-1380.

Embolie pulmonaire[1 2 3 4 5 6] :

Connaître la fréquence de l'embolie pulmonaire :

L'incidence annuelle de la maladie thromboembolique veineuse (MTEV) est estimée à 1,5 cas/1000 et celle de l'embolie pulmonaire (EP) est de 0,5 cas/1000. L'incidence de l'EP augmente de façon très importante avec l'âge, la plupart des patients ayant plus de 60 ans. L'EP est fréquente en milieu hospitalier : 1% à 2% des patients hospitalisés. Jusqu'à 50 % des thromboses veineuses profondes (TVP) proximales se compliquent d'EP le plus souvent asymptomatique (diagnostic par scintigraphie systématique).
50 000 à 100 000/an en France.
630 000 cas/an aux Etats-Unis dont 200 000 directement ou indirectement mortels.

Connaître le pronostic de l'embolie pulmonaire[7] :

Existence d'un registre de l'embolie pulmonaire (ICOPER) : mauvais pronostic. Mortalité à 3 mois de 17,4%. Représenterait 5 à 10% des causes de décès chez les patients hospitalisés.

Connaître l'histoire naturelle de la maladie :

"Il n'y a pas ou guère d'embolie pulmonaire massive, unique létale d'emblée, mais seulement ou surtout des embolies multirécurrentes ignorées" [8].
Le point de départ de l'embolie est dans la grande majorité une TVP ilio-fémorale (90%), beaucoup plus rarement : les cavités cardiaques droites, TVP des membres supérieurs, de la veine cave supérieure, veine cave inférieure, veine cave.
La gravité des conséquences hémodynamiques de l'EP dépend : de l'importance de l'obstruction du vaisseau pulmonaire (taille et nombre des embols) ; et du statut cardiorespiratoire préexistant (présence ou non d'antécédents : cardiopathies, broncho-pneumopathie chronique obstructive (BPCO)).
L'obstruction brusque d'une artère pulmonaire ou d'une de ces branches provoque une séquence d'évènements : une augmentation brutale des résistances vasculaires pulmonaires (augmentation de la post-charge), une HTAP pré-capillaire, une surcharge de pression du ventricule droit, une insuffisance cardiaque droite aiguë, un cœur pulmonaire aiguë, une chute du débit cardiaque avec hypotension artérielle, puis un état de choc hémodynamique.
Crée des espaces morts fonctionnels (espaces ventilés mais non perfusés) puis une hypoxémie artérielle et hypocapnie par hyperventilation.

Savoir évoquer le diagnostic d'embolie pulmonaire :

Aucun signe clinique n'est sensible ou spécifique.
Ils ne doivent donc jamais être utilisés comme arguments pour exclure le diagnostic (manque de sensibilité) ou pour l'affirmer (manque de spécificité).

Rechercher d'emblée des signes de gravité qui doivent conduire au transfert en service de réanimation :

Défaillance respiratoire ou circulatoire. Episodes syncopaux.

Evaluer d'emblée l'état hémodynamique des patients :

La présence d'un état de choc ou d'une hypotension artérielle définie par une PAs < 90 mm Hg ou une chute de la PAs > 40 mm Hg pendant au moins 15 minutes identifie les patients à haut risque de mortalité précoce.

Savoir identifier des contextes évocateurs :

Ce sont toutes les situations ou le risque de thrombose veineuse est accru : Facteurs de risque : tabac, HTA, mais pas diabète ni hypercholestérolémie.

Connaître les signes cliniques "évocateurs" de l'embolie pulmonaire :

Certains sont classiques : les symptômes s'installent de façon brutale: dyspnée le plus souvent à type de polypnée (90%), douleur thoracique unilatérale (point de côté), basithoracique augmentée à l'inspiration profonde (70%), angoisse, sensation d'oppression thoracique (60%), tachycardie (90%), toux sèche, hémoptysie (10%) retardée (24h à 36h), souvent de faible abondance, noirâtre, s'accompagne souvent d'un fébricule, témoin d'un infarctus pulmonaire. D'autres sont négligés : épisodes syncopaux inexpliqués, fièvre inexpliquée, angoisse inhabituelle, crise d'asthme.

Connaître les signes cliniques :

L'examen physique pulmonaire est normal au début. Rechercher des signes de cœur pulmonaire aigu : à l'auscultation cardiaque, éclat du B2 au foyer pulmonaire, signe de Harzer, insuffisance tricuspidienne fonctionnelle. Signes physiques périphériques (hépatomégalie douloureuse, turgescence des jugulaires, reflux hépato-jugulaire). Rechercher les signes cliniques d'une thrombophlébite, leur absence n'élimine pas le diagnostic.

Connaître le score de Genève[9] [10] :

Age supérieur à 65 ans (1 point), ATCD MTEV (3 points), Chirurgie ou fracture dans le mois précédent (2 points), ATCD cancer évolutif (2 points), douleur de membre inférieur (3 points), hémoptysie (2 points), fréquence

cardiaque entre 75-94/mm (3 points), pouls supérieur à 95/mn (5 points), douleur provoquée de membre inférieur ou œdème de membre inférieur unilatéral (5 points).
Faible probabilité si inférieure à 3 points.
Intermédiaire si de 4 à 10 points.
Forte si supérieur à 11 points.

Connaître le risque de MTEV en cas de phlébite superficielle :

Classiquement, il n'y a pas de risque de MTEV au cours d'une phlébite superficielle. Une étude[11] montre que ce risque n'est pas négligeable.

Connaître la règle PERC pour exclure le diagnostic d'embolie pulmonaire (hors grossesse et post-partum)[12] :

A la condition expresse que le patient ait une probabilité clinique faible évaluée de façon implicite par le clinicien. Règle PERC (Pulmonary Embolism Rule-out Criteria) (8 questions) a été mise au point pour permettre d'exclure l'hypothèse d'une EP sans aucune investigation paraclinique spécifique y compris un dosage des D-dimères chez les patients admis aux urgences et suspects d'embolie pulmonaire. La règle PERC est considérée comme négative lorsque la réponse à chacune des 8 questions est négative :

1. Age $\geq$ 50 ans?
2. Fréquence cardiaque $\geq$ 100 battements par minute ?
3. Oxymétrie de pouls (SpO2) < 95 % en air ambiant ?
4. Episode d'hémoptysie ?
5. Œdème unilatéral d'un membre inférieur (asymétrie à l'évaluation visuelle) ?
6. Prise d'un traitement œstrogénique ?
7. Antécédent personnel de thrombose veineuse ou d'embolie pulmonaire ?
8. Hospitalisation pour traumatisme ou chirurgie sous anesthésie générale dans les 4 semaines précédentes ?

Connaître les résultats de la gazométrie :

Montre le plus souvent une hypoxémie d'importance plus ou moins grande et une hypocapnie avec alcalose respiratoire. Une gazométrie normale (25 %) n'élimine pas le diagnostic d'EP, mais exclue une EP grave.

Connaître les aspects évocateurs de la radiographie pulmonaire :

Elle est anormale chez 80 % des patients : atélectasies en bandes (opacités linéaires siégeant aux bases), épanchement pleural de petite abondance, émoussement d'un cul de sac pleural, surélévation d'une coupole diaphragmatique, image d'infarctus pulmonaire : opacité triangulaire à base

pleurale et sommet hilaire siégeant souvent aux lobes inférieurs, image d'amputation d'une artère pulmonaire ou d'hyperclarté pulmonaire le plus souvent un lobe, cardiomégalie. La radiographie du thorax permet également le diagnostic différentiel avec une pneumopathie infectieuse, pneumothorax, œdème aigu du poumon (OAP), BPCO.
La normalité de la radiographie thoracique chez un patient très dyspnéique est fortement évocatrice d'une embolie pulmonaire.

Connaître la combinaison des scores de Genève et de Wells pour la prédiction clinique de la probabilité d'EP[13] :

ATCD MTEV (+2), Fréquence cardiaque supérieure à 100/mn (+1), Contexte chirurgical (+3), Age entre 60 et 79 ans (+1), plus de 80 ans (+2), PaCO2 inférieure à 36 mm Hg (+2), entre 36 et 38,5 mm Hg (+1), PaO2 inférieure à 48,7 mm Hg (+4), entre 48,7 et 59,9 mm Hg (+3), entre 60 et 71,2 mm Hg (+2), entre 71,3 et 82,4 mm Hg (+1), bandes d'atélectasie à la radiographie pulmonaire (+1), ascension de coupole (+1).
Faible probabilité entre 0 et 4 points.
Intermédiaire entre 5 et 8 points.
Elevée plus de 8 points.

Savoir évaluer le diagnostic de probabilité de l'embolie pulmonaire :

En l'absence d'instabilité hémodynamique, il est recommandé d'évaluer de manière formalisée le niveau de probabilité clinique lors de toute suspicion d'EP en se basant, soit sur un score clinique validé comme le score révisé de Genève ou le score de Wells, soit sur le jugement implicite du clinicien. Il est suggéré d'utiliser, pour les patients non hospitalisés, le score de Genève avec une stratification à 3 niveaux de probabilité (faible, intermédiaire, fort) plutôt qu'à deux niveaux de probabilité (improbable, probable).

Connaître l'intérêt du dosage des D-dimères pour éliminer le diagnostic de thrombose veineuse récente[14 15] :

Elévation des D-dimères[16 17] : par le test au latex, bonne sensibilité (84,8% de sensibilité et 68,4% de spécificité[18]), SimpliRED sensibilité de 100%. Lorsque le test est réalisé précocement.
Lorsque la probabilité clinique est faible ou intermédiaire, il est recommandé de réaliser un dosage des D-dimères afin d'exclure l'hypothèse d'une EP sans réaliser d'imagerie diagnostique lorsque le résultat est négatif.
Il est recommandé de ne pas réaliser de dosage des D-dimères lorsque la probabilité clinique est forte, lorsque le patient est hémodynamiquement instable ou lorsqu'il est sous traitement anticoagulant à dose curative depuis plus de 24 heures.

Il est suggéré d'appliquer une valeur seuil des D-dimères adaptée à l'âge après 50 ans (âge x 10) lorsque la probabilité clinique est faible ou intermédiaire.

Intérêt de l'échodoppler veineux des membres inférieurs :

Il est recommandé de retenir le diagnostic d'EP si l'échodoppler veineux de compression est positif en proximal chez un patient ayant des symptômes thoraciques faisant suspecter une EP.
Il est suggéré de ne pas poursuivre les investigations à visée diagnostique lorsque l'échodoppler veineux de compression est positif en proximal chez un patient ayant des symptômes thoraciques faisant suspecter une EP.

Intérêt des autres marqueurs biologiques :

Le taux de BNP reflète la sévérité de la dysfonction du ventricule droit (VD). La troponinémie peut être augmentée, du fait d'un infarctus du VD transmural malgré des artères coronaires perméables.

Connaître les signes électrocardiographiques :

Aspect de S1Q3, déviation axiale droite surtout en cas de cœur pulmonaire aigu.
AC/FA paroxystique.

Connaître l'intérêt de l'échographie doppler cardiaque[19] :

Chez les malades hémodynamiquement instables non transportables, il est suggéré de réaliser une échocardiographie au lit du malade comme test diagnostique de l'embolie pulmonaire. Se rappeler que dans la plupart des cas, l'échographie cardiaque est normale au cours de l'embolie pulmonaire. Une embolie pulmonaire massive peut entraîner une défaillance cardiaque droite sans élever la PAP. Des signes échographiques peuvent être en faveur de ce diagnostic : dilatation ventriculaire droite, anomalie cinétique du septum.
Elle peut en outre permettre le dépistage de la persistance d'un foramen ovale, d'un thrombus des cavités droites, d'une hypokinésie du ventriculaire droite.

Intérêt de l'angioscanner thoracique :

Angioscanner spiralé thoracique : Examen paraclinique de référence du diagnostic positif de l'embolie pulmonaire. L'angioscanner spiralé, multi-barrettes à une excellente spécificité (92% à 100%) et une sensibilité très élevée (83% à 100%). Cet examen permet de visualiser directement l'embol pulmonaire intravasculaire : une lacune centrale intra-luminale occupant la totalité de la section du vaisseau, une lacune marginale intra-luminale occupant partiellement la lumière du vaisseau.

En l'absence de contre-indications à l'injection de produit de contraste iodé, il est recommandé de réaliser un angioscanner thoracique lorsque la probabilité clinique d'embolie pulmonaire est forte ou lorsque les D-dimères sont supérieurs à la valeur seuil.
Il est recommandé d'exclure le diagnostic d'EP en cas d'angioscanner négatif et de probabilité clinique non forte.
Il est recommandé de retenir le diagnostic d'EP si l'angioscanner montre une ou plusieurs lacunes endovasculaires (embols), (EP segmentaire ou plus proximale).
Il est suggéré de poursuivre les investigations lorsque la probabilité clinique est forte et que l'angioscanner thoracique est négatif et ne montre pas de diagnostic alternatif.
Il est suggéré de faire relire l'angioscanner par un radiologue expérimenté s'il est décrit une embolie sous-segmentaire.
En cas d'angioscanner non conclusif ou s'il existe une image évocatrice d'infarctus pulmonaire isolée, il est recommandé de poursuivre les investigations en réalisant un échodoppler veineux, une scintigraphie pulmonaire de ventilation/perfusion ou en renouvelant l'examen.
Il est suggéré d'utiliser un compte-rendu standardisé, commentant notamment la qualité d'opacification artérielle pulmonaire, le niveau le plus proximal de l'EP et le rapport VD/VG.
Un angioscanner normal (absence d'image de thrombus intravasculaire) n'élimine pas le diagnostic. Cet examen permet de faire le diagnostic différentiel avec d'autres affections respiratoires : pneumopathie infectieuse, OAP.
Il est recommandé de ne pas réaliser de phléboscanner systématique en complément d'un angioscanner thoracique négatif.

Savoir poser l'indication de la scintigraphie pulmonaire :

En l'absence de données prospectives pour la tomoscintigraphie (SPECT), il est suggéré d'utiliser la scintigraphie planaire avec les critères diagnostiques de l'étude PIOPED plutôt que d'opter pour la SPECT.
Il est recommandé de classer les résultats de la scintigraphie planaire en 4 catégories : examen normal, faible, intermédiaire et forte probabilité scintigraphique.
Cet examen a une excellente sensibilité : il peut donc être utilisé pour chercher à éliminer le diagnostic d'embolie pulmonaire. Ce qui est recherché avant tout c'est sa normalité. Elle doit comporter au moins 4 incidences. Le couplage de la scintigraphie de ventilation améliore la spécificité. Une radiographie pulmonaire anormale ne contre-indique pas la scintigraphie sauf en cas d'atteinte pulmonaire diffuse : cas où la scintigraphie n'aurait aucune chance d'être normale.

Connaître la possibilité d'une association de plusieurs pathologies respiratoires :

5 à 10% des patients qui ont une poussée d'insuffisance respiratoire au cours d'une BPCO ont une EP concomitante [20].

Penser à faire le bilan étiologique de la maladie thromboembolique :

Voir thrombose veineuse.

Instituer le traitement dès l'évocation du diagnostic :

C'est une erreur d'attendre la confirmation pour débuter le traitement. Il est suggéré d'initier, dès la suspicion clinique, un traitement anticoagulant à dose curative en l'absence de contre-indication et de risque hémorragique élevé :

-Lorsque la probabilité clinique est forte,
-Lorsque la probabilité clinique est intermédiaire et que le délai d'obtention des résultats des investigations est > à 4 heures.
-Lorsque la probabilité clinique est faible et que le délai d'obtention des résultats des investigations est > à 24 heures.

Discuter la possibilité d'un traitement ambulatoire de l'EP :

Chez les patients ayant une EP objectivement confirmée, il est recommandé d'évaluer, aux urgences et/ou après une hospitalisation très courte (< 48 heures), la possibilité d'une prise en charge ambulatoire. Il est suggéré d'utiliser soit la règle HESTIA[21], soit le score PESI (≤ 85), soit le score PESI simplifié[22] [23], associé aux critères pragmatiques pour sélectionner les patients éligibles au traitement ambulatoire.

En cas d'EP non grave, si une prise en charge ambulatoire est envisagée, il est recommandé d'évaluer le risque hémorragique incluant la fonction rénale, le contexte médical et social, les souhaits et les possibilités de suivi du patient. Il est recommandé aux centres souhaitant traiter en ambulatoire des patients ayant une EP non grave, de mettre en place une filière spécifique à la prise en charge de ces patients.

Evaluer le risque de mortalité précoce :

Malades à haut risque : la présence d'un état de choc ou d'une hypotension artérielle définie par une PAs < 90 mm Hg ou une chute de la PAs > 40 mm Hg pendant au moins 15 minutes identifie les patients à haut risque de mortalité précoce.

Malades à faible risque : chez les patients stables sur le plan hémodynamique, il est recommandé d'utiliser un score clinique pronostique (PESI, sPESI, critères HESTIA) pour identifier les patients à faible risque des patients à risque intermédiaire de mortalité précoce. Chez les patients stables sur le plan hémodynamique et à faible risque de mortalité, il est suggéré de ne pas évaluer le retentissement ventriculaire droit de l'embolie pulmonaire par imagerie (échocardiographie ou angioscanner) ou dosage des biomarqueurs (BNP, NT-proBNP, troponines)

Malades à risque intermédiaire : chez les patients à risque intermédiaire (sPESI ≥ 1, PESI ≥ 86), il est suggéré d'évaluer la présence d'une dilatation du ventricule droit en échocardiographie ou sur l'angioscanner. Chez les patients à risque intermédiaire, il est suggéré de rechercher une élévation des taux plasmatiques de troponine (> 14 pg/ml pour TnT us), de BNP (> 100 pg/ml) ou de NT-proBNP (≥ 600 pg/ml). Les patients à risque intermédiaire élevé sont définis par un score sPESI ≥ 1 (ou PESI ≥ 86) associé à dilatation du ventricule droit et une élévation des biomarqueurs identifie les embolies pulmonaires à risque intermédiaire élevé. Les patients à risque intermédiaire faible sont définis par un score sPESI ≥ 1 (ou PESI ≥ 86) associé ou non à la présence d'une dilatation du ventricule droit ou d'une élévation des biomarqueurs.

Connaître les principes du traitement anticoagulant [24]:

Il dépend du risque de mortalité précoce. Il a pour but de prévenir à la fois un décès prématuré et une récidive de MTEV.

Il est recommandé de privilégier les HBPM (Tinzaparine) et le fondaparinux par rapport à l'HNF compte tenu : d'une plus grande commodité d'emploi, de l'absence d'adaptation des doses à des tests d'hémostase, d'une réduction du risque de thrombocytopénie induite.

Il est recommandé de prescrire l'HNF chez les patients insuffisants rénaux sévères (clairance de la créatinine < 30 ml/mn) et pour les patients avec une instabilité hémodynamique (EP à haut risque), selon une posologie adaptée au poids corporel et à un test biologique. Pour le test biologique, il est suggéré d'utiliser la mesure de l'activité anti facteur X activé, préférentiellement au TCA.

Après confirmation du diagnostic et en l'absence de cancer connu, il est recommandé de réaliser un relais du traitement anticoagulant initial par les AVK le plus précocement possible. Il est recommandé de ne pas administrer de dose de charge pour les AVK. Il est suggéré, en cas d'indication à un traitement par AVK, d'utiliser la warfarine en première intention. Il est recommandé de poursuivre au moins 5 jours l'HNF, l'HBPM ou le fondaparinux et de les arrêter lorsque deux INR consécutifs à 24h d'intervalle sont compris entre 2 et 3. Il est recommandé d'adapter la posologie pour obtenir un INR cible de 2.5 (intervalle 2 à 3). Il est suggéré de délivrer une information thérapeutique au patient et un carnet de suivi.

Place des anticoagulants oraux directs (AOD) :

Il est recommandé d'utiliser le rivaroxaban et l'apixaban comme ils ont été évalués dans les études à savoir sans traitement préalable par HNF, HBPM

ou fondaparinux, selon une posologie fixe, sans adaptation aux caractéristiques cliniques des patients ou aux tests biologiques. Comme cela a été évalué dans les études cliniques, il est recommandé de ne pas prescrire l'apixaban ou le rivaroxaban en cas d'insuffisance rénale sévère (clairance de la créatinine selon la formule de Cockcroft et Gault < 30 ml/mn pour le rivaroxaban et 25 ml/mn pour l'apixaban).
Il est suggéré de prescrire un traitement par rivaroxaban ou apixaban en première intention plutôt qu'un traitement par AVK au cours des trois premiers mois de traitement d'une TVP proximale ou d'une EP à risque faible ou intermédiaire faible.
EP à risque intermédiaire élevé : il est recommandé d'initier en urgence un traitement par HBPM sans relais immédiat par rivaroxaban ou apixaban ou AVK. Il est suggéré d'initier le relais par AVK ou par rivaroxaban ou apixaban une fois l'état clinique stabilisé.
Compression veineuse: il est suggéré de prescrire une compression veineuse bas jarret (chaussettes) (classe 3) en cas de TVP proximale symptomatique pendant au moins 6 mois.

Connaître la place de la thrombolyse :

La thrombolyse est proposée chez les patients ayant une embolie pulmonaire instable au plan hémodynamique. En cas d'EP à haut risque (état de choc ou en cas d'instabilité hémodynamique : PAS <90 mm Hg pendant au moins 15minutes) et en l'absence de contre-indication absolue, il est recommandé d'administrer un traitement thrombolytique intraveineux.
En cas d'EP de risque intermédiaire élevé, il est recommandé de ne pas administrer un traitement thrombolytique.

Mettre au point les modalités du suivi :

Il est suggéré de réaliser une consultation dans le mois suivant le diagnostic d'EP afin de s'assurer de l'efficacité, de la tolérance, de l'observance et de l'adéquation du traitement anticoagulant, de la recherche clinique d'un cancer occulte et d'arguments pour une thrombophilie familiale, un syndrome des antiphospholipides et de délivrer une information thérapeutique adaptée.
Il est suggéré de réaliser une consultation au 3ème et/ou 6ème mois après le diagnostic d'EP afin d'évaluer l'efficacité et la tolérance du traitement anticoagulant, de récupérer et synthétiser le bilan étiologique, et de prendre une décision argumentée de poursuite ou d'arrêt du traitement anticoagulant curatif.
Il est suggéré de rechercher une dyspnée d'effort persistante à l'aide d'un score validé (NYHA ou MRC) au cours du suivi d'un patient atteint de MTEV. En cas de dyspnée d'effort persistante après une EP, il est recommandé de réaliser un bilan étiologique spécialisé et de réaliser une échocardiographie et une scintigraphie pulmonaire V/Q planaire afin de

recherchér une HTAP-TEC. Si une durée non limitée du traitement anticoagulant est retenue, il est suggéré d'évaluer annuellement le rapport risque/bénéfice du traitement et de prendre un avis multidisciplinaire.

Savoir discuter la durée du traitement[25 26]:

EP associées à une cause transitoire : 3 mois (i.e. : EP post-opératoire). Mais l'extension à 6 mois diminuerait le risque de récidive.
Discuter la prolongation à plus de 6 mois chez les patients à risque de récidive. Parmi les facteurs de risque, savoir tenir compte des éléments suivants : HTAP résiduelle, taux de D-dimères à 6 mois, existence d'une thrombose veineuse au moment du diagnostic.
Bien sûr certains contextes imposent la poursuite du traitement anticoagulant au-delà de 6 mois : cancer évolutif, facteur de thrombophilie. Il est recommandé de traiter par anticoagulant au moins trois mois une EP ou une TVP proximale.

Connaître l'intérêt de la scintigraphie dans le suivi de l'évolution :

La scintigraphie de perfusion peut se normaliser. Dans tous les cas, il est indispensable de garder un examen de référence au cas où surviendrait un nouvel épisode : comparaison des examens.
Elle est utile pour le dépistage d'une HTAP post-embolique.

Connaître le risque de récidive :

Il est élevé. Dans une étude[27], il était de 30,7% chez les hommes et de 8,5% chez les femmes sur un suivi de 5 ans. Dans cette étude, ni la durée de traitement initial, ni l'âge, ni le facteur V de Leiden, ni la mutation facteur II, ni le taux de facteur VIII ou IX n'influençait le taux de récidive à 5 ans.

Savoir choisir la posologie des AVK en prévention secondaire des thromboses veineuses [28] :

Les AVK faible dose (INR entre 1.5 et 1.9) sont moins efficaces en terme de récidive que les AVK avec INR entre 2 et 3, et ne réduisent pas le risque hémorragique[29].

Savoir discuter l'intérêt du filtre cave :

En cas de récidive d'EP sous traitement anticoagulant bien conduit. De plus en plus discuté[30 31]. Il est recommandé de ne pas poser de filtre cave chez les patients ayant une TVP et/ou EP qui peuvent recevoir un traitement anticoagulant à dose curative. Il est suggéré de poser un filtre cave chez les patients ayant une TVP proximale diagnostiquée dans le mois précédent avec ou sans EP et une contre-indication formelle à une anticoagulation curative. Dans les autres situations cliniques avec contre-indication formelle aux anticoagulants, par exemple une EP sans TVP, il est suggéré de discuter l'indication d'un filtre cave au cas par cas. Il est suggéré de discuter la pose d'un filtre cave en cas de récidive d'EP prouvée formellement pendant un traitement anticoagulant optimal en termes de molécule et de posologie. Lorsque l'indication du filtre est temporaire, il est recommandé de retirer les filtres caves optionnels dès que le traitement anticoagulant curatif a pu être repris sans complication.

Connaître le tableau d'HTAP post embolique :

Il est recommandé de ne pas réaliser de dépistage systématique d'une HTAP chez tous les patients au décours d'une EP. Il est suggéré d'évoquer le diagnostic d'HTAP au moment du diagnostic de l'EP chez les malades ayant à l'échocardiographie une PAPs > 50/60 mm Hg et/ou des images scannographiques évoquant des séquelles thromboemboliques chroniques associées aux thrombi aigus.
Au décours d'une EP, il est recommandé de réaliser une échocardiographie et une scintigraphie pulmonaire V/Q planaire afin de rechercher une HTAP en cas de dyspnée d'effort persistante, et/ou de signes d'insuffisance cardiaque droite après au moins 3 mois d'anticoagulant.
Si l'échocardiographie et la scintigraphie pulmonaire V/Q planaire sont en faveur du diagnostic HTAP, il est recommandé de confirmer le diagnostic dans un centre expert, en réalisant un cathétérisme cardiaque droit et une angiographie pulmonaire et/ou un angio-TDM thoracique. Il est recommandé un traitement anticoagulant par AVK (INR 2-3) pour une durée indéfinie chez les patients porteurs d'une HTAP.

---

[1] GOLDHABER SZ. Medical progress : Pulmonary Embolism. *N Eng J. Med.* 1998;***339***:93-105.
[2] FEDULLO PF The evaluation of suspected pulmonary embolism *N Eng J Med* 2003; ***349***:1247-1255.
[3] GOLDHABER SZ Pulmonary embolism *Lancet* 2004 ;***363***:1295-1306.
[4] KRUIP Diagnostic strategies for excluding pulmonary embolism in clinical outcome studies. A systematic review. *Ann Intern Med* 2003;***138***:941-952.
[5] CUSHMAN Deep vein thrombosis and pulmonary embolism in two cohorts : the lojngitudinal investigation of thromboembolism etiology. *Am J Med* 2004 ;***117*** :19-26.
[6]TAPSON V. Acute pulmonary embolism. *New Eng. J. Med.* 2008;***358***:1037.
[7] GOLDHABER SZ. Acute pulmonary embolism : clinical outcomes in the international cooperative pulmonary embolism registry (ICOPER) *Lancet* 1999; ***353***:1386-1390.
[8]EVEN P. Histoire naturelle de l'embolie pulmonaire. Rapport Page 33. Monographie de la société de réanimation de langue Française. 1984. Expansion scientifique Française.

[9] LE GAL G. Prediction of pulmonary embolism in the emergency department: the revised Geneva score. *Ann Intern Med* 2006;***144***:165-172.
[10] MINIATI M. Comparison of 3 clinical models for predicting the probablity of pulmonary embolism. *Medicine* 2005 ;***84*** :107-117.
[11] DECOUSUS Superficial venous thromboembolism. A large, prospective epidemiologic study. *Ann Intern Med* 2010;***152***:218-225.
[12] SANCHEZ O, BENHAMOU Y., L. BERTOLETTI, ET AL.. « Recommandations de bonne pratique pour la prise en charge de la maladie veineuse thromboembolique chez l'adulte. » Version courte. *Revue des Maladies Respiratoires* (2019),
[13] WICKI J. Assessing clinical probability of pulmonary embolism in the emergency ward: a simple score. *Arch Intern Med* 2001;***161***:92-97.
[14] STEIN d-Dimer for the exclusion of acute venous thrombosis and pulmonary embolism. A Systematic review. *Ann Intern Med*; 2004;***140***:589-603.
[15] PERRIER A. Diagnosing pulmonary embolism in outpatients with clinical assesment, d-dimer measurement, venous ultrasound, and helical computed tomography : a multicenter managemnt study. 2004 *Am J Med* 2004 ;***116*** :291-300.
[16] WELLS P.S. Elevation of D-dimer in the diagnosis of suspected deep-vein thrombosis *N Eng J Med* 2003; ***349***:1227-1236.
[17] BOCKENSTEDT D-Dimer in venous thromboembolism *N Eng J Med* 2003; ***349***:1203-1205.
[18] GINSBERG J.S. Sensitivity and specificity of a rapid whole-blood assay for D-dimer in diagnosis of pulmonary embolism. *Ann Inter Med.* 1998; ***129***: 1006-1012.
[19] GOLDHABER Echocardiography in the management of pulmonary embolism. *Ann Intern Med* 2002;***136***:691-701.
[20] 0. M MONREAL Pulmonary Embolism in Patients with Chronic Obstructive Pulmonary Disease or Congestive Heart Failure. *The American Journal of Medicine* ***119*** (10):851-858, 2006.
[21] ZONDAG W ET AL. HESTIA criteria can safely select patients with pulmonary embolism for outpatient irrespective of right ventricular function. J Thromb Haemost 2013; 11: 686
[22] JIMENEZ D ET AL. Simplification of the pulmonary embolism severity index for prognostication in patients with acute symptomatic pulmonary embolism Arch Intern Med 2010; 170: 1383.
[23] Score simplifié du risque d'embolie pulmonaire sévère en cas d'EP aiguë (sPESI); *Rev Med Suisse.*
[24] STREIFF MB, AGNELLI G, CONNORS JM, CROWTHER M, EICHINGER S, LOPES R, McBANE RD, MOLL S, ANSELL J. Guidance for the treatment of deep vein thrombosis and pulmonary embolism. *J Thromb Thrombolysis*. 2016; **41**: 32–67. Published online 2016 Jan 16. doi: 10.1007/s11239-015-1317-0
[25] AGNELLI. Extended oral anticoagulant therapy after a first episode of pulmonary embolism. *Ann Intern Med.* 2003;***139***:19-26.
[26] Recommandations de la Société européenne de Cardiologie sur l'embolie pulmonaire. 2015.
[27] KYRLE P.A. The risk of recurrent venous thromboembolism in men et women. *N Eng J Med* 2004;***350***:2558-63.

[28] BÜLLER H.R. secondary prophylaxis with warfarin for venous thromboembolism. *N Eng J Med*, ; 2003;***349*** : 702-703
[29] KEARON C. Comparison of the low-intensity warfarin therapy with conventional intensity warfarin therapy for long-term prevention of recurrent venous thromboembolism. *N Eng J Med*, ; 2003;***349*** : 631-640.
[30] DECOUSUS H. A clinical trial of vena filters in the prevention of pulmonary embolism in patients with proximal deep-vein thrombosis. *N Engl J Med*. 1998;***338***:409-416.
[31] DECOUSUS H. Filtre cave : en mettre ou pas ? Rev Prat. 1999; 49:685-688.

Dyspnée :

Éliminer ce qui n'est pas une dyspnée :

Respiration périodique de Cheyne-Stokes au cours des maladies cérébro-vasculaires.

Analyser la tolérance, conduisant à l'indication d'une ventilation assistée, et d'un transfert en réanimation :

Rechercher des troubles de la conscience, des signes d'état de choc, des sueurs, une agitation anormale. Gazométrie, intérêt du saturomètre au domicile du patient.

Rechercher un contexte particulier qui oriente d'emblée vers certaines étiologies : immunodépression, diabète insulinodépendant, diabétique sous biguanide :

Radiographie pulmonaire à la recherche d'une pneumocystose[1] pulmonaire, gazométrie à la recherche d'une acidocétose diabétique. Respiration de Kussmaul lors des acidoses métaboliques.

Reconnaître une lymphangite carcinomateuse dans un contexte évocateur :

Aspect radiologique, scanner, fibroscopie bronchique.

Évoquer les dyspnées survenant dans le cadre d'une atteinte neurologique ou musculaire :

Myasthénie[2], SLA.

Rechercher une obstruction des voies aériennes supérieures, en cas de dyspnée inspiratoire :

Laryngite de l'enfant, épiglotite. Evoquer une sténose trachéale au décours d'une intubation. Fibroscopie bronchique à la recherche d'un corps étranger, ou d'une sténose.

Reconnaître une crise d'asthme :

Dyspnée expiratoire, asthme connu, râles sibilants à l'auscultation pulmonaire.

Reconnaître une poussée d'insuffisance cardiaque :

Orthopnée, signes d'OAP, tableau d'asthme chez le sujet âgé, cardiopathie connue antérieurement. Se méfier d'une poussée d'insuffisance cardiaque lors d'un passage en AC/FA. Savoir évoquer une insuffisance diastolique : intérêt de l'échographie-doppler cardiaque.

En cas de suspicion d'insuffisance cardiaque sans argument formel, intérêt du dosage du BNP[3] [4] :

Intérêt du dosage du peptide natriurétique B (BNP). Pour une valeur supérieure à 100 pg/ml, il a une très bonne valeur prédictive positive (98%)[5] et une bonne valeur prédictive négative (96%) [6] pour le diagnostic d'insuffisance cardiaque systolique ou diastolique.

Reconnaître une insuffisance coronarienne aiguë :

Blockpnée, anomalies ECG. Intérêt du dosage de la troponine.

Reconnaître une pneumopathie :

Fièvre et signes en foyer. Radiographie pulmonaire.

Évoquer une embolie pulmonaire :

Signes d'insuffisance ventriculaire droite (turgescence jugulaire, reflux hépato-jugulaire), signes de thrombose veineuse périphérique.

Rechercher des anomalies du parenchyme pulmonaire ou de la plèvre :

Radiographie pulmonaire : pneumothorax, pleurésie, tumeur, pneumopathie infectieuse, pneumopathie interstitielle, BOOP[7].

Eliminer une acidose métabolique :

Gazométrie

Eliminer une dyspnée en rapport avec une anémie :

NFS.

Eliminer un trouble de l'affinité de l'hémoglobine :

Sulf et methémoglobinémie[8] : SaO2 basse.
Souvent acquis : prise de quinine, chlorate, antalgiques, dapsone, lidocaine.

Rechercher une BPCO :

Gazométrie à la recherche d'une hypoxie et hypercapnie. Épreuves fonctionnelles respiratoires.

Reconnaître une pneumopathie interstitielle fibrosante :

Aspect interstitiel à la radiographie pulmonaire confirmé par le scanner thoracique en coupes millimétriques. EFR (trouble de la diffusion du CO, abaissement de la compliance, hypoxémie à l'effort) : pneumoconioses, pneumopathies médicamenteuses, pneumopathie d'hypersensibilité, fibrose idiopathique, connectivites, histiocytose X, Sarcoïdose.

Rechercher une hypertension artérielle pulmonaire :
Echographie-doppler cardiaque : éliminer une maladie thromboembolique, évoquer une HTAP primitive[9].

Eliminer une péricardite constrictive :
Aspect échographique.

Eliminer une myocardiopathie :
Aspect échographique : restrictive dans l'amylose, l'hémochromatose, le syndrome hyperéosinophilique. Myocardite[10].

Evoquer un anévrysme artério-veineux :
Souvent dans le cadre d'une maladie de Rendu-Osler [11]. Cyanose, hippocratisme digital, EFR : en faveur d'un shunt droit-gauche, Aspect radiographique, angiographie.

Evoquer une tumeur de l'oreillette gauche :
Myxome de l'OG : présentation de type rétrécissement mitral, parfois dyspnée positionnelle.

Reconnaître la lymphangiomatose[12] :
Chez la femme. Révélée par un chylothorax, ou un pneumothorax, image de fibrose pulmonaire à la radiographie pulmonaire. Aspect scannographique évocateur. EFR : hypoxie et syndrome obstructif. Confirmation par biopsie pulmonaire.

Reconnaître les syndromes alvéolaires hémorragiques :
Anémie ferriprive, hémoptysie, augmentation de la TLCO, présence de sidérophages dans le lavage alvéolaire : syndrome de Goodpasture, hémosidérose pulmonaire, vascularites.

Dyspnée au cours des syndromes lymphoprolifératifs :
Pneumopathie lymphoïde interstitielle, lymphomes au cours du SIDA.

Dyspnée au cours des syndromes myéloprolifératifs :
Lorsqu'il existe une importante d'hyperleucocytose.

Reconnaître l'amylose pulmonaire :
Au cours d'une amylose disséminée.

Reconnaître le syndrome hépato-pulmonaire[13 14].

Dyspnée avec hypoxémie. Maladies hépatiques diverses. Dilatations vasculaires pulmonaires.

Savoir évoquer le diagnostic d'embols tumoraux en cas de dyspnée inexpliquée au cours d'un cancer évolutif[15] :

Intérêt de la scintigraphie de ventilation perfusion qui montre des défects sous segmentaires distaux diffus et symétriques.

Intérêt de l'épreuve d'effort avec étude de la $V0^2$ max :

Permet d'éliminer une insuffisance coronarienne et faire la part d'une éventuelle insuffisance respiratoire ou cardiaque.

Reconnaître le tableau de dyspnée comportementale :

Capricieuse, variable d'un jour à l'autre, sans lien avec l'effort net, accompagnée d'autres symptômes, structure obsessionnelle, hypocapnie.

---

[1] NININ E. Pneumocystose pulmonaire chez les patients non-VIH. *Press Med.* 1998; ***27***:244-250.

[2] MASSON C. Myasthénie : le diagnostic. *Press Med.* 1999; ***11***; 585-587.

[3] MUELLER C. Use of B-type natriuretic peptide in the evaluation and management of acute dyspnea. *N.Eng.J.Med* 2004 ;***350*** :647-655.

[4] MARK D.B. B-type natriuretic peptide-a biomarker for all seasons ? *N.Eng.J.Med* 2004 ;***350*** :718-721.

[5] DAO Q. Utility of B-natriuretic peptide in the diagnosis of congestive heart failure in an urgent-care setting. J. Am. Coll Cardiol 2001, 37/2: 379-385.

[6] MAISEL A. Rapid measurement of B-type natriuretic peptide in the emergency diagnosis of heart failure. N. Eng. J. Med. 2002,***347***:161-167.

[7] GROUSSARD. Anatomie pathologique des bronchiolites à l'exclusion des formes aigues. *Press Med.* 1998; ***27***: 1391-1398.

[8] ASH-BERNAL Acquired methemoglobinemia: a retrospective series of 138 cases at 2 teaching hospitals. *Medicine* 2004;***83***:265-274.

[9] RUNO J R Primary pulmonary hypertension. *Lancet* 2003 ;***361*** :1533-1552.

[10] FELDMAN AM. Myocarditis *N Eng J Med* 2000;***343***:1388-1396.

[11] COTTIN V. Pulmonary arteriovenous malformations in hereditary hemaorrhagic telangiectasia. A series of 126 patients. *Medicine*. 2007;*86*:1-18.

[12] URBAN T. Pulmonary lymphangioleiomyomatosis : a study of 69 patients. *Medicine* 1999;***78***:321-338.

[13]The hepatopulmonary syndrome. *Ann Intern Med.*1995;***122***:521-530.

[14] GAUTIER-BRUN V. Le syndrome hépato-pulmonaire *Press Med* 2002;***31***:271.

[15] ROBERTS Pulmonary tumor embolism : a review of the literature. *Am J Med* 2003;***115***:228-233.

Pleurésie[1 2] :

Connaître les aspects épidémiologiques :

Incidence annuelle : insuffisance cardiaque (500/100 000), pneumopathie (300/100 000), cancer (200/100 000), embolie pulmonaire (150/100 000), infection virale (100/100 000), cirrhose avec ascite (50/100 000).

Penser à évoquer le diagnostic de pleurésie purulente :

Syndrome infectieux sévère. Terrain. Le plus souvent pleuro-pneumopathie.

Connaître les signes cliniques et l'intérêt de l'imagerie :

Matité à la percussion, diminution du murmure vésiculaire, disparition des vibrations vocales.
Intérêt du cliché en décubitus latéral, de l'échographie et du scanner pour préciser les images et surtout les lésions associées, y compris les atteintes médiatisnales.

Eliminer une anasarque :

Lorsque l'épanchement pleural s'accompagne d'une ascite, d'une péricardite et/ou d'un syndrome œdémateux, la recherche étiologique s'oriente vers : insuffisance cardiaque, syndrome néphrotique, cirrhose décompensée, hypoalbuminémie.

Connaître les indications de la thoracocentèse :

Indispensable en cas de mauvaise tolérance. Dans les autres cas, l'épanchement pleural doit être significatif : au moins 1 cm d'épaisseur sus-diaphragmatique, ou après appréciation par échographie, ou cliché en décubitus latéral. Sans diagnostic évident : dans l'insuffisance cardiaque l'épanchement est bilatéral et dans 80% des cas, il répond rapidement à la déplétion.

Intérêt de la thoracocentèse sous échographie :

Diminuerait le risque de pneumothorax.

Connaître l'intérêt de l'analyse du liquide pleural :

Permet de différencier transsudat et exsudat.

Connaître les caractéristiques d'un transsudat :

Critères de Light : taux de protéines inférieur à 25 g/l et LDH pleural/LDHserum inférieur à 0.6 et taux de LDH inférieur au 2/3 du taux sérique.

Connaître les caractéristiques d'un exsudat :
Taux de protéines supérieur à 35 g/l ou LDHpleural/LDHserum supérieur à 0.6 ou taux de LDH supérieur au 2/3 du taux sérique. Autres critères : albuminémie-albuminopleurie inférieure à 12 g/l, cholestérol pleural/cholestérol sérique supérieur à 0.3.

Penser à évaluer le retentissement métabolique des exsudats en cas de reproduction rapide :
Rapide dénutrition protidique avec hypoalbuminémie et ses conséquences : œdèmes.

Connaître la signification d'un épanchement hémorragique :
L'apparence hématique de l'épanchement est en faveur de l'origine néoplasique ou embolique.

Savoir interpréter la cellularité du liquide pleural :
Plus de 50% de PN neutrophiles : pleurésie parapneumonique, embolie pulmonaire, pancréatite. Plus rare dans la tuberculose ou le cancer.
Cellules mésothéliales en faveur d'un processus chronique. Prédominance lymphocytaire en faveur d'une origine néoplasique ou d'une tuberculose ; autres causes : sarcoïdose, lupus, PR.
Plus de 10% d'éosinophiles : allergie médicamenteuse (nitrofurantoïne, bromocriptine), asbestose, Churg et Strauss, embolie pulmonaire.

Apport de l'examen microbiologique :
Intérêt de l'ensemencement direct sur des flacons d'hémocultures.

Savoir interpréter le taux de glucose :
Lorsque le taux est inférieur à 0.6 g/l : pleurésie parapneumonique, cancer.

Apport de l'examen anatomo-pathologique :
Dans 70% des cas de métastases pleurales, la cytologie est contributive.
Beaucoup moins sensible en cas de mésothéliome, de lymphome ou de sarcome. Intérêt du typage lymphocytaire en cas de suspicion de lymphome pour démontrer la présence d'une population monoclonale de lymphocytes.

Intérêt du dosage des marqueurs tumoraux dans le liquide pleural :
Difficile à interpréter.

Intérêt des cultures pour la recherche de BK :
Elles sont positives dans moins de 40% des cas.

Intérêt de la recherche du DNA bactérien par PCR :

Très spécifique pour des valeurs supérieures à 40 U/l. Dans une étude, chez 253 patients sur 254 ayant une tuberculose pleurale documentée, la PCR était supérieure à 40 U/l. A l'inverse chez 102 patients sur 105 qui avaient une pleurésie lymphocytaire d'autre cause que la tuberculose, le taux était inférieur à 40 U/l.

Connaître l'intérêt du dosage de l'interféron gamma pour le diagnostic de tuberculose pleurale[3] :

Cut off à 3.7 UI/ml. Envisager les autres granulomatoses.

Intérêt de l'étude du PH pleural :

Dans une pleurésie parapneumonique, un PH inférieur à 7,20 est un argument en faveur du drainage.

Intérêt du dosage de l'amylase pleurale :

En faveur d'une pleurésie dans le cadre d'une pancréatite. A ne doser qu'en cas de suspicion de pancréatopathie.

Intérêt des tests immunologiques :

LEAD : AAN. Se méfier des faux positifs. L'atteinte des séreuses est plus fréquente en cas de lupus induit. Facteurs rhumatoïdes et anti-CCP dans la polyarthrite rhumatoïde.

Penser à éliminer systématiquement une embolie pulmonaire :

Intérêt du dosage des D-dimères.

Penser à l'insuffisance cardiaque :

L'épanchement est le plus souvent bilatéral. Intérêt de l'échographie cardiaque et du test de déplétion, y compris parfois en cas d'épanchement exsudatif comme traitement d'épreuve. L'épanchement pleural est en effet parfois exsudatif[4] dans l'insuffisance cardiaque, en particulier chez les patients sous diurétiques. Intérêt du dosage du BNP[5].

Connaître les indications de la biopsie pleurale :

Lorsque le diagnostic reste incertain au terme des explorations non-invasives. Biopsie pleurale sous thoracoscopie. 15% des pleurésies restent inexpliquées. Intérêt de l'étude immunocytochimique pour le diagnostic anatomopathologique : mésothéliome versus carcinome, PSA pour le cancer de la prostate.

Connaître les principales origines des cancers secondaires de la plèvre[6] :

Sur 9 séries de la littérature (1783 cas) : cancer du poumon (36%), du sein (25%), lymphomes (10%), cancers de l'ovaire (5%), estomac (2%), inconnue (7%).

Intérêt de l'enquête étiologique à la recherche d'un primitif devant un cancer secondaire de la plèvre[7 8] :

Chez la femme : mammographie, TDM thoracique et abdomino-pelvien.
Chez l'homme : PSA, examen prostate, testicules, TDM thoracique et abdominal.
Si adénocarcinome : fibroscopie OGD et coloscopie.
Dans une étude la TEP[9] a permis d'identifier la tumeur primitive dans 38 % des cas de carcinome de primitif inconnu.

Savoir interpréter un chylothorax[10] :

3% des épanchements pleuraux. Aspect laiteux. Très riche en triglycérides : plus de 1,1 g/l. Les pseudo-chylothorax sont riches en cholestérol mais pas en triglycérides. Riches en protides de 20 à 60 g/l, en glucose et en lymphocytes. Ils entraînent une importante déperdition nutritionnelle avec survenue rapide d'une cachexie.
Ils peuvent être post opératoires, ou post traumatiques.
Néoplasique : lymphomes, Kaposi, métastases de cancer médiastinaux.
Malformatif : lymphangiomatose. Syndrome des ongles jaunes.

---

[1] LIGHT R.W. Pleural effusion *N Eng J Med* 2002;***346***:1971-1978.
[2] JANY B, WELTE T. Pleural Effusion in Adults—Etiology, Diagnosis, and Treatment. *Dtsch Arztebl Int.* 2019 May; 116(21): 377–386. Published online 2019 May 24. doi: 10.3238/arztebl.2019.0377
[3] VILLENA Interferon gamma levels in pleural fluid for the diagnosis of tuberculosis. *Am J Med* 2003;***115***:365-371.
[4] GOTSMAN I. The evaluation of pleural effusions in patients with heart failure. *Am J Med* 2001;***111***:375-378.
[5] ZEMANS R.L. Diagnostic utility of B-type natrirectic peptide in patients with acute dyspnea or pleural effusions. *Am J Med* 2004; ***116***:424-427.
[6] BRECHOT JM Les pleurésies tumorales secondaires. *Presse Med* 2002 ;***31*** :556-561.
[7] LE CHEVALIER T. Early metastatic cancer of unknown primary origin at presentation. A clinical study of 302 consecutive autopsied patients. *Arch Int Med* 1988; ***148***:2035-9.
[8] SKOK K, HLADNIK G, GRM A, CRNJAC A. Malignant Pleural Effusion and Its Current Management: A Review. *Medicina (Kaunas)* 2019 Aug; 55(8): 490. Published online 2019 Aug 15. doi: 10.3390/medicina55080490
[9] BOHUSLAVIZKI KH Detection of unknown primary tumors. *J Nucl Med* 2000;***41***:816-22.

[10] RIQUET M. Le Chylothorax *Presse Med* 2002 ;***31*** :547-565.

Péricardite [1 2] :

Evaluation de la prévalence :
Serait la cause de 5% des douleurs thoraciques se présentant dans les services d'urgence.

Connaître la présentation clinique :
Douleur thoracique avec irradiation dans les membres supérieurs, positionnelle. Frottement péricardique rythmé par les bruits du cœur ;

Connaître l'apport de l'ECG :
Anomalies de ST concordant dans toutes les dérivations. 4 phases :
phase 1 : ST sus-décalé et T ample.
phase 2 : T normalisée.
phase 3 : T inversée.
phase 4 : T normalisée.
Les troubles de conduction sont en faveur d'une atteinte myocardique.

Connaître l'apport du laboratoire :
Elévation de la troponine I. Syndrome inflammatoire. Sérologies : VIH, CMV, coxsackie, influenza, mycoplasme, rickettsies, leptospires.

Connaître l'apport de la radiographie pulmonaire :
Il faut plus de 250 cc pour augmenter la taille de la silhouette cardiaque.

Connaître l'apport de l'échographie cardiaque :
C'est l'examen essentiel du diagnostic. L'échographie transœsophagienne est parfois indispensable.

Péricardiocentèse et analyse du liquide[3] :
Indispensable en cas de tamponnade ou pour préciser le diagnostic étiologique. Voie sous xiphoïdienne.
Un ACE supérieur à 5 ng/ml est très spécifique d'une origine néoplasique.

Connaître les étiologies :
Infections : bactériennes, tuberculose, virus (coxsackie, influenza, VIH, etc), fongique, rickettsies, mycoplasma, leptospires, listeria, parasites, autres.
Vascularites et maladies systémiques : polyarthrite rhumatoïde, lupus érythémateux, sclérodermie, syndrome de Sjögren, syndrome de Reiter, spondylarthrite ankylosante, granulomatose de Wegener, Horton, polymyosite et dermatomyosite, syndrome de Behçet, fièvre familiale

méditerranéenne, périartérite noueuse, Churg et Strauss, maladies inflammatoires du tube digestif.
Maladies des structures adjacentes : infarctus du myocarde, dissection aortique, pneumonie, embolie pulmonaire, abcès du poumon.
Maladies métaboliques : insuffisance rénale terminale, myxœdème, goutte.
Cancers : Primitifs : mésothéliome, sarcome. Secondaire métastatique : Carcinome, lymphome, carcinoïde, autres.
Association avec d'autres syndromes : Post infarctus, maladies inflammatoires digestives, syndrome de Löffler, syndrome de Stevens-Johnson, syndromes hyperéosinophiliques, pancréatite.

Traitement des péricardites aiguës idiopathiques :

Aspirine et colchicine, en cas de rechute traitement prolongé par colchicine. Pas de corticoïdes sauf en cas de tuberculose où ils préviennent la constriction.
En cas de péricardite récurrente, rechercher une maladie systémique et discuter immunosuppresseurs et anti-IL1[4].

---

[1] TROUGHTON R.W. Pericarditis. *Lancet* 2004 ;***363*** :717-727.
[2] ADLER Y, CHARRON P, IMAZIO M, BADANO L, BARÓN-ESQUIVIAS G, BOGAERT J, BRUCATO A, GUERET P, KLINGEL K, LIONIS C, MAISCH B, MAYOSI B, PAVIE A, RISTIĆ AD, SABATÉ TENAS M, SEFEROVIC P, SWEDBERG K, WITOLD TOMKOWSKI, ESC Scientific Document Group, 2015 ESC Guidelines for the diagnosis and management of pericardial diseases: The Task Force for the Diagnosis and Management of Pericardial Diseases of the European Society of Cardiology (ESC). Endorsed by: The European Association for Cardio-Thoracic Surgery (EACTS) *Eur Heart J.* 2015 Nov 7; 36(42): 2921–2964. Published online 2015 Nov 7. doi: 10.1093/eurheartj/ehv318
[3] BEN-HORIN S. Large symptomatic pericardial effusion as the presentation of unrecognized cancer. A study in 173 consecutive patients undergoing pericardiocentesis. *Medicine* 2005 ;***85*** :49-54.
[4] LAZAROS G, ANTONATOU K, VASSILOPOULOS D. The Therapeutic Role of Interleukin-1 Inhibition in Idiopathic Recurrent Pericarditis: Current Evidence and Future Challenges. *Front Med (Lausanne)* 2017; 4: 78. Published online 2017 Jun 12. doi: 10.3389/fmed.2017.00078

Insufficance cardiaque [1 2 3] :

Connaître les données épidémiologiques :

500 000 à 1 million de personnes sont atteintes d'insuffisance cardiaque en France. 75% ont plus de 65 ans. Cette affection est sous-estimée chez la personne âgée car l'insuffisance cardiaque est moins symptomatique chez ces patients dont les efforts sont limités. Après 75 ans, 50% des insuffisances cardiaques ne comportent pas d'altération de la fonction VG. Au stade 4 du NYHA, la mortalité à 1 an est de 50%.

Connaître les mécanismes de l'insuffisance cardiaque :

Insuffisance cardiaque systolique : altération de la fonction contractile du ventricule gauche. La baisse des pressions périphériques entraîne une vasoconstriction artérielle (par augmentation des catécholamines et de l'angiotensine II), une rétention hydrosodée par hyperaldostéronisme secondaire et une hypertrophie du VG par le système sympathique. Représenterait 70% des cas d'insuffisance cardiaque.

Insuffisance cardiaque diastolique[4] : anomalie de remplissage du ventricule gauche. Représenterait 30% des cas d'insuffisance cardiaque et 50% après 75 ans.

Connaître la classification fonctionnelle de la New-York Heart Association (NYHA) de l'insuffisance cardiaque :

Elle permet d'orienter les choix thérapeutiques.

Stade I : aucune limitation des activités physiques, pas de dyspnée ni fatigue lors des activités ordinaires.

Stade 2 : pas de gène au repos, limitation modérée des activités physiques.

Stade 3 : limitation franche des activités physiques ordinaires.

Stade 4 : symptômes pouvant apparaître au repos. Incapacité d'effectuer la moindre activité physique sans symptôme.

Connaître la présentation clinique habituelle de l'insuffisance cardiaque :

Critères majeurs : dyspnée nocturne paroxystique, turgescence jugulaire spontanée, OAP, bruit de galop, reflux hépato-jugulaire.

Critères mineurs : œdèmes, toux nocturne, dyspnée d'effort, hépatomégalie, épanchement pleural, diminution supérieure à 33% de la capacité vitale.

Savoir évoquer une insuffisance cardiaque devant des signes atypiques :

Syndrome confusionnel. Anorexie inexpliquée. Asthme, même en l'absence de râles crépitants. Cachexie inexpliquée. Infections respiratoires à répétition.

Connaître les difficultés diagnostiques de l'insuffisance cardiaque du sujet âgé[5] :

Tous les signes classiques, dyspnée, œdèmes, râles crépitants, tachycardie sont inconstants et difficiles à interpréter chez le sujet âgé.
Le test diurétique est en pratique très souvent utile.
L'échographie cardiaque doit être réalisée de manière systématique.
Plus grande fréquence de l'insuffisance cardiaque à fonction systolique conservée.
Intérêt du dosage du BNP ou son précurseur le NTproBNP.

Savoir rechercher l'insuffisance cardiaque dans certains contextes :

Bilan d'une hypertension artérielle. Terrain vasculaire.
Diabétique. Hémochromatose. Tolérance d'une anémie chronique.
Amylose.
Bilan étiologique d'une AC/FA et autres troubles du rythme.
Infection VIH. Au cours de certaines maladies infectieuses : maladie de Lyme, typhoïde. Alcoolisme chronique. Evaluation gérontologique. Chimiothérapie par anthracycline.

Savoir rechercher des facteurs déclenchants d'une poussée d'insuffisance cardiaque chez un insuffisant cardiaque connu :

Apport sodé intempestif. Non observance du traitement[6]. Passage en AC/FA. Infections. Nécrose myocardique. HTA non contrôlée. Embolie pulmonaire. Transfusions.

Eliminer une nécrose myocardique récente :

ECG. Enzymes cardiaques. Echographie cardiaque.

Savoir éliminer le diagnostic d'endocardite bactérienne :

Devant tout tableau d'insuffisance cardiaque fébrile.
Hémocultures. Echographie cardiaque.

Savoir évoquer systématiquement le diagnostic de myocardite aiguë infectieuse[7] :

ECG. Enzymes cardiaques. Echographie cardiaque.

Connaître l'existence de myocardite aiguë non infectieuse :

Dans le post-partum. Au cours de maladies de système.

Savoir éliminer une atteinte péricardique :

Signes cliniques. Aspect électrique. Aspect radiologique. Echographie cardiaque.

Savoir rechercher des arguments cliniques d'orientation étiologique :

ATCD coronariens. HTA. Tableau d'hyperthyroïdie. Maladie systémique connue. Chimiothérapie par anthracycline.

Savoir s'orienter en fonction des données de l'auscultation cardiaque :

Valvulopathies.

Connaître les informations apportées par l'échographie cardiaque sur le mécanisme de l'insuffisance cardiaque :

Appréciation de la fonction systolique : fraction de raccourcissement et fraction d'éjection. Index systolique. Importance de la dilatation du ventricule gauche.

Fonction diastolique : altération de la fonction diastolique à distinguer d'un trouble de la relaxation qui peut être banal chez le sujet âgé.

Cœur hyperkinétique : insuffisance cardiaque à débit élevé.

Cardiomyopathies hypertrophiques.

Valvulopathie.

Orientations étiologiques : hypertrophie ventriculaire ou septale en faveur d'une cardiopathie hypertensive. Troubles de la cinétique segmentaire en faveur d'une cardiopathie ischémique.

Savoir utiliser le dosage du peptide natriurétique de type B (BNP)[8] [9] ou son précurseur N-terminal Pro-BNP :

Ce dosage permet de différencier une dyspnée d'origine pulmonaire d'une dyspnée d'origine cardiaque. Pour une valeur supérieure à 100 pg/ml, il a une très bonne valeur prédictive positive (98%)[10] et une bonne valeur prédictive négative (96%)[11] pour le diagnostic d'insuffisance cardiaque systolique ou diastolique.

C'est une hormone cardiaque secrétée principalement par le ventricule gauche en réponse aux tensions pariétales. La concentration du BNP augmente rapidement de l'insuffisance cardiaque.
C'est un facteur pronostic12 utile pour évaluer la sévérité de l'insuffisance cardiaque.
C'est un facteur de suivi : les concentrations de BNP diminuent rapidement après la mise en place du traitement.

Connaître les indications de l'angioscanner des coronaires :

Pour l'étude des coronaires, la coronarographie reste la technique d'imagerie de référence pour mettre en évidence la distribution et les anomalies de la lumière des artères coronaires. L'avantage du scanner, en dehors de son caractère non invasif, est de visualiser non seulement la lumière mais aussi la paroi vasculaire en particulier la plaque athéromateuse. Il permet de dépister les lésions coronaires (la valeur prédictive négative est excellente), de préciser la lésion (nombre d'artères lésées et la topographie des lésions), le type des lésions (occlusions, sténoses), la sévérité des lésions, enfin, l'étude de la plaque athéromateuse (plaque molle, plaque fibreuse, plaque mixte, plaque calcifiée).

Connaître les indications de la coronarographie :

Devant un trouble de la cinétique segmentaire. Devant un tableau de cardiomyopathie dilatée. A la moindre suspicion clinique d'une atteinte coronarienne. Avec précautions si la fraction d'éjection est inférieure à 30%. Rediscuter la Coronarographie à distance d'un épisode de décompensation. Contre-indication chez le sujet très âgé ou polypathologique.

Connaître les indications de la scintigraphie myocardique :

Pas d'indication de la scintigraphie au technétium sauf chez le patient an-échogène pour calculer la fraction d'éjection. La scintigraphie au Thallium a essentiellement un intérêt pour le suivi d'une insuffisance coronarienne. A coupler à la coronarographie.

Connaître l'intérêt du holter cardiaque :

Il est indispensable dans le bilan de départ d'une insuffisance cardiaque et annuellement. Les troubles du rythme sont la première cause de décès chez l'insuffisant cardiaque.

Connaître les principes du traitement de la poussée d'insuffisance cardiaque [13] [14] :

Les diurétiques de l'anse et la digoxine sont efficaces sur les symptômes mais n'ont pas montré d'effet sur la mortalité.

Les diurétiques de l'anse : deux diurétiques sont indiqués : le furosémide (Lasilix®) et la bumétanide (Burinex®). Ils agissent au niveau du tubule proximal de l'anse de Henley.
La digoxine n'est plus un traitement de premier choix dans l'insuffisance cardiaque [15] ; mais administrée à une dose permettant de respecter une digoxinémie inférieure à 1,2 ng/ml (1,5 nmol/L), elle demeure un choix approprié pour les patients atteints de FA. Elle est indiquée en cas d'insuffisance cardiaque avec une fibrillation auriculaire si la fréquence reste > 80 /mn au repos dans ce cas il est préférable de l'associer aux bêtabloquants. Dans l'insuffisance cardiaque à fonction systolique altérée en rythme sinusal si persistance de symptômes sous l'association IEC-bêtabloquant-diurétique.

Connaître les signes d'une intoxication digitalique :

Incident grave dont la mortalité a été estimée à 20 % mais qui serait actuellement entre 5 et 10 % depuis l'arrivée du Fab (Digidot®). C'est pourquoi, la prescription de la digoxine suppose certaines précautions pour éviter l'intoxication digitalique surtout chez les sujets âgés et les insuffisants rénaux.

Connaître les principes du traitement de fond de l'insuffisance cardiaque en cas de dysfonction systolique :

Le traitement de l'insuffisance cardiaque à fonction systolique altérée (FEVG < 45 %) fait appel à trois familles (IEC-AAII, bétabloquants et anti-aldostérone) qui ont montré, toutes les trois, leur bénéfice en terme de morbi-mortalité et à deux familles (les diurétiques de l'anse et la digoxine) qui ont montré un bénéfice sur la dyspnée et le nombre d'hospitalisations.

Connaître la mise en œuvre pratique de l'insuffisance cardiaque systolique[18] :

Etape 1 : traitement par diurétique de l'anse et IEC (dose pleine).
Etape 2 : une fois, l'équilibre hémodynamique atteint, démarrer les bêtabloquants au 1/8° de la dose maximale préconisée et procéder à une titration progressive en doublant les doses avec un délai minimum de 15 jours.
Etape 3 : en cas de persistance des symptômes, il existe un choix théorique entre un anti-aldostérone et un ARA II mais dans la pratique, ce sont les anti-aldostérones qui sont prescrits.
Etape 4 : si le patient reste symptomatique, il faut mesurer la largeur des QRS à l'ECG. Deux situations sont à distinguées : QRS > 120 msec et patient en NYHA III ou IV: indication à la resynchronisation. Cette indication peut être proposée même pour des patients en stade II de la

NYHA mais à condition que le QRS soit, dans ce cas, > 150 msec. QRS < 120 msec : discuter assistance V.G, transplantation.
Etape 5 : à tous les stades discuter un DAI si la F.E est ≤ 35 %.

Connaître les principes du traitement de fond de l'insuffisance cardiaque en cas de dysfonction diastolique (ICFEN) :

Contrairement à l'insuffisance à fraction d'éjection diminuée, le traitement de l'ICFEN n'est encore pas bien défini du fait du manque de grandes études randomisées concluantes.
En pratique clinique, le traitement de l'ICFEN se base sur les principes suivants : diminuer la pression de remplissage par des diurétiques (mais attention une baisse excessive de la pression de remplissage peut entraîner une baisse du débit cardiaque). Diminuer la fréquence cardiaque pour prolonger la période de remplissage diastolique du VG, avec par exemple l'utilisation de bêtabloquants ou d'anticalciques. Traiter la maladie de base avec, par exemple, une revascularisation coronaire en cas d'ischémie myocardique. Eviter le désamorçage : utiliser prudemment les diurétiques et les dérivés nitrés. En de trouble du rythme supraventriculaire : digitaliques en phase aiguë, antiarythmique (amiodarone +++). Eviter la prescription de digitaliques au long cours. Si HTA avec HVG ou maladie coronarienne : discuter β-bloquants ou inhibiteur calcique bradycardisant.

Prendre en compte une éventuelle anémie associée à l'insuffisance cardiaque[19] :

L'anémie semble un facteur qu'il faut corriger dans l'insuffisance cardiaque chronique[20] : transfusion, EPO, fer. A partir d'une valeur inférieure à 11,5g/%.

Il semble utile de corriger la carence en fer par fer injectable dans l'insuffisance cardiaque chronique systolique :

Résultat de l'étude FAIR-HF[21] chez les patients dont la ferritinémie est inférieure à 100 µg/l et saturation de la sidérophiline inférieure à 20%.

Discuter la place du traitement anticoagulant :

En cas de cardiomyopathie dilatée ou de dyskinésie apicale.

Connaître les éléments pronostiques :

La détérioration intellectuelle est un facteur indépendant de mauvais pronostique[22 23].

---

[1] ELIZABETH BRICKNER. Medical Progress: Congenital Heart Disease in Adults (Second of Two Parts). *N Engl J Med* 2000;***342***.

[2] WEBER S. Insuffisances cardiaques *Rev Prat* 2002;***52***:1639-1693.
[3] JESSUP M. medical Progress : heart failure. . *N Eng J Med* 2003;***348***:2007-2018.
[4] AURIGEMMA GP Diastolic Heart Failure. *N. Eng J Med* 2004 ;***351*** :1097 :1106.
[5] JONDEAU G. Les difficultés du diagnostic de l'insuffisance cardiaque du sujet âgé. *Press Med* 2004 ;***33*** :1083-1085.
[6] SCHIFF G.D. Decompensated heart failure : symptoms, patterns of onset, and contributing factors. *Am J Med* 2003 ;***114*** :625-631.
[7] NILSSON K Association of rickettsia helvetica with chronic perimyocarditis in sudden cardiac death. *Lancet* 1999;***354***:1169-1174.
[8] MEUNE C. Le peptide B nutriurétique pour l'évaluation diagnostique et pronostique en cardiologie. *Press Med* 2003 ;***32*** :152-158.
[9] KNUDSEN Diagnostic value of B-type natriuretic and chest radiographic findings in patients with acute dyspnea. *Am J Med* 2004 ;***116*** :363-369.
[10] DAO Q. Utility of B-natriuretic peptide in the diagnosis of congestive heart failure in an urgent-care setting. *J. Am. Coll Cardiol* 2001, ***37***/2: 379-385.
[11] MAISEL A. Rapid measurement of B-type natriuretic peptide in the emergency diagnosis of heart failure. *N. Eng. J. Med.* 2002,347:161-167.
[12] WANG T.J Plasma natriuretic peptide levels and the risk of cardiovascular events and death. *N.Eng.J.Med* 2004 ;***350*** :655-664.
[13]TEICHMAN SL, MAISEL AS, STORROW AB, Challenges in Acute Heart Failure Clinical Management: Optimizing Care Despite Incomplete Evidence and Imperfect Drugs. *Crit Pathw Cardiol.* 2015 Mar; 14(1): 12–24. Published online 2015 Feb 17. doi: 10.1097/HPC.0000000000000031
[14] EZEKOWITS JA, O'MEARA E, MCDONALD MA, ABRAMS H, CHAN M, DUCHARME A et coll. 2017 comprehensive update of the Canadian cardiovascular society guidelines for the management of heart failure. *Can J Cardiol* 2017;33:1342–433.
[15] MACLE L, CAIRNS J, LEBLANC K, TSANG T, SKANES A, COX JL et coll, pour le CCS Atrial Fibrillation Guidelines Committee. 2016 focused update of the Canadian cardiovascular society guidelines for the management of atrial fibrillation. *Can J Cardiol* 2016;32:1170–85.
[18] BERLINER D, HÄNSELMANN A, BAUERSACHS J: The treatment of heart failure with reduced ejection fraction. Dtsch Arztebl Int 2020; 117: 376–86. DOI: 10.3238/arztebl.2020.0376
[19] KRUMHOLZ HM The pronostic importance of anemia in patients with heart failure. *Am J Med* 2003;***114***:112-119.
[20] KAIRA PR Haemoglobin concentration and prognosis in new cases of heart failure. *Lancet* 2003;***362***:211-212.
[21] ANKER S. Carboxymaltose in patients with heart failure and iron deficiency. *N Engl J Med* 2009;***361***.
[22] ZUCCALA G. The effects of cognitive impairement on mortality among hospitalized patients with heart failure. *Am J Med* 2003;***115***:97-103.
[23] ZUCCALA G. Correlates of cognitive impairement among patients with heart failure: results of a multicenter survey. *Am J Med* 2005;***118***:496-502.

AC/FA [1234567] :

Connaître la prévalence de l'AC/FA :

0,3 à 0,5% avant 40 ans. 6 à 14% après 70 ans. 10% après 80 ans.
Les FA sont habituellement secondaires à la coexistence d'un substrat tissulaire (zones d'inflammation ou de fibrose que l'on rencontre au cours des cardiopathies aiguës ou chroniques) et d'un facteur déclenchant.
Les FA « isolées » représentent environ 3 % des FA et surviennent chez un sujet de moins de 60/65 ans, sans hypertension artérielle (HTA) et sans histoire clinique ou anomalie échographique en faveur d'une maladie cardiovasculaire. Elles touchent préférentiellement l'homme de 30 à 50 ans et sont de mécanisme plutôt vagal, c'est-à-dire déclenchées en période nocturne, au cours de la digestion ou après une prise d'alcool. Elles sont parfois «adrénergiques», c'est-à-dire déclenchées par l'effort. Leur pronostic est bénin, et le risque d'accident embolique cérébral est très faible.

Connaître les circonstances de découverte :

Le diagnostic de FA doit être évoqué devant des symptômes variés comme des palpitations, un malaise, une dyspnée, une douleur thoracique, des œdèmes des membres inférieurs, une complication thromboembolique. La FA est souvent asymptomatique et doit aussi être évoquée devant une tachycardie, une irrégularité du pouls ou des battements cardiaques. Si ce diagnostic est confirmé, le bilan clinique et paraclinique réalisé en urgence a pour but de préciser le retentissement cardiovasculaire, le terrain général et cardiologique et de rechercher un facteur déclenchant afin de guider le traitement et l'orientation du patient.

Reconnaître la fibrillation auriculaire à l'ECG :

Intervalles R-R « absolument » irréguliers (arrhythmia absoluta ou arythmie complète), tout le long du tracé ECG ou pendant au moins 30 secondes sur une bande de rythme ; des ondes P non distinctes. L'activité atriale, lorsqu'elle est visible, se traduit par une sinusoïde irrégulière ou quelques ondes P de formes irrégulières, mieux vues en dérivations DI–DII et V1;
La fréquence atriale est irrégulière et très rapide, c'est-à-dire supérieure à 300 par minute. La fréquence ventriculaire est généralement rapide lors de l'initiation ($\geq$ 120 battements par minute [bpm], parfois > 250 bpm), mais elle peut être normale dans les formes chroniques, voire lente en cas d'altération de la conduction AV. Elle peut être régulière et lente avec des complexes QRS fins ou larges, en cas de bloc AV de haut degré (dégénératif ou médicamenteux) avec respectivement un rythme d'échappement jonctionnel ou ventriculaire. Les complexes QRS d'origine atriale sont

généralement fins, mais ils peuvent être larges en cas de bloc de branche ou de conduction AV par un faisceau accessoire (syndrome de Wolff-Parkinson-White).

Evoquer systématiquement le diagnostic d'embolie pulmonaire :

AC/FA paroxystique, effet shunt, D-dimères augmentés, radiographie pulmonaire. Au moindre doute, traitement anticoagulant et scintigraphie pulmonaire ou angioscanner.

Connaître la place essentielle de l'échographie cardiaque dans l'évaluation initiale de la FA[8] :

Elle apporte des informations précieuses pour préciser le terrain cardiologique, choisir le traitement initial et définir l'orientation du patient. Elle peut révéler une cardiopathie structurelle (une dilatation de cavité cardiaque, une hypertrophie ou un anévrisme du ventricule gauche), une altération de la fraction d'éjection du VG, une dysfonction valvulaire, un épanchement péricardique, une dilatation du ventricule droit (VD), des signes en faveur d'un œdème pulmonaire ou d'un épanchement pleural.
En cas de FA mal tolérée (hémodynamique instable, œdème pulmonaire, douleur thoracique ou choc cardiogénique), il est recommandé qu'une ETT soit réalisée en urgence.

Rechercher une cause métabolique ou endocrinienne:

Hyponatrémie, hypoglycémie, dyskaliémie, Hyperthyroïdie. Intoxication alcoolique aiguë. Hypothermie. Acidose.

Rechercher une cause respiratoire :

Hypoxie au cours des BPCO ou autres circonstances. Rechercher un syndrome d'apnée du sommeil[9].

Evoquer une cause néoplasique :

AC/FA révélant une tumeur médiastinale, bronchique, ou pleurale.

Rechercher un facteur favorisant :

Hypertension artérielle, diabète. Trouble de la relaxation du VG. Obésité[10].

Connaître la classification qui guide la décision thérapeutique[11] :

La Société européenne de cardiologie (ESC) publie régulièrement des recommandations pour la prise en charge d'une FA. Ces recommandations reposent sur une classification qui distingue :
FA « inaugurale » (premier accès) ;

FA « paroxystique » (si l'accès se termine spontanément en moins de sept jours, généralement moins de 48 heures) avec souvent des récidives entrecoupées d'épisodes en rythme sinusal ;
FA « persistante » (si l'accès persiste plus de sept jours) nécessitant un choc électrique ou un traitement pharmacologique pour être réduite, avec souvent des récidives entrecoupées d'épisodes en rythme sinusal ;
FA « permanente » (durée supérieure à un an, la cardioversion est inefficace ou non envisagée).

Connaître le risque d'accident vasculaire cérébral au cours de la FA:

Etude SPAF III :
Risque élevé (7,9% par an) : femme plus que homme, âge supérieur à 75 ans ou PAS supérieure à 160 mm Hg ou insuffisance cardiaque congestive ou fraction d'éjection du VG <25%, ou ATCD thromboembolique.
Risque modéré (4,1% par an) : aucun des critères ci-dessus mais ATCD d'hypertension artérielle.
Risque faible (1% par an) : aucun des critères ci-dessus. Le risque est identique dans l'AC/FA paroxystique et dans l'AC/FA permanente.
Revue générale pour le risque thromboembolique du flutter auriculaire[12].
Risque embolique rénal[13].
Le taux de récidive après un premier AVC est de 20 à 22% à 2 ans. En cas de FA isolée moins de 2,5% accidents vasculaire cérébraux par an mais, dans une étude, la fréquence atteint 5,7% par an.

Savoir évaluer le risque thromboembolique au cours de la FA :

Le calcul du score CHA_2DS_2-VASc [14] est fortement recommandé pour évaluer le risque thromboembolique en cas de FA non valvulaire et guider la thromboprophylaxie. Il varie de 0 à 9 points et prédit une incidence annuelle d'AVC variable entre < 1 % et > 20 %.
Le score CHA_2DS_2-VASc d'un patient en FA doit être calculé et figurer dans le dossier médical lorsqu'un traitement antithrombotique est envisagé ou modifié en médecine d'urgence.

Evaluer le risque hémorragique sous traitement anticoagulant :

Un traitement au long cours par antiagrégant ou anticoagulant entraîne un risque d'accident hémorragique. Ainsi, un traitement par AVK avec INR entre 2 et 3 s'accompagne d'une incidence annuelle d'environ 1,5 % patient/année d'hémorragies graves et de 0,3 à 0,5 % patient/année d'hémorragies mortelles.

Pour évaluer le bénéfice clinique net de la thromboprophylaxie d'un patient, il est recommandé d'évaluer son risque hémorragique. Ce risque peut être évalué à l'aide du score HAS-BLED[15] qui varie entre 0 et 9 points. L'intérêt majeur du score HAS-BLED indique un « risque élevé » de saignement avec un médicament antithrombotique (antiagrégant plaquettaire ou anticoagulant) en cas de score supérieur ou égal à 3 points.

Connaître les principes du traitement de la FA :

Deux types de stratégie à visée rythmique sont envisageables. D'une part, ralentir la fréquence cardiaque et d'autre part, contrôler le rythme avec l'objectif d'un maintien du rythme sinusal.

Connaître les principes thérapeutiques pour ralentir la fréquence cardiaque en situation d'urgence :

Le contrôle de la fréquence cardiaque d'une FA est indispensable en cas de mauvaise tolérance et nécessaire en cas de fréquence cardiaque rapide, symptomatique ou non. L'objectif thérapeutique est d'obtenir une fréquence cible entre 80 et 100 bpm. Les bêtabloquants et les inhibiteurs calciques non dihydropyridines (DHP) i.v. sont les molécules à envisager en première intention pour ralentir une FA aiguë, en l'absence d'insuffisance cardiaque associée ou de dysfonction systolique (fraction d'éjection du VG altérée ≤ 50 %). Les bêtabloquants injectables disponibles en France sont l'aténolol et l'esmolol. Les inhibiteurs calciques non DHP bradycardisant injectables sont le vérapamil et le diltiazem. Ils sont recommandés hors autorisation de mise sur le marché (AMM) en cas de bonne tolérance hémodynamique de la FA.
En cas d'insuffisance cardiaque concomitante ou d'hypotension artérielle, les bêtabloquants et les inhibiteurs calciques peuvent aggraver l'hémodynamique, en particulier si la fraction d'éjection du VG est altérée. Dans ce cas, la digoxine ou l'amiodarone i.v. sont préférables. L'administration i.v. de digoxine ou d'amiodarone est recommandée pour ralentir la réponse ventriculaire d'une FA en cas d'insuffisance cardiaque concomitante ou d'hypotension artérielle.
La digoxine i.v. est généralement envisagée en premier choix dans cette indication, mais cela suppose le contrôle préalable de la kaliémie. Elle est efficace à dose optimale seule ou en association avec l'amiodarone. Le relais per os s'effectue généralement après 24 heures de traitement. Chez le sujet âgé et l'insuffisant rénal, un dosage de la digoxine plasmatique est nécessaire pour adapter la posologie, notamment à la fin de la première semaine et au moins huit heures après la dernière prise.
L'amiodarone i.v. est un meilleur choix que la digoxine, en cas d'insuffisance cardiaque avec fraction d'éjection du VG basse et instabilité hémodynamique. Néanmoins, elle augmente le risque d'embolie de régularisation associée à une éventuelle cardioversion. Le bénéfice/risque de

l'amiodarone i.v. dans cette situation doit être comparé à celui d'une cardioversion électrique.

Connaître les bases du traitement pour contrôler la fréquence cardiaque au long cours :

Le contrôle de la fréquence cardiaque d'une FA persistante ou permanente est important pour améliorer la qualité de vie, réduire la morbidité (décompensation cardiaque chronique) et diminuer le risque de développement d'une cardiomyopathie. Il est raisonnable initialement de rechercher à atteindre une fréquence cardiaque cible au repos inférieure à 110 bpm.

Chez les patients symptomatiques (ex. : insuffisant cardiaque), il est raisonnable de rechercher à atteindre une fréquence cardiaque cible au repos inférieure à 80 bpm. Si la fréquence cardiaque est spontanément dans les objectifs, il n'y a pas d'indication à débuter un traitement ralentisseur. Le contrôle de la fréquence cardiaque est l'approche initiale recommandée chez le sujet âgé avec des symptômes mineurs.

Chez les patients stables d'emblée ou stabilisés après le traitement initial d'une FA aiguë, le contrôle de la fréquence cardiaque peut être réalisé par l'administration orale de bêtabloquants, d'inhibiteurs calciques non DHP ou de digoxine. L'amiodarone ne doit pas être donnée de façon chronique pour le contrôle de la fréquence cardiaque au long cours, sauf exception.

Pour ralentir la réponse ventriculaire d'une FA au long cours, les bêtabloquants, les inhibiteurs calciques non DHP, la digoxine ou une association de ces molécules sont recommandés. Le choix de la molécule doit être individualisé et la dose modulée pour éviter une bradycardie. En cas de dysfonction du VG, les bêtabloquants β1sélectifs (carvédilol, bisoprolol, nébivolol, métoprolol) doivent être utilisés en première ligne, per os à dose faible et progressivement croissante par paliers. Si le contrôle de la fréquence cardiaque est insuffisant, la digoxine peut être ajoutée. En cas d'échec, d'intolérance ou de contre-indication aux traitements précédents, il est possible d'associer l'amiodarone. En cas d'insuffisance cardiaque chronique et de fraction d'éjection du VG basse, les bêtabloquants (β1sélectifs) sont recommandés comme première ligne de traitement pour contrôler la fréquence cardiaque. Si les bêtabloquants sont mal tolérés ou contre-indiqués, la digoxine est recommandée. Les inhibiteurs calciques non DHP sont contre-indiqués dans cette situation En cas d'insuffisance cardiaque chronique et de fraction d'éjection du VG préservée, les inhibiteurs calciques non DHP peuvent être envisagés pour contrôler la fréquence cardiaque. Un bêtabloquant peut être envisagé comme alternative aux inhibiteurs calciques non DHP. Si une monothérapie est inadéquate pour le contrôle de la fréquence cardiaque, la digoxine doit être ajoutée. L'amiodarone peut être envisagée en association à un bêtabloquant ou à la digoxine, si l'association bêtabloquant et digoxine est insuffisante ou mal tolérée.

Connaître les traitements pour réduire la FA :

Le contrôle du rythme peut être réalisé par cardioversion électrique ou pharmacologique. Le traitement des facteurs favorisants ou des causes réversibles (ex. : hypoxie, hypovolémie, HTA, troubles ioniques, anémie) est recommandé avant d'initier un médicament antiarythmique.

En cas de FA de durée inférieure à 48 heures : Une cardioversion pharmacologique peut être réalisée si le patient est stable et sans maladie cardiaque sévère. En cas de FA de durée supérieure à 48 heures ou avec un début indéterminé, la cardioversion ne doit pas être entreprise en l'absence d'urgence cardiocirculatoire, en raison du risque thromboembolique. Dans ce cas, la stratégie doit reposer sur le contrôle de la fréquence cardiaque. Une cardioversion différée peut néanmoins être effectuée après au moins trois semaines d'anticoagulation efficace ou après avoir éliminé l'hypothèse d'un thrombus intracardiaque par écho- cardiographie transœsophagienne. En cas de FA de durée supérieure à 48 heures ou de début indéterminé (sauf hémodynamique instable), une cardioversion ne doit pas être envisagée chez un patient sans anticoagulation efficace depuis au moins trois semaines.

Reconnaître les modalités de la cardioversion électrique[16]:

La cardioversion électrique consiste à délivrer un choc électrique externe au patient. C'est la méthode la plus efficace pour rétablir le rythme sinusal, et les complications sont rares. Une cardioversion électrique urgente peut être indispensable pour restaurer rapidement une hémodynamique instable en rapport avec la survenue de la FA.

En cas de FA de durée supérieure à 48 heures ou avec un début indéterminé, la cardioversion ne doit pas être entreprise en l'absence d'urgence cardiocirculatoire, en raison du risque thromboembolique.

Connaître les modalités de la cardioversion pharmacologique :

La cardioversion pharmacologique a un taux de succès moindre que la cardioversion électrique, mais elle ne nécessite pas d'anesthésie ou de sédation de courte durée.

Le flécaïnide i.v. (2 mg/kg en dix minutes) donné pour une FA récente est efficace dans plus de deux tiers des cas à la sixième heure pour restaurer le rythme sinusal. La majorité des FA est ainsi cardioversée en moins d'une heure. Le flécaïnide est contre-indiqué en cas d'insuffisance cardiaque, de cardiopathie structurelle (avec fonction du VG anormale), de coronaropathie et de certains troubles de conduction (ex. : bloc de branche gauche, bloc bifasciculaire).

L'amiodarone i.v. (5 mg/kg sur une heure, puis 50 mg/h en dose d'entretien jusqu'à la cardioversion ou jusqu'à la 24e heure) permet l'obtention d'une cardioversion dans plus de 80 % des cas. Son délai d'action avant cardioversion (environ sept heures) est plus long de plusieurs heures que celui du flécaïnide i.v. Son emploi est autorisé en cas de cardiopathie structurelle, et sa tolérance est bonne à court terme (précautions d'emploi en fonction de l'intervalle QT et de la prise conjointe d'AVK ou de digoxine). L'amiodarone per os est moins efficace que par voie i.v. La voie per os a été retirée des recommandations européennes de 2012, faute de preuve d'un bon rapport efficacité/risque. Néanmoins, la voie per os est une option raisonnable. Elle peut être utile pour la cardioversion d'une FA quand une restauration rapide du rythme sinusal n'est pas nécessaire. La dose d'amiodarone préconisée est de 600 mg/j en une prise pendant quatre semaines, puis de 400 mg/j en une prise pendant quatre semaines, puis de 200 mg/j. En France, les doses initiales sont souvent plus élevées.

Savoir se contenter de ralentir le rythme cardiaque[17] :

Etudes RACE[18] et AFFIRM[19]: pas de supériorité de la régularisation. Il est donc licite d'envisager cette stratégie en première intention en particulier chez les patients qui ont de nombreux facteurs de risque de récidive et qui sont asymptomatiques. Par contre, chez les patients symptomatiques ou chez les sujets jeunes[20] la régularisation reste la règle.
Situations les plus fréquentes : FA chronique bien tolérée, échecs des tentatives de régularisation, rechutes sous antiarythmique. Digitalique en cas d'insuffisance cardiaque associée. Diltiazem ou Vérapamil.

Place de l'anticoagulation dans la prévention du risque thromboembolique :

La grande majorité des patients présentant une FA paroxystique, permanente ou persistante, ont besoin d'un traitement anticoagulant au long cours pour réduire le risque de survenue d'un accident thromboembolique. En cas de FA aiguë, la décision d'anticoaguler le patient repose en première intention sur le score clinique CHA_2DS_2–VASc. Si une cardioversion est envisagée, quelque soit ce score, une anticoagulation péricardioversion est recommandée.
Les patients qui ont un score CHA_2DS_2-VASc nul ne tirent aucun bénéfice d'une prévention du risque thromboembolique par antiagrégant plaquettaire ou anticoagulant. Une prévention du risque thromboembolique doit être envisagée lorsque le score CHA_2DS_2-VASc est supérieur ou égal à 1 (chez un homme) ou supérieur ou égal à 2 (chez une femme)[21] .

Connaître les principes du choix du traitement anticoagulant :

Les héparines à dose curative ont des indications limitées dans la FA. En effet, le traitement anticoagulant oral peut être débuté d'emblée dans la majorité des cas de FA, sans période de chevauchement avec une héparine, que ce soit un AVK ou un AOD.

Les AVK sont historiquement le traitement de référence. Ils inhibent la synthèse hépatique des formes actives de cofacteurs de la coagulation (II, VII, IX et X). Les AVK réduisent le risque relatif d'AVC ischémique de 64 % par rapport à l'absence de traitement anticoagulant et de 39 % par rapport à l'aspirine. Les patients atteints de FA valvulaire doivent être traités par AVK. Les AVK à demi-vie longue (warfarine, fluindione) sont préférables à l'acénocoumarol. Le traitement doit être donné de préférence le soir. La warfarine est l'AVK de référence chez la personne âgée. Les interactions médicamenteuses ou alimentaires sont nombreuses. L'instauration et la surveillance du traitement doivent obéir à des règles strictes. L'INR est la méthode de référence pour mesurer le degré d'anticoagulation d'un patient traité par AVK. Le premier contrôle doit s'effectuer dans les 48 ± 12 heures après la première prise d'AVK, pour dépister une hypersensibilité individuelle : un INR supérieur à 2 annonce un surdosage à l'équilibre et doit faire réduire la posologie. La zone thérapeutique pour une FA non valvulaire se situe entre 2 et 3 (INR cible à 2,5). La zone thérapeutique pour une FA valvulaire se situe au-delà de 2 pour une valve aortique et au-delà de 2,5 pour une valve mitrale (INR cible à 3).

Les AOD ont un mode d'action qui diffère des AVK. Les molécules qui ont l'AMM en France dans la prévention du risque thromboembolique de la FA sont le rivaroxaban et l'apixaban (inhibiteurs directs du facteur Xa). Les AOD ont une efficacité thérapeutique non inférieure aux AVK et une incidence d'hémorragies cérébrales plus faible[22]. Ils sont efficaces en quelques heures et peuvent être prescrits sans administration préalable d'héparine. Leur demi-vie est d'environ 12 heures. Leur coût direct est supérieur à celui des AVK, mais ils ne nécessitent pas de surveillance biologique, ce qui réduit leur coût indirect et améliore l'observance. Ils n'ont pas d'antidote spécifique commercialisé à ce jour. Cela complique la prise en charge en cas d'urgence chirurgicale ou d'accident hémorragique. Les recommandations européennes préconisent le choix d'un AOD de préférence aux AVK en dehors des contre-indications.

Leur administration doit être prudente et les doses doivent être adaptées dans certaines situations telles qu'une insuffisance rénale, un faible poids ou chez un sujet âgé (≥ 75–80 ans). En cas de clairance de la créatinine inférieure à 50 ml/min, la posologie d'AOD doit souvent être diminuée. En cas d'insuffisance rénale sévère (hémodialyse ou clairance de la créatinine inférieure à 30 ml/min selon la méthode de Cockcroft), les AOD ne sont pas recommandés. Dans ces circonstances, les AVK sont parfois le meilleur choix. Certaines interactions médicamenteuses peuvent compliquer ou contre-indiquer l'emploi des AOD, tout comme celui des AVK (ex. : immunosuppresseurs, anti-inflammatoires non stéroïdiens, antiagrégants plaquettaires, corticoïdes). Si un patient est déjà traité par AVK et bien équilibré sans complication, il n'est pas recommandé d'arrêter le traitement pour une substitution par AOD.

L'aspirine a une efficacité inférieure à celle des AVK dans la réduction du risque thromboembolique, pour un risque hémorragique comparable (en particulier chez le sujet âgé). Elle ne doit donc pas être utilisée pour la prévention du risque thromboembolique chez les patients en FA. Néanmoins, elle peut être envisagée dans certains cas particuliers (ex. : refus des anticoagulants par le patient) en combinaison avec le clopidogrel ou bien seule et moins efficacement à la dose de 75 à 325 mg par jour. Les autres antiagrégants plaquettaires n'ont pas d'indication pour la prévention du risque thromboembolique chez les patients en FA. Si un traitement anticoagulant est initié en raison de la survenue d'une FA chez un patient traité par antiagrégant, ce dernier doit être arrêté, sauf cas particuliers (comme la pose récente d'un stent coronaire).

Discuter l'indication d'une hospitalisation :

Les situations qui menacent le pronostic vital sont des indications formelles d'hospitalisation. Une hospitalisation est recommandée pour les patients en FA lorsque la situation est critique et nécessite une thérapeutique urgente :

FA avec mauvaise tolérance : hémodynamique instable, œdème pulmonaire, douleur thoracique ou choc cardiogénique ;

FA associée à une cardiopathie décompensée ou une suspicion d'infarctus ;

FA compliquée d'embolie ou d'accident hémorragique favorisé par les anticoagulants ;

FA avec préexcitation : présence d'un faisceau accessoire patent ;

FA secondaire à un facteur déclenchant ou à une pathologie intriquée qui justifie une hospitalisation.

D'autres situations nécessitent une certaine expertise pour répondre de façon fiable aux questions clés du bilan initial d'une FA inaugurale ou récidivante. Quelles sont les conséquences immédiates de la FA ? Quelles sont la date et l'heure de début de la FA ? Existe-t-il un facteur déclenchant ? Quel est le terrain général et cardiologique ? Quels sont les risques thromboemboliques et hémorragiques ? Enfin, d'autres situations nécessitent une période de surveillance pour apprécier les effets du traitement. Ainsi, lorsque la situation clinique est complexe, il est préférable de proposer une hospitalisation, éventuellement en unité d'hospitalisation de courte durée des urgences, pour optimiser les choix thérapeutiques (ralentir, cardioverser, anticoaguler). Une hospitalisation doit être envisagée lorsqu'il est difficile d'évaluer le bénéfice/risque des différentes composantes du traitement que l'on veut initier ou modifier.

---

[1]Atrial fibrillation : restoration and maintenance of sinus rhythm and indications for anticoagulation therapy. *Ann Intern Med*; 1996; ***125***:311-324.

[2] The management of atrial fibrillation. *Am J Med*; 1996; ***101***;413-422.

[3] FALK R.H. Medical progress : atrial fibrillation *N Eng J Med* 2001;***344***:1067-1079.

[4] LE HEUZEY JY Fibrillation atriale *Rev Prat* 2002;***52:***1292-1339.

[5] TSANG Atrial fibrillations : an old disease, a new epidemic. *Am J Med* 2002;***113***:431-436.

[6] PAGE R.L. Newly diagnosed atrial fibrillation *N.Eng.J.Med* 2004 ;***351*** :2408-2417.

[7] STEVENSON W.G. Atrial fibrillation and heart failure. *N.Eng.J.Med* 2004 ;***351*** :2437-2440.

[8] STÖLLBERGER. Transoeophageal echocardiographie to asses embolic risk in patients with atrial fibrillation. *Ann Intern Med.* 1998;***128***: 630-639.

[9] FLEMONS W.W. Obstructive sleep apnea *New Eng J Med* 2002;***347:***498-505.

[10] FROST Overweight and obesity as risk factors for atrial fibrillation and flutter : the danish diet, cancer, and health study. *Am J Med* 2005; ***118***:489-496.

[11] P. TABOULET • J. DUCHENNE • et les membres de la commission des référentiels de la SFMU Prise en charge de la fibrillation atriale en médecine d'urgence. Recommandations de la Société française de médecine d'urgence en partenariat avec la Société française de cardiologie Management of Atrial Fibrillation in Emergency Medicine. French Society of Emergency Medicine (SFMU) Guidelines with the Contribution of the French Society of Cardiology (SFC).

[12] GHALI. Atrial flutter and the risk of thromboembolism : a systematic review and meta-analysis. *Am J Med* 2005;***118***:101-108.

[13] HAZANOV N. Acute renal embolism : forty-four cases of renal infarction in patients with atrial fibrillation. *Médicine* 2004;***83***:292-300.

[14] LIP GY, NIEUWLAAT R, PISTERS R, ET AL (2010) Refining clinical risk stratification for predicting stroke and thromboembolism in atrial fibrillation using a novel risk factor-based approach: the euro heart survey on atrial fibrillation. *Chest* ***137***:263–72.

[15]PISTERS R, LANE DA, NIEUWLAAT R, ET AL (2010) A novel userfriendly score (HAS-BLED) to assess 1-year risk of major bleeding in atrial fibrillation patients. The Euro Heart Survey. *Chest* ***138***:1093–100.

[16]Traitement de la fibrillation auriculaire. *Prescrire*. 1996;***160***:221-230.

[17]HEUZEY J.Y. Arythmie complète par fibrillation atriale, réduire ou ralentir. *Presse Med* 2003 ;***32*** :1828-9.

[18] VAN GELDER IC a comparison of rate control and rhythm control in patients with recurrent persistent atrial fibrillation. *N Eng J Med* 2002;***347***:1834-40.

[19] The atrial fibrillation follow-up investigation of rhythm management (AFFIRM) investigators. A comparison of the rate control and rhythm control in patients with atrial fibrillation. *N Eng J Med* 2002;***347***:1825-33.

[20] FUSTER V. Guidelines for the management of patients with atrila fibrillation : executive summary. *Circulatio*n 2001;***104***:2118-50.

[21] NIELSEN JC, LIN YJ et al. European Heart Rhythm Association (EHRA)/Heart Rhythm Society (HRS)/Asia Pacific Heart Rhythm Society (APHRS)/Latin American Heart Rhythm Society (LAHRS) expert consensus on risk assessment in cardiac arrhythmias: use the right tool for the right outcome, in the right population. *J Arrhythm*. 2020 Aug; 36(4): 553–607.

[22]CAMM AJ, LIP GY, DE CATERINA R, ET AL (2012) 2012 focused update of the ESC guidelines for the management of atrial fibril- lation: an update of the 2010 ESC guidelines for the management of atrial fibrillation. Developed with the special contribution of the European Heart Rhythm Association. *Eur Heart J* 33:2719–47. Erratum in (2013) *Eur Heart J* 34:790 and 2850–1.

Hypoxie :

Connaître les circonstances de découverte :

Dyspnée d'effort ou de repos. Cyanose. Asthénie : chez le sujet âgé, une hypoxie peut être révélée par une sensation de fatigue anormale.

Eliminer une cyanose périphérique :

Acrosyndrome. Ischémie d'un membre.

Savoir interpréter une cyanose :

La cyanose indique que le sang capillaire contient plus de 5 g/100 ml d'hémoglobine non oxygénée. Elle peut ne pas apparaître en cas d'anémie. La SaO_2 traduit la saturation de l'hémoglobine en O_2. Elle est normalement entre 95 et 97%. La courbe de Barcroft décrit la relation entre la pression partielle en O_2 (PaO_2) et la saturation de l'hémoglobine.
La cyanose est centrale lorsque la SaO_2 est basse.

Savoir interpréter une hypoxie :

La PaO_2 correspond à l'O_2 dissous, c'est à dire à la forme immédiatement utilisable par les tissus. La PaO_2 est de 92 mm de Hg entre 20 et 40 ans, de 84 mm de Hg entre 40 et 60 ans, et de 76 mm de Hg après 60 ans.
La PaO_2 diminue avec l'âge à un rythme d'environ 4 mm de Hg par décennie.
La PaO_2 doit s'interpréter en fonction de la $PaCO_2$: une PaO_2 normale avec une hypocapnie a la signification d'une hypoxémie.

Connaître les grands cadres physiopathologiques :

Hypoxie due à un shunt droit-gauche.
Hypoxie secondaire à une modification du rapport ventilation/perfusion (régions non ventilées mais perfusées, ou ventilées et non perfusées : shunt).
Atteinte des centres respiratoires.
Troubles du transfert alvéolo-capillaire.
Trouble lié à une anomalie de l'hémoglobine.

Eliminer une atteinte des centres respiratoires de commande, une paralysie des muscles respiratoires, ou un obstacle sur les voies aériennes supérieures :

Au cours des accidents du tronc cérébral, des traumatismes thoraciques avec volet costal ou des paralysies des muscles respiratoires (botulisme, Guillain-Barré, poliomyélite, myasthénie, SLA, lésions de la moelle etc...).

Eliminer un trouble de ventilation post opératoire :
Atélectasies post-opératoires.

Reconnaître la crise d'asthme :
Dyspnée expiratoire paroxystique. Se méfier de l'asthme cardiaque.

Eliminer un trouble de ventilation post opératoire :
Atélectasies post-opératoires.

Recherche une affection aiguë pulmonaire :
Pneumopathie, pneumothorax, atélectasie, pleurésie, péricardite aiguë.

Rechercher un œdème aigu du poumon :
Râles crépitants des bases. Aspect de la radiographie pulmonaire, données de l'échographie cardiaque.

Rechercher une BPCO :
Histoire, terrain, tendance à l'hypercapnie, HTAP, EFR.

Evoquer le rôle d'une obésité :
Obésité et syndrome d'hypoventilation alvéolaire[1].

Eliminer un shunt droit-gauche :
Cardiopathie cyanogène. Tétralogie de Fallot. Communications intercavitaires. Anévrysmes artério-veineux pulmonaires (maladie de Rendu-Osler).

Reconnaître l'hypertension artérielle pulmonaire[2,3] :
Données de l'échographie-doppler cardiaque. Voir fiche HTAP.

Reconnaître le syndrome hépato-pulmonaire et l'hypertension porto-pulmonaire chez le cirrhotique[4,5] :
Syndrome hépatopulmonaire : souvent dyspnée en position debout qui se corrige en décubitus. Dû à des shunts intrapulmonaires. Fréquence des angiomes stellaires. Parfois inégalité des rapports ventilation/perfusion. Hypertension portopulmonaire : diagnostic d'une HTAP lorsqu'il existe une hypertension portale.

Rechercher un trouble du transfert alvéolo-capillaire :
Aspect de fibrose à la radiographie pulmonaire. Analyse de la TLCO.

Méthémoglobinémie congénitale, surtout sulf ou méthémoglobinémie secondaire à la prise de certains médicaments : sulfamides, chlorates, quinine :

Méthémoglobinémie congénitale[6], surtout sulf ou méthémoglobinémie secondaire à la prise de certains médicaments : sulfamides, chlorates, quinine.

---

[1] OLSON The obesity hypoventilation syndrome *Am J Med* 2005;***118***:948-957.

[2] CHAOUAT A. Prise en charge thérapeutique des hypertensions artérielles pulmonaires primitives. *Press Med* 2002;***31***:320.

[3] RUNO J R Primary pulmonary hypertension. *Lancet* 2003 ;***361*** :1533-1552.

[4] GAUTIER-BRUN V. Le syndrome hépato-pulmonaire *Press Med* 2002;***31***:271.

[5] HOEPER MM Portopulmonary hypertension and hepatopulmonary syndrome *Lancet* 2004 ;***363*** :1461-1469.

[6] MACHOGU EM, MACHADO RF. How I treat hypoxia in adults with hemoglobinopathies and hemolytic disorders. *Blood.* 2018 Oct 25; 132(17): 1770–1780.

Hémoptysie[1 2 3] :

Connaître la définition :

Expectoration de sang venant des voies aériennes sous glottiques à l'occasion d'un effort de toux. Une anamnèse même soigneuse et répétée ne permet pas toujours de confirmer la source d'un saignement comme d'origine pulmonaire, ORL ou digestive haute. La localisation pulmonaire ou extrapulmonaire d'une hémorragie est rendue encore difficile par le risque d'aspiration bronchique secondaire à une hématémèse. Un examen ORL ou digestif sera donc parfois justifié avant de confirmer une hémoptysie.

Savoir apprécier la gravité d'une hémoptysie :

C'est un symptôme à ne jamais négliger car une hémoptysie minime peut récidiver sous une forme massive, d'autant plus quand l'origine de l'hémoptysie concerne l'axe artériel bronchique (plus de pression). Une hémoptysie est massive au-delà de 500 ml/24h. Heureusement rare (5%), l'hémoptysie massive[4] est grevée d'une mortalité très importante (supérieure à 80%).

Connaître les données épidémiologiques[5] :

Une série rétrospective américaine de 208 patients avec hémoptysies a révélé que les quatre principales affections pulmonaires responsables de la source d'une hémoptysie sont : les bronchiectasies (20%) ; le cancer bronchique (20%) ; l'exacerbation d'une BPCO avec bronchite aiguë (20%) et la pneumonie bactérienne (16%)[6]. L'analyse d'une série de plusieurs études rétrospectives de 1940 à 1960 met en évidence un changement majeur dans l'étiologie des hémoptysies ces dernières décennies puisque la tuberculose pulmonaire représentait la cause majeure d'hémoptysie dans les années 1950, alors qu'elle n'est plus que de 7% à la fin des années 80. Dans une série allemande de 722 patients, le diagnostic de cancer bronchique était la principale cause d'hémoptysie, soit 40% des cas.

Eliminer une cause traumatique :

Plaie pulmonaire. Post ponction etc.

Savoir éliminer le diagnostic d'embolie pulmonaire :

L'hémoptysie est peu abondante. Elle provient de l'irruption de sang artériel bronchique dans le lit artériel d'aval par le biais des shunts broncho-pulmonaires. Comme le lit d'aval ne peut absorber ce sang une hémorragie intra pulmonaire survient. L'étape suivante est la constitution d'un infarctus pulmonaire par nécrose des parois alvéolaires.

Les hémoptysies dues à une hypertension artérielle pulmonaire :

Insuffisance ventriculaire gauche (OAP).
Cardiopathies congénitales.
Rétrécissement mitral.
Maladie thromboembolique.
HTAP primitive ou secondaire.

Les hémoptysies dues à une maladie pulmonaire :

Tuberculose. Cancer bronchique primitif ou secondaire[7]. Autres tumeurs. Infections pulmonaires : pneumopathies infectieuses nécrosantes (Klebsielle, staphylococcus aureus, pseudomonas, actinomyces, nocardia).
Infections mycosiques : aspergillose.
Toutes les pathologies pulmonaires sont susceptibles de favoriser le développement d'une néovascularisation systémique à partir de lésions séquellaires : discuter la place de l'artériographie bronchique en phase hémorragique qui permet le diagnostic, la localisation de l'hémorragie et l'embolisation.

Les hémoptysies dues à une maladie bronchique :

Intérêt de la fibroscopie bronchique : elle permet de visualiser l'origine d'un saignement : cancer bronchique.

Connaître les causes d'hémorragies intra-alvéolaires[8] :

Saignement diffus des capillaires dans la lumière alvéolaire : anémie inexpliquée, opacités alvéolaires bilatérales. Hémosidérose idiopathique, vascularites nécrosantes, LEAD, syndrome de Goodpasture, troubles de l'hémostase.

Connaître quelques causes rares :

Pneumoconiose. Sarcoïdose. Endométriose bronchique.

Connaître la place de la radiographie pulmonaire :

Revel et coll.[10] ont analysé rétrospectivement l'utilité de la radiographie du thorax chez quatre-vingts patients admis aux soins intensifs pour hémoptysie majeure. La radiographie du thorax initiale a permis de localiser l'origine du saignement chez trente-sept patients (46%) et de révéler une étiologie au saignement chez vingt patients (25%). Les investigations complémentaires ont documenté que sur les dix patients avec radiographie du thorax normale, sept étaient malgré tout porteurs de bronchiectasies. Parmi dix-sept des trente-sept patients chez qui la localisation du saignement était décelable sans étiologie, les investigations complémentaires ont révélé la présence de bronchiectasies ou d'un aspergillome, respectivement dans cinq et quatre cas.

La radiographie du thorax standard est donc un examen simple, rapide, largement disponible et indispensable comme première étape d'une démarche diagnostique. Elle permet de localiser l'origine d'une hémoptysie dans près de la moitié des cas et de s'orienter vers un diagnostic dans un tiers des cas. Si cette sensibilité est satisfaisante en cas d'hémoptysie massive, celle-ci est nettement insuffisante en cas d'hémoptysie mineure. Cette faiblesse est largement compensée par le développement du CT-scan thoracique.

Connaître la place du scanner thoracique :

Dans l'étude de Revel et coll., 57 des 80 patients ont bénéficié d'un CT-scan thoracique dans un délai de 48 heures après l'épisode d'hémoptysie. Cet examen a permis de localiser l'origine du saignement chez 40 des 57 patients (70%) et d'en expliquer la cause dans 44 cas (77%). Parmi 14 des 57 patients chez qui le CT-scan thoracique permettait de poser un diagnostic étiologique sans localiser le saignement, les auteurs rapportent la présence de lésions spécifiques mais bilatérales (bronchiectasies, tuberculose ou aspergillomes). Parmi les dix patients chez qui le CT-scan thoracique permettait de localiser l'origine du saignement sans poser de diagnostic, la résection chirurgicale a mis en évidence une aspergillose invasive chez l'un et une impaction mucoïde dans le cadre de bronchiectasies chez un autre, le diagnostic d'hémoptysie idiopathique étant retenu par exclusion dans les huit autres cas.

Connaître la place de la fibroscopie bronchique :

Dans la série de Revel et coll., une bronchoscopie systématique dans le bilan d'une hémoptysie massive a permis de localiser le côté de l'origine d'un saignement dans 53 des 80 cas (73%). Dans 21% des cas, la présence de sang dans tout l'arbre bronchique ne permettait pas de localiser la source de l'hémorragie.

Connaître la place de l'artériographie bronchique :

L'artériographie bronchique sélective a pour but de localiser la source de saignement et de permettre d'emboliser sélectivement l'artère bronchique responsable de l'hémoptysie lorsque cela est nécessaire. La localisation gauche ou droite à l'origine du saignement par imagerie thoracique ou bronchoscopie est d'une grande utilité pour le radiologue qui déterminera, dans un premier temps, une cartographie de l'anatomie artérielle bronchique ou non bronchique du côté suspecté. Les critères artériographiques d'un saignement actif sont les suivants : artère bronchique hypertrophique ou tortueuse, néovascularisation ou extravasation de produit de contraste.[1] Dans les cas où le côté de l'hémoptysie n'a pas pu être déterminé, une artériographie bilatérale est, en principe, effectuée. L'utilité de l'angio CT-scan thoracique dans la recherche des artères bronchiques à l'origine du saignement a été comparée rétrospectivement à l'artériographie sélective chez 46 patients avec hémoptysie non massive. Sur 58 artères bronchiques incriminées visualisées par artériographie sélective, 86% l'étaient aussi par angio CT-scan thoracique. Dans 3 des 46 cas de récidive d'hémoptysie après embolisation, le CT-scan thoracique s'est révélé particulièrement utile pour détecter la présence d'artères d'origine non bronchique expliquant la récidive[11].

Il existe des formes idiopathiques[12] :

Deux études rétrospectives se sont penchées sur l'histoire naturelle des patients avec un diagnostic d'hémoptysie idiopathique. Sur 722 patients investigués à Heidelberg de 1990 à 1993,135 (19%) ont rempli les critères d'une hémoptysie idiopathique. La majorité de ces 135 patients était tabagique (60%). Sept parmi ces 135 ont développé un cancer bronchique (5%) dans les trois ans suivant l'hémoptysie. Tous les sept étaient fumeurs avec un âge moyen de 50 ans.

Connaître la possibilité d'embolisation des artères bronchiques (EAB) :

Expertise de radiologie vasculaire disponible en urgence. Intérêt en phase hémorragique de l'artériographie bronchique.

---

[1] FOURNIER M. Hémoptysie. *La Revue du Praticien* 2004 ;***54*** :2275-2280.

[2] FAVRE L. M. SAUTY A. Méthodes de localisation des hémoptysies *Rev Med Suisse* 2005; volume 1. 30773.

[3] GAGNON S, QUIGLEY N, DUTAU H, DELAGE A, FORTIN M. Approach to Hemoptysis in the Modern Era. *Can Respir J.* 2017; 2017: 1565030.

[4] THÉONE S, ADLER D, SCHNEIDER PA, SOCCAL PM, YOUNOSSIAN AB. Prise en charge de l'hémoptysie massive. *Rev Med Suisse* 2015 ; 11 : 2157-62.

[5] JOHNSTON H, REISZ G. Changing spectrum of hemoptysis. Underlying causes in 148 patients undergoing diagnostic flexible fiberoptic bronchoscopy. *Arch Intern Med* 1989;***149***:1666-8.

[6] HIRSHBERG B, BIRAN I, GLAZER M, KRAMER MR. Hemoptysis : Etiology, evaluation, and outcome in a tertiary referral hospital. *Chest* 1997;***112***:440-4.

[7] Gershman E, Guthrie R, Swiatek K, Shojaee S. Management of hemoptysis in patients with lung cancer. *Ann Transl Med.* 2019 Aug; 7(15): 358. doi: 10.21037/atm.2019.04.91

[8] GREEN RJ, RUOSS SJ, KRAFT SA, DUNCAN SR, BERRY GJ, RAFFIN TA. Pulmonary capillaritis and alveolar hemorrhage. Update on diagnosis and management. *Chest* 1996; ***110***:1305-16.

[10] REVEL MP, FOURNIER LS, HENNEBICQUE AS, ET AL. Can CT replace bronchoscopy in the detection of the site and cause of bleeding in patients with large or massive hemoptysis ? AJR *Am J Roentgenol* 2002;***179***:1217-24.

[11] REMY-JARDIN M, BOUAZIZ N, DUMONT P, BRILLET PY, BRUZZI J, REMY J. Bronchial and nonbronchial systemic arteries at multi-detector row CT

angiography : Comparison with conventional angiography. *Radiology* 2004; ***233***:741-9.
[12]ADELMAN M, HAPONIK EF, BLEECKER ER, BRITT EJ. Cryptogenic hemoptysis. Clinical features, bronchoscopic findings, and natural history in 67 patients. *Ann Intern Med* 1985;***102***:829-34.

Pneumopathie interstitielle diffuse[1 2 3 4 5 6] :

Données épidémiologiques :

25 cas pour 100000. Plus de 130 causes répertoriées.

Reconnaître les modes de découverte :

Apparition d'une dyspnée d'effort. Toux chronique. Râles "velcro", Hippocratisme digital. Hypoxie inexpliquée. Découverte à la radiographie pulmonaire d'opacités pulmonaires diffuses (mais dans 10% des cas la radiographie pulmonaire est normale). Evaluation d'une connectivite : sclérodermie, myosite.

Savoir éliminer des images pulmonaires qui peuvent être confondues sur la radiographie standard :

Dilatation des bronches ou emphysème pulmonaire. Le scanner thoracique permet de redresser le diagnostic.

Savoir analyser le contexte épidémiologique :

Entre 20 et 40 ans : sarcoïdose, histiocytose X, lymphangioléiomyomatose, pneumopathies associées aux maladies systémiques.
Au delà de 40 ans : fibrose pulmonaire idiopathique et pneumoconioses.
Sujets à peau noire : sarcoïdose. Histoire familiale : formes familiales de fibrose pulmonaire idiopathique, neurofibromatoses, hypercalcémie hypocalciurique, syndrome de Hermansky-Pudlak qui associe albinisme oculo-cutané et fibrose pulmonaire.
Tabagisme : l'histiocytose X s'observe rarement chez les non fumeurs. La bronchiolite respiratoire et la pneumopathie interstitielle desquamative[7] ne s'observent quasi exclusivement que chez les gros fumeurs. Un tabagisme important rend peu probable une pneumopathie d'hypersensibilité ou une sarcoïdose.

Rechercher une exposition professionnelle :

Amiante, silice, aluminium, cobalt. Exposition fongique : pénicillium des éleveurs de fromage ou de saucisson, aspergillus des systèmes de climatisation.
Exposition bactérienne : éleveurs d'oiseaux.

Rechercher systématiquement une immunodépression révélée par l'atteinte pulmonaire :

Sérologie VIH systématique. Passé d'infections récidivantes : déficit immunitaire commun variable.

Rechercher systématiquement un ATCD de cancer :
Radiothérapie : pneumonies organisées, alvéolites lymphocytaires.
Chimiothérapie.

Rechercher un contact régulier avec les animaux :
Pneumopathies d'hypersensibilité (oiseaux), pneumopathies infectieuses (chlamydia psittaci), pneumopathies à éosinophiles (toxacara canis).

Rechercher la consommation de toxiques :
Bronchiolites chez les fumeurs de haschich, hémorragies intra-alvéolaires chez fumeurs ou inhaleurs de crack ou cocaïne.

Rechercher une exposition à des agents infectieux exotiques :
Voyages : parasites, granulomatose à shistosoma mansoni, histoplasmose.

Rechercher méticuleusement toutes les prises médicamenteuses :
Y compris les prises ne faisant pas l'objet de prescription médicale : collyres, pommades, huile de paraffine, gouttes nasales, lotions capillaires, traitement de l'obésité par préparation magistrale, AINS.
Site internet: www.pneumotox.com.

Savoir rechercher et interpréter les symptômes d'accompagnement :
La toux est fréquente au cours des maladies bronchocentriques : sarcoïdose et lymphangite carcinomateuse. C'est un symptôme précoce de la fibrose pulmonaire idiopathique.
Les douleurs thoraciques de type pleural sont rares au cours des PID.
Elles peuvent révéler un pneumothorax : histiocytose X, lymphangioléiomyomatose, réaction pleurale médicamenteuse (nitrofurantoïne).
Manifestations asthmatiformes : 50% des patients présentant une pneumopathie chronique idiopathique à éosinophiles, syndrome obstructif sévère (histiocytose X, lymphangioléiomyomatose, infiltration péribronchique et péribronchiolaire (sarcoïdose, lymphangite carcinomateuse, atteinte des gros troncs bronchiques (sarcoïdose, Wegener, polychondrite, amylose, maladie de Churg et Strauss). Hémoptysie au cours des hémorragies alvéolaires (70% des cas).

Savoir rechercher des signes extra-respiratoires :
Connectivite : syndrome sec, syndrome de Raynaud, polyneuropathie, douleurs musculaires, fissures des mains et des pieds.

Savoir interpréter le scanner :

Il doit être réalisé en coupes fines (1 à 1,5 mm) et en coupes épaisses sans et avec injection de produit de contraste iodé. Le scanner permet de dépister des atteintes interstitielles invisibles à la radiographie pulmonaire.

Au cours de la fibrose pulmonaire idiopathique correspondant sur le plan anatomique à la pneumopathie interstitielle usuelle (PIU) : prédominance de réticulations aux bases et en périphérie sous pleurales (opacités réticulées, images en nid d'abeilles, bronchiectasie, images pseudokystiques), pas d'image en verre dépoli.

Au cours de la pneumopathie interstitielle non spécifique (NSIP), de la pneumopathie interstitielle desquamative et de la pneumopathie interstitielle lymphoïde : opacités en verre dépoli.

Au cours de la COP et BOOP : condensations alvéolaires et/ou bronchiolaires multifocales.

Pneumopathie interstitielle aiguë qui correspond au dommage alvéolaire aigu avec aspect en verre dépoli bilatéral et symétrique prédominant aux bases ou diffus souvent associé à des condensations alvéolaires.

Savoir interpréter la topologie des lésions :

Prédominance aux sommets : sarcoïdose, bérylliose, silicose, atteinte nodulaire de la polyarthrite rhumatoïde, pneumopathie chronique à éosinophiles (syndrome de Carrington), tuberculose, histoplasmose, pneumopathie d'hypersensibilité chronique, atteinte pulmonaire de la spondylarthrite ankylosante.

Prédominance aux bases : fibrose pulmonaire idiopathique, fibrose associée aux connectivites, asbestose.

Prédominance sous-pleurale : pneumopathie chronique à éosinophiles, pneumopathie organisée, fibrose pulmonaire idiopathique, fibrose associée aux connectivites.

Prédominance centrale : sarcoïdose, pneumopathies d'hypersensibilité, lymphangite carcinomateuse.

Place de la scintigraphie au gallium :

Elle n'est pratiquement plus utilisée, sauf dans la sarcoïdose lorsque les autres techniques sont en échec en montrant l'aspect caractéristique d'hyperfixation des glandes salivaires, des glandes lacrymales, et des adénopathies interbronchiques et médiastinales.

Remplacée par le PET-scanner.

Place du laboratoire :

Hyperéosinophilie. Recherche facteur rhumatoïde. Facteurs antinucléaires. Anti DNA. Anticorps anti-ECT (SSA et SSB). Anticorps anti JO1. Anticorps anti topoisomérase de type I. ANCA devant une hémorragie intra-alvéolaire à la recherche d'une vascularite. Enzyme de conversion de l'angiotensine : normal dans 40% des sarcoïdoses, élevé dans les autres granulomatoses, et de nombreuses autres affections (diabète, cirrhose), il peut être abaissé chez les patients recevant un IEC. Immunoglobulines sériques précipitantes en cas de suspicion de pneumopathie d'hypersensibilité.

Place des examens cardiologiques :

ECG devant toute suspicion de sarcoïdose. Echographie à la recherche d'une HTAP.

Place des explorations fonctionnelles respiratoires :

Un trouble ventilatoire restrictif est le plus souvent retrouvé au cours des PID. Les EFR peuvent être normales devant une PID radiologique évidente. L'existence d'un trouble obstructif doit faire rechercher : un tabagisme, une sarcoïdose, histiocytose X, lymphangioléiomyomatose.

La diminution de la DLCO au repos est l'anomalie la plus précoce des PID. Elle n'est pas spécifique, et peut se voir dans l'emphysème et les maladies vasculaires pulmonaires. Penser à rechercher une hypoxie d'effort après un test de marche de 6 minutes, positif si la saturation descend en dessous de 88%.

Interpréter les résultats de la gazométrie :

Ils sont longtemps normaux au repos. L'épreuve d'effort peut démasquer l'hypoxémie. Puis dans les formes évoluées d'abord hypoxémie-hypocapnie, puis hypercapnie de très mauvais pronostic.

Place de la fibroscopie bronchique :

La PaO_2-inférieure à 60 mm Hg sous 6 l d'O_2 est une limite raisonnable pour la réalisation d'une fibroscopie. Recherches microbiologiques : mycobactérie, légionelle, bactéries, agents fongiques. Lavage broncho-alvéolaire. Biopsie des éperons bronchiques systématique.

Interprétation du lavage broncho-alvéolaire (LBA) :

100 à 300 ml de sérum physiologique. Récupération de 20 à 50 ml. Dans le territoire pathologique ou à défaut dans la lingula ou le lobe moyen. Hémorragie alvéolaire, arguments directs pour asbestose, paraffinose ou protéïnose alvéolaire. Prédominance cellulaire : macrophagique, lymphocytaire, neutrophiles, éosinophiles. Rapport CD4/CD8 sup à 4 en cas de prédominance lymphocytaire dans une sarcoïdose. Etude de la clonalité lymphocytaire. Test de transformation des lymphocytes dépistant la sensibilisation au béryllium. Le tabagisme augmente la cellularité globale le pourcentage de macrophages et de polynucléaires neutrophiles. Normal : Cellules de 100 000 à 150 000/ml. 80 à 90% de macrophages, 5 à 15% de lymphocytes. PNN de 1 à 3%, CD4/CD8 entre 2.2 et 2.8.

Orientations fournies par le LBA :

Coloration PAS : lipoprotéinose alvéolaire[8] : présence d'un liquide laiteux, avec une substance lipoprotéinacée PAS+.
Présence de vacuoles lipidiques intramacrophagique.
Présence de corps asbestosiques.
Présence de cellules tumorales.
Etude du rapport CD4/CD8 supérieur à 3,5 dans la sarcoïdose.
Pourcentage de cellules CD1a+ supérieure à 5% dans histiocytose X.
Alvéolite macrophagique : histiocytose X, bronchiolite respiratoire du fumeur, fibrose primitive, pneumoconioses.
Alvéolite lymphocytaire : NSIP, sarcoïdose, bérylliose, pneumopathies d'hypersensibilité, médicaments, connectivites, lymphomes, pneumopathie interstitielle lymphoïde, infections, BOOP.
Alvéolite à neutrophiles : fibrose primitive idiopathique, asbestose, connectivites, médicaments, dommage alvéolaire aigu.
Alvéolite « panachée » : NSIP, BOOP, médicaments.
Alvéolite à éosinophiles : fibrose primitive, histiocytose X, pneumopathie à éosinophiles, médicaments, infections (VIH).
Alvéolite hémorragique : coagulopathies, insuffisance cardiaque, Goodpasture, polyangéite microscopique, maladie de Wegener.

Biopsies transbronchiques :

Très utiles dans les pathologies dont le développement est surtout péribronchique : lymphangite carcinomateuse, sarcoïdose, bérylliose, tuberculose, histoplasmose, lymphomes. Utiles pour : amylose, maladie de Gaucher, lymphangioléiomyomatose.

Place de la biopsie pulmonaire chirurgicale sous vidéothoracoscopie :

Très utile, permet un diagnostic de certitude mais la morbidité est de 7%. Elle ne peut être envisagée qui si une sanction thérapeutique en est attendue.

Anatomopathologie des pneumopathies interstitielles diffuses :

L'aspect histologique des fibroses pulmonaires idiopathiques (FPI) est celui de la pneumopathie interstitielle usuelle ou commune (PIU ou PIC). Il doit être distingué de la pneumopathie interstitielle non spécifique (PINS) qui est l'aspect le plus souvent retrouvé au cours des connectivites.
D'autres aspects histologiques sont possibles : Dommage alvéolaire aigu aspect histologique de la pneumopathie interstitielle aiguë. Pneumopathie organisée cryptogénique (POC). Pneumopathie interstitielle lymphoïde. Pneumopathie interstitielle desquamante.

Anatomopathologie des pneumopathies interstitielles usuelles (PIU ou UIP) :
Rayon de miel, fibrose mutilante se constituant de proche en proche. Présence de foyers fibrobastiques jeunes. L'inflammation interstitielle semble un phénomène secondaire. Rapidité d'évolution. Lésions d'âge différent.

Anatomopathologie de la pneumopathie organisée cryptogénique (POC ou COP) :
Elaboration d'un matériel fibro inflammatoire strictement endoluminal qui évolue sous corticoïde par des étapes de détersion jusqu'à restitution ad integrum.

Anatomopathologie de la pneumopathie interstitielle non spécifique (PINS ou NSIP) :
Composante inflammatoire interstitielle plus importante. Aspect plus fréquent au cours des connectivites. Peut être une forme de début des PIU. Uniformité temporelle des lésions.

Anatomopathologie de la pneumopathie interstitielle desquamative :
Sujets fumeurs, alvéolite à macrophages et fibrose interstitielle secondaire. Corticosensible.

Savoir orienter le diagnostic étiologique en fonction de la présentation initiale de l'atteinte pulmonaire :
On distingue les pneumopathies interstitielles diffuses aiguës dont l'évolution est inférieure à 2 semaines et les PID chroniques qui évoluent parfois par poussées. Intérêt de récupérer les anciennes radiographies, les anomalies radiologiques peuvent précéder les symptômes de plusieurs mois à plusieurs années.

Connaître les causes infectieuses de PID aiguës :
Atteintes pulmonaires au cours de l'infection VIH.
Tableau aigu fébrile parfois mal toléré.
Pneumocystose, mycoplasma pneumoniae, chlamydia pneumoniae, légionellose, toxoplasmose. Tuberculose miliaire. Grippe, VRS[9], SRAS, MERS, Coronavirus. Septicémies à staphylocoque[10], salmonelle. Candidose systémique.

Savoir éliminer un œdème pulmonaire cardiogénique :
Aspect radiographique d'œdème pulmonaire. Intérêt de l'échographie cardiaque au moindre doute. Dosage du BNP.

Savoir évoquer une cause néoplasique :

Aspect de lymphangite carcinomateuse : réseau septal. Parfois positivité du LBA. Intérêt de la biopsie transbronchique.

Savoir éliminer une cause médicamenteuse :

Œdème lésionnel : naloxone, tocolytiques, Aspirine, AINS, hydrochlorothiazide, amiodarone, cyclosporine, tricycliques, méthotrexate.
Hémorragie alvéolaire : D-penicillamine, anticoagulants, moxalactam, nitrofurantoïne, amiodarone, azathioprine, propylthio-uracile.
Alvéolite inflammatoire : bléomycine, méthotrexate, cytosine, cyclophosphamide, ampicilline, cyclines, céphalosporines, nitrofurantoïne, sels d'or, AINS, acétaminophène, carbamazépine, phénytoïne, amiodarone.

Connaître le tableau des pneumopathies d'hypersensibilité par inhalation d'aérocontaminants [11] :

Poumon du fermier ou du champignonniste.
Elles peuvent être aiguës ou chroniques.
Rx : aspect en verre dépoli, nodules, images en rayons de miel.
LBA : prédominance lymphocytaire. Dosage des précipitines.
Importance de la confirmation histologique[12].

Connaître le tableau des pneumopathies aiguës à éosinophiles[13] :

Critères : début aigu remontant à moins de 7 jours, fièvre, infiltrats bilatéraux, hypoxie sévère, LBA : éosinophiles supérieurs à 25%.
Peut être médicamenteuse ou parasitaire : pneumocystose, toxocarose, ascaris, paragonimus, filaire, anguillulose maligne.
Une observation de pneumonie à éosinophiles liée à la production par une tumeur de GM-CSF[14]. Ou primitive : éosinophilie sanguine généralement normale, IgE augmentées, infiltrats bilatéraux diffus avec lignes de Kerley, parfois épanchements pleuraux.
Répond aux corticostéroïdes. A distinguer du syndrome de Loeffler, très transitoire et de la bronchopneumopathie allergique aspergillaire (IgE augmentées, hyperéosinophilie sanguine, sérologie aspergillaire positive), et Churg et Strauss (autres atteintes).

Savoir rechercher une pneumoconiose :

Recherche minutieuse d'une exposition à la silice (même ancienne) ou à l'amiante.
Silice : atteinte micronodulaire à contours nets prédominant dans les lobes supérieurs. Adénopathies calcifiées, nodules fibrohyalins à la biopsie.
Asbestose : réseau intralobaire, images en rayon de miel, réseau septal, signes de distorsion, calcifications pleurales, corps asbestosiques au LBA.

Alvéolites macrophagiques ou à neutrophiles au cours des pneumoconioses.

Connaître le tableau de la fibrose pulmonaire idiopathique[15 16 17] :

Pas de connectivite ou autre cause. LBA : PNN et/ou éosinophiles.
Scanner : réseau intralobulaire, image en rayon de miel, signes de distorsion.
Plutôt images périphériques et lobes supérieurs.
Intérêt de l'examen anatomopathologique : PUI ou PINS.
Pas d'efficacité des corticoïdes ou immunosuppresseurs. Parfois évolution par poussées.

Connaître le tableau de la sarcoïdose :

Autres atteintes. Biopsie transbronchique. Aspect scintigraphie au Gallium. Augmentation de l'enzyme de conversion. LBA : alvéolite lymphocytaire avec rapport CD4/CD8 supérieur à 4.

Connaître la fréquence des atteintes pulmonaires au cours des connectivites :

Au cours des myosites : PID chez 10 à 15% des patients. Au cours des sclérodermies cutanées limitées : HTAP plus souvent qu'atteinte pulmonaire interstitielle qui est rare. Fréquente au cours des sclérodermies cutanées diffuses. Au cours de la maladie de Sjögren : 4 à 25%. Au cours du LES : fréquente lorsqu'elle est recherchée systématiquement. Au cours du syndrome de Sharp.
Au cours de la polyarthrite rhumatoïde : 1 à 20% des cas.

Caractéristiques des atteintes pulmonaires au cours des myosites et plus particulièrement du syndrome des antisynthétases :

Parfois aiguës et révélatrices. Souvent atteinte progressive, voire révélée par la recherche systématique. Elle s'observe dans 50% des syndromes des antisynthétases : polymyosite, arthrites, phénomène de Raynaud, hyperkératose desquamante et fissurée des mains. L'atteinte pulmonaire est beaucoup plus rare en dehors du syndrome des antisynthétases. Dans ce syndrome on retrouve la présence d'anticorps cytoplasmiques dirigés contre les enzymes aminoacyl-ARNt synthétase qui permettent de fixer chaque acide aminé à son ARNt lors de la synthèse protidique : anti-JO1 (histidyl-ARN), PL7 (théonyl ARNt), PL12 (alanine ARNt), OJ (isoleucil ARNt) et EJ (glycyl ARNt).
Dans le syndrome des antisynthétases pas d'association avec les cancers. Sinon plutôt au cours des dermatomyosites que des polymyosites. PIU dans 30 à 40% des cas, COP dans 20 à 30% des cas, NSIP, DAD de 0 à 20%.

Caractéristiques des atteintes pulmonaires au cours de la sclérodermie cutanée limitée :

Présence d'anticorps anti-centromères. Ils sont retrouvés dans 50 à 98% des cas de syndrome CREST. Atteinte interstitielle rare, moins de 10%, les anticorps anti-centromères semblent avoir un effet protecteur.

Caractéristiques des atteintes pulmonaires au cours de la sclérodermie cutanée diffuse :

Existe dans plus de 70% des cas. Type PINS. Anticorps anti topo-isomérase de type I chez 1/3 des patients (nouvelle appellation des anti Scl 70). L'évolution de l'atteinte pulmonaire interstitielle est lente, plus rapide au début de la maladie. Moins de 10% des patients arrivent au stade d'insuffisance respiratoire chronique.
Les anticorps anti PM-Scl sont retrouvés dans les formes frontières myosites et sclérodermie. De type NSIP dans plus de 77,5% des cas.

Caractéristiques des atteintes pulmonaires au cours du Gougerot-Sjögren :

PID avec alvéolite lymphocytaire et neutrophile. Pneumopathie interstitielle lymphoïde. Se méfier du lymphome.

Caractéristiques des atteintes pulmonaires au cours du LEAD :

Anticorps dirigés contre des constituants du noyau : anti DNA bicatenaire. Parfois Anticorps contre des constituants cytoplasmiques : anti histones, anti-nucléosomes.

Caractéristiques des atteintes pulmonaires au cours de la polyarthrite rhumatoïde :

Pleurésie rhumatoïde dans 1% des cas. Image de PID, plutôt des bases. Images nodulaires associées. POC très rare. Rechercher rôle des médicaments. Intérêt du dosage des anticorps anti peptides cycliques citrulinés (anti CCP) pour le diagnostic précoce.

Connaître les particularités de la pneumopathies interstitielle non spécifique (NSIP) :

Individualisée dans les années 2000. Uniformité temporelle des lésions. Absence de foyers fibroblastiques, inflammation interstitielle fréquente, rareté du rayon de miel. Alvéolite lymphocytaire fréquente. Forme la plus souvent retrouvée au cours des DM/PM et de la sclérodermie. Mais aussi au cours des pneumopathies d'hypersensibilité, et des

pneumopathies médicamenteuses, des pneumopathies infectieuses (VIH). Sensibilité aux corticoïdes.
Parfois associée à des lésions histologiques de PIU, ce qui fait discuter la PINS comme une forme de passage vers la PIU. On connaît des PINS « fibreux » de moins bon pronostic que des PINS « cellulaires ».

Connaître le tableau de l'histiocytose langerhansienne pulmonaire[18 19] :

Adulte de moins de 40 ans grand fumeur. Autres atteintes : diabète insipide, localisations osseuses.
Scanner : nodules troués, kyste à paroi fine, pneumothorax.
LBA : éosinophiles ou macrophages. Plus de 5% de cellules de Langerhans (CD1a+).

Connaître le tableau de la bronchiolite oblitérante avec pneumopathie organisée cryptogénique (BOOP et COP)[20 21] :

Plutôt entre 50 et 60 ans. Etat grippal auquel succède toux et dyspnée. La fièvre est fréquente. Le diagnostic est souvent retardé de 2 à 3 mois. Existence d'un syndrome inflammatoire biologique. EFR : syndrome restrictif et obstructif. Alvéolite panachée : lymphocytaire, neutrophiles et éosinophiles. Contexte : post radiothérapie, post pneumopathie, connectivites (DM/PM, PR, Sjögren), syndrome myéloprolifératif, greffes, post pneumopathie, médicaments (amiodarone, statines). Pas de relation avec le tabagisme.
Opacités alvéolaires plurifocales ou parfois uniques. Migratrices. Du verre dépoli à la condensation. Plutôt périphériques. Bourgeons conjonctifs intra-alvéolaires. Corticosensible. Rechutes fréquentes autour de 20 mg de prednisone. Durée totale de traitement parfois de une à plusieurs années.

Connaître le tableau des pneumopathies chroniques à éosinophiles[22] :

Pneumopathie de Carrington : ATCD asthme ou rhinite allergique, hyperéosinophilie sanguine. Infiltrats plutôt périphériques (œdème inversé), rechutes fréquentes à l'arrêt des corticostéroïdes.
A rapprocher de la BOOP. Eliminer les médicaments qui peuvent induire une pneumonie à éosinophiles[22].

Connaître le tableau de la protéïnose alvéolaire :

LBA : coloration PAS.

Reconnaître la lymphangioléiomyomatose :

Chez la femme. Révélé par un chylothorax, ou un pneumothorax, image de fibrose pulmonaire à la radiographie pulmonaire. Aspect scanographique évocateur. EFR : hypoxie et syndrome obstructif. Confirmation par biopsie pulmonaire.

---

[1] CRESTANI B. Pneumopathie interstitielle diffuse. *Rev Prat* 2004 ;***54*** :1811-1820.

[2] VALEYRE D. Pneumopathie interstitielle diffuse. *Rev Prat* 1998;***48***:1003-1010.

[3] Subodh Verma and Arthur S. Slutsky. Idiopathic Pulmonary Fibrosis -- New Insights. *N Engl J Med* ***356*** (13):1370-1372, 2007.

[4] PRALONG JA. Pneumopathies interstitielles diffuses : corrélation clinico-radiologique. *Rev Med Suisse* 2009 ;***226*** :2336-2344.

[5] MAHER TM, WUYTS W. Management of Fibrosing Interstitial Lung Diseases. *Adv Ther.* 2019; 36(7): 1518–1531.

[6] MIKOLASCH TA, GARTHWAITE HS, PORTER JC. Update in diagnosis and management of interstitial lung disease. *Clin Med (Lond)* 2017 Apr; 17(2): 146–153.

[7] O'DONNELL WJ a 52-year-old woman with recurrent episodes of atypical pneumonia. *N. Eng J Med* 2004 ;***351*** :2741-2751.

[8] TRAPNELL B.C. Mechanism of disease : pulmonary alveolar proteinosis. *N Eng J Med* 2003 ;***349*** :2527-2540.

[9] HALL C.B. Medical progress : respiratory syncytial virus and parainfluenza virus. *N Eng J Med* 2001;***344***:1917.

[10] LOWY F.D. Medical Progress : staphylococcuc aureus infections. *N Eng J Med* 1998;***339***:520-533.

[11] RAGHU G, REMY-JARDIN M et al. Diagnosis of Hypersensitivity Pneumonitis in Adults. An Official ATS/JRS/ALAT Clinical Practice Guideline. *Am J Respir Crit Care Med.* 2020 Aug 1; 202(3): e36–e69.

[12] VOURLEKIS J.S. Nonspecific interstitial pneumonitis as the sole expression of hypersensitivity pneumonitis. *Am J Med* 2002;***112***:490-493.

[13] POPE-HARMAN Acute eosinophilic pneumonia : a summary of 15 cases and review of literature *Medicine* 1996; ***75***:334.

[14] SHIRO HORIE An emacied man with eosinophilic pneumonia *Lancet* 1996; ***348***:166-167.

[15] VOURLEKIS J.S. Acute interstitial pneumonitis : case series and review of the literature *Medicine* 2000;***79***:369-379.

[16] GROSS T.J. Medical progress : idiopathic pulmonary fibrosis. *N. Eng J Med* 2001;***345***:517-526.

[17] CORDIER JF Fibrose pulmonaire idiopathique *Press Med* 2008; ***37***:1581-1590.

[18] RAJOGOPAL J. A 58-Year-old man with interstitial pulmonary disease *N Eng J med* 2002;34***7:***1262-1270.

[19] VASSALLO R. Clinical outcomes of pulmonary Langerhans-cell histiocytosis in adults. *N Eng J med* 2002;34***6:***484-490.

[20] ALASALY K. Cryptogenic organizing pneumonia. A report of 25 cases and a review of the literature. *Medicine* 1995; ***74***:201-212.

[21] GHIRINGHELLI C.B. Bronchiolite oblitérante avec organisation pneumonique *Med et Mal Inf* 2001;***31***:35.

[22] MARCHAND E. Iodiopathic chronic eosinophilic pneumonia : a clinical and follow-up of 62 cases. *Medicine* 1998; ***77***:299-313.

Hypertension artérielle pulmonaire[1 2 3 4 5] :

Connaître la classification des HTAP[6] :

Hypertension artérielle pulmonaire (15/1 000 000).

Groupe 1 : Idiopathique ou primitive (39%). Familiales (4%). Maladie veino-occlusive et hémangiomnatose capillaire.

Groupe 2 : Hypertension pulmonaire associée à une cardiopathie gauche. On y distingue 3 sous-groupes avec dysfonction systolique, diastolique et valvulaire.

Groupe 3 : Hypertension pulmonaire associée aux maladies respiratoires et/ou à l'hypoxie : BPCO, maladie interstitielle pulmonaire, Troubles ventilatoires du sommeil.

Groupe 4 : Hypertension artérielle pulmonaire secondaire à une maladie thromboembolique (TE) chronique : Obstruction TE des artères proximales, obstruction TE des artères distales, EP non thrombotique : tumorales, parasitaires.

Groupe 5 : regroupe les HTAP dont le mécanisme physiopathologique est multifactoriel ou indéterminé, notamment les HTAP secondaires : connectivites (15%), hypertension portale (9%), infection VIH (5%), prise d'anorexigène (11%), cardiopathies congénitales (shunts) 13%, ou autres : Sarcoïdose, Histiocytose X. Lymphangiomatose. Compression vasculaire pulmonaire (adénopathie, fibrose médiastinale, tumeurs).

Eléments de définition de l'HTAP :

L'HTAP touche les artères pulmonaires de petit calibre entraînant une augmentation progressive des résistances artérielles pulmonaires et une défaillance cardiaque droite. La PAP moyenne mesurée par cathétérisme cardiaque droit est supérieure à 25 mm Hg au repos ou 30 mm Hg à l'effort.

Elle doit être suspectée à l'échographie-doppler cardiaque devant une PAP systolique supérieure à 40 mm de Hg et/ou un flux de régurgitation tricuspide supérieur à 2,5 m/s.

Anatomo-pathologie de l'HTAP :

Hypertrophie de la média, fibrose de l'intima, sténose nette de l'artère. Lésions plexiformes, thromboses organisées et recanalisées.

Eléments de physiopathologie:

Effets conjugués de 3 phénomènes : Vasoconstriction artérielle pulmonaire, Remodelage vasculaire : prolifération des cellules endothéliales, musculaires lisses fibroblastes, cellules inflammatoires, plaquettes. Thromboses.

Défaut de la balance entre vasoconstriction et vasodilatation :

Production exagérée de substances vasoconstrictrices : endothéline-I et défaut de substances vasodilatatrices, monoxyde d'azote et prostacycline.

La physiopathologique des phénomènes de vasoconstriction et vasodilatation :

La vasodilatation par relâchement des cellules musculaires lisses est sous la dépendance des canaux potassiques. La pénétration de la sérotonine dans la cellule musculaire lisse entraîne une vasodilatation. A noter qu'il n'y a pas d'effet des IRS. Dans l'HTAP primitive, il semble y avoir un dysfonctionnement de l'expression ou de la fonction des canaux potassiques entraînant un manque chronique de substances vasodilatatrices, le monoxyde d'azote et la prostacycline.
Les canaux calciques sont impliqués dans les phénomènes de vasoconstriction. Mais les anticalciques ne sont efficaces que dans 5 à 10% des HTAP.

Le rôle du remodelage vasculaire avec prolifération pariétale musculaire lisse :

C'est le phénomène le plus important. L'HTAP se constitue dans un second temps par prolifération musculaire lisse après une première phase où il existe un déséquilibre entre un manque de substances vasodilatatrices et anti-proliférantes et un excès de substances vasoconstrictrices et pro-proliférantes (endothéline-1).

Le rôle des plaquettes :

Anomalies plaquettaires qui s'apparentent à ce que l'on observe dans la « maladie du pool des plaquettes vides » : taux de sérotonine élevé dans le secteur circulant, pas assez de sérotonine dans les plaquettes. Les IRS qui inhibent le recaptage de la sérotonine et augmentent la libération de sérotonine conduisent à un excès de vasoconstriction.

Le rôle des phénomènes inflammatoires :

Présence d'une infiltration macrophagique dans la paroi vasculaire. Augmentation de cytokines inflammatoires (IL1, IL6). Plus souvent dans les formes liées au VIH, les connectivites, les causes toxiques (épidémie des « huiles frelatées » en Espagne).

La prédisposition génétique :

La prévalence des cas familiaux d'HTAP est estimée à 6%. Il a été mis en évidence le rôle du gène BMPR2. Ses mutations semblent impliquées dans 60% des formes familiales.

Connaître les signes cliniques d'appel :

Dyspnée progressive. Lipothymie ou syncope d'effort. Douleurs thoraciques. OMI. Palpitations. Fatigue anormale. Hémoptysie. Dysphonie.

Connaître les contextes qui doivent conduire à rechercher une HTAP :

Syndrome de Raynaud. Connectivite connue : CREST, LEAD. Hypertension portale (avec ou sans cirrhose). Suivi à distance de la prise d'anorexigène (parfois intervalle libre de plusieurs années).

Connaître les signes d'examen clinique :

Souffle d'insuffisance tricuspidienne. Distension jugulaire. Hépatalgie. Ascite. Râles crépitants en cas de maladie veino-occlusive ou de maladie interstitielle. Hippocratisme digital

Apprécier la tolérance :

La tolérance à l'effort évaluée par la classe fonctionnelle de la New York Association (NYHA) : classe I : absence de limitation à l'effort. Classe II : limitation légère à l'effort. Classe III : limitation nette à l'effort. Classe IV : Incapacité totale, et gêne au repos. Test de marche de 6 mn en nombre de mètres parcourus. Mesure de la VO_2 max.
Les épreuves d'effort sont à éviter dans les formes sévères.

Apport de l'électrocardiogramme :

Déviation axiale droite, aspect S1Q3, hypertrophie auriculaire droite (onde P ample en D1-D2, bifide en V1), hypertrophie ventriculaire droite (grande onde R en V1, onde R<S en V6, troubles de la repolarisation).

Apport de la radiographie pulmonaire :

Hypertrophie des artères pulmonaires proximales, cardiomégalie aux dépens des cavités droites, suspicion de syndrome interstitiel.

Apport de la gazométrie artérielle :

Dans l'HTAP : Hypoxémie et hypocapnie.
Dans la BPCO : Hypercapnie (43+/-8 mm Hg).

Apport des épreuves fonctionnelles respiratoires :

Abaissement isolé de la capacité de diffusion de l'oxyde de carbone, avec trouble restrictif rare ou discret. Trouble obstructif et/ou restrictif net lors des maladies chroniques respiratoires.

Apport de l'oxymétrie nocturne et de l'enregistrement polysomnographique :
En cas de syndrome d'apnée du sommeil. Des périodes d'hypoxie nocturne ne semblent pas suffisantes pour entraîner une HTAP permanente. Penser aux apnées « centrales » d'origine cardiaque en cas d'HTAP permanente.

Apport de la scintigraphie pulmonaire de ventilation/perfusion :
Reste l'examen essentiel pour éliminer une maladie thromboembolique surtout pour les embolies distales. Parfois au cours de l'HTAP, il existe de petits défects perfusionnels non systématisés différents de ceux que l'on voit dans la maladie thromboembolique.

Apport de la tomodensitométrie thoracique :
Syndrome interstitiel : maladie interstitielle chronique, suspicion d'une origine post-capillaire, maladie veino-occlusive.

Savoir identifier les cas où l'exploration est suffisante pour expliquer l'HTAP :
HTAP post capillaire secondaire aux cardiopathies gauches. HTAP associée à une maladie respiratoire chronique et/ou à l'hypoxie chronique : BPCO, maladie interstitielle pulmonaire, obésité[7].

Savoir poursuivre les investigations :
Si la PAP est anormalement élevée au cours d'une BPCO, voire HTAP disproportionnée des maladies respiratoires.
Se souvenir qu'au cours de l'embolie pulmonaire aigue la PAP reste normale. Une HTAP au cours d'une maladie thromboembolique doit faire compléter les explorations pour documenter l'HTAP secondaire à une maladie thromboembolique chronique.

Apport du cathétérisme cardiaque droit :
Son indication doit être large. L'atteinte pré-capillaire est définie par une PAP moyenne supérieure à 25 mm Hg au repos et 30 mm Hg à l'effort en l'absence d'élévation de la pression d'occlusion (< à 15 mm Hg). Test de vasoréactivité (le plus souvent au monoxyde d'azote) : baisse d'au moins 10 mm de Hg de la PAP moyenne pour atteindre moins de 40 mm de Hg en débit cardiaque normal ou élevé. Ce test est essentiel pour identifier un sous-groupe de patients (moins de 10%) ayant un pronostic favorable à long terme sous traitement par antagoniste calcique.

Apport de l'angioscanner thoracique :

Il est systématique en cas de suspicion de maladie thromboembolique chronique afin de déterminer les possibilités de la chirurgie par thrombo-endartériectomie selon la disposition la plus proximale possible de l'atteinte.

Apport de l'angiographie pulmonaire :

Elle est indiquée dans le bilan en vue de discuter des indications de thrombo-endartériectomie.

Intérêt des techniques d'imagerie dans l'HTAP post-embolique :

Angioscanner synchronisé à l'ECG permet d'avoir des images nettes en diastole et de permettre en particulier des bonnes approximations du débit cardiaque du VD et du VG.

Les explorations biologiques :

Bilan de coagulabilité systématique : anticorps antiphospholipides, déficits en protéines de la coagulation. Sérologie VIH, VHB et VHC. Bilan auto-immunité : anticorps antinucléaires (anti-centromère, anti topoisomérase de type I). Recherche d'arguments pour une hypertension portale chronique : EPP, tests hépatiques, échographie-doppler du tronc porte.

Connaître le tableau de l'HTAP idiopathique ou familiale :

Ce sont les HTAP qui étaient anciennement dénommées HTAP primitives. Les cas sporadiques ne sont pas rares, ils correspondent en fait au premier cas découvert d'une forme familiale ignorée jusque là.
Voir aspects génétiques (ci-dessus). A noter que ces anomalies génétiques sont parfois retrouvées lors de l'HTAP associée à la prise d'anorexigène ou de certaines cardiopathies congénitales. Terrain génétique favorisant ?

Connaître le tableau de l'HTAP associée à l'exposition aux anorexigènes :

Le risque semble lié à la durée de l'exposition. De plus une HTAP peut survenir plusieurs années après la fin de l'exposition. Sa physiopathologie est mal connue, mais pourrait impliquer des anomalies du métabolisme de la sérotonine. Molécules en cause : benfluorex, fumarate d'aminorex, fenfluramines. Sa présentation clinique est en tout point comparable à celle de d'HTAP idiopathique.

Connaître le tableau de l'HTAP associée aux connectivites :

Elle survient principalement au cours des sclérodermies systémiques limitées (syndrome de CREST) ou plus rarement diffuses.

Mêmes lésions de remodelage vasculaires observées que dans l'HTAP idiopathique. Rôle d'anticorps anti cellules endothéliales, anti fibroblastes. On ne retrouve pas la mutation BMPR2.
A évoquer si syndrome de Raynaud, pathologie œsophagienne, télangiectasies. Intérêt de la capillaroscopie : si mégacapillaires, soit sclérodermie, soit polymyosite, soit syndrome de Sharp.
10 à 15% des patients ayant une sclérodermie systémique développeront une HTAP. Importance de l'échographie-doppler cardiaque systématique annuelle. L'HTAP au cours de ces maladies, peut aussi être secondaire à une maladie pulmonaire interstitielle ou à une cardiopathie gauche. Moins bon pronostic que les formes idiopathiques.
Autres connectivites : LEAD, Sharp.

Connaître le tableau de l'HTAP associée aux cardiopathies congénitales avec shunt :

La persistance d'un shunt gauche-droit congénital peut se compliquer d'anomalies des artères de petit calibre comme dans l'HTAP idiopathique, conduisant à l'élévation des résistances vasculaires pulmonaires et à l'inversion du shunt cardiaque (complexe d'Eiseinmenger). Les complications hémorragiques (hémoptysie) et thrombotiques sont plus fréquentes.

Connaître le tableau de l'HTAP associée à l'hypertension portale :

HTAP est secondaire à l'hypertension porto-pulmonaire indépendamment de l'existence d'une cirrhose (se voit au cours des hypertensions portales par thrombose porte sans cirrhose).
CI transplantation.

Connaître le tableau de l'HTAP associée à l'infection par le VIH :

1 cas/1000. Durée infection parfois courte. Sa survenue est indépendante de l'état d'immunodépression, mais plutôt avec un ATCD de toxicomanie. Il existe plus souvent un infiltrat inflammatoire, mais on observe le même aspect histologique que dans l'HTAP idiopathique. On incrimine le rôle possible d'une co-infection à HHV8. Rôle des cytokines pro-inflammatoires, des facteurs de croissance. Le traitement antirétroviral a une efficacité sur l'évolution de l'HTAP. On rapporte des succès avec le Bosentan. Le sildénafil interfère avec le ritonavir. Epoprostérol est efficace mais risque infectieux accru d'un KT central.

Connaître le tableau de la maladie veino-occlusive et de l'hémangiomatose capillaire :

Atteinte veinulaire ou capillaire prédominante responsable d'un œdème interstitiel chronique et d'une hémosidérose pulmonaire. Hippocratisme digital ou râles crépitants, épaississement des septa interlobulaires, flou centrolobulaire, adénopathies médiastinales. Présence d'une hémorragie alvéolaire au lavage.

Connaître le tableau de l'HTAP associée à la drépanocytose :

L'augmentation de la PAP systolique est fréquente dans la drépanocytose. Il semble exister un petit groupe de patient qui présente des lésions du type de celle que l'on observe dans l'HTAP idiopathique, mais dans la plupart des cas l'augmentation de la PAP est liée à l'augmentation du débit cardiaque (anémie), et à des phénomènes hémodynamiques liés à la falciformation des hématies.

Connaître le tableau de l'HTAP disproportionnée des maladies respiratoires :

L'HTAP des maladies vasculaires chroniques est due à deux mécanismes principaux : amputation du lit vasculaire pulmonaire (facteur anatomique) et hypoxie (facteur fonctionnel).

La BPCO et les maladies infiltrantes du poumon s'accompagnent généralement d'une augmentation modérée de la PAP (20 à 35 mm de PAP moyenne). La PAP augmente à l'effort, pendant le sommeil et lors des poussées. Intérêt de l'oxygénothérapie.

Chez un petit nombre de patient (1 à 7%), il existe une PAP moyenne nettement plus élevée (>35 mm Hg). Cette HTAP disproportionnée doit faire recherche une maladie TE chronique associée. Elle peut se voir au cours de la sarcoïdose (atteinte des veinules prédominante, de l'histiocytose X, et du syndrome de fibrose pulmonaire et emphysème associé). Au cours de la sclérodermie avec atteinte pulmonaire interstitielle, il existe parfois une véritable association entre conséquence de l'atteinte interstitielle et authentique HTAP.

Connaître le syndrome de fibrose pulmonaire et emphysème associé :

Chez le fumeur. Emphysème des sommets et fibrose des bases. Souvent augmentation nette de la PAP avec une spirométrie qui peut être quasi normale.

Connaître le tableau de l'HTAP post-embolique[8] :

Maladie sous diagnostiquée. Elle est due à la persistance et à l'organisation fibreuse de caillots au sein des artères pulmonaires au décours d'une ou plusieurs embolies pulmonaires. Elle surviendrait dans 0,5 à 3,6% des EP aiguës. L'HTAP s'installe progressivement après une période asymptomatique appelée « lune de miel ». Des ATCD de maladie TE manquent dans 40% des cas.

Les lésions anatomiques comportent un remodelage vasculaire comme dans l'HTAP idiopathique.

Traitement chirurgical à discuter si les lésions ne sont pas trop distales. Sinon : Bosantan semble efficace dans une étude ouverte, Sildénafil plutôt efficace, époprosténol plutôt efficace sur quelques cas.

Quelques diagnostics rares :

Fibrose médiastinale post tuberculeuse, kyste hydatique, léiomyome, sarcomes de d'artère pulmonaire.

Eléments du traitement chirurgical de l'HTAP post embolique :

Sous CEC et hypothermie profonde. Mortalité péri-opératoire de 5%.

Les lésions doivent débuter sur un tronc principal ou à l'origine d'une branche lobaire ou segmentaire.

Mesures générales pour le traitement de l'HTAP en dehors des connectivites :

Limitation de l'activité physique. Aggravation lors des grossesses. Eviter les séjours en altitude. Eviter les bétabloquants. Discuter les anticoagulants. Diurétiques. Ne pas hésiter à dépléter si besoin.

Digitaliques. Seuls 7% à 10% des patients répondent aux inhibiteurs calciques. Ils sont délétères chez les autres, ils doivent donc toujours être précédés d'un test de vasoréactivité lors du KT droit.

Les traitements spécifiques :

Dérivé de la prostacycline : l'époprosténol (Flolan ®) en IV continu sur KT central, treprostenil (en SC continu), iloprost (inhalé). Antagonistes des récepteurs de l'endothéline : bosentan oral (Tracleer ®), problèmes de tolérance hépatique.

Inhibiteurs de la phosphodiestérase : sildenafil (Revatio ®) (efficacité dès 20 mg x3) ; Tadalafil (Adcirca ®)40mg/jour.

Eléments du traitement de l'HTAP des connectivites :

Le taux de réponse aux inhibiteurs calcique est encore plus bas que dans l'HTAP idiopathique.

Les dérivés de la prostacycline semblent avoir une efficacité inférieure à celle observée dans l'HTAP idiopathique.

Les antagonistes de l'endothéline semblent capables de prévenir l'aggravation du test de marche.
Le sildénafil semble avoir une efficacité comparable. Efficacité démontrée du tadalafil avec amélioration du test de marche et de la qualité de vie.
Les corticoïdes et immunosuppresseurs ont la même place dans traitement de ces connectivites : pas de place dans la sclérodermie diffuse du cyclophosphamide, place dans Sharp et LEAD.

Quelques éléments pronostiques :

Dans l'HTAP idiopathique :
Stade IV : 6 mois de médiane.
Stade III : 31 mois. Stade I et II : 52 mois.
Plus sévère dans la sclérodermie systémique.
Malgré les nouvelles thérapeutiques, la mortalité globale reste élevée : 50% à 5 ans.

Place de la transplantation pulmonaire :

Réservée aux formes évoluées chez le sujet de moins de 50 ans. 20 % de mortalité post-opératoire. 50 % de survie à 5 ans.

---

[1] HUMBERT M. Maladies vasculaires pulmonaires. *Press Med* 2005 ;***34*** :1413-1487.
[2] RUBIN Evaluation and management of patient with pulmonary arterial hypertension. *Ann Intern Med* 2005;***143***:282-293.
[3] LADOR F. Détection et traitement précoce de l'hypertension artérielle pulmonaire. *Rev Med Suisse* 2009 ;***226*** :2317.
[4] MONTANI D, GÜNTHER S et al. Pulmonary arterial hypertension. *Orphanet J Rare Dis.* 2013; 8: 97.
[5] THENAPPAN T, ORMISTON ML, RYAN JJ, ARCHER SL. Pulmonary arterial hypertension: pathogenesis and clinical management. *BMJ.* 2018; 360: j5492.
[6] World Symposium on pulmonary arterial hypertension. Venise 2003.
[7] OLSON The obesity hypoventilation syndrome *Am J Med* 2005;***118***:948-957.
[8] PENGO V. Incidence of chronic thromboembolic pulmonary hypertension afeter pulmonary embolism. *N Eng J Med* 2004 ;***350*** :2257-2265.

Fièvre aigüe[1] :

Savoir situer le contexte :

Fièvre chez un immunodéprimé.
Fièvre chez une femme enceinte.
Fièvre nosocomiale.
Fièvre au retour d'un pays d'endémie[2].
Fièvre de l'adulte non immunodéprimé, non enceinte, non acquise à l'hôpital.
Fièvre dans un contexte épidémique (grippe, Covid).

Chercher à apprécier la tolérance :

Confusion, tuphos, convulsions. Dyspnée, détresse respiratoire. Purpura. Défaillance hémodynamique : marbrures, état de choc. Déshydratation.

Rechercher des éléments en faveur de la décompensation d'un état préexistant :

Insuffisance cardiaque, insuffisance coronarienne. Insuffisance respiratoire. Diabète.

Savoir analyser le contexte :

ATCD (néoplasies, maladie thromboembolique, lithiase biliaire, lithiase rénale).
Mode de vie (toxicomanie, éthylisme).
Notion de voyage récent.
Notion de plaie ou de traumatisme récent.
Geste chirurgical récent (sclérose de varice, coloscopie etc...).
Maladies infectieuses dans l'entourage.
Animaux domestiques.
Habitudes alimentaires (fromage de chèvre).
Risques professionnels.
Prises médicamenteuses récentes.
Contexte épidémiologique : épidémie de grippe ou Covid en cours.

Analyser le mode et les circonstances d'installation de la fièvre :

Aiguë, début facile à dater.
Subaiguë, fièvre de découverte fortuite, mais de début plus difficile à dater.
Pics fébriles avec frissons intenses suivis de sueurs profuses évoquant un paludisme, une septicémie à BGN ou une infection canalaire (biliaire ou urinaire).

Fièvre vespérale.

Analyser les signes d'accompagnement :

Syndrome méningé, amygdalite, douleurs de la face, pneumopathie, signes urinaires, signes biliaires, hépatalgies, souffle cardiaque, douleurs pelviennes, douleur abdominale, diarrhée, arthrite, douleur osseuse, sacroiliite. Myalgies diffuses, sueurs. Signes cutanés : éruptions des maladies virales, toxidermies, purpura.

Rechercher une dissociation du pouls et de la température :

Typhoïde[3], brucellose, leptospirose, maladie thromboembolique.

Rechercher des arguments cliniques pour une maladie générale :

Arthralgie, neuropathie, adénopathies.

Savoir discuter à ce stade l'indication d'une surveillance à domicile :

Fièvre de moins de 48 heures, sans pathologie sous-jacente susceptible de décompenser, aucun signe de gravité, arguments pour une étiologie virale bénigne, pas de foyer infectieux, environnement social correct.

Savoir mettre en œuvre des examens complémentaires :

Dans tous les cas si la fièvre persiste au delà de 4-5 jours. En cas de mauvaise tolérance. Pour confirmer une orientation clinique. Lorsqu'ils sont nécessaires pour choisir un traitement spécifique (ECBU).

Analyser la NFS :

Syndrome mononucléosique. Hyperleucocytose à PNN importante (abcès). Hyperéosinophilie. Leucémie aiguë. Thrombopénie. Neutropénie.

Demander des examens complémentaires en fonction des orientations cliniques :

ECBU (systématique chez le sujet âgé). Radiographie pulmonaire.
Hémocultures (si syndrome septicémique). Tests hépatiques.
Echographie hépatobiliaire. Analyse du LCR (si signes méningés, purpura).

Interpréter le bilan inflammatoire :

CRP : normale, elle n'élimine pas formellement une maladie infectieuse. VS augmentée, elle n'oriente pas le diagnostic étiologique.

Intérêt du dosage de la procalcitonine :

Mauvaise sensibilité pour une origine infectieuse. Par contre bonne valeur prédictive positive ce qui lorsque la procalcitonine est élevée devient un argument pour une cause infectieuse[4]. En dessous de 0,25 µg/l un processus infectieux bactérien est peu probable. Au dessus de 1,1 µg/l le sepsis a une probabilité de 97%. Elle peut être faussement élevée en cas de polytraumatisme, de coup de chaleur, de carcinome de la thyroïde, ou de carcinome bronchique, ou de SDRA. Le taux de procalcitonine peut être faussement bas en cas d'abcès des parties molles, de pyélonéphrite aiguë ou d'appendicite aiguë non compliquée[5].

Evoquer systématiquement la maladie thromboembolique :

Contexte. Intérêt des D-dimères pour leur excellente sensibilité.

En cas de signes de mauvaise tolérance :

Ionogramme sanguin. Fonction rénale. Hémostase. Tests hépatiques. Glycémie.

Connaître les principales causes de fièvre chez la femme enceinte [6] :

Listériose[7] : à évoquer systématiquement devant toute fièvre chez la femme enceinte. Hémocultures systématiques devant toute fièvre chez la femme enceinte et traitement empirique.
Pyélonéphrite.
Infections virales : CMV, hépatite virale, VIH.
Éruption fébrile : syphilis secondaire, toxoplasmose.
Phlébite.
Urgences chirurgicales : appendicite, cholécystite.

---

[1] MARTIN G.S The epidemiology of sepsis in the united states from 1979 through 2000. *N Eng J Med* 2003;***348***:1546-1554.
[2] SCAGGS HUANG FA, SCHLAUDECKER E. Fever in the Returning Traveler. *Infect Dis Clin North Am.* 2018 Mar; 32(1): 163–188.
[3] BHAN MK Typhoid and paratyphoid fever. *Lancet* 2005 ;***366*** :749-763.
[4] DENES E. Dosage de la procalcitonine pour le diagnostic d'une fièvre chez l'adulte non neutropénique. *Med et Mal infect* 2003 ;***33*** :206-209.
[5] PERRIER. A Du bon usage de la procalcitonine. *Rev Méd Suisse*. 2007 ;***129*** :2330-2334.
[6] ISNARD V. Antibiothérapie chez la femme enceinte *Press Med* 1997;***26***:1815.
[7] MYLONAKIS E. Listeriosis during pregnancy : a case series and review of 222 cases. *Medicine* 2002;***81***:260-270.

Pneumopathie aiguë [1 2 3] :

Connaître les données épidémiologiques concernant les pneumopathies communautaires [4 5 6 7]:

600 000 hospitalisations par an aux Etats-Unis. 6ème cause de mortalité. La pneumonie acquise dans la communauté est une maladie fréquente, avec une incidence annuelle entre 5 et 11‰ parmi la population adulte en Europe de l'ouest ; l'incidence varie de manière importante avec l'âge, elle est plus importante chez les patients très jeunes et chez les patients âgés (6‰ pour les patients de 16-59 ans et 34‰ pour les plus de 75 ans). Entre 22 à 42% des patients nécessitent une hospitalisation. Si la mortalité des patients hospitalisés varie de 5.7 à 14% selon la gravité et l'âge, elle n'est que de 1% en ambulatoire. Parmi les patients hospitalisés, entre 1,2 et 10% nécessiteront une admission en soins intensifs.

Evaluer la tolérance respiratoire[8] :

Troubles de la conscience, sueurs, agitation. Hypoxie : transfert en milieu de réanimation après prise de mesures de ventilation assistée. Calculer le score de sévérité pour discuter de l'indication du lieu de prise en charge [9 10 11 12].

Garder son sens clinique pour apprécier la tolérance, car certains patients à bas risque de mortalité (score I à III et risque théorique inférieur à 1%) peuvent développer des complications sévères[13].

Evaluer la tolérance infectieuse :

Etat de choc. Insuffisance rénale. Cytolyse hépatique. Troubles de l'hémostase.

Savoir rechercher un syndrome septicémique :

Syndrome infectieux franc : demander des hémocultures (pneumococcie le plus souvent).

Eliminer une localisation secondaire méningée ou endocarditique[14] :

Signes méningés, souffle cardiaque. Ponction lombaire au moindre doute. Echographie cardiaque à la recherche d'une végétation endocarditique.

Rechercher la décompensation d'un état pathologique préexistant (terrain) :

Insuffisance coronarienne. Insuffisance rénale. Diabète. Insuffisance hépatocellulaire.

Calcul du score de gravité de Fine (PSI) :

Données	Points
Age pour un homme	=Nb années (NA)
Age pour une femme	=NA-10
Vie en maison de retraite	+10
Cancer	+30
Hépatopathie	+20
Insuffisance cardiaque	+10
AVC	+10
Insuffisance rénale	+10
Confusion	+20
Fréquence respiratoire sup à 30/mn	+20
PA inférieure à 90 mm Hg	+20
Température sup à 40° ou inf à 35°	+15
Fréquence cardiaque sup à 125/mm	+10
PH artériel inférieur à 7.35	+30
Urée supérieure à 11 mmol/l	+20
Natrémie inférieure à 120 mmol/l	+20
Glycémie sup à 14 mmol/l	+10
Hématocrite inférieur à 30%	+10
PAO_2 inférieure à 60 mm Hg ou sat inf à 90%	+10
Epanchement pleural	+10

Savoir interpréter le score de gravité de Fine :

Score	Mortalité
I : sujet de moins de 50 ans, sans pathologie associée, fonctions supérieures normales, bonne tolérance.	0.1%
II : inférieur à 70 points	0.6 à 0,7%
III : entre 70 et 90 points	0.9% à 2,8%
IV : entre 90 et 130 points	8,2% à 9.3%
V : plus de 130 points	27% à 31%

Eléments de gravité des pneumopathies chez le patient atteint de BPCO :

L'hospitalisation est recommandée chez tous les patients atteints de BPCO qui présentent un des critères suivants : apparition d'une dyspnée de repos, apparition d'une cyanose ou d'œdème des membres inférieurs, apparition d'une arythmie.

Evoquer systématiquement la possibilité d'une immunodépression révélée par la pneumopathie[15] :
Contexte de contamination VIH. Néoplasie connue[16]. Corticothérapie.

Rechercher les prises d'antibiotiques depuis le début de la maladie, type, dose :
Résistance à certain traitement, en particulier l'échec d'une béta-lactamine est en faveur d'un pneumocoque résistant.

Evoquer systématiquement un contexte épidémiologique particulier :
Epidémie de syndrome respiratoire aigu : SARS[17] [18], MERS, Covid 19. Epidémie de légionellose. Pneumopathie après fibroscopie bronchique[19]. Notion d'inhalation. Après crise comitiale ou chez l'éthylique. Mauvais état dentaire.

Connaître les éléments de décision d'une hospitalisation :
Tenir compte du score de gravité, des localisations secondaires éventuelles, de l'importance du syndrome septique, des comorbidités et du contexte épidémiologique.
Sur ces critères lorsque la prise en charge médicale peut être envisagée en ambulatoire, vérifier impérativement : que les conditions socio-économiques permettent au patient de se prendre en charge, qu'une réévaluation auprès du médecin traitant ou d'un autre médecin est possible et est organisée.

Savoir utiliser la radiographie pulmonaire comme élément d'orientation étiologique :
Le caractère alvéolaire est en faveur d'une origine bactérienne (pneumocoque, hæmophilus, légionnelle). Le caractère alvéolaire systématisé est en faveur de l'origine pneumococcique. Le caractère lobulaire diffus est en faveur de l'origine staphylococcique. Le caractère interstitiel est en faveur de micro-organismes intracellulaires (mycoplasme, chlamydia).
Une radiographie pulmonaire normale n'élimine pas le diagnostic de pneumopathie : pneumocystose, ou chez le patient neutropénique. Se méfier parce que la radiographie pulmonaire est souvent normale au début de l'infection. Dans une étude[20], 1/3 des patients admis à l'hôpital avait une radiographie pulmonaire initiale considérée comme normale. En cas de déshydratation la radiographie pulmonaire peut être normale[21].

Rechercher un épanchement pleural :
Un épanchement parapneumonique est présent dans 30 à 50 % des cas. Ponction : aspect purulent ou présence de germes au direct = pleurésie

purulente à drainer. Plus de 10000 GB, 30g de protides, LDH supérieures à 1000 UI, PH inférieur à 7, glucose inférieur à 0,30 g/l : thoracocentèse et drainage si se reproduit 2 fois.

Intérêt du scanner thoracique :

Il peut être fait sans injection lorsque l'on craint une mauvaise tolérance. Il est très utile pour confirmer ou infirmer le diagnostic de pneumopathie et en préciser le type : alvéolaire ou interstitiel.

Intérêt des hémocultures[22] :

Elles doivent être pratiquées systématiquement lorsqu'il y a une décision d'hospitalisation. En médecine ambulatoire seulement 1-2% des hémocultures sont positives : elles ne sont donc pas recommandées. Elles devraient être réalisées pour tous les patients souffrant d'une pneumonie modérée à sévère, de préférence avant de débuter le traitement antibiotique. Dans environ 2/3 des bactériémies, le germe identifié est le pneumocoque. Même lors d'une pneumonie à pneumocoque, la sensibilité des hémocultures n'est que de 25% et cette valeur est encore plus basse si le patient a reçu des antibiotiques avant son admission.

Intérêt de l'examen cytobactériologique des crachats (ECBC) :

Il doit être réalisé uniquement chez les patients qui présentent une bronchorrhée importante. En cas de difficulté penser à utiliser le matériel d'aspiration trachéale en le dotant d'un « piège » pour ECBC.

Interprétation de l'ECBC :

La présence de moins de 10 cellules épithéliales et de plus de 25 PNN par champs témoigne de la qualité du crachat. Dans le cas contraire, il s'agit d'un crachat salivaire dont il ne faut pas tenir compte.
La prédominance d'un germe à plus de 10^7 UFC est un argument pour en tenir compte dans le diagnostic du germe en cause dans l'infection pulmonaire.

Intérêt de la recherche des légionnelles dans les crachats :

Par IF puis culture. Intérêt pour le diagnostic et l'identification qui facilite l'enquête épidémiologique à la recherche de l'origine de la bactérie dans l'environnement.

Intérêt de la NFS :

L'hyperleucocytose est fréquente lors des pneumopathies bactériennes, mais elle est inconstante. Une leucopénie est possible lors des pneumococcies et constitue un signe de gravité.
Intérêt pour le dépistage des hémopathies.

Intérêt de l'oxymétrie de pouls et de la gazométrie :

Les signes cliniques de cyanose centrale étant peu sensibles, l'oxymétrie de pouls devrait être utilisée régulièrement par les médecins de premier recours. Une valeur inférieure à 94% est de mauvais pronostic (se rappeler que la précision de l'oxymétrie de pouls est de ± 2%): dans cette situation l'apport d'oxygène et une hospitalisation sont le plus souvent indiqués. Une gazométrie artérielle est réalisée si la SpO2 est < 92%.

Intérêt des marqueurs biologiques :

La CRP est habituellement augmentée dans les pneumopathies bactériennes. Une procalcitonine supérieure à 0,5µg/l est un argument pour une étiologique bactérienne. Lorsqu'elle est très élevée, elle est un argument de sévérité de l'infection et doit conduire à l'hospitalisation en USC.
Une leucocytose importante, une leucopénie, un hématocrite bas, une hyponatrémie, une hypo ou une hyperglycémie sont des critères de gravité. La CRP n'est ni assez spécifique ni assez sensible pour exclure ou confirmer une pneumonie. Elle peut avoir une valeur pronostique et aider à suivre l'évolution de l'infection. Une valeur inférieure à 20 mg/l permet d'exclure une pneumonie bactérienne à germes usuels[23] et doit faire rechercher un diagnostic alternatif (germes d'évolution indolente : champignons, mycobactéries, actinomyces, pneumopathies inflammatoires, néoplasie).

Intérêt de la recherche d'antigènes pneumococciques urinaires :

Sûrement dans toutes les formes sévères. La sensibilité est entre 70 et 80%. La spécificité est bonne mais une positivation est possible lors d'infections à streptococcus oralis ou mitis. Dans une étude 10% de 156 patients dont la recherche était positive avait une pneumopathie d'autre origine[24].

Intérêt de la recherche d'antigènes de légionnelles :

Uniquement lorsque ce diagnostic est suspecté. Il a une bonne sensibilité uniquement pour le sérotype 1.

Connaître l'apport des PCR :

PCR multiplex pour rechercher les principaux virus respiratoires : influenza, rhinovirus, VRS, parinfluenzae, adénovirus, Covid19.
PCR simplex pour les bactéries atypiques : mycoplasma pneumoniae, chlamydophilia pneumoniae, legionella pneumophilia.

Intérêt des sérologies :

Elles n'ont d'intérêt qu'épidémiologique en permettant un diagnostic rétrospectif. La sérologie de chlamydia pneumoniae se positive tardivement après 15 j à 3 semaines. Seule la technique d'IF est valide. Il faut un taux élevé pour conclure. En pratique pas d'intérêt. La sérologie de mycoplasma pneumoniae est utile pour le diagnostic rétrospectif devant un tableau évocateur. La sérologie de legionella pneumophila se positive tardivement et a un intérêt de confirmation du diagnostic a posteriori.

Reconnaître le tableau de pneumonie franche lobaire aiguë[25] :

Début brutal. Douleur thoracique, fièvre élevée. Pneumopathie alvéolaire systématisée. Terrain : splénectomisé, cirrhose, tabagisme[26]. C'est l'étiologie la plus fréquente.
Le pneumocoque doit être systématiquement envisagé dans le choix d'une antibiothérapie probabiliste.

Reconnaître le tableau de légionellose[27] [28] [29] :

Pneumopathie bactérienne précédée de troubles digestifs, accompagnée de troubles de la conscience. Existence de signes biologiques évocateurs : hyponatrémie, cytolyse hépatique, augmentation des CPK, thrombopénie, hématurie ou protéinurie.
Recherche d'antigènes solubles urinaires : la sensibilité de ce test est de 70% et la spécificité de 90% pour le sérotype 1.

Reconnaître le tableau de pneumopathie à klebsielles :

Pneumopathie alvéolaire avec tendance à l'excavation. Terrain éthylique.

Reconnaître le tableau d'infection à mycoplasma pneumoniae[30] :

Pneumopathie interstitielle ou alvéolaire aiguë. Présence d'agglutinines froides. Adulte jeune. Toux. Petites épidémies. Manifestations extra-pulmonaires possibles (cutanées, neurologiques, cardiaques).

Reconnaître le tableau d'infection à anaérobies :

Pneumopathie alvéolaire préférentiellement dans certains territoires : lobe inférieur droit, lobes supérieurs. Survenant dans certaines circonstances[31] : après perte de connaissance, chez un éthylique, mauvais état dentaire, notion d'inhalation.

Connaître les germes impliqués dans les infections des BPCO[32] :

Dans l'ordre de fréquence : haemophilus influenzae, moraxella catarrhalis, streptococcus pneumoniae.

Evoquer systématiquement le diagnostic de tuberculose :

Pneumopathie traînante. Terrain. Lobes supérieurs.

Avant de choisir une antibiothérapie empirique connaître l'épidémiologie des agents pathogènes retrouvés dans les pneumopathies communautaires[33] :
Streptococcus pneumoniae[34] : 60-80 % des cas. Haemophilus influenzae et staphylococcus aureus de 3 à 10 % des cas. Moraxella (Branhamella) catarrhalis, streptococcus, et neisseria meningitidis. Anaérobies. Bacilles Gram négatifs. Mycoplasma pneumoniae et chlamydia pneumoniae[35] de 10 à 20 % des cas. Coxiella burnetti [36]. Chlamydia psitacci. Legionella pneumophila de 1 à 5 % des cas. Virus de 2 à 15 % des cas (influenza A et B, adénovirus, VRS[37 38 39]). Mycobacterium Tuberculosis de 1 à 2 % des cas.

Evoquer systématiquement le diagnostic d'embolie pulmonaire :
La présentation de l'embolie pulmonaire peut être trompeuse et en imposer pour une pneumopathie infectieuse. Rechercher une thrombose périphérique. Poser facilement l'indication de la scintigraphie pulmonaire à la recherche de défects perfusionnels dans des territoires différents de celui du foyer de pneumopathie ou d'angioscanner thoracique.

Rechercher systématiquement un foyer ORL ou dentaire :
ATCD de sinusite. Radiographies de sinus, de dents.

Penser à réévaluer la situation à la 24ème heure :
La persistance d'un syndrome infectieux franc doit conduire à chercher le germe en cause par la brosse bronchique sous fibroscopie. La persistance d'un état infectieux doit faire éliminer un obstacle bronchique (pneumopathie révélatrice d'un cancer bronchique) ou un corps étranger. Penser à la dilatation des bronches révélée par une pneumopathie.

Penser au rôle de la pneumopathie comme révélateur d'une affection sous-jacente[40] :
Pneumopathie récidivante dans le même territoire révélatrice d'un cancer bronchique.
Pneumopathie à pneumocystis carinii[41 42] révélatrice d'une infection VIH. Pneumopathie révélatrice d'un myélome ou d'une leucose (leucémie à tricholeucocytes). Dénutrition protéique. Diabète. BPCO. DDB.

Rechercher systématiquement les conséquences de la pneumopathie :
Séquelles pulmonaires. Dénutrition. BOOP[43].

Connaître la sensibilité du pneumocoque aux antibiotiques :

Aux Etats-Unis le niveau de résistance du pneumocoque aux macrolides et aux cyclines est encore faible, ce qui justifie le consensus de l'American Thoracic Society : Sujet jeune, pneumopathie de ville bien tolérée : macrolide ou tétracycline. Sujet de plus de 60 ans ou comorbidité : amoxicilline ou céphalosporine de 2ème génération.

En France, le pourcentage de souches à sensibilité diminuée[44,45] à la Penicilline G est important[46]. La résistance du Pneumocoque atteint 31% pour les macrolides, 34.4% pour les tétracyclines et 37% pour le cotrimoxazole.

Savoir suspecter un pneumocoque de sensibilité limite :

CMI ≤0.06 µg/mL sensible, ente 0.1 et 1.0 µg/mL intermédiaire, ≥2.0 µg/mL résistant. Notion d'antibiothérapie répétée par βlactamine dans la période qui a précédé la pneumopathie. Âge supérieur à 70 ans. Pathologie sous-jacente (BPCO, VIH, cancer).

Discuter : vancomycine, ou CSP III dans les formes graves. Aujourd'hui en France, il faut probablement toujours tenir compte de la possibilité d'une souche à sensibilité diminuée.

Les conséquences en pratique de l'émergence des pneumocoques à sensibilité limite ne sont pas évidentes : il ne semble pas y avoir de lien évident entre CMI et réponse clinique aux βlactamines. Les βlactamines restent les traitements de choix[47 48].

Savoir prendre en compte haemophilus influenzae :

57 % des souches productrices de β-lactamases[49]. Il est à évoquer systématiquement chez le bronchopathe[50] et le fumeur. Sa suspicion est un argument pour choisir plutôt l'association amoxicilline-acide clavulanique. Le type non-B est plus souvent en cause dans les atteintes ORL et pulmonaires[51].

Savoir tenir compte de l'existence de comorbidités :

En pratique les comorbidités à prendre en compte dans le choix de l'antibiothérapie initiale sont les suivantes : diabète, BPCO, insuffisance rénale, insuffisance cardiaque congestive, cancer en évolution.

Savoir l'importance de l'initiation précoce du traitement :

Importance du début le plus rapide[52 53] possible de l'antibiothérapie (moins de 4h après le début de la prise en charge).

Connaître les recommandations thérapeutiques dans les cas courants de pneumopathies communautaires [54 55 56 57] :

Les quinolones ne seront prescrites que si le patient n'en a pas reçu préalablement.

Sans signes de gravité, âge inférieur à 65 ans, pas de comorbidité et pas d'antibiothérapie récemment : amoxicilline 1 g x 3 fois par 24 heures[58], pristinamycine 1g x 3/jour ou azithromycine si allergie aux béta-lactamines.

Avec comorbidité ou âge supérieur à 65 ans ou antibiothérapie récente : amoxicilline-acide clavulanique 2g/200 mg x 3/jour ou levofloxacine 500mg x 2/j ou cefotaxime 1g x 3/jour ou ceftriaxone 2g/24h.

En cas de signes de gravité : voie IV initiale. CSP III (ceftriaxone 2g/24h ou cefotaxime 1g x 3/jour) + spiramycine 3 Mui x 3/jour.

Traitement en cas de suspicion de pneumopathie dans le cadre d'une complication d'une infection grippale :

Amoxicilline-acide clavulanique 2g/200 mg x 2 ou levofloxacine en monothérapie 500mg x2/j. + Oseltamivir per os si grippe depuis moins de 3 jours

Traitement en cas de suspicion de pneumopathie d'inhalation :

Amoxicilline-clavulanate 2g/200 mg x 2 ou cefotaxime 1g x3/jour + metronidazole 500mg x3/jour

Traitement en cas de pneumopathie dans le cadre d'une BPCO décompensée :

Plusieurs possibilités :

Amoxicilline-clavulanate et fluoroquinolone (ciprofloxacine ou levofloxacine).

Ceftriaxone 2g/j ou cefotaxime 1g x 3/jour et fluoroquinolone (ciprofloxacine ou levofloxacine).

Levofloxacine 500mg x2/j en monothérapie.

Prise en charge thérapeutique d'une infection à légionnelle[59 60] :

L'AFSSAPS recommande en cas de légionellose non grave chez un patient ambulatoire ou hospitalisé dans un service d'urgences ou en médecine : monothérapie par macrolide (azithromycine ou clarithromycine ou roxithromycine ou josamycine ou spiramycine ou érythromycine). En cas de légionellose grave, patient hospitalisé dans un service de soins intensifs ou de réanimation, et/ou patient immunodéprimé : soit monothérapie par levofloxacine ou ofloxacine ou ciprofloxacine) soit association de 2 antibiotiques au sein des 3 familles antibiotiques suivantes : macrolide disponible par voies IV (spiramycine ou érythromycine si spiramycine indisponible), fluoroquinolone (levofloxacine, ofloxacine ou ciprofloxacine) et rifampicine. La durée de traitement est classiquement de 14 à 21 jours chez l'immunocompétent. Elle peut être allongée à 30 jours chez l'immunodéprimé ou dans les formes sévères.

Traitement d'une pneumopathie acquise à l'hôpital (en dehors de la réanimation)[61] :

Si infection précoce et peu de risque d'un germe multi-résistant : Ceftriaxone 2 g/j ou cefotaxime 1g x 3/jour et spiramycine 3 Mui x 3/jour.
Si infection tardive ou suspicion de germes multirésistants : Piperacilline/Tazobactam 4g x 3/jour ou Imipenem 1g x 3/jour + Amikacine iv ou (ciprofloxacine + macrolide iv) et discuter vancomycine ou linezolide si suspicion de staphylocoque méthi R.

Connaître les principes de prise en charge thérapeutique d'une pneumopathie à Covid-19 :

Les facteurs de risque de gravité : âge > 70ans, HTA, diabète, insuffisance cardiaque, dialyse, immunodépression, IMC > 30, grossesse au troisième trimestre, drépanocytose.
L'imagerie spécifique fait le diagnostic même si la PCR naso-pharyngée est négative[62].
Critères de gravité clinique : FR > 30, SaO_2 < 90% en AA ou O_2 > 6l/mn pour obtenir SaO2 >96%, signes de choc, confusion
Les traitements : amoxicilline-clavulanate 1g/125mg x 3 (sans signe de gravité) ou cefotaxime 1g x 3/jour et spiramycine 3 Mui x3/jour (avec signes de gravité) ; oxygénothérapie pour obtenir SaO2 > 95% ; prévention du risque thrombo-embolique selon l'intensité du syndrome inflammatoire ; en cas de CRP >50mg/l et besoin d'oxygène ≥3l/mn, associer Dexaméthasone 6mg/j pendant 10 jours, et si absence de réponse clinique à la Dexaméthasone, discuter le Tocilizumab (anti-IL6) iv en sauvetage.

Eléments de réflexion sur la durée du traitement :

La durée du traitement recommandée varie de 5 à 14 jours mais des études tendent à démontrer l'efficacité des traitements de courte durée d'une semaine ou moins. Li et coll.[63] ont conduit une méta-analyse de quinze études randomisées et contrôlées (2796 patients) publiées entre 1990 et 2004 et comparant une monothérapie de courte durée (sept jours et moins) à un traitement plus long (plus de sept jours) en termes d'échec de traitement, mortalité et effets secondaires. Les auteurs concluent que les adultes avec pneumonie de gravité faible et moyenne peuvent être traités avec sécurité durant sept jours ou moins. Etant donné l'impact majeur sur les coûts, l'apparition de résistances bactériologiques et les effets secondaires, des études de confirmation avec diverses classes d'antibiotiques devraient encore être effectuées[64].

Eléments sur la durée du traitement dans les pneumopathies communautaires :

Tendance à raccourcir les durées de traitement.
Avec Levofloxacine essai concluant avec 750 mg/j pendant 5 jours[65].

Savoir analyser la persistance d'un état infectieux ou inflammatoire lors de la réévaluation[66] :

Epanchement parapneumonique à évacuer. Constitution d'un abcès du poumon, maladie thromboembolique, survenue d'une COP secondaire, intolérance médicamenteuse.

Connaître le rôle de l'enzyme de conversion de l'angiotensine dans les mécanismes de la toux :

L'ECA métabolise la substance P protussive en bradykinine, peptide qui augmente le réflexe de toux. L'allèle D/D (délétion) du gène de l'ECA s'accompagne d'un risque accru de pneumopathie[67]. Il a été montré que les inhibiteurs de l'enzyme de conversion augmentent le taux de substance P, et augmentent le risque de pneumopathie en diminuant le réflexe de toux.

---

[1] FILE T. Community-acquired pneumonia *Lancet* 2003 ;***362*** :19912002.
[2] LEOPHONTE P. Pneumopathie aigües communautaires. *Rev Prat* 2003 ;***13*** :1413-1460.
[3] METLAY JP Testing strategies in the initial management of patients with community-acquired pneumonia. *Ann Intern Med* 2003;***138***:109-119.
[4]Current concepts : community-acquired pneumonia. *N. Eng. J. Med.* 1995;***333***;1618-1625.
[5] BROWN PD. Community-acquired pneumonia. *Lancet*; 1998; ***352***: 1295-03.
[6] BOCHUD P. Y. Community-acquired pneumonia : a prospective outpatient study. *Medicine* 2001;***80***:75-88.
[7]JOKINEN C, HEISKANEN L, JUVONEN H, ET AL. Incidence of community-acquired pneumonia in the population of four municipalities in eastern Finland. *Am J Epidemiol* 1993; 137:977–***88***.
[8] FARR B.M. Prognosis and decision in pneumonia *N. Eng. J. Med.* 1997;***336***;288-290.
[9] FINE MJ A prediction rule to identify low-risk patients with community-acquired pneumonia. *N. Eng. J. Med.* 1997;***336***;243-250.
[10] CARRATALA Outpatient care compared with hospitalization for community-acquired pneumonia. A randomizd trial in low-risk patients. *Ann Intern Med* 2005;***142***:165-173.
[11] MANDELL Decisions about treating community-acquired pneumonia *Ann Intern Med* 2005;***142***:215-217.

[12] AUJESKI D. Prospective comparison of three validated prediction rules for prognosis in community-acquired pneumonia. *Am J Med* 2005;***118***:384:393.
[13] MARRIE T.J. Low-risk patients admitted with community-acquired pneumonia. *Am J Med* 2005;***118***:1357-1353.
[14] LEFORT A. Streptococcus pneumoniae endocarditis in adults : a multicenter study in France in the era of penicillin resistance (1991-1998) *Medicine* 2000;***79***:327-338.
[15] Empiric outpatient management of HIV-related pneumonia : economical or unwise ? *Ann Intern Med* 1996;***124***:449-451.
[16] JACOBSON KL Legionnella Pneumonia in cancer patients. 2008 *Medicine* ;87 ;152-160.
[17] PEIRIS J. Current concepts : the severe acute respiratory syndrome *N Eng J Med* 2003;***349***:2431-2442.
[18] KSIAZEK A novel coronavirus associated with severe acute respiratory syndrome. *N Eng J Med* 2003 ;***348*** :1953-1967.
[19] SRINIVASAN A. An outbreak of pseudomonas aeruginosa infections associated with flexible bronchoscopes. *N Eng J Med* 2003 ;***348*** :221-229.
[20] BASI Patients admitted to hospital with suspected pneumonia and normal chest radiographs: epidemiology, microbiology, and outcomes. *Am J Med* 2004;***117***:305-312.
[21] HASH The relationchip between volume status, hydratation, and radiographic findings in the diagnosis of community-acquired pneumonia. *J. Fam Pract* 2000; ***49***:833-837.
[22] BERJOHN CM Treatment and outcomes for patients with bacteriemic pneumococcal pneumonia. 2008 *Medicine* 87 :160-167.
[23] FALK G, FAHEY T. C-reactive protein and community-acquired pneumonia in ambulatory care: systematic review of diagnostic accuracy studies. *Family Practice* 2009; ***26***:10-21.
[24] GUTIERREZ F. Evaluation of the immunochromatographic Binax NOW assay for detection of streptococcus pneumoniae urinary antigen içn a prospective study of community-acquired pneumoniae spain. *Clin Infec Dis* 2003; ***36***:286-92.
[25] VAN DER POLL Pathogenesis, treatment, and prevention of pneumococcal pneumonia. *Lancet* 2009 ;***374*** :1543-1557.
[26] NUORTI JC Cigarette smocking and invasive pneumococcal. *N Eng J Med* 2000 ;***342*** :681-689.
[27] STOUT J.F.Current concepts : Legionellosis : *N Eng J Med* 1997;***337***: 682-688.
[28] CHIDIAC C. Pneumonies à Legionnella pneumophilia : aspects cliniques et thérapeutiques. *Med et Mal Infect* 2003 ;***33*** :549-554.
[29] BENHAMOU D. Légionellose : définition, diagnostic et traitement. *Med et Mal Infect* 2005 ;***35*** :1-6.
[30] LESOBRE V.Pneumopathie à Mycoplasma pneumoniae: 10 observations. *Press Med* 1999; ***2***: 59-67.
[31] MARIK P.E. Aspiration pneumonitis and aspiration pneumonia. *N Eng J Med* 2001;***344***:665-673.
[32] MURPHY TF. Sputum cultures underestimated the frequency of colonization of the respiratory tract by haemophilus influenzae in chronic obstructive pulmonary disease. *Am J Respir Crit Care Med* 2004;***170***-266-72.

[33] Ambulatory patients with community-acquired pneumonia : the frequency of atypical agents and clinical course. *Am J Med*; 1996; ***101***; 508-516.
[34] FILE T. Streptococcus pneumoniae : resistance, patterns, disease trends and clinical implications. Am J Med 2004 ;117 : supplément 3A.
[35] Pneumonia due to Chlamydia Pneumoniae : prevalence, Clinical Faetures, diagnosis and treatment. *Clinical Infectious disease*, 1995; Vol ***21***, supplement 3.
[36] Coxiella burnetti pneumonia : *Clinical Infectious disease*, 1995; Vol ***21***, supplement 3.
[37] LA MONTAGNE RSV pneumonia, a community-acquired infection in adults. *Lancet* 1997;***349***:149-150.
[38] SIMOES E. Respiratory syncytial virus infection. *Lancet* 1999;***354***:847-853.
[39] OLLI RUSKANEN Viral pneumonia *Lancet* 2011 ;**377** :1264-1275.
[40] FALGUERA Community-acquired pneumonia as the initial manifestation of serious underlying diseases. *Am J Med* 2005 ;***118*** :378-384.
[41] TASCI Pneumocystis carinii pneumonia. *Lancet* 2003 ;***362*** :124-125.
[42] THOMAS CF Medical Progress : Pneumocystis Pneumonia. *N. Eng J Med* 2004 ;***350*** :2487-2499.
[43] GROUSSARD. Anatomie pathologique des bronchiolites à l'exclusion des formes aigues. *Press Med.* 1998; ***27***: 1391-1398.
[44] MULLER-SERIEYS C. Streptococcus pneumoniae : état actuel de la résistance. *Press Med* 2000;***29***:2057-2061.
[45] CHOMARAT M. Résultats portant sur 19 observatoires pour l'année 1999. *Press Med* 2001;hors serie 1:5-13.
[46] JEHL F. Enquête nationale sur les pneumopathies communautaires chez des malades adultes hospitalisés. *Med Mal Infect* 2002;***32***:267-284.
[47] LORBER B. Upadate in infectious diseases. *Ann Intern Med* 2004 ;***141*** :875-881.
[48] CARBON C. Liens entre résistance et échec dans les infections respiratoires communautaires. *Med Mal Infect* 2005 ;***35*** :S221-S229.
[49] LEVY D. et al. Epidémiologie de la flore nasopharyngée au cours des otites moyennes aigues de l'enfant. *Med. Mal. Infect.* 1998; ***28***: 8-22.
[50] SETHI S. New strains of bacteria and exacerbations of chronic obstructive pulmonary disease. *New Eng J Med* 2002;***347:***465-472.
[51] SHANN F. Haemophilus influenzae pneumonia : type b or non-type b. *Lancet* 1999;***354***:1488-1490.
[52] HOUCK Antibiotic administration within 4 hours prevented deaths in the medicare population. *Arch Intern Med* 2004;***164***:637-44.
[53] BERJOHN C. Treatment and outcomes for patients with bacteremic pneumococcal pneumonia *Medicine* 2008;***87***:160.
[54]Recommandations posologiques concernant l'amoxycilline et l'amoxycilline-acide clavulanique dans les pneumopathies communautaires de l'adulte à l'hôpital : *Méd Mal Infect.* 1996; ***27***, spécial: 73-8.
[55] Actualisation du consensus SPILF concernant les infections des voies aériennes inférieures *Med Mal Inf* 2001;***31***:257-368.
[56] SEGRETI J. Principles of antibiotic treatment of community-acquired pneumonia in outpatient setting. *Am J Med 2005*;***118***, Supp 7A.
[57] GROSSMAN R. Antimicrobial treatment of lower respiratory tract infections in the hospital setting. *Am J Med* 2005;***118***:supp 29S-39S.

[58] Texte des recommandations de l'agence du Médicament. Antibiothérapie par voie générale en pratique courante : infections ORL et respiratoires basses. *Press Med.* 1999; ***28***: 406-424.
[59] Antimicrobial chemothérapy for legionnaires disease : time for a change. *Ann Intern Med* 1998;***129***:328-330.
[60] Legionella pneumonia in cancer patients. *Medicine* 2008 ;***87*** :152-160.
[61] Metlay JP, Waterer GW, et al. Diagnosis and Treatment of Adults with Community-acquired Pneumonia. An Official Clinical Practice Guideline of the American Thoracic Society and Infectious Diseases Society of America. *Am J Respir Crit Care Med.* 2019 Oct 1; 200(7): e45–e67.
[62] LARICI AR, CICCHETTI G, et al. Multimodality imaging of COVID-19 pneumonia: from diagnosis to follow-up. A comprehensive review. *Eur J Radiol.* 2020 Oct; 131: 109217.
[63] LI JZ. Efficacy of short-course antibiotic regimens for community-acquired pneumonia : A meta-analysis. *Am J Med* 2007;***120***: 783-90.
[64] PERRIER A. Médecine interne hospitalière. *Rev Med Suisse*.***142***. 2008.
[65] DUNBAR LM High dose, short course levofloxacin for community-acquired pneumonia: a new treatment paradigm. *Clin Inf Dis* 2003;***37***:752-760.
[66] LECHARTIER B. Que faire quand une pneumonie persiste ? *Rev Med Suisse* 2016 ;***12*** :1942-1947.
[67] MORIMOTO S. deletion allele of angiotensin-converting enzyme gene as a risk factor for pneumonia in elderly patients. *Am J Med* 2002;***112***:89-95.

Méningites de l'adulte[1 2 3] :

Quelques données épidémiologiques[4] :

En France, l'incidence des méningites à Haemophilus influenzae B, Neisseria meningitidis et Streptococcus pneumoniae était de l'ordre de 0,9/100 000 habitants. Depuis la vaccination contre Haemophilus influenzae B, l'incidence des méningites causées par ce germe a considérablement chuté. La mortalité des méningites bactériennes est de 25% et n'a pas évolué depuis 20 ans. Elle est corrélée au délai de mise en route du traitement. Dans les pays en développement, l'incidence des méningites bactériennes est très différente de celle des pays industrialisés, puisque le taux d'incidence global peut-être estimé à 50/100 000, soit 10 fois plus que dans les pays industrialisés.

Connaître la difficulté du diagnostic clinique des méningites bactériennes[5] :

La sensibilité de la triade classique, raideur de la nuque, fièvre et trouble de la conscience est mauvaise, par contre tous les patients ont au moins un élément de la série : fièvre, céphalées, raideur de la nuque ou trouble de conscience.

Evaluer la tolérance neurologique :

Etat de conscience. Convulsions. Troubles respiratoires. Transfert en milieu de réanimation.

Evaluer la tolérance infectieuse :

Purpura en faveur d'une méningococcémie. Etat de choc. Transfert en milieu de réanimation.

Rechercher une localisation secondaire :

Pneumopathie. Endocardite.

Rechercher la décompensation d'un état pathologique préexistant :

Insuffisance coronarienne. Insuffisance rénale. Insuffisance hépatique.

Rechercher des signes de localisation neurologique :

Déficit moteur ou sensitif. Crise comitiale. Scanner ou IRM (à préférer) en urgence avant de pratiquer la ponction lombaire : abcès du cerveau, arguments pour une encéphalite, arguments pour une infection herpétique.

En l'absence d'argument la réalisation d'un scanner ou d'une IRM ne doit pas retarder la mise en route d'un traitement.

Savoir évoquer le diagnostic de thrombophlébite du sinus sagital :

Signes de localisation, convulsions : IRM en urgence qui montre un hypersignal spontané, complété par une angio-IRM qui confirme le diagnostic.
Héparinothérapie à dose efficace.

Analyser le mode d'installation des troubles :

Méningite aiguë : quelques heures à moins de 48 heures (méningite virale, méningocoque, pneumocoque, haemophilus).
Méningite subaiguë : une semaine (listéria, tuberculose).
Méningite chronique : parfois plusieurs semaines (tuberculose, cryptocoque).

Rechercher des signes basilaires :

Atteinte des paires crâniennes.

Rechercher une atteinte encéphalitique :

Confusion. Convulsions. Atteinte rhombencéphalique.

Evoquer systématiquement la possibilité d'une immunodépression révélée par la méningite :

Infection VIH : immunodépression avérée ou primo-infection.

Rechercher la prise d'antibiotique dans les heures ayant précédé l'analyse du LCR :

En particulier les antibiotiques diffusibles dans le LCR : pénicilline semi-synthétique, céphalosporines, cyclines, macrolides.

Interpréter la présence de germes à l'examen direct du LCR :

Présence de Cocci ~~à~~ Gram négatif~~s~~ : suspicion de méningite à méningocoque.
Présence de Cocci à Gram positif~~s~~ : suspicion de méningite à pneumocoque, staphylocoque ou streptocoque.
Présence de bacilles ~~à~~ Gram négatif~~s~~ : suspicion de méningite à haemophilus, entérobactéries.
Présence de bacilles ~~à~~ Gram positif~~s~~ : suspicion de méningite à listeria.
Présence de levures : suspicion de méningite à candida, cryptocoques.

Connaître la place du laboratoire de microbiologie :

Intérêt des hémocultures surtout en cas de suspicion d'infection à listeria.

Il est recommandé de pratiquer un test immunochromatographique sur le LCR à la recherche des antigènes solubles pneumococciques lorsque le contexte clinique est fortement évocateur d'une méningite bactérienne, même si l'examen direct est négatif.

La mise en culture du LCR est systématique. Positive, la culture affirme le diagnostic, permet d'identifier la bactérie responsable et de déterminer sa sensibilité aux antibiotiques. Cet examen peut être pris en défaut en raison : de la prise d'antibiotique avant la réalisation de la ponction lombaire, du délai et des conditions d'acheminement du prélèvement au laboratoire qui peuvent être incompatibles avec la survie de bactéries particulièrement fragiles (notamment le méningocoque), d'un inoculum bactérien très faible.

Etude de la sensibilité aux antibiotiques :

L'obtention d'une bactérie isolée en culture pure permet d'étudier sa sensibilité aux antibiotiques selon les recommandations du Comité de l'antibiogramme de la Société française de microbiologie (CA-SFM) en France.

La détermination précise des CMI est justifiée pour l'amoxicilline et l'une des deux C3G (céfotaxime ou ceftriaxone). Il est recommandé d'utiliser des bandelettes imprégnées d'un gradient de concentrations d'antibiotiques (E-test®). Les CMI effectuées le premier jour à partir du LCR en cas d'examen direct positif devront être contrôlées avec un inoculum standardisé à partir de la culture. L'utilisation des E-test® peut être étendue aux autres espèces bactériennes isolées du LCR (principalement le méningocoque), en fonction des pratiques du laboratoire. Il est recommandé de mesurer la CMI de la ceftriaxone en cas de sensibilité diminuée au céfotaxime, ou la CMI du céfotaxime en cas de sensibilité diminuée à la ceftriaxone, car les CMI de ces deux molécules sont parfois différentes.

Détection bactérienne par amplification génique directe :

En cas de forte suspicion de méningite bactérienne et d'examen direct négatif, il est recommandé de réaliser sans attendre le résultat de la culture, dans la mesure du possible : la détection par biologie moléculaire du méningocoque, du pneumocoque et de listéria (en cas de facteur de risque du patient pour cette dernière) ; ou une PCR universelle. En cas d'examen direct positif et de culture négative à 24h, la détection de pathogènes par biologie moléculaire est aussi recommandée.

Dans les cas de méningite avec faible suspicion d'étiologie bactérienne, la réalisation d'une PCR à la recherche d'un entérovirus (test Genexpert®) est recommandée chez le nourrisson et l'enfant. Compte tenu de la sensibilité (86–100 %) et de la spécificité (92–100 %) élevées de ce test, de la forte

prévalence des entérovirus dans les méningites aiguës de l'enfant, et de la rapidité de l'obtention du résultat (2 heures), la positivité de la PCR entérovirus permet d'éviter la réalisation de PCR bactériennes et d'arrêter un traitement antibiotique si celui-ci avait été initié.
La PCR pour le méningocoque, sur du sang prélevé sur EDTA et/ou une biopsie cutanée sur des lésions purpuriques en cas de suspicion de purpura fulminans, permet le diagnostic en cas de suspicion de méningococcémie. Il est toutefois inutile de demander la PCR sur le sang plus de 24h après l'institution du traitement.

Place du laboratoire de biochimie :

La glycorachie s'interprète en fonction de la glycémie qui doit être prélevée au même moment. Sa valeur est normalement de 2/3 (66 %) de celle de la glycémie. Dans une méningite bactérienne, elle est en général < 40 % de la glycémie (sensibilité 80 %, spécificité 98 %).
Une protéinorachie élevée est significativement associée aux méningites bactériennes. La valeur seuil de la protéinorachie associée à une méningite bactérienne varie selon les scores de 0,5 à 1,2g/L.
Il est recommandé d'inclure le dosage du lactate dans le LCR en routine pour le diagnostic différentiel entre méningites bactériennes et méningites virales, en utilisant la valeur de 3,8mmol/L comme celle au-dessus de laquelle s'inscrivent toutes les méningites bactériennes de l'adulte. Les résultats des lactates sont à interpréter avec l'ensemble des résultats cytologiques et biochimiques du LCR.
Le dosage de la procalcitonine (PCT) dans le sang peut aider au diagnostic de méningite bactérienne, en retenant 0,25ng/mL comme valeur discriminante avec la nouvelle version du kit diagnostique de BRAHMS/Thermofisher (Kryptor®).
Le dosage des lactates et de la PCT n'a d'intérêt qu'en cas de négativité de l'examen direct et quand les autres paramètres du LCR ne permettent pas d'orienter vers une méningite d'origine bactérienne.
Dans le sepsis du nourrisson, la PCT peut rester normale pendant les 6 premières heures, ce qui ne permet pas d'éliminer formellement une origine bactérienne à un stade si précoce.

Savoir poser l'indication de l'imagerie cérébrale :

La réalisation d'une imagerie cérébrale, en général une tomodensitométrie, avant la ponction lombaire en cas de suspicion de méningite est une pratique trop fréquente en France et dans d'autres pays. En cas de suspicion de méningite bactérienne, seules les situations suivantes imposent la réalisation d'une imagerie cérébrale avant la réalisation de la ponction lombaire : présence de signes cliniques pouvant témoigner d'un processus expansif intracérébral, crises convulsives, signes d'engagement cérébral (anomalies pupillaires, dysautonomie, aréactivité aux stimulations, réactions de décérébration).

Reconnaître le caractère purulent du LCR :

Liquide trouble.
Cellularité importante (supérieure à 200 éléments/mm3). En cas de méningite bactérienne, même après l'administration d'antibiotiques, le taux des leucocytes est supérieur à 1000 éléments par mm^3 chez 87 % des patients, et supérieur à 100 éléments par mm^3 chez 99 % des patients
Protéinorachie supérieure à 1 g/litre. Hypoglycorachie.

Connaître les causes des méningites purulentes primitives[6] :

Il s'agit à priori d'une méningite bactérienne : pneumocoque, méningocoque[7], haemophilus, exceptionnellement listeria.
En l'attente du résultat des cultures du LCR, le choix du traitement est empirique en fonction de données épidémiologiques, du terrain, des portes d'entrées éventuelles, des anomalies biochimiques du LCR, et de la détection par biologie moléculaire du méningocoque, du pneumocoque et de listéria

Connaître la prévalence des germes dans les méningites purulentes primitives en fonction de l'âge :

Chez l'adulte jeune : méningocoque, puis pneumocoque. hæmophilus exceptionnel.
Chez le sujet âgé[8] : pneumocoque, moins de signes méningés, plus de convulsions. Intérêt des corticoïdes.

Savoir tenir compte d'une éventuelle porte d'entrée pour orienter le diagnostic étiologique d'une méningite purulente primitive :

Foyer ORL en faveur d'une infection à pneumocoque ou hæmophilus.
Suspicion d'endocardite : staphylocoque, entérocoque.

Savoir s'orienter en fonction du terrain dans les méningites purulentes primitives :

Brèche de la base du crâne (rhinorrhée, ATCD de traumatisme du crâne, méningites à répétition) : évoquer le diagnostic de méningite à haemophilus, pneumocoque, staphylocoque ou streptocoque.
Éthylisme : pneumocoque.
Rate pathologique : pneumocoque.
VIH : pneumocoque, salmonelle.
Shunt intraventriculaire : staphylocoque coagulase négatif.

Savoir tenir compte de la présentation clinique pour orienter le diagnostic étiologique des méningites purulentes primitives :
Les signes focaux sont en faveur du pneumocoque. Les signes rhombencéphaliques sont en faveur d'une listériose.

Savoir tenir compte des anomalies biochimiques du LCR dans les méningites purulentes primitives aiguës :
Formule panachée en faveur de listeria. Protéinorachie très élevée en faveur du pneumocoque.

Connaître les causes des méningites purulentes secondaires :
Il s'agit de méningites survenant à la suite d'un traumatisme ou d'une intervention neurochirurgicale. Il faut identifier le germe avec certitude : pyocyanique, entérobactéries, staphylocoque.

Evoquer le diagnostic de méningite bactérienne devant une méningite à liquide clair :
Cellularité supérieure à 100 polynucléaires par mm^3 ou hypoglycorrachie ou Protéinorachie supérieure à 0,8 g/l ou prise d'antibiotiques diffusibles dans le LCR. Intérêt des antigènes solubles. Intérêt du dosage de la procalcitonine sérique (PCTs) pour différencier méningites bactériennes et virales[9].

Savoir évoquer les causes des méningites purulentes primitives devant une méningite bactérienne à liquide clair :
Il peut s'agir des mêmes causes que les méningites purulentes primitives mais vues au début ou décapitées par la prise d'antibiotiques diffusibles.
Voir méningite purulente pour les orientations étiologiques.

Evoquer le diagnostic de méningite à Listeria[10 11 12] devant une méningite à liquide clair :
Méningite aiguë ou subaiguë, cellularité variable souvent mixte. Atteinte encéphalitique ou rhombencéphalitique (épilepsie, déficits, ataxie, paralysie d'un nerf crânien, nystagmus), hypoglycorachie. Protéinorachie supérieure à 0,8 g/l.
Intérêt des hémocultures plus souvent positives.

Evoquer systématiquement le diagnostic de méningo-encéphalite herpétique devant une méningite à liquide clair[13] :

Méningite aiguë. Signes de localisation, crises comitiales, lésion herpétique (oro-labiale ou génitale). Cellularité augmentée mais parfois faible. Interféron alpha augmenté[14].
Anomalies électroencéphalographiques.
Traiter dans le doute systématiquement en attendant PCR et Interféron alpha.
Le plus souvent HSV-2.
Méningite récurrente dans 20% des cas.
Acyclovir 10 à 15 mg/kg trois fois/j pendant 21 jours.

Evoquer le diagnostic de méningite tuberculeuse[15] devant une méningite à liquide clair :

Méningite subaiguë ou chronique.
Signes d'atteinte basilaire.
Méningite lymphocytaire, hypoglycorachique, avec protéinorachie augmentée nettement.

Rechercher la présence de cryptocoques dans les méningites à liquide clair chez l'immunodéprimé :

Coloration à l'encre de chine.
Antigènes solubles.

Savoir retenir par élimination le diagnostic de méningite virale[16 17] :

Méningite aiguë, sans signes de localisation, avec syndrome méningé modéré, syndrome infectieux bien toléré. Cellularité lymphocytaire exclusive, pas de prise d'antibiotique diffusible, protéinorachie inférieure à 0,8 g/l, glycorachie normale.
Interféron alpha augmenté.
1 à 10% au cours des oreillons[18].

Savoir suivre l'évolution du LCR dans les 24 premières heures dans les cas « limites » :

Si la cellularité comporte plus de 100 PN, et que le reste du tableau est totalement compatible avec le diagnostic de méningite virale, il peut être licite de contrôler le LCR à 24 heures avant de décider de la mise sous antibiotiques.

Connaître les causes de méningite à éosinophiles[19] :

Parasites et champignons : Angiostrongylus cantonensis [20], trichinose, cysticercose, paragonimiasis, Baylisascaris procyonis, gnathostoma spinigerum, helminthes, shistosomiases, coccidioïdomycoses.
Cancers : lymphomes.
Médicaments : ciprofloxacine, ibuprofen, injection intraventriculaire.
Shunts.
Syndrome hyperéosinophilique.

Savoir évoquer des causes rares de méningite à liquide clair :

Syphilis. Amibiase. Leptospirose. Brucellose. Histoplasmose.
Coccidioïdomycose.

Savoir évoquer des étiologies non-infectieuses :

Méningites carcinomateuses.
Méningites médicamenteuses [21] [22] [23] [24] : AINS (ibuprofen), Bactrim®, immunoglobulines intraveineuses.
Maladie de Behçet.
Maladie de Wegener.
Sarcoïdose.
Uvéoméningites.
Syndrome de Mollaret.
Pachyméningites crâniennes hypertrophiques inflammatoires [25].

Evoquer un déficit immunitaire :

Déficit en Properdine révélé par une méningite à méningocoque (protéine stabilisant la C3 convertase alterne)[26].

Connaître le degré d'urgence de la mise en œuvre du traitement :

Il est admis que la mise en route de l'antibiothérapie au cours des méningites bactériennes est une urgence absolue, le pronostic immédiat est à moyen terme dépendant de sa précocité. Plusieurs études ont montré une relation statistiquement significative entre le délai d'administration des antibiotiques et le pronostic des méningites bactériennes de l'adulte. L'antibiothérapie (et l'administration de dexaméthasone quand celle-ci est indiquée) doit être débutée idéalement dans l'heure qui suit l'arrivée en structure hospitalière, quel que soit le temps déjà écoulé depuis le début présumé de la méningite. Tout délai supplémentaire de mise en route du traitement antibiotique s'accompagne d'une altération du pronostic.

Connaître les principes du traitement des méningites bactériennes[27][28] en cas de suspicion de pneumocoque :

Une monothérapie par céfotaxime à la dose de 300 mg/kg/j est recommandée. L'administration se fait par voie intraveineuse soit en perfusion continue, soit de façon discontinue avec un minimum de 4 injections (75 mg/kg/6h). En cas de perfusion continue, la dose journalière est instaurée dans les suites immédiates de l'administration d'une dose de charge de 50mg/kg sur 1h. L'utilisation de la ceftriaxone est possible à la dose de 100 mg/kg/j en 1 ou 2 perfusions par voie intraveineuse ; une étude de modélisation pharmacocinétique montre un avantage à l'administration de la ceftriaxone en 2 injections par jour chez les individus à fonction rénale normale (taux de filtration glomérulaire >30 ml/min). Bien que les arguments pharmacocinétiques soient en faveur du céfotaxime (fixation protéique élevée de la ceftriaxone), et que les arguments microbiologiques soient en faveur de la ceftriaxone (CMI généralement inférieure d'une dilution pour la ceftriaxone), il n'existe aucune étude clinique permettant de recommander préférentiellement l'une ou l'autre de ces molécules. Toutefois, compte tenu de la demi-vie très longue de la ceftriaxone et de ses concentrations digestives élevées, cette molécule pourrait être plus à risque de favoriser l'émergence des entérobactéries résistantes aux C3G par production de bêtalactamases à spectre étendu.
Chez l'adulte, aucune dose maximale n'a été retenue : certaines études rapportent des doses de 24 g/j de céfotaxime chez l'adulte. Chez l'enfant (<15 ans) le céfotaxime peut être utilisé jusqu'à une dose maximale journalière de 12 g (4 g max pour la ceftriaxone). Les doses doivent être adaptées à la fonction rénale. En cas de recours à une dose journalière supérieure à 10 g par jour et d'âge supérieur à 70 ans ou de clairance < 30mL/min, un dosage résiduel des concentrations plasmatiques après 48 heures de traitement peut être indiqué.

En cas de suspicion de méningite à méningocoques :

Une monothérapie par céfotaxime à la dose de 200 mg/kg/j est recommandée. L'administration se fait par voie intraveineuse soit en perfusion continue, soit de façon discontinue avec un minimum de 4 injections (50mg/kg/6h). En cas de perfusion continue, la dose journalière est instaurée de façon concomitante à l'administration d'une dose de charge de 50mg/kg sur 1h. L'utilisation de la ceftriaxone est possible à la dose de 75mg/kg/j en 1 ou 2 perfusions par voie intraveineuse.

En cas de suspicion de méningite à Listeria :

Une bithérapie est recommandée associant l'amoxicilline à la dose de 200 mg/kg/j par voie intraveineuse répartie en 4 à 6 injections associée et la gentamicine à la dose de 5–6mg/kg/j par voie intraveineuse en dose unique journalière sur 30 minutes.

En cas de suspicion de H. influenzae :

Une monothérapie par céfotaxime à la dose de 200 mg/kg/j est recommandée. L'administration se fait par voie intraveineuse soit en perfusion continue, soit de façon discontinue avec un minimum de 4 injections (50 mg/kg/6h). En cas de perfusion continue, la dose journalière est instaurée de façon concomitante à l'administration d'une dose de charge de 50 mg/kg sur 1h. L'utilisation de ceftriaxone est possible à la dose de 75 mg/kg/j en 1 ou 2 perfusions par voie intraveineuse.

En cas de suspicion de E. Coli :

Une monothérapie par céfotaxime à la dose de 200 mg/kg/j est recommandée. L'administration se fait par voie intraveineuse soit en perfusion continue, soit de façon discontinue avec un minimum de 4 injections (50 mg/kg/6h). En cas de perfusion continue, la dose journalière est instaurée de façon concomitante à l'administration d'une dose de charge de 50 mg/kg sur 1h. L'utilisation de ceftriaxone est possible à la dose de 75 mg/kg/j en 1 ou 2 perfusions par voie intraveineuse.
En cas de forte suspicion de méningite à E. coli producteur de ß-lactamase à spectre étendu (colonisation à BLSE ou prélèvement positif sur un autre site), le céfotaxime ou la ceftriaxone doivent être remplacés par le méropénème à la dose de 40 mg/kg×3/j.

En cas d'examen direct et de PCR négatifs :

Deux situations sont distinguées :
Absence d'argument en faveur d'une listériose : une monothérapie par céfotaxime à la dose de 300 mg/kg/j est recommandée. L'administration se fait par voie intraveineuse soit en perfusion continue, soit de façon discontinue avec un minimum de 4 injections (75 mg/kg/6h). En cas de perfusion continue, la dose journalière est instaurée dans les suites immédiates de l'administration d'une dose de charge de 50 mg/kg sur 1h. L'utilisation de ceftriaxone est possible à la dose de 100 mg/kg/j en 1 ou 2 perfusions par voie intraveineuse ;
Présence d'arguments en faveur d'une listériose : une trithérapie par céphalosporine, amoxicilline, et aminoside est recommandée. Le céfotaxime est utilisé à la dose de 300 mg/kg/j. L'administration se fait par voie intraveineuse soit en perfusion continue, soit de façon discontinue avec un minimum de 4 injections (75 mg/kg/6h). En cas de perfusion continue, la dose journalière est instaurée dans les suites immédiates de l'administration d'une dose de charge de 50 mg/kg. L'utilisation de la ceftriaxone est possible à la dose de 100 mg/kg/j en 1 ou 2 perfusions par voie intraveineuse. L'amoxicilline est utilisée à la dose de 200 mg/kg/j par voie

intraveineuse répartie en 4 à 6 injections. La gentamicine est utilisée à la dose de 5 mg/kg/j par voie intraveineuse en dose unique journalière sur 30 minutes chez l'adulte et à la dose de 5–8 mg/kg chez l'enfant.

En cas d'allergie aux bêtalactamines :

Une allergie grave aux bêtalactamines est définie par un antécédent d'hypersensibilité immédiate de type anaphylactique dont l'antécédent d'œdème de Quincke. En dehors de ces situations exceptionnelles, l'utilisation du céfotaxime ou de la ceftriaxone est recommandée. Il est à noter que l'aztréonam diffuse peu dans le LCR. Le méropénème pourrait être utilisé du fait du faible risque d'allergie croisée. Il n'existe cependant pas de données permettant d'établir de recommandations dans cette situation exceptionnelle.

Adaptation à la fonction rénale :

La double nécessité d'administrer des doses élevées d'antibiotiques au cours des méningites bactériennes tout en les adaptant à la fonction rénale rend difficile la rédaction de recommandations d'autant que les données de la littérature sont pauvres. Pour le céfotaxime d'élimination principalement rénale (dont 60 % sous forme inchangée et 20 % sous forme de métabolite actif), il convient d'adapter la posologie à la fonction rénale. Compte tenu des incertitudes initiales sur la sensibilité de la bactérie en cause, il est proposé de garder « la posologie méningite » durant les 24 premières heures et de la réduire ensuite de 25 à 75 % selon le degré d'atteinte de la fonction rénale (25 %, de réduction pour un débit de filtration glomérulaire (DFG) compris entre 30 et 60 mL/min, 50 % de réduction pour un DFG compris entre 15 et 30 mL/min, 75 % de réduction pour un DFG inférieur à 15 mL/min). Chez les malades en hémofiltration continue la « posologie méningite » n'est pas modifiée. Pour la ceftriaxone qui est éliminée en proportions similaires par voie hépatobiliaire et par voie rénale, il faut aussi adapter la dose. On peut également proposer une pleine dose durant les 24 premières heures (en 2 injections/24h) et si la clairance de la créatinine est<30mL/min, une réduction de 50 % de la dose qui est administrée en une fois. Dans toutes ces situations, il est souhaitable de mesurer les concentrations plasmatiques (éviter le surdosage) et dans le LCR afin de vérifier pour ce dernier que les concentrations des antibiotiques obtenues sont supérieures à 10 fois la CMI.

Intérêt de la corticothérapie dans les méningites bactériennes :

La dexaméthasone est le seul adjuvant au traitement des méningites bactériennes correctement évalué dans des études cliniques. Son intérêt repose sur la réduction de l'inflammation des espaces sous arachnoïdiens et de l'œdème vasogénique induits par la méningite et dont les effets sont potentiellement délétères. La majorité des essais ayant administré les corticoïdes avant où en même temps que les antibiotiques, c'est cette modalité d'administration qui est actuellement recommandée.

Réévaluer le LCR à 48 heures après le début du traitement :

Le principal objectif d'un contrôle du LCR est de s'assurer de sa stérilisation. Si l'évolution clinique est favorable, le contrôle du LCR ne sera effectué systématiquement qu'en cas de méningite à pneumocoque avec une CMI de la céphalosporine utilisée>0,5mg/L. Un contrôle de LCR peut être effectué à 48–72h de traitement pour les méningites à bactéries inhabituelles (autres que pneumocoque, méningocoque, Haemophilus et Listeria). Si l'évolution clinique n'est pas favorable après 48–72h de traitement (non amélioration des troubles de vigilance et/ou des signes de sepsis), il est recommandé de réaliser systématiquement une imagerie cérébrale à la recherche d'un empyème ou de complications intracérébrales. En l'absence d'anomalie à l'imagerie cérébrale expliquant l'échec, une ponction lombaire de contrôle est recommandée. Un tube supplémentaire de LCR est prélevé afin de mesurer la concentration de la C3G utilisée. En cas d'aggravation clinique, une ponction lombaire après imagerie cérébrale doit être l'occasion de discuter d'éventuelles investigations supplémentaires sur le LCR, en concertation avec le laboratoire de microbiologie. Le LCR doit être stérile. La glycorachie doit tendre à la normalisation. Pour le pneumocoque si la CMI à l'amoxicilline est inférieure à 0,5 : arrêt vancomycine, diminution céfotaxime à 200 mg/Kg/j. Si la CMI est entre 0,5 et 1 : laisser association CSP III et vanco. Si la CMI est supérieure à 2 : tester la rifampicine.

Adapter le traitement en fonction de l'évolution en cas de pneumocoque :

Si l'évolution clinique est favorable, le choix de l'antibiothérapie dépend des CMI du pneumocoque aux C3G et à l'amoxicilline.

Si la CMI C3G ≤0,5mg/L : Si CMI de l'amoxicilline ≤0,5mg/L, la C3G est, de préférence, remplacée par de l'amoxicilline à la dose de 200mg/kg en 4 à 6 perfusions/jour ou en administration continue. Alternativement, la C3G peut être poursuivie en adaptant la dose à la CMI de la C3G. Si CMI de l'amoxicilline ≥0,5mg/L, la C3G est poursuivie. La dose de C3G peut être diminuée (céfotaxime à 200 mg/kg/jour, ou de ceftriaxone à 75 mg/kg/jour).

Si la CMI C3G > 0,5mg/L : de pratiquer systématiquement une ponction lombaire de contrôle avec mise en culture, dosage de l'antibiotique dans le LCR et le sang et adaptation des doses en fonction des résultats des concentrations. Si la culture est positive, l'avis d'un infectiologue et du microbiologiste sera nécessaire : Si l'évolution clinique n'est pas favorable après 48–72h de traitement (non amélioration des troubles de vigilance et/ou

des signes de sepsis), il est recommandé de réaliser systématiquement une imagerie cérébrale (au mieux une IRM) à la recherche d'un empyème ou de complications intracérébrales qui pourraient justifier un geste chirurgical. En l'absence d'anomalie à l'imagerie cérébrale expliquant l'échec, une ponction lombaire de contrôle est recommandée avec mise en culture. Un tube supplémentaire de LCR est prélevé afin de pouvoir mesurer la concentration de la C3G utilisée. Le traitement antibiotique est optimisé après avis spécialisé multidisciplinaire (infectiologue, microbiologiste).
Les recommandations concernant la durée du traitement antibiotique des méningites à pneumocoque sont basées essentiellement sur des habitudes thérapeutiques et des avis d'experts, en l'absence d'étude randomisée. Le traitement sera interrompu au bout de 10 à 14 jours : plutôt 10 jours en cas d'évolution rapidement favorable (dans les 48 premières heures) et de pneumocoque sensible aux bêtalactamines (CMI de la C3G utilisée ≤ 0,5mg/L) ; plutôt 14 jours en l'absence de ces deux éléments.

Adapter le traitement en fonction de l'évolution en cas de méningocoque :

Si l'évolution clinique est favorable, les doses de C3G ne doivent pas dépasser 200 mg/kg/jour pour le céfotaxime et 75 mg/kg/jour pour la ceftriaxone. Si la CMI de l'amoxicilline est <0,1mg/L, la C3G peut être remplacée par de l'amoxicilline à la dose de 200mg/kg en 4 à 6 perfusions/jour ou en administration continue, mais la durée brève de traitement des méningites à méningocoque autorise à ne pas procéder à la désescalade thérapeutique dans ce cas particulier. Le traitement sera interrompu au bout de 4 à 7 jours (plutôt 4 jours en cas d'évolution rapidement favorable avec apyrexie obtenue à 48 heures). Aucun traitement supplémentaire de décontamination pharyngée n'est indiqué lorsque les patients ont reçu au moins 24h de C3G (soit la totalité des patients si les recommandations initiales ont été suivies).

Adapter le traitement en fonction de l'évolution en cas de Listeria :

L'antibiothérapie repose sur l'association d'amoxicilline à la dose de 200mg/kg en 4 à 6 perfusions/jour ou en administration continue, pour une durée totale de 21 jours (durée réduite à 14 jours en cas d'évolution favorable), associée pendant les 5 premiers jours à de la gentamicine à la dose de 5 mg/kg/jour en une seule perfusion sur 30 minutes.

Traitements des portes d'entrées :

Traitement d'un foyer ORL.

Connaître les principes de l'antibioprophylaxie des méningites à méningocoque[29] :

Il y a 2 % de méningite secondaire par transmission oropharyngée. Indications : sujets adultes ou enfants vivant au domicile du patient, chez toute personne contact de moins de 24 ans. Pas d'indication si le contact remonte à plus de 10 jours. Choix du traitement : rifampicine 600 mg deux fois par jour, ou 5 mg/kg/j 2 fois/j chez l'enfant (sauf grossesse, lentille de contact) pendant 48 heures. Penser à la contraception.
Alternatives : ceftriaxone en une fois de 250 mg IM, ou ciprofloxacine en une fois à 500 mg.

Connaître les séquelles et complications :

Vascularites : aspect en confettis, infarctus corticaux.
Hydrocéphalie dans les méningites de la base.
Atteinte des paires crâniennes dans les méningites de la base. Chez l'enfant : labyrinthite.

Connaître les règles de la vaccination vis à vis du méningocoque :

Méningocoque C : vaccination obligatoire à 5 mois suivi d'un rappel à 12 mois. Un rattrapage 1 dose pour tous les sujets entre 2 ans et 24 ans. Méningocoques ACWY : vaccination chez les sujets contacts d'un cas, les autres sujets à risque ; les voyageurs en zone endémique ; les personnels des laboratoires de recherche travaillant spécifiquement sur le méningocoque ; les personnes porteuses d'un déficit en fraction terminale du complément ou d'un déficit en properdine ; les personnes ayant une asplénie anatomique ou fonctionnelle ; les personnes ayant reçu une greffe de cellules souches hématopoïétiques. et dans des situations spécifiques (cas groupés et épidémies). Si le risque est durable, il faut un rappel tous les 5 ans. Méningocoque B : Vaccination chez les sujets à risque et dans des situations spécifiques (cas groupés et épidémies).

---

[1] HUSSEIN A.S. Acute bacterial meningitis in adults : a 12-year review. *Medicine* 2000;***79***:360-369.

[2] VAN DE BEEK D. Community-acquired bacterial meningitides in adults. *N. Eng J. Med* 2006; ***354***:44.

[3] B. HOEN, E. VARON, T. DEBROUCKER, B. FANTIN, E. GRIMPREL, M. WOLFF, X. DUVAL, Prise en charge des méningites bactériennes aiguës communautaires (à l'exclusion du nouveau-né). *Med et Mal Infect* 2019 ;***49***:367-404

[4] CAPEK 1, SALOMON J. Méningites à méningocoque et méningococcémies en 1993. *Bull Epidemiol Hebd* 1994, 33: 152-153

[5] VAN DE BEEK D. Clinical faetures and prognostic factors in adults with bacterial meningitis. *N Eng J Med* 2004;***351***:1849-1860.

[6] WOLFF M. Méningites bactériennes communautaires. *Rev Prat* 2004 ;***54*** :943-982.
[7] ROSENSTEIN N.E. Medical progress : meningococcal disease *N Eng J Med* 2001;***344***:1378-1390.
[8] CABELLOS C. Community-acquired bacterial meningitis in elderly patients : experience over 30 years. *Medicine* 2009 ;***88*** :115-120.
[9] VIALLON A. Diagnostic rapide du type de méningite (bactérienne ou virale) par le dosage de la procalcitonine sérique. *Annales de médecine Interne.*
[10]Acute bacterial meningitidis. Allan R.Tunkel. *Lancet.* 1995;***346***: 1675-1681.
[11] MYLONAKIS E. Central nervous system infection with Listeria monocytogenes. *Medecine* 1998:*77*;313-337.
[12] ECKBURG B.Brain abcess due to listeria monocytogenes. Five cases and review of the literature. *Medicine* 2001;***80***:223-236.
[13] BINETRUY C. Méningite herpétique chez 11 patients. *Med et Mal Infect* 2008 ;***38*** :141-146.
[14] GUEREND-KATZ C. Etude rétrospective de l'intérêt du dosage de l'interféron alpha dans le liquide céphalo-rachidien au coursdes méningites de l'adulte et de l'enfant dans un hôpital général. Thèse année 2000, Université Paris VI-Pierre et Marie Curie.
[15] SHAW ET meingeal tuberculosis : high long-term mortality despite standard threrapy. *Medicine* 2010 ;***89*** :189-195.
[16] SENE D. Méningite virale aiguë *Press Med* 2002;***31***:254-259.
[17] BERNIT E. Prospective investigation of a large outbreak of meningitis due to echovirus 30 during summer 2000 in Marseilles, France. *Medicine* 2004 ;***83*** :245-254.
[18] HVIID A. Mumps. *Lancet* 2008;***371***:932.
[19] GLUCKMAN Eosinophilic meningitis. *Am J med* 2003;***114***:217-221.
[20] TSAI Eosinophilic meningitis caused by angiostrongylus cantonensis : report of 17 cases. *Am J Med* 2001;***111***:109-115.
[21] Drug induced aseptic meningitis. *Precrire*. 1995; 16(159) : 136.
[22] GILROY N. Trimetoprim induced aseptic meningitis and uveitis. *Lancet* 1997;***350***: 112.
[23] TONOLLI I. Méningite aseptique au cotrimoxazole. *Press Med.* 1998; *27*:716-717.
[24] MARINAC J.S. Drug and chemical-induced aseptic meningitidis: a review of literature. *The annals of pharmacotherapy* 1992;***26***:813.
[25] MASSON C. Les pachyméningites crâniennes hypertrophiques inflammatoires. *Press Med* 2001;***30***:411.
[26]Déficit partiel en properdine révélé par une septicémie à Neisseria meningitidis. *Press Méd* 1995;***24***:1305-7.
[27] QUAGLIARELLO V.J. Drug therapy : treatment of bacterial meningitis.*N Eng J Med.* 1997; ***336***: 708-718.
[28] Conférence de consensus février 1996. Les méningites purulentes communautaires. *Press Med.* 1998;*27*:1145-1153.
[29] *Prescrire* page 928 décembre 2007. N° ***290***.

Infection urinaire de la femme[1 2 3 4] :

Données épidémiologiques :

Prévalence élevée : de 10 à 20% des femmes ont au moins un épisode d'infection urinaire dans leur vie. Elle augmente chez le sujet âgé surtout en institution : entre 20 et 50 % en long séjour, entre 15 à 25 % au domicile.
En ambulatoire, et en l'absence de cause favorisante, E.Coli reste le micro-organisme le plus souvent retrouvé[5]. La résistance de E.Coli aux β-lactamines semi-synthétiques est supérieure à 50 %.

Quelques définitions [6] :

Infection urinaire simple : évolution depuis moins de 3 jours, femme entre 15 et 65 ans, pas de terrain à risque particulier (diabète, insuffisance rénale, grossesse, immunodépression), absence d'épisode identique dans les 3 mois précédent, pas de pathologie urologique (lithiase rénale, uropathie).
Sinon infection urinaire compliquée.
Infections urinaires récidivantes : plus de 2 épisodes dans les 6 derniers mois, ou plus de 3 épisodes dans l'année écoulée.
Rechutes : infection urinaire par le même germe.

Confirmer l'infection urinaire :

Leucocyturie significative : plus de 10^4 éléments par ml et bactériurie supérieure à 10^4 UFC par ml. En cas de leucocyturie significative et de bactériurie égale à 10^3, l'infection urinaire est probable : à recontrôler sur des urines concentrées. (plus fréquent avec S. saprophyticus). En cas d'uréthrite, la leucocyturie est accompagnée d'une bactériurie faible. Dans la cystite de la femme jeune, en cas de premier épisode, une attitude empirique peut se discuter. L'ECBU est alors indiqué en cas d'échec de l'attitude empirique[7].

Savoir utiliser la sensibilité des bandelettes urinaires (BU) pour éliminer une infection urinaire (intérêt au domicile du patient) :

La bandelette doit être faite dans les conditions de prélèvement de l'ECBU, sinon le nombre de faux positifs augmente et la pratique de bandelette urinaire perd de son intérêt économique.
Les performances diagnostiques de la BU sont variables selon le sexe. Chez la femme symptomatique, l'intérêt de la BU réside avant tout dans sa valeur prédictive négative élevée (>95 %) en l'absence d'immunodépression grave : dans ce contexte une BU négative doit faire rechercher prioritairement un autre diagnostic. Pour la cystite simple, une BU est le seul

examen recommandé. Pour les autres formes d'infection urinaire, la BU est optionnelle, un ECBU devant de toute façon être réalisé.

Analyser les caractéristiques des germes en cause :
Identification des germes et étude de la sensibilité aux antibiotiques. Intérêt du test de sensibilité primaire : oriente le choix initial de l'antibiothérapie et permet de réduire le coût global des traitements.

Savoir évoquer une contamination du prélèvement des urines :
Présence de plusieurs germes d'une flore vaginale ou digestive. Pas de leucocyturie significative. Rôle prépondérant du laboratoire : qualité de la lecture de l'examen direct des urines

Savoir tenir compte des conditions de prélèvement des urines :
La leucocyturie ou la bactériurie peuvent être faussement normales lorsque les urines ont été prélevées trop tôt après une miction : urines insuffisamment concentrées, malade perfusé.

Rechercher des signes généraux infectieux en faveur d'une atteinte du haut appareil :
Douleur lombaire unilatérale. Signes abdominaux. Parfois syndrome occlusif. Signes généraux infectieux. Parfois simple décalage thermique (pyélonéphrite subaiguë). Existence d'un syndrome inflammatoire biologique.

Rechercher des signes de gravité :
Marbrures, état de choc. Surveillance en soins continus. Calcul du score SOFA[8].

Rechercher des localisations secondaires infectieuses :
Pneumopathie, endocardite, arthrite.

Eliminer un obstacle sur les voies urinaires :
En cas de suspicion de rétention aiguë d'urine, une mesure simplifiée du résidu vésical post-mictionnel par ultrasons (exemple : Bladder-scanTM) doit être réalisée ou, à défaut, une échographie de l'appareil urinaire. Cette mesure est particulièrement utile chez les personnes âgées.
Touchers pelviens : tumeur du col de l'utérus, carcinose pelvienne. Echographie rénale à la recherche d'une dilatation des cavités pyélocalicielles.

Préciser le mécanisme de l'obstacle en cas de dilatation des cavités pyélocalicielles : uroscanner.

Evaluer la fonction rénale :

Créatininémie.

Evoquer la possibilité d'une fistule entéro-vésicale :

Pneumaturie. Fécalurie. Présence de plusieurs familles de germes d'origine digestive. Contexte : néoplasie digestive, abcès colique diverticulaire, maladie de Crohn.

Rechercher systématiquement des facteurs favorisants[9] :

Infection cervico-vaginale.
Hygiène corporelle insuffisante
Usage de spermicide[10].
Obstacle uréthral (polype du méat, bride hyménéale).
Urines trop alcalines.
Diabète.
Neuropathie.
Fréquence des rapports sexuels[11] [12].

Etablir le diagnostic d'infections urinaires récidivantes :

IU récidivantes : plus de 2 épisodes dans les 6 derniers mois, ou plus de 3 épisodes dans l'année écoulée. Il faudra distinguer les cystites récidivantes sans cause favorisante et celles avec co-morbidité (exemple : vessie neurologique).
Pour les premiers épisodes de récidive, un ECBU est indiqué. Chez la femme non ménopausée il convient de s'assurer de la normalité de l'examen clinique (en particulier pelvien et uréthral) et de vérifier l'absence de trouble mictionnel vérifié par l'interrogatoire et si possible par la réalisation d'un calendrier mictionnel (disponible sur le site de l'Association française urologie) ; en ces cas il est recommandé de ne pas faire d'autre investigation. Dans les autres situations, un bilan doit être discuté, comprenant au minimum une échographie des voies urinaires avec mesure du résidu post-mictionnel, et selon le contexte débitmétrie urinaire associée ou non à un bilan urodynamique, uroscanner ou à défaut échographie, cystoscopie, cystographie par voie rétrograde et évaluation gynécologique.

Etablir le diagnostic de rechute d'infection urinaire :

Nouvelle infection au même germe après un épisode infectieux traité. Doit faire rechercher un foyer microbien persistant : infection des glandes périuréthrales, diverticule vésical, lithiase.

Rechercher un reflux vésico-urétéral en cas d'atteinte du haut appareil urinaire :

Les hémocultures sont inutiles, sauf en cas de doute diagnostique. NFS, CRP, créatininémie ne sont recommandées que pour les pyélonéphrites aigues (PNA) avec risques de complication.

Pour l'imagerie, la stratégie est la suivante : abstention possible pour un premier épisode de PNA simple non hyperalgique d'évolution rapidement favorable ; échographie pour les autres formes de PNA simple ; uroscanner ou à défaut échographie (en cas de contre-indication ou d'indisponibilité) dans les 24h pour les PNA à risque de complication, pour les formes hyperalgiques, et en cas d'évolution défavorable à 72h d'antibiothérapie. Uroscanner avec clichés de ¾ permictionnels.

Connaître le cas particulier des infections urinaires gravidiques :

Le diagnostic repose sur la positivité d'un ECBU, avec une culture mono microbienne, à un titre $\geq 10^5$ UFC/mL (afin de bien distinguer chez ces patientes asymptomatiques les colonisations des contaminations dues à un prélèvement de mauvaise qualité le seuil retenu est volontairement plus élevé que celui définissant les IU).

Du fait d'un risque de pyélonéphrite de 20–40 % en cas de colonisation urinaire gravidique, un dépistage mensuel de la colonisation est recommandé chez toutes les femmes enceintes à partir du 4ème mois de grossesse. Ce dépistage peut reposer sur une BU, hormis chez les patientes à haut risque d'IU gravidique (uropathie connue, diabète, antécédent de cystite récidivante) pour lesquelles un ECBU sera d'emblée demandé.

Connaître les bases du traitement de la cystite simple de la femme jeune[13] :

La bandelette urinaire est suffisante dans un premier temps.

En première intention, le recours à la fosfomycine trométamol en dose unique cumule plusieurs avantages (très peu de résistance acquise, bons coefficients d'éradication clinique et microbiologique, bonne tolérance, monoprise favorisant l'observance, effet présumé négligeable sur le microbiote) ; mesures hygiéno-diététiques.

En seconde intention pivmécillinam (Selexid) pendant 5j (mêmes avantages hormis la durée de traitement). En troisième intention il n'est pas recommandé d'utiliser les fluoroquinolones (accord professionnel) dans cette situation compte-tenu de leur pression de sélection et pour réserver cette classe à des infections plus sévères ; il n'est pas recommandé d'utiliser la nitrofurantoïne (accord professionnel) dans cette indication en France compte-tenu de son positionnement réglementaire, lui-même sous-tendu par un risque de toxicité très rare mais grave; le taux de résistance pour cotrimoxazole (SMX-TMP) et le TMP est proche de 20 %. Il est alors licite de pratiquer un ECBU et d'être guidé par les résultats de l'antibiogramme.

Connaître les bases du traitement de la cystite avec risques de complications :

Le principe fondamental est de le différer chaque fois que possible pour choisir un traitement d'emblée adapté à l'antibiogramme. En effet, sur ce terrain, le risque d'antibiorésistance est beaucoup plus élevé que dans la cystite simple du fait de la pathologie urinaire ou de comorbidités pouvant nécessiter des traitements antibiotiques répétés. Éviter la prescription d'un antibiotique à large spectre, même pendant une durée courte, permet de préserver l'écologie bactérienne de ces patientes, et de faciliter le traitement des épisodes ultérieurs en évitant la sélection de bactéries multi-résistantes. En fonction des données de l'antibiogramme, il convient de retenir la molécule à l'efficacité la mieux démontrée et à la pression de sélection présumée la plus faible possible, soit en première intention l'amoxicilline (7j), en seconde le pivmécillinam (7j), en troisième la nitrofurantoïne (7j), en quatrième la fosfomycine trométamol (3 doses espacées chacune de 48h), en cinquième le TMP (5j).

Connaître les bases du traitement des cystites récidivantes :

Le traitement curatif des épisodes aigus est similaire à celui d'une cystite simple. Dans cette indication l'administration de nitrofurantoïne est non recommandée (risque de toxicité grave favorisée par les ré-introductions). Après éducation, certaines patientes peuvent relever d'un auto-traitement : BU par la patiente puis antibiothérapie si BU positive ; cette stratégie qui mérite une réévaluation périodique (2 fois par an) permet de limiter la durée de l'inconfort, de réduire l'exposition antibiotique par rapport à une stratégie d'antibioprophylaxie prolongée, et finalement de mieux cadrer certaines pratiques d'automédication ;

Prophylaxie non antibiotique des cystites récidivantes :

Diverses mesures non antibiotiques peuvent être proposées, bien que leur efficacité soit diversement étayée : apports hydriques suffisants (1,5l/24h), mictions non-retenues et une régularisation du transit intestinal ; le cas échéant (mais il est rare en France), arrêt des spermicides; apport de canneberge en veillant à une dose de 36 mg/jour de proanthocyanidine ; œstrogènes en application locale chez la femme ménopausée après avis gynécologique ;

Place de l'antibioprophylaxie des infections urinaires récidivantes :

L'antibioprophylaxie au long cours est à éviter au maximum, car si elle est efficace (moindre fréquence des cystites), elle expose à des risques de résistance et de toxicité dont les patientes doivent être prévenues, tandis qu'elle ne change pas l'histoire naturelle (rechutes très fréquentes à l'arrêt). La nitrofurantoïne ne doit plus être utilisée dans cette indication du fait de complications graves très corrélées à la durée (fibrose pulmonaire, hépatite fulminante). Les β-lactamines et les fluoroquinolones, molécules précieuses pour les traitements curatifs des PNA, sont à épargner. Le TMP est de nouveau disponible en France. À défaut, se discutent le cotrimoxazole (SMX-TMP ; avantage : molécule bien validée dans cette indication ; inconvénients : effet sur le microbiote, incidents allergiques graves restant toutefois rares) et la fosfomycine trométamol (avantage : faible impact sur le microbiote ; inconvénients : moins validée, molécule précieuse en traitement curatif des cystites).

En pratique l'antibioprophylaxie ne se discute que chez les patientes souffrant d'au moins un épisode par mois, et lorsque les autres mesures ont échoué. Ont été validées pour le SMX-TMP des posologies de 200–40 mg/j ou de 400–80 mg/j, et pour le TMP des posologies de 100mg/j à une période où la prévalence de la résistance des entérobactéries était bien plus faible pour les deux molécules. Le TMP étant disponible en France exclusivement sous forme de comprimé à 300 mg, il est proposé de retenir pour la posologie quotidienne de TMP un demi-comprimé, soit 150 mg, et de maintenir pour SMX-TMP la posologie de 400–80 mg/j (dans les deux cas prise au coucher pour la prophylaxie continue). Pour la fosfomycine trométamol une étude a validé un sachet de 3 g tous les 7 j.

Pour les cystites post-coïtales, la prise d'antibiotiques est recommandée 2 h avant ou 2 h après la relation sexuelle, sans dépasser le rythme d'administration de la prophylaxie continue. Les posologies optimales restent inconnues.

Prise en charge des pyélonéphrites :

Dans tous les cas une BU est conseillée et l'ECBU doit être systématique. Les autres examens biologiques et d'imagerie dépendent de la forme de PNA. La plupart des PNA relèvent d'une prise en charge ambulatoire, d'emblée ou après une brève surveillance hospitalière. Les indications d'hospitalisation sont : signe de gravité, forme hyperalgique, incertitude diagnostique, vomissements rendant le traitement oral impossible, doute concernant l'observance ou la possibilité de surveillance (situation d'isolement), traitement antibiotique à prescription hospitalière (rares situations de poly-allergie ou de multirésistance), décompensation d'une comorbidité.

Dès l'ECBU réalisé, une antibiothérapie probabiliste est instaurée, à réévaluer dès que possible selon les résultats de l'antibiogramme. Le choix antibiotique initial et la durée totale de traitement dépendent de la forme de PNA. La stratégie de relais est la même quelle que soit la forme clinique, pour un spectre le plus étroit possible au regard des données de l'antibiogramme et pour un traitement oral sauf circonstances particulières (infection non encore contrôlée, notamment en cas de résistance au schéma probabiliste ; voie orale impossible).
En cas d'obstacle, sa levée est un élément essentiel pour le contrôle de l'infection : dépistage des PNA sur globe vésical (en ayant le « Bladder-scanTM » facile, notamment chez les sujets âgés) et sondage si nécessaire ; recherche d'un obstacle pyélo-urétéral nécessitant un drainage instrumental ou chirurgical.

Traitement antibiotique des pyélonéphrites simples :

Pour les PNA simples, l'antibiothérapie probabiliste repose en priorité sur une fluoroquinolone (ciprofloxacine, lévofloxacine), sauf prescription antérieure de cette classe antibiotique dans les 6 mois pour quelque raison que ce soit. Les fluoroquinolones cumulent maints avantages : excellente biodisponibilité (toutefois moindre pour loméfloxacine et norfloxacine de ce fait non retenues ici), traitement par voie orale d'emblée, schéma court (7j), moindre effet sur la sélection d'E-BLSE que les C3G. La limite est un taux de résistance hétérogène selon la population considérée et l'écologie locale, dépassant désormais 10 % pour l'ofloxacine de ce fait non proposée en probabiliste, mais restant inférieur à 10 % pour la ciprofloxacine et la lévofloxacine dans les PNA simples en l'absence d'exposition à la classe dans les 6 mois précédents. En cas de prise de fluoroquinolones dans les 6 mois, l'alternative est une C3G parentérale (céfotaxime ou ceftriaxone, seule cette dernière étant disponible en ville). En cas de contre-indication se discutent un aminoside (amikacine, gentamicine ou tobramycine) ou aztréonam (à prescription hospitalière). Les C3G par voie orale ne sont pas recommandées en traitement d'attaque (accord professionnel).
Les durées recommandées de traitement des PNA simples sont de 7 j pour les fluoroquinolones et les bêtalactamines injectables, et de 10j pour les autres molécules antibiotiques. De rares études validant une durée de traitement des PNA simples par 5 j de FQ méritent confirmation. La durée peut être abaissée à 5 j pour les rares cas relevant d'un aminoside tout au long du traitement.

Traitement antibiotique des pyélonéphrites avec facteurs de risque :

Celles-ci relèvent de la même stratégie d'antibiothérapie probabiliste, en privilégiant les C3G par voie injectable (antibiorésistance plus élevée pour cette population, en particulier vis-à-vis des fluoroquinolones). La durée de traitement des PNA à risque de complication est (hors grossesse) de 10 à 14j : si la bactérie en cause est sensible à l'antibiothérapie probabiliste et l'évolution rapidement favorable une durée de 10j est suffisante (accord professionnel). Toutefois certaines situations peuvent nécessiter des traitements plus prolongés, à discuter au cas par cas.

Traitement antibiotique des pyélonéphrites graves :

La présence d'un critère de gravité : sepsis grave, choc septique, mais aussi indication à un geste de drainage (hors sondage vésical simple) implique une stratégie encore plus sécurisée, tant pour les examens complémentaires que pour les choix antibiotiques. Hémocultures, NFS, CRP, urée, créatininémie sont ici systématiques. Un uroscanner (ou une échographie en cas de contre-indication) est indiqué, le plus souvent en urgence et au plus tard dans les 24h.

Les patientes présentant des éléments de gravité du sepsis (qSOFA≥2, anciennement sepsis sévère) sans choc septique, ou devant bénéficier d'un geste urologique, et n'ayant aucun antécédent d'IU ou de colonisation à E-BLSE dans les 6 mois, relèvent d'une C3G (céfotaxime ou ceftriaxone) associée à l'amikacine (cet aminoside étant à forte probabilité de couvrir une éventuelle E-BLSE non prédite par l'anamnèse alors que la C3G est le plus souvent inefficace).

L'utilisation d'un amisoside doit être large dès qu'il y a un doute sur la sévérité du sepsis.

En cas d'antécédent d'IU ou de colonisation urinaire à E-BLSE dans les 6 mois, le traitement probabiliste doit prendre en compte le risque. Chaque fois que possible il convient de tenir compte des données microbiologiques antérieures (par exemple, recours à pipéracilline-tazobactam en cas d'antécédent de E-BLSE documentée comme sensible à cet antibiotique) (accord professionnel). À défaut, le choix probabiliste reposera sur un carbapénème (imipénème ou méropénème) associé à l'amikacine ; en effet les carbapénèmes restent le traitement de référence ces infections les plus graves à E-BLSE;

Pour les patients en situation de choc septique, les facteurs de risque de BLSE pris en compte sont plus larges. Non seulement une IU ou une colonisation urinaire à E-BLSE au cours des 6 mois précédents, mais également la prise d'amoxicilline-acide clavulanique, de C2G, de C3G ou de fluoroquinolone dans les 6 mois, ainsi qu'un voyage en zone d'endémie d'E-BLSE ou qu'un hébergement en long séjour doivent faire modifier le schéma d'antibiothérapie probabiliste pour une association carbapénème+amikacine. Au regard de l'extrême gravité du choc septique, il est recommandé ici d'avoir recours aux carbapénèmes. En cas d'allergie aux C3G ou aux carbapénèmes, l'alternative est l'aztréonam.

La durée totale de traitement est de 10 jours, certaines situations peuvent nécessiter des traitements plus prolongés à discuter au cas par cas (notamment en cas d'abcès rénal). Tout obstacle doit être levé en urgence.
Le suivi est essentiellement clinique, sans ECBU systématique, même si celui-ci conserve ici des indications ponctuelles, notamment pour les PNA sur lithiase afin d'exclure une infection chronique.

Traitement des infections urinaires gravidiques[14 15] :

Le traitement doit être systématique, car permettant de réduire notablement le risque d'IU symptomatique et son retentissement materno-fœtal. Il s'agit d'un traitement d'emblée adapté aux résultats d'un antibiogramme. Il convient de privilégier les molécules ayant le spectre le plus étroit possible, le moindre impact sur le microbiote intestinal et la meilleure tolérance materno-fœtale, soit en première intention amoxicilline, en seconde intention pivmécillinam, en troisième intention fosfomycine trométamol, en quatrième intention le TMP, et en cinquième intention (par hiérarchie selon l'impact sur le microbiote) nitrofurantoïne, cotrimoxazole (SMX-TMP), amoxicilline-acide clavulanique ou céfixime. Le TMP et le cotrimoxazole (SMX-TMP) doivent être évités les deux premiers mois de la grossesse.
La durée de traitement recommandée est en dose unique pour fosfomycine trométamol et de 7j pour les autres schémas. Un ECBU 8 à 10j après l'arrêt du traitement est recommandé, suivi d'un ECBU mensuel jusqu'à l'accouchement.
À noter que la découverte d'une colonisation urinaire à streptocoque B implique, même pour un titre « non significatif », de réaliser une prévention de l'infection néo-natale en per partum (la colonisation urinaire allant fréquemment de pair avec une colonisation vaginale à risque de persistance ou de rechute); de surcroît un titre significatif ($\geq 10^5$UFC/mL) implique un traitement de la colonisation gravidique comme indiqué supra.
Dans les pyélonéphrites la stratégie rejoint globalement celle des PNA avec facteurs de risque de complications observée en population générale, avec quelques spécificités. L'hospitalisation initiale est usuelle. Un traitement ambulatoire est envisageable avec évaluation initiale hospitalière si toutes les conditions suivantes sont réunies : bonne tolérance clinique, forme non hyperalgique, absence de vomissement, examen obstétrical normal, contexte se prêtant à une surveillance à domicile par des proches, absence d'immunodépression, d'IU récidivantes ou d'uropathie.
L'antibiothérapie des PNA gravidiques sans signe de gravité fait appel en probabiliste à une C3G parentérale, la ciprofloxacine peut être une alternative en cas d'allergie aux bêtalactamines avec une stratégie de relais cherchant ici à éviter, pour les deux premiers mois de grossesse, le cotrimoxazole (SMX-TMP). L'antibiothérapie des PNA gravidiques avec signe de gravité ou documentée à E-BLSE est comparable à celle décrite en population générale (accord professionnel).

Une surveillance clinique maternelle et fœtale est indispensable, en particulier à 48–72 h de traitement. Un ECBU 8 à 10 j après l'arrêt du traitement est recommandée, suivi d'un ECBU mensuel jusqu'à l'accouchement.

---

[1] BOTTO H. Cystite aiguë bactérienne. *Rev Prat* 2002;***52***:23.
[2] VOSTI K.L. Infections of urinary tract in women : a prospective, longitudinal study of 235 women observed 1-19 years *Medicine* 2002;***81***:369-388.
[3] MEYRIER A. Infections de l'appareil urinaire. *Rev Prat* 2003 ;***16*** :1757-1802.
[4] BOTTO H. Infections urinaires nosocomiales de l'adulte. *Med et Mal Infec* 2003 ;***33*** :365-370.
[5] De MOUY Infections urinaires en pratique de ville : étiologies et sensibilité aux antibiotiques en fonction des antécédents. *Press Med.* 1999;***28***:1624-1630.
[6] Histoires naturelles des infections urinaires bactériennes simples. *Prescrire* 2006 ;***280*** :118.
[7] Conférence de consensus.
[8] VINCENT JL. ET COLL. The SOFA (Sepsis-related Organ Failure Assessment) score to describe organ Dysfunction / failure. *Intensive Care Med* 1996;***22***:707-710
[9] SCHOLES Risk factors associated with acute pyelonephritis in healthy women. *Ann Inter Med* 2005 ;***142*** :20-28.
[10] STAPLETON A. Prevention of recurrent urinary-tract infection. *Lancet* 1999; :7-
[11]Sex and Urinary tract infections : *N Eng J Med* 1996 ***:*** *7*; 511-512.
[12]A prospective study of risk factors in symptomatic urinary tract infection in young women : *N Eng J Med*: 1996; ***7*** : 468-475.
[13] CARON F., GALPERINE .T, Recommandations pour la prise en charge des infections urinaires communautaires de l'adulte *Med et Mal Infec*; 2018 :327-358.
[14] SMAILL FM, VAZQUEZ JC, et al. Antibiotics for asymptomatic bacteriuria in pregnancy. *Cochrane Database Syst Rev.* 2019 Nov; 2019(11):
[15] DOTTERS-KATZ SK, HEINE RP, GROTEGUT CA. Medical and Infectious Complications Associated with Pyelonephritis among Pregnant Women at Delivery. *Infect Dis Obstet Gynecol.* 2013: 124102.

Infection urinaire de l'homme[1] :

Connaître les données épidémiologiques :

La prévalence est faible par rapport à l'infection urinaire (IU) de la femme : inférieure à 0,1 % chez l'adulte. Elle augmente chez le sujet âgé surtout en institution : entre 20 et 50 % en long séjour, entre 5 et 10 % au domicile. En ambulatoire, et en l'absence de cause favorisante, E.Coli reste le micro-organisme le plus souvent retrouvé. La résistance de E.Coli aux β-lactamines semi-synthétiques est supérieure à 50 %.

Confirmer l'infection urinaire :

Chez l'homme, la bandelette urinaire (BU) est conseillée et l'ECBU indispensable. Leucocyturie significative (plus de 10^4 éléments par ml) et bactériurie supérieure à 10^4 UFC par mm^3. En cas de leucocyturie significative et de bactériurie égale à 10^3, l'infection urinaire est probable : à recontrôler sur des urines concentrées. Dans certains cas douteux, il peut être intéressant de pratiquer l'examen des urines sur le premier jet après massage prostatique.

Intérêt de la spermoculture : en cas de négativité de l'ECBU, dans les suspicions de prostatite chronique.

Savoir utiliser la sensibilité des bandelettes urinaires pour éliminer une infection urinaire (intérêt au domicile du patient) :

Chez l'homme symptomatique, l'intérêt de la BU réside dans sa valeur prédictive positive élevée (> 90 %) : la détection de leucocytes ou de nitrites est ici fortement indicatrice d'une IU ; a contrario une BU négative ne permet pas d'écarter le diagnostic d'IU.

La bandelette doit être faite dans les conditions de prélèvement de l'ECBU, sinon le nombre de faux positifs augmente et la pratique de bandelette urinaire perd de son intérêt économique.

Analyser les caractéristiques des germes en cause :

Identification des germes et étude de la sensibilité aux antibiotiques. Intérêt du test de sensibilité primaire : oriente le choix initial de l'antibiothérapie et permet de réduire le coût global des traitements.

Savoir évoquer une contamination du prélèvement des urines :
Présence de plusieurs germes d'une flore digestive. Pas de leucocyturie significative. Rôle prépondérant du laboratoire : qualité de la lecture de l'examen direct des urines.

Savoir tenir compte des conditions de prélèvement des urines :
La leucocyturie ou la bactériurie peuvent être faussement normales lorsque les urines ont été prélevées trop tôt après une miction : urines insuffisamment concentrées, malade perfusé.

Rechercher des signes généraux infectieux :
Fièvre, frissons.

Rechercher des signes de gravité :
Marbrures, état de choc. Surveillance en soins intensifs.

Rechercher des localisations secondaires infectieuses :
Pneumopathie, endocardite, arthrite.

Rechercher des signes de pyélonéphrite aiguë :
Douleur lombaire unilatérale. Signes abdominaux. Parfois syndrome occlusif. Signes généraux infectieux. Syndrome inflammatoire biologique.

Rechercher des signes de prostatite aiguë :
Prostate douloureuse au toucher. Signes généraux infectieux. Syndrome inflammatoire biologique.

Rechercher des signes d'orchi-épididymite :
Epididyme douloureux, bourse tuméfiée. Il témoigne d'une atteinte prostatique concomitante.

Eliminer un obstacle sur les voies urinaires :
Globe vésical. Toucher rectal : tumeur de prostate, carcinose pelvienne. Echographie rénale à la recherche d'une dilatation des cavités pyélocalicielles.
Préciser le mécanisme de l'obstacle en cas de dilatation des cavités pyélocalicielles : uroscanner (lithiase rénale).

Evoquer la possibilité d'une fistule entéro-vésicale :

Pneumaturie. Fécalurie. Présence de plusieurs familles de germes d'origine digestive. Contexte : néoplasie digestive, abcès colique diverticulaire, maladie de Crohn.

Connaître la place des examens complémentaires :

Créatininémie. L'hémoculture est indiquée en cas de fièvre. Il est recommandé de ne pas réaliser de dosage de l'antigène spécifique de prostate (PSA) à la phase aiguë de l'infection : négatif, il n'exclut pas une infection prostatique ; positif, il ne fait pas la part avant plusieurs mois entre prostatite, hyperplasie ou cancer sous-jacent (normalisation jusqu'à 6 mois après l'infection).

L'imagerie repose sur l'échographie des voies urinaires par voie sus-pubienne, en urgence (< 24h) en cas de sepsis grave, de suspicion de rétention aiguë d'urines ou de lithiase. L'échographie endorectale est déconseillée à la phase aiguë car très douloureuse ; elle mérite d'être discutée à la phase initiale en cas de suspicion d'abcès prostatique (douleur exquise, évolution défavorable) et alors en alternative à l'IRM, puis à distance à la recherche d'un facteur favorisant à l'IU (adénome, cancer parfois ainsi révélé). Moins performant pour l'analyse de la prostate, le scanner peut être indiqué pour explorer le reste de l'appareil urinaire en fonction des signes d'appel et de l'évolution.

Savoir évoquer systématiquement une localisation prostatique[2] :

Même en l'absence de signes cliniques locaux, l'atteinte prostatique doit être considérée comme constante lors de l'infection urinaire de l'homme. Rechercher systématiquement un ATCD ayant favorisé l'atteinte prostatique initiale : sondage ou manœuvres endo-urétrales même anciennes, urétrite. Rôle de l'infection à chlamydia trachomatis, ou ureaplasma ? Intérêt des sérologies.

Rechercher une cause favorisante :

Diabète. Neuropathie.

Rechercher une uropathie favorisant les infections urinaires :

Uroscanner avec temps per-mictionnel : malformations vésicales, lithiase, tumeur des voies excrétrices, reflux vésico-urétéral.

Existence d'un résidu post-mictionnel.

Connaître les principes de la prise en charge :

De nombreuses formes peuvent être gérées en ambulatoire, les critères d'hospitalisation étant ceux des pyélonéphrites aiguës (PNA).

Les fluoroquinolones (ciprofloxacine, lévofloxacine ou ofloxacine lorsque la souche est documentée sensible) sont les molécules de référence pour le traitement des IU masculines : leur diffusion prostatique est excellente, et leur efficacité sur souche sensible bien démontrée ; ainsi, à la différence des IU de la femme, elles sont à privilégier pour le traitement des IU masculines documentées à bactérie sensible, même lorsque d'autres molécules à spectre plus étroit sont disponibles, du fait de cette excellente diffusion prostatique.

Le cotrimoxazole (SMX-TMP) est une alternative pour le traitement des IU masculines dues à une bactérie sensible : sa diffusion prostatique est bonne, mais les données cliniques d'efficacité sont moins nombreuses. Le TMP ne peut être encore positionné dans cette indication, les données cliniques étant limitées.

Lorsque ni les fluoroquinolones ni le cotrimoxazole (SMX-TMP) ne peuvent être utilisés, notamment pour les IU à E-BLSE, différentes alternatives sont proposées en tenant compte des données existantes sur la diffusion prostatique. Le traitement des IU à entérocoque et autres espèces microbiennes rares ne peut être codifié en l'état de la littérature scientifique.

L'échec thérapeutique peut être favorisé par l'absence de correction d'un trouble urologique sous-jacent.

Aucune donnée ne permet à ce jour de moduler la durée de traitement en fonction de la présentation clinique initiale. Une durée de traitement de 14 j est recommandée pour les infections traitées par fluoroquinolones ou cotrimoxazole (SMX-TMP), sauf dans les rares cas d'abcès pouvant nécessiter un traitement prolongé. Un traitement prolongé jusqu'à 21 j doit être discuté en cas d'uropathie sous-jacente non corrigée, ou lorsque le traitement fait appel à d'autres molécules qu'une fluoroquinolone ou le cotrimoxazole ou les β-lactamines parentérales.

En présence d'une rétention aiguë d'urine, le drainage des urines est impératif, pouvant être réalisé par voie urétrale ou par cathétérisme sus-pubien. En cas d'abcès prostatique, le traitement antibiotique est à lui seul le plus souvent efficace ; un drainage instrumental ou chirurgical peut être nécessaire en cas d'évolution défavorable malgré une antibiothérapie adaptée. En cas d'évolution favorable, il est recommandé de ne pas prévoir d'ECBU de contrôle systématique, ni sous traitement, ni à distance de la fin du traitement, puisqu'une colonisation persistante ne serait pas traitée (accord professionnel).

Lors d'un premier épisode d'IU masculine, l'interrogatoire et l'examen clinique doivent être détaillés pour dépister une anomalie anatomique et/ou fonctionnelle des voies urinaires (notamment vésico-prostatique) : pollakiurie, miction impérieuse, diminution de la force du jet, nycturie, dysurie, ou anomalie au toucher rectal. Dès le deuxième épisode, ou si une anomalie des voies urinaires est suspectée (et notamment après 50 ans), une échographie des voies urinaires avec quantification du résidu post-mictionnel, une consultation d'urologie, et selon les cas une débitmétrie urinaire sont recommandées.

Connaître la possibilité de douleur post-prostatite :

Ce syndrome de douleur chronique pelvienne avec un retentissement sur la qualité de vie et souvent accompagné de troubles sexuels est fréquent (9 %). Il n'y a pas de traitement dont l'efficacité ait été démontrée. Essai des alpha bloquants non concluant[3]. La prolongation à 6 mois d'un alpha-bloquant peut parfois être efficace[4].

---

[1] CARON F., GALPERINE .T, Recommandations pour la prise en charge des infections urinaires communautaires de l'adulte *Med et Mal Infec*; 2018 :327-358.

[2] LIPSKY B.A. Prostatitis and urinary tract infection in men : what's new; what's true ? *Am J. Med.* 1999; ***106***: 327-335.

[3] ALEXANDER Ciprofloxacin or Tamsulosin in mem with chronic protatitis/chronic pain syndrome. A randomized double-blind trail *Ann Intern Med* 2004;***140***:581-590.

[4] WEIDNER Treating chronic prostatitis : antibiotic no, α-blockers maybe. *Ann Intern Med* 2004;***140***:639-641.

Urétrite aiguë de l'homme :

Confirmer l'infection urétrale :

Existence d'une dysurie avec ou sans écoulement urétral.
Présence de leucocytes sur le frottis.

Rechercher des arguments pour une infection prostatique :

Fièvre, douleur pelvienne, signes de prostatite au toucher rectal, épididymite.
Voir fiche infection urinaire de l'homme.

Reconnaître le tableau d'urétrite gonococcique :

Premier épisode. Ecoulement méatique de pus franc.
C'est le seul cas où se discute éventuellement la mise en route du traitement antibiotique sans prélèvement urétral préalable.

Interpréter l'examen microbiologique :

Le prélèvement bactériologique est indispensable, avec réalisation d'un antibiogramme. Leucocytes altérés et présence de germes : ECBU, voir infection urinaire de l'homme. Présence de protozoaires flagellés : trichomonas vaginalis. Polynucléaires, pas de germe : ureaplasma, chlamydia trachomatis, mycoplasma genitalium. Intérêt des PCR multiplex sur le premier jet urinaire.

Savoir évoquer une co-infection en fonction de l'évolution sous traitement :

La rechute à distance doit faire évoquer la possibilité d'une co-infection (chlamydia ou ureaplasma), de la résistance à l'antibiothérapie ou l'existence d'une localisation prostatique. La co-infection est fréquente et doit être systématiquement prise en compte[1].

Connaître les bases du traitement [2] :

Les pénicillines, les cyclines (dont la doxycycline), les fluoroquinolones (dont la ciprofloxacine) ne doivent plus être utilisées pour le traitement de première intention des urétrites et cervicites à Neisseria gonorrhoeae. Traitement anti-gonococcique : ceftriaxone : 500 mg en une seule injection (intra-musculaire ou intra-veineuse) ; en cas de contre-indication aux bêta-lactamines : spectinomycine, 2 g en une seule injection intra-musculaire ; en cas de refus ou d'impossibilité d'administrer un traitement par voie parentérale : céfixime, 400 mg en une prise orale unique. En cas d'infection à gonocoque, les bonnes pratiques recommandent de traiter systématiquement chlamydia trachomatis : azithromycine : 1 g en monodose

; ou doxycycline : 200 mg/jour en deux prises par voie orale pendant 7 jours. Trichomonas : métronidazole : 500 mg x2 pendant 7 jours.

Mettre en œuvre des mesures de prévention :

La prise en charge doit également intéresser le ou les partenaire(s) récent(s) et /ou habituel(s). L'établissement d'un dialogue entre le praticien et son patient, sur les pratiques sexuelles et leurs risques ainsi que sur la façon de les prévenir, est indispensable.

Des sérologies (syphilis, infection à VIH, hépatite B, hépatite C) sont à pratiquer en tenant compte des délais de séro-conversion. La vaccination contre l'hépatite B doit être proposée à tout patient non immunisé.

En cas de relation sexuelle avec des hommes, les vaccinations contre l'hépatite A et HPV seront proposées, et un traitement préventif du VIH (PreP pour prophylaxie pré-exposition) sera discuté ; de plus, le dépistage des infections sexuelles au niveau anal et pharyngé sera également organisé.

Les rapports protégés (utilisation de préservatifs) doivent être préconisés : pendant 7 jours après un traitement en dose unique ou jusqu'à la fin d'un traitement en plusieurs prises et jusqu'à disparition des symptômes ; systématiquement avec tout partenaire occasionnel ou inconnu.

---

[1] SHERYL B. Chlamydia trachomatis among patients infected with and treated for neisseria gonorrhoeae in sexually transmitted disease clinics in the united states. *Ann Intern Med* 2003;***139***:178-186.

[2] WORKOWSKI KA, BOLAN GA. Sexually Transmitted Diseases Treatment Guidelines, 2015. *MMWR Recomm Rep.* 2015 Jun 5; 64(RR-03): 1–137.

Evaluation d'une tuberculose pulmonaire[1 2] :

Connaître les données épidémiologiques françaises [3 4 5] :

L'incidence est passée de 15 à 17 cas pour 100 000 habitants entre 1991 et 1993. 41% des déclarations obligatoires concernent l'Île-de-France alors que 18% de la population y demeure. L'incidence chez les plus de 65 ans atteint 28 cas pour 100 000 habitants. Les migrants sont 6 fois plus touchés. Sur l'ensemble des cas déclarés 6,5% sont séropositifs pour le VIH. Chez les infirmières l'incidence est de 23 cas pour 100 000. Les formes extra-pulmonaires ne représentent que 20% des cas chez le patient non-VIH.
Le nombre de cas de tuberculose maladie déclaré en France en 2015 était de 4 741, dont 3 422 cas avec une localisation pulmonaire, soit des taux de 7,1 cas pour 100 000 habitants et de 5,1/100 000 pour les formes pulmonaires. Les enfants de moins de 5 ans représentaient 2,5% des cas déclarés (n=121), soit un taux de déclaration de 3,1/100 000. Les taux de déclaration de la maladie les plus élevés étaient observés dans trois régions (Mayotte : 25,9/100000, Guyane : 18,3/100 000 et Île-de-France : 14,5/100 000), ainsi que chez certaines populations spécifiques : personnes sans domicile fixe (166,8/100 000), personnes incarcérées (91,3/100 000) et personnes nées à l'étranger (35,1/100 000).
Le nombre annuel de cas de tuberculose maladie chez les enfants nés après 2006 diminuait en Île-de-France et augmentait en France métropolitaine hors Île-de-France. Le nombre de cas de tuberculoses sévères chez les enfants nés après 2006 était en moyenne de 2,2 méningites et de 1,3 miliaire par an entre 2007 et 2015. En 2019, en France, comme dans les autres pays d'Europe de l'Ouest, la morbidité et la mortalité dues à la tuberculose ont considérablement baissé et leurs taux sont aujourd'hui considérés comme faibles.

Savoir tenir compte du terrain :

Transplanté. Immunodépression cellulaire. Patients âgés. Corticothérapie[6].

Savoir décider de la mise sous traitement spécifique sans attendre la confirmation bactériologique[7] :

Dans les pays industrialisés, en raison d'un indice annuel d'infection bas, les atteintes rencontrées sont souvent minimes : les inoculum sont pauvres, ce qui rend plus difficile encore leur mise en évidence.

Connaître les arguments du diagnostic de tuberculose en attendant le résultat des cultures :

Présence de BAAR ou histologie spécifique (aspect de granulome). Symptomatologie compatible. Radiographie évocatrice. Tests tuberculiniques et ATCD de tuberculose. Environnement favorisant (réceptivité, contage)

Rechercher la présence de BAAR :

En cas d'expectoration productive, l'examen des crachats est souvent contributif. Les tubages gastriques restent indispensables dans les formes sans expectoration. Intérêt de l'examen du produit de lavage alvéolaire sous fibroscopie bronchique.

Savoir interpréter la présence de BAAR à l'examen direct d'un prélèvement :

Une tuberculose ne peut être affirmée qu'en présence de mycobacterium tuberculosis, bovis ou africanum. Mais en France dans 90% des cas, la présence d'un BAAR correspond à une tuberculose.
Parmi les 10% de mycobactéries atypiques non tuberculeuses, 30 à 50% sont sensibles aux antituberculeux classiques (exemple : Mycobacterium kansasii.).

Savoir interpréter la symptomatologie :

Toux dans 50 à 80% des cas de tuberculose pulmonaire. Hémoptysie. Sueurs nocturnes, asthénie, amaigrissement et fièvre sont des signes inconstants.

Savoir interpréter la radiographie pulmonaire :

Images évocatrices : cavités uniques ou multiples avec bronche de drainage, nodules des sommets plus ou moins confluents, infiltrats sus et sous claviculaires, lobite avec excavation, bilatéralité des images. Images compatibles : nodule isolé, cavité isolée, miliaire, adénopathie hilaire unilatérale, pleurésie, syndrome interstitiel unilatéral, atélectasie, aspect fibreux des sommets avec calcifications.
Images peu compatibles : opacité pseudotumorale, syndrome interstitiel bilatéral, pleurésie bilatérale, adénopathie bilatérale.

Connaître l'intérêt du scanner thoracique :

Précise l'aspect des images. Recherche d'adénopathies hilaires dans les formes ganglio-pulmonaires.

Analyser le terrain et le contexte :

Transplantation. ATCD de vaccination par le BCG. Notion de contact tuberculeux.

La réinfection exogène semble plus fréquente qu'on ne le pensait par rapport aux réinfections endogènes dans le mécanisme des récidives de tuberculose[8]. Implications pour le risque de résistance dans les récidives dans les zones à BK résistants. M. Tuberculosis peut être présent en situation intracellulaire même chez des patients qui n'ont pas de lésions pulmonaires[9]. Dans ces tuberculoses latentes le risque d'évolution vers une réactivation est estimé entre 2 et 23% des cas.

Connaître les facteurs favorisants :

Infection VIH. Diabète, insuffisance rénale, cancer, chimiothérapie, corticothérapie, malnutrition, mise sous anti TNF alpha, déficit en vitamine D ou A. Il existe des formes familiales.

Savoir interpréter les tests tuberculiniques [10] :

L'apparition d'un test tuberculinique positif peut signifier un contact récent. Ce test perd de sa valeur chez les sujets immunodéprimés, chez le sujet âgé[11] dénutri, chez le sujet vacciné par le BCG et en l'absence de test de référence. Chez les personnes âgées vivant en institution, le suivi de l'IDR pourrait être discutée. La positivation de l'IDR a la signification d'un contage tuberculeux et doit faire discuter la mise en route d'un traitement.

Connaître la place du dosage de l'interféron gamma[12] (Quantiferon et Elispot) :

La sensibilité de ces tests est entre 50 et 90%. Mais ils ne permettent pas de dater l'infection tuberculeuse : infection récente ou ancienne. Ils sont surtout utiles pour le diagnostic de tuberculose latente.
L'HAS a retenu 4 indications : enquête épidémiologique autour d'un cas, professionnels de santé à l'embauche, suivi dans les services à risque, diagnostic des formes extra-pulmonaires, avant mise sous anti TNF alpha.

Savoir interpréter du bilan inflammatoire :

Le syndrome inflammatoire est souvent absent. Ne pas tirer argument d'une VS normale pour éliminer le diagnostic de tuberculose.

Savoir l'intérêt du génotypage de M. Tuberculosis[13] :

On admet que dans le mécanisme de transmission récente les génotypes sont identiques ou proches. A l'inverse dans une réactivation de tuberculose ancienne on retrouve des *M. Tuberculosis* de génotypes différents. Dans des études épidémiologiques, cette technique permet de mieux comprendre les mécanismes de transmission : réinfestation, sensibilité aux traitements.

Rechercher des arguments pour une immunodépression révélée par l'infection tuberculeuse :
Sérologie VIH.
Lymphopénie. Dosage des CD4.
Corticothérapie.
Tests cutanés tuberculiniques négatifs.
Dénutrition protidique.
Alcoolisme chronique.

Rechercher des arguments pour une autre localisation de la maladie tuberculeuse :
Douleur rachidienne[14].
Leucocyturie. Hépatite cholestatique.
Atteinte des paires crâniennes en faveur d'une méningite de la base du crâne.
Tuberculose myocardique[15].
SIADH (hyponatrémie de dilution) en faveur d'une atteinte méningée.
Les localisations secondaires se font par voie hématogène.
Tuberculose intestinale (atteinte iléo-caecale la plus fréquente) devant des signes de malabsorption.

Rechercher des ATCD familiaux d'infection à mycobactéries :
Il existe une maladie familiale qui prédispose aux infections à mycobactéries avec anomalie du gène TYK2 à l'origine d'une insuffisance de production d'interferon gamma.

Préciser l'état hépatique avant la mise sous traitement :
Arguments pour une cirrhose du foie. Transaminases. Sérologie des hépatites B et C.

Penser à éliminer une co-infection aspergillaire :
Sérologie aspergillaire de référence dans les formes excavées. Image en grelot.

Rechercher une névrite optique :
Avant la mise sous éthambutol, l'étude de la vision des couleurs est indispensable.

Étudier la sensibilité de M.tuberculosis [16] :
La multirésistance du bacille tuberculeux se définit comme la résistance à au moins l'isoniazide et la rifampicine. En France la prévalence de la multirésistance est inférieure à 0,5%. Une proportion importante de ces cas concerne des personnes infectées par le VIH.

Choisir un schéma thérapeutique [17] :

Quadrithérapie dans les formes bacillifères (Pyrazinamide-Isoniazide-Ethambutol-Rifampicine). Dans tous les cas de tuberculose pulmonaire, la quadrithérapie permet de ramener la durée totale de traitement à 6 mois.

La tuberculose multirésistante :

Le bacille de la tuberculose peut devenir résistant à au moins 2 médicaments antituberculeux les plus efficaces (l'isoniazide et la rifampicine) utilisés pour guérir la maladie : c'est ce qu'on appelle la tuberculose multirésistante (TB-MR).

En 2015, on comptait 480 000 cas de tuberculose multi-résistante dans le monde (selon l'OMS) et on estime que 2 millions de personnes ont développé une telle forme entre 2011 et 2015. Dans certains pays, notamment en Chine, en Inde et en Russie, les cas de TB-MR représentent déjà 1/5ème des cas de tuberculose. La France n'est pas épargnée, bien que la situation ne soit en rien comparable à celle des pays précités. Il n'empêche, depuis 2010, on observe une nette hausse de la prévalence de la TB-MR, qui a doublé en 3 ans. Elle concerne presque exclusivement des personnes originaires des pays d'Europe de l'Est et d'Afrique.

L'étude STREAM[18] consiste en la comparaison d'un traitement court par moxifloxacine (forte dose : (400 mg si <33 kg, 600 mg 33 à 50 kg; 800 mg si >50 kg)), clofazimine, ethambutol, et pyrazinamide administrés pendant 40 semaines, associés à kanamycine, isoniazide, prothionamide pendant les 16 premières semaines. Cette première phase intensive peut être étendue jusqu'à 24 semaines si la recherche de BK reste positive. Le traitement long est celui recommandé habituellement par l'OMS : Standard Treatment Regimen of Anti-Tuberculosis Drugs for Patients with MDR-TB[19]). Une réponse favorable est obtenue chez 79.8% des participants dans le schéma long et chez 78,8% dans le groupe traitement court. L'analyse montre que le traitement court n'est pas inférieur au traitement long.

Une étude[20] associant bedqualine, pretomanid et linezolid permettrait de réduire le traitement à 6 mois.

Prise en charge d'une tuberculose latente :

Une infection tuberculeuse latente (ITL) détectée grâce à une intradermoréaction positive ou un test à l'interféron-gamma est traitée pour éviter que la maladie ne se déclare : soit par isoniazide pendant 6 mois, soit par rifampicine pendant 4 mois, soit par rifampicine et isoniazide pendant 3 mois.

Primo-infection tuberculeuse sans symptômes ni anomalies aux examens radiologiques : faut-il suivre un traitement ? Dans ce cas, la mise en route d'un traitement est discutée par l'équipe médicale spécialisée au cas par cas, selon l'âge de la personne, ses facteurs de risque et ses éventuelles comorbidités.

Initier l'enquête prophylactique :

Signalement au centre de lutte antituberculeuse régionale (CLAT)). Maladie à déclaration obligatoire à l'ARS. Rechercher tous les sujets contacts[21]. Une étude[22] montre que les patients sans BK au direct sont aussi responsables de transmission de la maladie (17% des tuberculoses).

Organiser les modalités du suivi :

Isoler les patients contagieux.
S'assurer du bon suivi thérapeutique.
Tests hépatiques mensuels pendant les deux premiers mois.
Radiographie pulmonaire à distance.

---

[1] SMALL PM Medical progress : management of tuberculosis in the united states. *N Eng J. Med* 2001; ***345***: 189-201.
[2] FREIDEN T.R. Tuberculosis. *Lancet* 2003 ;***362*** ;887-900.
[3]Epidémiologie de la tuberculose en France en 1994, *Med et Mal Infect.* 1995,***25***: 281-291.
[4]AIT BELGHITI F, ANTOINE D *Bull Epidémiol Hebd*, 2015, n°. 9-10, p. 164-71.
[5] GUTHMANN JP, AÏT BELGHITI F, LÉVY-BRUHL D. Épidémiologie de la tuberculose en France en 2015. Impact de la suspension de l'obligation vaccinale BCG sur la tuberculose de l'enfant, 2007-2015. *Bull Epidémiol Hebd.* 2017;***7***:116-26
[6] SHU C. Use of high-dose inhaled corticosteroids is associated with pulmonary tuberculosis in patients with chronic obstructive pulmonary disease. *Medicine.* 2010;***89***:53.
[7]BOUVET E. Un score décisionnel est-il possible ?. *Med et Mal Inf.* 1995; ***25***:343-8.
[8] FINE P.E.M Exogenous reinfection in tuberculosis. *N. Eng J Med* 1999;***341***:1226-1227.
[9] HERNANDEZ-Pando R. Persistance of DNA from Mycobacterium tuberculosis in superficialy normal lung tissue during latent infection *Lancet* 2000;***356***:2133-2138.
[10] HORSBURGH CR Priorities for the treatment of latent tuberculosis infection in the united states. *N. Eng J Med* 2004 ;***350*** :2042-2050.
[11] VAN DEN BRANDE. Spectrum of pulmonary tuberculosis in older patients : comparison with young patients. *J. Gerontol* 1991;***46***:M204-9.
[12] HAS evaluation : test de détection de l'interféron gamma pour le diagnostic des infections tuberculeuses. *Med et Mal Infect* 2007 ;***37*** :689-694.
[13] BARNES P. F. Molecular epidemiology of tuberculosis. *N. Eng J Med.* 2003.349:1149-1157.
[14] PERONNE C. La tuberculose ostéo-articulaire aujourd'hui. *Press Med. 1997*; ***26***:308-316.
[15] BRETON G. Localisation myocardique de la tuberculose. Intérêt diagnostic de l'IRM cardiaque. *Press Med* 2005 ;***34*** :293-6.

[16] FAMENT-SAILLOUR M. La résistance de Mycobacterium tuberculosis *Antibiotiques* 1999; ***1***: 15-21.
[17] JINDANI Two 8-month regimens of chemotherapy for treatment of newly diagnosed pulmonary tuberculosis. *Lancet* 2004 ;***364*** :1244-1252.
[18] ANDREW J. NUNN, M.SC., PATRICK P.J. PHILLIPS, ET AL., for the STREAM Study Collaborators* A Trial of a Shorter Regimen for Rifampin-Resistant Tuberculosis. *N Engl J Med* 2019; ***380***:1201-1213.
[19]NUNN AJ, RUSEN ID, VAN DEUN A, ET AL. Evaluation of a standardized treatment regimen of anti-tuberculosis drugs for patients with multi-drug-resistant tuberculosis (STREAM): study protocol for a randomized controlled trial. Trials 2014;15:353-353.
[20] CONRADIE F. Treatment of Highly drug resistant pulmonary tuberculosis. *N. Eng J Med.* 2021; ***382***:1491-1496.
[21] CURTIS AMY B. Extensive transmission of Mycobacterium tuberculosis from a child. *N. Eng J Med.* 1999; ***341***:893-901..
[22] BEHR MA. Transmission of Mycobacterium tuberculosis from patients smear-negative for acid-fast bacilli. *Lancet.* 1999. ***353***: 444.

Interprétation de la sérologie syphilitique [1] :

Interpréter le résultat du TPHA :

Le TPHA est considéré comme positif au delà de 1/80ème.
Le TPHA n'a pas de valeur quantitative. En cas de positivité le diagnostic de syphilis est certain, mais ce test ne permet pas de dater l'infection. Il peut donc s'agir d'une syphilis ancienne guérie.
Le TPHA ne se négative pas avec le temps.
Un TPHA négatif permet d'éliminer le diagnostic de syphilis.

Interpréter le VDRL :

Ce test a une valeur quantitative. Son taux varie en fonction de l'ancienneté de la maladie. Il peut se négativer, mais pas de manière constante. En l'absence de test de référence, il ne peut à lui seul permettre de dater l'infection. Car dans certains cas, il peut rester à un taux élevé ou ne pas augmenter au moment de l'infection.
Il existe des faux positifs.

Interpréter l'association TPHA positif et VDRL quantitatif positif :

Infection syphilitique certaine. Signes cliniques de syphilis primaire ou secondaire : syphilis évolutive à traiter.
VDRL supérieur au 1/16 et titre stable : ne pas traiter si traitement antérieur correct.
VDRL supérieur au 1/16 et titre croissant : traiter comme un doute de recontamination.
VDRL supérieur au 1/16 et pas de titre antérieur connu : traiter dans le doute.
VDRL inférieur au 1/16 : traiter si pas de traitement antérieur connu correct (seulement si moins de 70 ans).

Interpréter l'association TPHA positif et VDRL négatif :

ATCD de syphilis correctement traitée : pas de traitement.
Pas d'ATCD de syphilis connu, recontrôler le TPHA : erreur du laboratoire si contrôle négatif.
Si contrôle positif, faire FTA et test de Nelson : si positif, syphilis ancienne, si négatif, faux positif du TPHA ?

Interpréter TPHA négatif et VDRL positif :

Contrôle du VDRL positif : syphilis primaire.

Si VDRL positif et TPHA négatif chercher une cause de faux positif du VDRL (présence d'un anticardiolipide au cours d'un syndrome des antiphospholipides).

Base du traitement de la syphilis[2]:

La benzathine pénicilline G est de loin le 1er choix pour le traitement des syphilis non neurologiques, en termes d'efficacité, de tolérance et de spectre. Chez l'adulte, une injection de 2,4 M UI suffit en cas de syphilis précoce (contamination < 1 an), qu'elle soit symptomatique ou non. Trois injections sont requises (1/semaine) en cas de syphilis tardive (contamination datant de plus d'un an ou impossible à dater). Ceci implique que ce traitement soit privilégié même au prix d'une administration plus complexe (exemple : nécessité de 2 injections pour administrer 2,4 M UI avec la spécialité Sigmacillina©). Etant donné le risque précoce de diffusion des treponèmes vers le cerveau au cours du VIH, certains médecins prescrivent d'emblée 2 ou 3 injections de benzathine pénicilline 2,4 M UI chez les patients infectés par le VIH.
Le 2ème choix, en dehors de la grossesse et des enfants, est la doxycycline, à la posologie de 200 mg/j en 1 ou 2 prises pendant 14 jours si syphilis d'acquisition récente (< 1 an), et 28 jours si syphilis d'acquisition ancienne ou impossible à dater.
La ceftriaxone est une autre alternative, également peu documentée, qui présente l'inconvénient de son spectre large, de son administration par injections, et de l'absolue nécessité de la poursuivre au minimum 8 jours pour une syphilis récente.
Pour les femmes enceintes, aucune autre alternative que la pénicilline G n'est acceptable (après désensibilisation, si nécessaire).
Chez les patients allergiques aux béta-lactamines, les alternatives à la doxycycline sont problématiques : la minocycline présente une balance bénéfices/risques douteuse : données d'efficacité très limitées, risque de DRESS potentiellement fatal (contre-indication absolue chez les sujets de peau noire) ; l'azithromycine n'est pas une alternative acceptable en France compte tenu du niveau élevé de résistance génotypique de treponema pallidum identifiée par la mutation A2058G. 8% des patients allergiques à la pénicilline le sont également à la ceftriaxone[3]. Quelle que soit l'alternative proposée, elle doit être impérativement encadrée d'une surveillance stricte de la décroissance du titre de la sérologie VDRL, qui doit être divisée par 4 (2 dilutions), à 6 mois. La situation de pénurie de benzathine pénicilline G renforce la nécessité de respecter à la lettre les indications thérapeutiques.

---

[1] BRION N, JOLY V, CHAMPETIER DE RIBES D, MEIER F, COURTOIS F, CARBON C. La s6rologie syphilitique systématique a-t-elle encore un intérêt dans un service de médecine interne ? Etude prospective sur un à l'aide d'un algorithme de décision diagnostique et thérapeutique. *Presse Med* 1986 ; ***15***(37):1851-4.

[2] Communiqué de la Société de Pathologie Infectieuse de Langue Française (SPILF), 23 novembre 2017

[3] KELKAR PS, LI JT. Cephalosporin allergy. *N Engl J Med* 2001,***345***:804-809.

Syndrome des antiphospholipides[1 2 3 4 5 6] :

Connaître les particularités de cette famille d'auto-anticorps :

Ils peuvent être dirigés contre les phospholipides seuls, constituants normaux des membranes biologiques, et/ou contre les phospholipides associés à des protéines, prothrombine, β2 glycoprotéine de type I et autres. Les cardiolipines sont des phospholipides mitochondriaux.

Connaître l'existence de deux types d'anticorps antiphospholipides :

"Les vrais" dirigés contre les phospholipides qui ne sont pas thrombogènes et qui ne nécessitent pas la présence d'un cofacteur protéique, comme au cours de la syphilis et les anticardiolipines (AcL) dirigés contre un co-facteur des phospholipides qui sont thrombogènes.

Connaître la signification de la découverte d'un anticorps antiphospholipides :

Ils sont pathologiques quand ils sont très positifs de façon durable. Ils peuvent être absents au moment de l'évènement thrombotique. Il faut donc savoir en répéter le dosage. Pour le diagnostic biologique, l'antiphospholipide doit être confirmé au moins à 2 reprises et au moins à 12 semaines d'intervalle.

On distingue essentiellement les trois anticorps antiphospholipides suivants : anticoagulant de type lupique ; anticardiolipine ; anti-Beta2-Glycoprotéine de type 1 [7].

Connaître les circonstances de découverte des anticorps antiphospholipides (aPL) :

Fortuite : TCA allongé, ou faux VDRL positif.

Dans le bilan de thrombose.

Dans le bilan d'une pathologie parfois associée à un aPL (LEAD).

Dans le bilan d'une thrombopénie avec anticorps dirigés contre des glycoprotéines plaquettaires. Parfois associé au PTI.

Connaître les circonstances vasculaires où il faut évoquer un SAPL :

Thromboses veineuses ou artérielles à répétition. Thrombose veineuse de siège inhabituel (veine cave inférieure, veines sus-hépatique, veine rénale, HTAP). Accident ischémique avant 45 ans : infarctus du myocarde, AVC.

Occlusion artérielle rétinienne. Manifestations artérielles à répétition sans athérome entre 45 et 65 ans. Athérome accéléré.

Connaître les circonstances obstétricales où il faut évoquer un SAPL :

Naissance prématurée avant la 36ème semaine. Mort fœtale dès la 10ème semaine. Plus de 3 avortements précoces avant la 10ème semaine.

Connaître les signes cutanés qui font évoquer un SAPL :

Livédo. Ulcères de jambes. Lupus discoïde. Manifestations ischémiques sans vascularite (purpura, syndrome de Raynaud).

Savoir évoquer un SAPL au cours d'un lupus érythémateux disséminé :

Surtout en cas de livedo, thrombopénie, pertes fœtales répétées, thrombose veineuse, anémie hémolytique, occlusion artérielle, ulcère de jambe, HTAP, myélite transverse. La présence des aPL est trouvée chez 30% des patients lupiques.

Connaître les autres maladies auto-immunes où il faut évoquer un SAPL :

Connectivites mixtes, polyarthrite rhumatoïde, syndrome de Gougerot-Sjögren, sclérodermie, polychondrite atrophiante, thrombopénie auto-immune, thyroïdite auto-immune, myasthénie.

Connaître les vascularites qui peuvent être associées à la présence d'aPL :

Maladie de Horton.

Connaître les autres circonstances où il faut évoquer un SAPL :

Anémie hémolytique, découverte d'une végétation valvulaire de cause inconnue, thrombus intracardiaque, hémorragie surrénalienne, microangiopathie thrombotique, myélite transverse, chorée.

Connaître les affections malignes qui peuvent s'accompagner d'aPL :

Tumeurs solides : thymome, carcinome. Hémopathies : syndromes myéloprolifératifs, leucémies, lymphomes, gammapathies monoclonales.

Connaître les médicaments ou les toxiques qui peuvent être associés à la présence d'un anticorps antiphospholipide :

Procaïnamide, hydralazine, béta-bloquant, quinine, quinidine, pénothiazine, hydantoïne, interféron alpha, alcool, contraception œstro-progestative, neuroleptiques.

Connaître le syndrome catastrophique des antiphospholipides (CAPS)[8] :

Il est caractérisé par l'apparition rapide de thromboses multiples atteignant avec prédilection la microcirculation en présence d'anticorps antiphospholipides. En quelques jours, survient un tableau de défaillance multiviscérale pouvant associer un syndrome de détresse respiratoire, une atteinte rénale avec hypertension artérielle sévère, une atteinte neurologique centrale, une myocardiopathie et des manifestations digestives ou cutanées. Le CAPS complique moins de 1 % des syndromes des antiphospholipides (SAPL), qu'ils soient primaires ou associés à un lupus systémique. Il peut être inaugural et donc révélateur du SAPL (50% des cas environ), ou survenir en cours d'évolution. Sa survenue est volontiers favorisée par une infection, un geste chirurgical ou un arrêt transitoire de l'anticoagulation. La mortalité à court terme du CAPS a diminué au cours de la dernière décennie et est actuellement inférieure à 30%. Les principaux diagnostics différentiels sont les autres microangiopathies thrombotiques et la thrombopénie induite par l'héparine. Le traitement curatif du CAPS repose sur l'association empirique d'une anticoagulation efficace, d'une corticothérapie et soit d'échanges plasmatiques soit de perfusions d'immunoglobulines intraveineuses à fortes doses. Le cyclophosphamide est ajouté s'il existe un lupus systémique.

Connaître l'apport du laboratoire :

Recherche d'un anticorps anticardiolipine de type IgG (aCL) ou IgM. Ne pas retenir les anticorps de type IgA. Il faut exiger deux dosages successifs à au moins 12 semaines d'intervalle, retrouvés à un taux moyen ou élevé.
Recherche d'un anticoagulant de type lupique (LA = lupus anticoagulant), indice de Rosner supérieur à 13. Si le cofacteur est la prothrombine (70% des cas) = type B de la classification de Exner. Si cofacteur β2 glycoprotéine de type I = type A.
Eventuellement faux VDRL.
Anticorps anti β2 glycoprotéine de type I.
Rarement autre cofacteur : protéine C ou S, thrombomoduline, annexine V.

Signification des anticorps anti Béta-2 glycoprotéine de type I :

Seraient un argument pour un SAPL primaire. Plus de thrombose au cours d'un LEAD.

Connaître les bases du traitement du SAPL[9] :

Les corticoïdes sont inefficaces dans la prévention des avortements à répétition. Par contre l'héparine non fractionnée est efficace. AVK forte dose (INR à 3).

Dans la prévention des rechutes de thrombose, une étude[10] montre que les doses permettant un INR entre 2 et 3 sont aussi efficaces que des doses pour un INR entre 3 et 4.

Dans le syndrome catastrophique des antiphospholipides : plasmaphérèses, immunoglobulines.

Nombreux traitements à l'étude.

La prévention primaire :

La plupart des équipes recommandent l'AAS à faible dose, les HBPM dans les situations à risque thrombogène, la CI des œstroprogestatifs, l'arrêt du tabac, et la prise en charge des facteurs de risque vasculaire.

En prévention secondaire :

AVK forte dose avec INR supérieur à 3 associés à l'AAS en cas d'accident thrombotique grave ou récidivant. Entre 2 et 3 dans les suites d'un seul accident de thrombose veineuse.

Hydroxychloroquine pourrait avoir des propriétés antithrombotiques.

Places des AOD dans le traitement des SAPL[11] :

Le traitement des manifestations thrombotiques veineuses du SAPL repose sur l'utilisation des anti-vitamines K (AVK) avec une cible d'INR entre 2 et 3. Une durée de traitement prolongée est la règle au cours du SAPL du fait d'un risque de récidive en l'absence de traitement de l'ordre de 60 %. Dans ce contexte, le recours à un anticoagulant oral direct (AOD), du fait entre autres de sa facilité d'utilisation et de son moindre risque hémorragique semble pertinent. Plusieurs études : l'étude RAPS (*Rivaroxaban for AntiPhospholipid Syndrome*) et l'essai TRAPS (*The Trial on Rivaroxaban in AntiPhospholipid Syndrome)* qui a évalué l'efficacité du rivaroxaban et de la warfarine chez les patients SAPL à haut risque (triple positif) et l'essai ASTRO-APS (*Apixaban for the Secondary Prevention of Thromboembolism Among Patients With the AntiphosPholipid Syndrome*) s'intéressant aux patients SAPL sous anticoagulant en prévention secondaire de la thrombose.

A ce jour, les données disponibles concernant les AOD dans le SAPL ne permettent pas de préconiser ce traitement en remplacement de la warfarine, et leur utilisation doit se discuter au cas par cas en présence d'une contre-indication ou d'une intolérance aux AVK.

---

[1] LEVINE S. Medical progress : The antiphospholipid syndrome *N Eng J Med* 2002;***346***:752-763.
[2] GODEAU B. Les anticorps antiphospholipides, signification et traitement. *Press Med* 2004 ;***33*** :944-952.
[3] PASQUALI JL Physiopathologie du syndrome des antiphospholipides. *Press Med* 2006 .
[4] RUIZ-IRASTORZA G. Antiphospholipid syndrome. *Lancet* 2010 ; ***376*** :1498-1509.
[5] MOERLOOSE P. Syndrome des antiphospholipides : beaucoup de nouveautés. *Rev Med Suisse* 2010 ;***6*** :298-301.
[6] MIYAKIS S, LOCKSHIN MD, ATSUMI T, ET AL. Inter-national consensus statement on an update of the clas- sification criteria for definite antiphospholipid syndrome (APS). *J Thromb Haemost* 2006;***4***:295-306.
[7] CHATURVEDI S, MCCRAE KR. Diagnosis and management of the antiphospholipid syndrome. *Blood Rev.* 2017 Nov; 31(6): 406–417.
[8] COSTEDOAT-CHALUMEAU Le syndrome catastrophique des antiphospholipides .*revmed*.2012.01.005
[9] LOCKSHIN M.D. Treatment of the antiphospholipid syndrome. *N Eng J Med* 2003;***349***:1177-1180.
[10] CROWTHER M.A. A comparison of two intensities of warfarin for the prevention of recurrent thrombosis in patients with the antiphospholipid antibody syndrome. *N Eng J Med* 2003;***349***:1133-1139.
[11] BENHAMOU Y. Traitement du syndrome des antiphospholipides, place des anticoagulants oraux directs ***JMV*** 2019 ; ***44*** ; 97-180.

Syndrome de Raynaud [1 2 3 4] :

Confirmer le syndrome de Raynaud :

Episodes comportant 3 phases, syncopale, suivie de cyanose puis d'érythrose atteignant les extrémités des membres.

Rechercher une exposition professionnelle :

Engins vibrants, exposition au froid, prothésiste dentaire (silicone).

Rechercher la prise d'un médicament favorisant la survenue d'un syndrome de Raynaud :

ß-bloquant, bromocriptine, salazopyrine, clonidine, dérivés de l'ergot de seigle.

Rechercher un ATCD familial de syndrome de Raynaud :

Argument pour un syndrome de Raynaud idiopathique.

Rechercher une polyarthrite rhumatoïde :

Tableau clinique, facteurs rhumatoïdes.

Savoir rechercher des arguments cliniques en faveur d'une maladie systémique :

Sécheresse buccale ou oculaire, arthralgies, photosensibilité, alopécie, ATCD de thrombose, de fausses couches à répétition.

Symptomatologie de reflux gastro-œsophagien, dyspnée d'effort, ATCD de pleurésie, de péricardite ou d'ulcérations digitales ayant guéris spontanément.

Exposition à des solvants : trichloréthylène, silice, implants de silicone.

Présence de nécroses digitales, d'infarctus périunguéaux ou ulcérations pulpaires.

Doigts boudinés. Télangiectasies (langue, lèvre).

Manœuvre d'Allen : compression des artères radiales et cubitales aux poignets avec mouvements actifs d'ouverture et de fermeture des mains provoque une décoloration de la main. La recoloration doit se faire en moins de 5 minutes de manière homogène. Dans le cas contraire il existe vraisemblablement une artérite distale.

Connaître les maladies systémiques associées au syndrome de Raynaud :

Symptomatologie bilatérale.

Sclérodermie généralisée, LEAD, polymyosite, syndrome de Sharp, syndrome de Gougerot Sjögren.
Radiographie des mains : recherche d'une calcinose rentrant dans le cadre d'un C.R.E.S.T syndrome (calcinose, Raynaud, atteinte œsophagienne, sclérodactylie, télangiectasies).
Vascularite nécrosante : PAN, Wegener.

Rechercher une artériopathie oblitérante :

Palpation des pouls, contexte vasculaire (tabac, HTA, diabète) Doppler artériel.
La mortalité cardiovasculaire est augmentée chez les caucasiens avec syndrome de Raynaud.[5]

Rechercher une compression artérielle :

Manifestations unilatérales.
Doppler et gril costal à la recherche d'un syndrome du défilé thoraco-brachial.
Syndrome du marteau hypothénar : 4ème et 5ème doigt.
Canal carpien.

Rechercher une hémopathie :

NFS : syndrome myéloprolifératif.

Rechercher une cryoglobulinémie :

Cryoglobulinémie.
Argument indirect : baisse du complément C4.

Rechercher une gammapathie monoclonale :

Electrophorèse des protides. Immunoélectrophorèse.

Rechercher une agglutinine froide :

Coombs, NFS, réticulocytes, LDH, haptoglobine.

Rechercher une hypothyroïdie :

Dosage T4 et TSH.

Eliminer une hépatite B :

Dosage des transaminases, sérologies.

Eliminer une connectivite :

Dosage des facteurs antinucléaires. Capillaroscopie (mégacapillaires).

Savoir conclure :

On parle de maladie de Raynaud après avoir éliminé une cause générale ou locale.

Evaluer la gravité des manifestations du syndrome de Raynaud :

Engelures, fréquence des crises. Discuter pommade vasodilatateur (Lénitral). Traitement général : inhibiteurs calciques, sympatholytiques (Alpress LP®), vasodilatateurs (Fonzylane®, Sermion®).

---

[1] CARPENTIER PH. Acrosyndromes vasculaires. *Rev Prat* 1998; ***48***: 1639-1676.
[2] HACHULLA E. Acrosyndromes dans « Diagnostics difficiles en médecine interne ». Maloine.
[3] BLOCK J.A. Raynaud's phenomenan *Lancet* 2001;***357***:2042-2049.
[4] WIGLEY Raynaud's phenomenon *N Eng J Med* 2002;***347***:1001-1009.
[5] NIETERT PJ, SHAFTMAN SR, et al. Raynaud phenomenon and mortality: 20+ years of follow-up of the Charleston Heart Study cohort. *Clin Epidemiol.* 2015; 7: 161–168.

Syndrome de Gougerot-Sjögren[1 2 3 4 5 6 7] :

Définition[8] :

Maladie auto-immune systémique dont le principal organe cible est la glande salivaire, caractérisée par une infiltration lymphoïde des glandes salivaires et lacrymales expliquant la fréquence de la sécheresse buccale et/ou salivaire qui ne sont cependant pas constantes. Les critères du consensus américano-européen impose la présence d'un infiltrat lymphocytaire de stade III ou IV de Chisholm à la biopsie des glandes salivaires accessoires ou la présence d'un auto anticorps de type anti-SSA ou anti-SSB.

Données épidémiologiques :

Nette prédominance féminine (9 femmes pour 1 homme). Elle atteint de 0,1 à 0,5% des femmes adultes.

Quelques éléments de compréhension immunopathologique[9] :

Considérée initialement comme une maladie liée à une dysfonction des lymphocytes T, de nombreux arguments plaident actuellement pour un dysfonctionnement des lymphocytes B dont la cytokine BAFF semble être responsable. Les auto-anticorps ne sont pas directement pathogènes. Ils sont plutôt les marqueurs de la maladie dont la cible est la cellule épithéliale des glandes salivaires (« cimetière d'antigènes »).

Connaître les modalités de découverte :

Les premiers symptômes apparaissent souvent après 45 ans, mais ils peuvent apparaître à tout âge. Le début est souvent insidieux.

Le diagnostic est souvent posé 6 à 8 ans après les premiers symptômes. Arthromyalgies, fibromyalgie[10], syndrome de fatigue chronique, syndrome de Raynaud, atteintes cutanées (livedo, purpura vasculaire, ulcérations), neuropathie sensitive, manifestations psychiatriques (dépression, hypochondrie), pneumopathie interstitielle, et autres atteintes viscérales.

Confirmer la xérophtalmie :

Sensation de corps étranger oculaire, secrétions collant les paupières. Test de Schirmer et épreuves avec différents colorants pour l'étude du film lacrymal (on n'utilise plus le Rose Bengale qui est très irritant).

Confirmer la xérostomie :

Sensation de manque de salive, langue qui brûle ou qui pique, modification du goût. Hypertrophie des glandes salivaires (Syndrome de Mikulicz).

Parotidomégalie : à gros kystes (vus en échographie) ou aspect « poivre et sel » en IRM (plus accessible à la corticothérapie).

Rechercher une sécheresse des muqueuses nasales :

Sensation de nez sec, croûtes nasales, épistaxis fréquentes.

Rechercher une sécheresse génitale ou cutanée :

Présente dans 1/3 des cas quand elle est recherchée systématiquement.

Rechercher une atteinte articulaire :

Polyarthrite distale, bilatérale et symétrique, de rythme inflammatoire, touchant les interphalangiennes proximales, les métacarpophalangiennes, les poignets et parfois les grosses articulations. Non érosive, non destructrice.
Les anticorps anti CCP sont présents dans 7,5% des cas de syndrome de Sjögren (voir diagnostic différentiel entre PR et SGS I).

Rechercher une atteinte musculaire :

Les myalgies sont fréquentes, mais par contre la myosite est rare. Un tableau de fibromyalgie est fréquent (55% des cas). L'association à un syndrome de fatigue chronique n'est pas rare.
Dans ces formes on note souvent que les anticorps sont négatifs comme s'il existait des formes frontières entre syndrome de Sjögren primitif, fibromyalgie et syndrome de fatigue chronique.
Parfois véritable myosite avec anticorps anti JO1 dans le cadre d'un syndrome des antisynthétases.

Rechercher un syndrome de Raynaud :

La présence d'un syndrome de Raynaud est souvent associée à la présence d'une auto-immunité.
La présence d'anticorps anti-centromères est très en faveur d'un CREST mais dans certains cas, il peut s'agir d'un authentique SGS primitif. Syndrome de Reynolds : cirrhose biliaire primitive et sclérodermie systémique, volontiers associées au SGS.

Rechercher une vascularite cutanée :

Purpura vasculaire avec angéite leucocytoclasique. Souvent associé à une cryoglobulinémie mixte. Souvent présence d'auto-anticorps.

Rechercher une atteinte du système nerveux périphérique[11] :

Neuropathies axonales sensitivo-motrices à prédominance sensitive chez 20% des patients.
Parfois neuropathie motrice avec déficit : urgence thérapeutique.
Neuropathie sensitive du trijumeau ou autre nerf crânien[12].

Multinévrite avec cryoglobulinémie. Neuronopathies ganglionnaires : marche talonnante, intérêt du traitement par immunoglobulines polyvalentes.

Rechercher une atteinte du système nerveux autonome :

Atteinte du système nerveux autonome (syndrome dysautonomique) : pupille d'Addie, hypotension orthostatique, anhydrose.

Penser aux atteintes centrales, plus rares mais trompeuses[13] :

Céphalées, troubles cognitifs, AVC, tableau SEP, névrite optique, myélopathies aigues [14] ou chroniques, déficit moteur, syndromes extrapyramidaux, comitialité, méningite aseptique, névrite optique. Méningo-encéphalite lymphocytaire : dans 30% des cas hypercytose, 30% des cas hypergammaglobulinémie. PEV anormaux.
IRM : critères de SEP dans 40% des cas.
Plus souvent associées à la spécificité anti-RO 52 KD. Intérêt du dosage des anticorps anticholinergiques (récepteurs muscariniques M3) dans les formes avec atteinte centrale (anti M3R).

Savoir considérer la forme neurologique centrale comme un mode d'expression à part entière de la maladie :

Tout comme si, il y avait trois modes d'expression de la maladie : une forme « fibromyalgique », une forme viscérale et une forme neurologique.

Rechercher des troubles psychiatriques[15] :

Syndromes dépressifs, névrose hypochondriaque. Penser à doser la DHEA et éventuellement à substituer avec 50 mg de DHEA.

Rechercher des adénopathies périphériques :

Parfois présentes. Parfois splénomégalie.

Rechercher une atteinte des voies aériennes :

L'infiltration lymphocytaire des voies aériennes peut s'étendre des fosses nasales jusqu'aux bronchioles et aux alvéoles. Le scanner peut montrer plusieurs anomalies : épaississement de la muqueuse bronchique, nodules bronchiolaires, dilatations des bronches, piégeage aérien. Les manifestations : sécheresse nasale, rhinite croûteuse, infections récidivantes, otites récidivantes, rarement perforation de la cloison nasale, sinusite ou pan sinusite. La toux chronique est fréquente. Un trouble obstructif est fréquent objectivé par la courbe débit-volume. Une hyperréactivité bronchique à la méthacholine est observée chez 50% des patients.

Rechercher une atteinte pulmonaire interstitielle[16 17 18 19 20 21 22] :

L'atteinte pulmonaire interstitielle touche de 8 à 38% des patients avec SGS I. Elle correspond à des lésions anatomiques de différents types : pneumopathie interstitielle non spécifique (PINS), pneumopathie interstitielle usuelle (PIU), pneumopathie interstitielle lymphoïde (LIP), pneumopathie organisée (COP), bronchiolite folliculaire.
Le scanner n'est pas spécifique. On note cependant la fréquence des lésions kystiques souvent associées à la LIP. Aspect de DDB, micronodules centrolobulaires diffus.
Le LBA montrerait dans 50% des cas une alvéolite lymphocytaire et neutrophilique infraclinique.
Globalement l'atteinte interstitielle du SGS I aurait une faible évolutivité.

Connaître la possibilité d'une HTAP primitive au cours du Sjögren[23] :

Rare, sévère et de mauvais pronostic.

Quelques indications thérapeutiques dans les atteintes pulmonaires :

A noter la faible efficacité des corticoïdes inhalés.
Intérêt de l'érythromycine à 500 mg/j pour son effet anti-inflammatoire comme dans la panbronchiolite diffuse des Japonais.
La COP est corticosensible. La LIP lorsqu'elle est symptomatique pourrait bénéficier d'un essai de traitement par corticoïdes et méthotrexate.

Rechercher une atteinte digestive :

Dysphagie, troubles dyspeptiques. Constipation (rôle des anticorps anti-récepteurs cholinergiques ?).
Pancréatite auto-immune[24] avec anticorps anti-anhydrase carbonique de type II.

Rechercher une acidose tubulaire :

Acidose tubulaire distale souvent latente parfois révélée par une hypokaliémie sévère, une néphrocalcinose, une ostéomalacie.
Des anticorps anti-anhydrase carbonique de type 2 ont été décrits.

Rechercher une atteinte glomérulaire :

Créatininémie, protéinurie des 24 heures, hématurie. Glomérulonéphrite endocapillaire qui nécessite un traitement urgent. GEM[25].

Connaître la fréquence des cystites interstitielles[26] :

Polyurie, nycturie, douleurs pelviennes. Rentre dans le cadre du syndrome dysautonomique en rapport avec la présence d'anticorps anti-récepteurs cholinergiques.

Rechercher une hépatopathie auto-immune :

Cirrhose biliaire primitive : signes de cholestase (gamma GT et phosphatases alcalines sériques augmentées), anticorps anti-mitochondries de type II positifs.
Hépatite auto-immune : signes de cytolyse et positivité des anticorps anti-muscles lisses.

Rechercher une maladie cœliaque :

Des anticorps anti-gliadines sont parfois retrouvés.

Rechercher une thyroïdite :

Signes d'hyperthyroïdie, dosages hormonaux, présence d'anticorps anti-TPO.

Rechercher un syndrome inflammatoire :

VS, CRP, fibrinémie. Parfois la VS est augmentée et la CRP est normale : en cas d'hypergammaglobulinémie.

Rechercher des anomalies hématologiques[27] :

Une neutropénie (plus rare que dans le LEAD), une lymphopénie surtout CD4, ou une thrombopénie ne sont pas rare (20% des patients). Myélodysplasie[28]. Rarement de véritables agranulocytoses.

Rechercher une hypergammaglobulinémie polyclonale :

L'hypergammaglobulinémie est classique mais elle n'est pas observée chez tous les patients. Elle est plus souvent associée à la présence d'anticorps anti-SSA ou anti-SSB. Habituellement le taux moyen est entre 20 et 30 g/l caractérisé par une élévation des IgA et des IgG plus rarement des IgM. Des taux de 50 à 70 g/l sont possibles.

Rechercher une gammapathie monoclonale[29] :

Elle se retrouve dans 15 à 25 % des cas. Souvent à des taux très faibles. Il n'y a pas de corrélation avec le risque de lymphome.

Savoir repérer des marqueurs biologiques d'une activité des lymphocytes B :

Augmentation du BAFF (B cell activating factor) cytokine qui augmente le nombre de lymphocytes B. Ceci incite à envisager de traiter ces patients par un anticorps monoclonal dirigé contre les lymphocytes B.
Augmentation de la β2-microglobuline. Présence de chaines légères dans le sérum de ces patients.

Recherche d'une cryoglobulinémie :

Habituellement de type II ou III. Souvent en cas d'hypergammaglobulinémie.

Rechercher une baisse de la fraction C4 ou du C3 du complément :

Association plus fréquente avec une vascularite ou un lymphome, ainsi qu'aux anomalies hématologiques ou à la présence d'une cryoglobulinémie.

Rechercher des autoanticorps :

Anticorps antinucléaires présents dans 50 à 80% des cas, donnant une fluorescence mouchetée. Cet aspect correspond à la présence d'anticorps Anti-SSa (anti-Ro) dans 20 à 60% des cas, anti-SSb (Anti-La) dans 10 à 40% des cas. Ces autoanticorps peuvent être présents au cours du lupus systémique mais sont extrêmement rares dans d'autres connectivites.
L'étude des spécificités Ro 52 et 60 KD n'a pas d'intérêt en pratique. Les anticorps Ro à 52 KD sont impliqués dans le bloc auriculo-ventriculaire congénital. Cette spécificité semble jouer un rôle particulier dans les atteintes du SNC.
Les autres anticorps antinucléaires sont exceptionnels en dehors des anti-U1 RNP qui sont décrit dans 2 à 10% des syndromes de Gougerot Sjögren primitifs.
Les anticorps anti-alpha fodrine seraient fréquents mais ils n'ont pas d'intérêt pour le diagnostic de SGS.

Savoir interpréter la présence de facteurs rhumatoïdes :

Ils sont détectés dans 50 à 80% des cas (IgM et IgG). Des anticorps anti-kératine et anti-CCP ont été décrit chez des patients n'ayant pas de lésions érosives ostéoarticulaires.

Savoir interpréter la présence d'anticorps anti-phospholipides :

La présence d'anticorps anti phospholipides n'est pas rare. Les anticorps anti-β2 glycoprotéine de type 1 sont rares. Bonne corrélation avec l'hypergammaglobulinémie. Rarement pathogène. Pour certains, ils sont surtout présents dans le lupus. Ils sont cependant parfois dans le SGS mais avec un plus grand risque de manifestations thrombotiques.

Rechercher des anticorps anti-tissus :

Anticorps anti-mitochondries. Anticorps anti-thyroïdien. Anticorps anti-canaux excréteurs salivaires et pancréatiques, anti-thyroglobuline, anti-microsome, anti-muscle lisse, anti-cellules pariétales gastriques, anti-glandes sudoripares.

Connaître la possibilité d'un terrain génétique :

1/3 des apparentés de 1er degré des patients atteints de SGS développe une maladie auto-immune (diabète, thyroïdite, lupus).
Antigènes d'histocompatibilité : HLA DR3, DRW52, DR4.
Penser à signaler les cas familiaux.

Connaître l'aspect anatomopathologique du syndrome de Sjögren :

La biopsie des glandes salivaires accessoires est un geste simple à réaliser au lit du patient. Elle doit comporter au moins 3 glandes à examiner. A noter un parallélisme avec l'histologie des parotides. Un focus comporte au moins 50 cellules inflammatoires lymphocytaires à disposition péri-acinaire.
Stade III de Chisholm : un focus.
Stade IV : plus d'un focus.
Dans le Sjögren la cible ce sont les acini.
Dans la PR : parfois atteinte de vascularite.
Dans la CBP : la cible est le canal sécrétoire.
Dans la sclérodermie : fibrose indépendante (non cicatricielle). Les stades III sont plus souvent associés à des formes sans autoanticorps. Avec parfois thyroïdite.
Les stades IV sont plus souvent associés aux formes avec autoanticorps. Cet aspect est très spécifique. Sa sensibilité est diversement appréciée de 68% à 96 % selon les auteurs.

Connaître l'association syndrome sec et hépatite C[30 31] :

Il existe des liens étroits entre syndrome sec et hépatite C, alors qu'il ne semble pas y avoir de lien entre SGS I et VHC. Le virus C a un fort tropisme pour les glandes salivaires. Lorsque l'on prend les critères stricts de syndrome de Gougerot-Sjögren (biopsie +, auto anticorps) les anticorps anti-VHC ne sont retrouvés que chez 4% de ces patients. Le traitement du VHC améliore de façon très inconstante le syndrome sec. Le VHC est donc un diagnostic différentiel devant un syndrome sec.

Eliminer une infection par le VIH :

Sérologie VIH.

Rechercher des arguments pour un syndrome lympho-prolifératif lors de l'exploration initiale et lors de la surveillance[32 33] :

Au cours de l'évolution d'un SGS : 5 à 10% des cas. Se méfier en cas de parotidomégalie, de purpura, de baisse du C4. Baisse des immunoglobulines lors de la surveillance, apparition d'un pic monoclonal, disparition des autoanticorps, apparition d'une chaine légère dans les urines, augmentation de la ßéta2-microglobuline.

Différencier syndrome sec et syndrome de Gougerot-Sjögren :

La sécheresse oculaire est un symptôme fréquent qui touche 10% des adultes. Il faut distinguer les syndromes secs par hyper évaporation, ou maladie du film lacrymal et syndrome sec par hyposécrétion lacrymale : intérêt du test de Schirmer qui est positif en cas de diminution des secrétions, des tests avec des colorants qui permettent d'étudier le film lacrymal.

Eléments de la discussion entre SGS primitif et secondaire[34] :

Il y a en fait deux situations différentes : Certaines maladies peuvent se compliquer d'un syndrome de Sjögren : polyarthrite rhumatoïde, lupus, sclérodermie. Certaines autres affections auto-immunes peuvent être associées au syndrome de Gougerot-Sjögren : cirrhose biliaire primitive, thyroïdite[35], hépatite auto-immune.

Eléments du diagnostic différentiel avec la polyarthrite rhumatoïde (PR) :

Le syndrome sec est souvent tardif dans l'évolution de la PR. La parotidomégalie est rare dans la PR.
Dans le SGS I, il n'y pas d'érosions articulaires.
Les facteurs rhumatoïdes sont présents dans plus de la moitié des cas.
Les anti-CCP[36] sont très évocateurs de la PR, mais peuvent se voir dans le SGS I.

Eléments du diagnostic différentiel avec le lupus érythémateux disséminé (LEAD[37]) :

Le syndrome sec est souvent inaugural dans l'évolution du LEAD. Les atteintes des séreuses (péricardite, pleurésie) sont rares dans le SGS I. L'atteinte glomérulaire est rare dans le SGS I. Le syndrome de Raynaud, le purpura peuvent se voir au cours des deux affections.

La présence d'anticorps anti-DNA natif, surtout à un titre élevé est très évocatrice du LEAD même s'ils ont été décrits dans le SGS I. Les anomalies histologiques sont parfois évocatrices : disposition périvasculaire des lésions. SGS I et LEAD pourraient être des facettes de la même maladie, l'une avec un fort tropisme pour les glandes salivaires, l'autre pour les glomérules.

Eléments du diagnostic différentiel avec la sclérodermie :

La xérostomie est plus fréquente. Le syndrome de Sjögren est surtout fréquent au cours de la sclérodermie cutanée limitée ou du CREST syndrome. Il est donc essentiel de chercher des télangiectasies. La présence de mégacapillaires à la capillaroscopie est très évocatrice de sclérodermie.

Eléments d'évaluation d'un syndrome de Sjögren :

Sur le plan clinique : signes cutanés évocateurs de LEAD, ou de sclérodermie (sclérose des doigts, télangiectasies). Recherche de calcinose, ou d'érosions en cas de signes articulaires. Recherche de certaines atteintes viscérales évocatrices : sérites, atteinte glomérulaire, atteinte œsophagienne d'un CREST, HTAP d'un CREST.

Capillaroscopie en cas de Raynaud pour chercher des arguments en faveur d'une sclérodermie cutanée limitée ou d'un CREST.

Biopsie des glandes salivaires accessoires, soit en cas de doute diagnostic, soit pour chercher des arguments pour une maladie frontière.

Anti-muscles lisses[38], anti-mitochondrie de type 2, anti-TPO et TSH : l'association du SGS I à ces autres affections auto-immunes étant très fréquentes.

Bases du traitement de la sécheresse oculaire :

Privilégier les doses unitaires. Restaurer la phase mucineuse : Unifluid®, Fluidabak® (4 à 6 fois par jour). ; a phase aqueuse : Unilarm®. Traitement substitutif : collyres à la vitamine A, Vitamine B12.

Corticoïdes : Vexol®, Flucon®.

AINS : Diclofènac.

Collyre à la ciclosporine (Ikervis®).

Traitement de la sécheresse buccale :

Pilocarpine (CI en cas de Glaucome) : Salagen® 1 cp à 5 mg trois fois par jour, teinture de Jaborandi.

Autres sialagogues : Bisolvon®, Surfarlem®. Se méfier d'une éventuelle candidose associée.

Eléments du traitement de fond :

Hydroxychloroquine en cas d'arthralgies. Méthotrexate en cas d'arthrites. Immunosuppresseurs et corticoïdes dans les atteintes neurologiques, glomérulaires.

Place des biothérapies[39]:

Des molécules qui ciblent les lymphocytes B, comme le rituximab (Mabthera), un anticorps anti-CD20, ou l'epratuzumab, un anticorps anti-CD22, ont déjà montré des résultats significatifs dans de petites études. On peut espérer que d'autres agents biologiques soient prochainement étudiés dans cette indication, notamment le blocage de BAFF.

Fixer le rythme de surveillance :

Il semble exister trois types de patients :
Type I : syndrome sec, fibromyalgique ou fatigue chronique, pas d'auto anticorps, Chisholm III, suivi tous les 2 ans.
Type II : idem mais autoanticorps, suivi tous les ans.
Type III : cryoglobulinémie, purpura : groupe où les atteintes viscérales sont les plus fréquentes et les plus graves. Suivi plus rapproché.

Eléments et méthodes de suivi :

Oculaire. Sécheresse ressentie par EVA. Asthénie et douleurs articulaires par EVA.
Nombre d'enthèses douloureuses.
Suivi dentaire.
Suivi psychiatrique (éviter les antidépresseurs, anti-parkinsoniens qui augmentent la sécheresse cutanéo-muqueuse).

Penser à proposer aux patients l'inscription à l'association nationale :

Association française de la maladie de Gougerot-Sjögren (AFGS).

---

[1] VINCENEUX P. Le syndrome de Gougerot-Sjögren. *Press Med*;1999;***28***:1201-1214.
[2] PARISIS D, CHIVASSO C, JASON PERRET J, SOYFOO MS, DELPORTE C. Current State of Knowledge on Primary Sjögren's Syndrome, an Autoimmune Exocrinopathy. *J Clin Med.* 2020 Jul; 9(7): 2299.
[3] PENNEC Y-L. Syndromes secs *Rev Prat* 2001;***51***:131-182.
[4] GARCIA-CARRASSO M. Primary Sjögren syndrome : clinical and immunologic diseasepatterns in a cohort of 400 patients *Medicine* 2002;***81***:260-270.
[5] DAVIDSON B.K.S. Primary Sjögren's syndrome in north east of england : a lon-term, follow-up study *Rheumatoly* 1999 ; ***38*** :245-53.
[6] KASSAN S.S Clinical manifestations of early diagnosis of Sjögren syndrome. *Arch Intern Med* 2004 ;***164*** :1275-84.

[7] RAMOS-CASALS M. Primary Sjoögren syndrome in spain : clinical and immunologic expression in 1010 patients. *Medicine* 2008 ;***87*** :210.
[8] HACHULLA E. Exposé à la société médicale des hôpitaux de Paris. Le 18 mars 2005.
[9] YOUINOU P. (Brest) Exposé à la société médicale des hôpitaux de Paris. Le 18 mars 2005
[10] KAHN MF Fibromyalgie : où en est-on ? *Rev Prat* 2003 ;***17*** :1865-1872.
[11] DE SEZE (clinique neurologique Lille) Exposé à la société médicale des hôpitaux de Paris. Le 18 mars 2005.
[12] ROUSSO E. Paralysie faciale récidivante, syndrome de Gougerot-Sjögren primitif et carence en vitamine B12. *Press Med* 2005 ;***34*** :107-108.
[13] DELALANDE S. Neurologic manifestations in primary sjögren syndrome A Study of 82 patients. *Medicine* 2004 ;***83*** :280-292.
[14] VENABLES PJ Sjögren's syndrome-associated myélopathy : response to immunosuppressive treatment *Am J Med* 2003;***114***:145-148
[15] Manifestations systémiques du syndrome de Gougerot-Sjögren primaire. *Press Med.* 1997.;***21***: 995-1000.
[16] CRESTANI B. (Hop Bichat) Exposé à la société médicale des hôpitaux de Paris. Le 18 mars 2005.
[17] DEHEINZELIN D. et al Interstitial lung disease in primary Sjögren syndrome : clinical pathological evaluation and response to treatment *Am J Respir Crit Care Med* 1996 ; ***154*** :794-9.
[18] PAPIRIS SA et al CD4-positive T-lymphocytes infiltrate the bronchial mucosa of patients with Sjögren syndrome *Am J Respir Crit Care Med* 1997 ;***156*** :637-641.
[19] STALENHEIM G. Anti-inflammatory drugs do not alleviate bronchial hyperactivity in Sjögren syndrome. *Allergy* 1997 ;***52*** :423-7.
[20] CAIN HC Pulmonary manifestations of Sjögren'syndrome. *Clin Chest Med* 1998 ;***19*** :687-699.
[21] TAOULI B. Thin-section chest CT findings of primary Sjögren'Syndrome : correlation with pulmonary function. *Eur Radiol* 2002 ;***1*** :1504-1515.
[22] ITO et al Pulmonary manifestations of primary Sjögren'syndrome : a clinical, radiologic and pathologic study. *Am J Respir Crit Care Med* 2005 ;***171*** :632-8.
[23] LAUNAY DE Pulmonary arterial hypertension : a rare complication of primary sjögren syndrome: report of 9 cases and review of the literature. *Medicine* 2007;***86***:299.
[24] FINKELBERG O., Autoimmune Pancreatitis. *N Engl J Med* 2006; 355 (25) :2670-2676,.
[25] LARAKI R. Glomérulonéphrite extra-membraneuse au cours d'un syndrome deGougerot-Sjögren primitif. *Press Med* 2005 ; ***34*** :1069-1073.
[26] LEPPILAHTI Interstitial cystitis-like urinary symptoms among patients with Sjögren's syndrome : a population-based study in finland. *Am J Med* 2003;***115***:62-66.
[27] RAMOS-CASALS M. Primary Sjögren syndrome : haematologic patterns of disease expression *Medicine* 2002;***81***:281-293.
[28] PAUTAS E. Les syndromes myélodysplasiques *Press Med* 1999;***32***:1771-1779.
[29] BRITO-ZERON P. Circulating monoclonal immunoglobulins in Sjögren syndrome. *Medicine* 2005 ;***84*** :90-97.

[30] SENE D., CACOUB P. (La Pitié-Salpétrière) Exposé à la société médicale des hôpitaux de Paris. Le 18 mars 2005.
[31] RAMOS-CASALS M. Sjögren syndrome associated with hepatitis virus. *Medicine* 2005;***84***:81-90.
[32] VOULGARELIS M. Malignant lymphoma in primary Sjögren syndrome. *Arthritis Rheum* 1999 ;***42*** :1965-1972.
[33] BAIMPA E. Hematologic manifestations and predictors of lymphoma development in primary Sjögren syndrome. *Medicine* ; 2009:***284***.
[34] SAUVEZIE B. Syndrome de Sjögren secondaires. *Rev Prat* 2001 ;***51*** :171-176.
[35] D'ARBONNEAU F. Thyroïd dysfunction in primary Sjögren'syndrome : a long-term follow-up study. *Arthritis Rhuem* 2003 ;***49*** :804-809.
[36] VAN NOURDT C. Diagnostic value of anti-cyclic citrullinated peptide antibodies to detect rhumatoïd arthritis in patients with Sjögren'ssyndrome. *Ann Rheum* 2005 ;***64*** :160-2.
[37] MANASSOUKIS M.N. Sjögren's syndrome associated with systemic lupus erythematous. *Arthritis Rheum* 2004 ;***50*** :882-91.
[38] CSEPREGI A. Do antibody predict autoimmune liver disease in primary Sjögren'syndrome. Data of 180 patients upon 5 years follow up. *Ann Rheum Dis* 2003 ; ***62*** :623-9.
[39] ROSSIER V. ,BART P.A. Syndrome de Sjögren : enfin une nouvelle approche thérapeutique. *Rev Med Suisse* 2012 ;***8*** :843-7.

Maladie de Horton[1] :

Connaître la définition :

Selon la classification de Chapel Hill, la maladie de Horton fait partie des vascularites des vaisseaux de gros calibre (aorte et ses branches) comme la maladie de Takayasu. C'est une artérite à cellules géantes. Elle se traduit par la destruction de la limitante élastique interne par les cellules géantes. Atteint les branches de la carotide externe mais aussi la carotide interne et tous les gros troncs artériels.

Connaître quelques données épidémiologiques[1 2] :

C'est la plus fréquente des vascularites du sujet âgé (exceptionnelle avant 50 ans). Incidence annuelle comprise entre 2 et 25 pour 100 000 sujets de plus de 50 ans. Gradient décroissant du Nord au Sud. Prédominance féminine (2/1).

Connaître sa pathogénie[3] :

Artères temporales des sujets malades infiltrés de lymphocytes TCD4, de macrophages et de cellules géantes. Rôle d'un antigène (infectieux ?) reconnu dans l'adventice par les CD4 qui pénètrent dans la paroi artérielle et y subissent expansion clonale et stimulation. Les CD4 stimulés sécrètent de l'IFNγ. L'IFNγ induit différenciation et migration des macrophages. Production par les macrophages de IL-1, IL-6, métallo-protéinase, facteurs de croissance qui sont à l'origine de la destruction de la paroi artérielle puis à une réparation inadaptée aboutissant à une hyperplasie intimale majeure avec sténose occlusive.

Connaître la présentation clinique typique :

Dans 50 à 60% des cas[2] : céphalées temporales superficielles intenses.
Hyperesthésie du cuir chevelu (nécrose).
Artères augmentées de volume, sensibles, indurées, pouls aboli.
Claudication douloureuse des masséters.
Altération de l'état général.
Syndrome inflammatoire biologique franc.

Savoir suspecter le diagnostic devant un tableau de Pseudopolyarthrite rhizomélique :

Parfois au premier plan. Enraidissement douloureux symétrique, à prédominance matinale, des épaules, mais aussi de la région cervicale et de la ceinture pelvienne. Peut s'étendre aux bras et aux cuisses et aboutir à l'impotence.

Myalgies des membres fréquentes.

Savoir évoquer le diagnostic en l'absence de signes temporaux objectifs[3] :

Formes incomplètes ou frustes :
PPR isolée.
Forme oculaire occulte (amaurose brutale, isolée).
Forme purement systémique (fièvre, asthénie, syndrome inflammatoire).
Forme pseudo néoplasique (amaigrissement, anémie).
Forme à VS normale (5% des cas)
Formes particulières :
Céphalées diffuses, occiputalgie isolée.
Œdème de la face de l'orbite et/ou du cou.
Forme à prédominance ORL (dysphagie).
Forme neuropsychiatrique (AVC, polyneuropathie sensitivomotrice, vertige, confusion, démence[4]).
Oligo-polyarthrite chronique séronégative.
Artérite des gros troncs (membres supérieurs), aortite.
Artérite mésentérique, utéro ovarienne, accidents coronariens aigus.
Artérite membres supérieurs ou inférieurs (3-16%)[5] :

Connaitre les complications ophtalmologiques :

Susceptible de survenir à tout moment.
Evoquer le diagnostic de Horton devant toute cécité mono ou binoculaire brutale en présence d'un syndrome inflammatoire chez le sujet âgé. Amaurose permanente observée dans 10 à 15% des cas précédés 1 fois sur 2 de prodromes visuels ischémiques fugaces[6]. Risque élevé d'amaurose controlatérale les jours suivants chez les sujets non traités.

Savoir connaitre les autres complications ischémiques :

AVC (3 à 5%), parfois précédés d'AIT concernant souvent le territoire postérieur.
Coronarite : rare, rebelle aux anti-angineux mais sensible aux corticoïdes.
Aortite : diagnostiquée dans 10 à 15% des Horton, probablement sous-estimée. L'aorte entière peut être atteinte, mais les complications (anévrisme, dissection) concernent surtout la portion thoracique. Son incidence au cours d'une maladie de Horton est 17 fois supérieure à celle observée dans la population générale.

Connaître la place des examens biologiques :

Syndrome inflammatoire (VS > 50 et/ou CRP >25) est un signe majeur quasi constant. Anémie. Thrombocytose. Hyperleucocytose modérée à PNN (1/3 des cas) Hépatite principalement cholestatique.
Anticorps anti-cardiolipine de classe IgG dans environ 30% des cas.

Place de l'imagerie :

Prend une place de plus en plus importante pour évaluer l'atteinte des gros troncs artériels surtout quand la BAT est négative.

L'échodoppler des artères temporales[7] peut repérer des sténoses, une interruption de flux, un halo sombre préluminal, signe de sensibilité faible, mais de bonne spécificité.

Les mêmes aspects peuvent être visualisés au niveau des artères sous clavières et axillaires.

La tomodensitométrie haute résolution peut conduire au diagnostic d'aortite de Horton et/ou à l'atteinte de ses grosses branches.

Le TEP scanner au 18 FDG démontre bien la diffusion du processus inflammatoire au niveau de l'aorte et de ses branches et peut devenir un examen de référence pour le diagnostic et la surveillance des aortites.

Connaître la place de la biopsie des artères temporales :

Indispensable. Sa positivité assure le diagnostic. Sa réalisation ne doit pas retarder la mise en route du traitement (les lésions anatomo-pathologiques ne sont pas modifiées après un court traitement)

La taille optimale du prélèvement est très controversée. Si l'artère est très remaniée, un segment de 10 à 15 mm suffit. Il n'est pas nécessaire de faire systématiquement une biopsie bilatérale.

Savoir poser le diagnostic de maladie de Horton :

La présence de 3 critères parmi les 5 établis par le Collège Américain de Rhumatologie[8] assure le diagnostic de maladie de Horton avec une sensibilité de 93,5% et une spécificité de 91,2%.

Les 5 critères sont :

1-Age supérieur ou égal à 50 ans.

2-Céphalée localisée récente ou modification récente d'une céphalée ancienne.

3-Artère temporale anormale (douleur, pulsations abolies ou faibles) à la palpation.

4-VS supérieure ou égale à 50.

5-BAT anormale.

En cas de BAT négative, un syndrome inflammatoire biologique et une amélioration rapide des symptômes sous corticoïdes sont requis.

Il faut parfois distinguer une maladie de Horton d'une vascularite systémique nécrosante au cours de laquelle la BAT peut être positive.

Savoir prescrire la corticothérapie initiale :

La corticothérapie est le seul traitement ayant prouvé son efficacité. Depuis son utilisation, on observe une diminution des complications ophtalmologiques graves de 50 à 15%.

Privilégier corticoïdes d'action courte et de bonne disponibilité (Prednisolone, Cortancyl®).
Formes non compliquées : dose de 0,7 mg/kg/j répartie en 2 prises s'avère efficace 9 fois sur 10. Pas d'efficacité d'un bolus IV de methylprednisolone, Solumedrol® (240 mg); par contre de plus fortes doses (1g/j pendant 3 jours) pourraient diminuer le taux de rechute et assurer une épargne cortisonique significative[9].
AVC constitué ou menace visuelle : bolus de Methylprednisolone, Solumedrol® IV pendant 3 jours puis Cortancyl® 1 mg/kg/j.
De façon générale, le traitement d'attaque doit être poursuivi jusqu'à l'obtention d'un bon contrôle de la maladie obtenu en général en 2 à 3 semaines.

Connaître la place des anticoagulants :

Etude prospective sur 114 patients. Un taux élevé de plaquettes est un facteur d'atteinte visuelle permanente dans l'artérite temporale. Intérêt d'un traitement antiagrégant ou anticoagulant[10].
Etude rétrospective sur 175 patients : faible dose d'aspirine (100mg/j) diminue le risque de baisse visuelle et d'AVC ischémique dans la maladie de Horton[12].
Etude rétrospective sur 143 patients: antiagrégant et anticoagulant réduisent le risque de baisse de vision et de survenue d'un AVC ischémique chez les sujets porteurs d'une maladie de Horton[13].

Savoir prescrire la corticothérapie d'entretien :

Toujours ajuster la décroissance de la corticothérapie à l'état du patient. Plusieurs schémas possibles : réduction de 10% toutes les 1 à 2 semaines pour atteindre une dose comprise entre 10 et 20 mg/j. Réduction de la dose en 4 à 6 semaines par paliers hebdomadaires jusqu'à 0,35 mg/kg/j puis de 1 mg tous les 10 à 15 jours jusqu'à 12 à 15mg/j puis de 1mg/mois.
La surveillance biologique doit se baser sur la VS, la CRP et l'évolution clinique.

Savoir arrêter la corticothérapie :

La maladie de Horton a un potentiel évolutif très variable[14].
La majorité des sujets sont sevrés entre 18 mois et 3 ans mais une dépendance cortisonique s'installe dans 10 à 15% des cas.
Sous 5mg de Cortancyl : prévenir l'insuffisance surrénale.

Connaître les complications de la corticothérapie :

Concernent 50 à 70% des sujets et sont variées. Prévention des complications osseuses: calcium + vitamine D + biphosphonates. Diététique essentielle.

Connaître les traitements d'épargne cortisonique :

Azathioprine et cyclophosphamide : peu étudiés, peuvent majorer le risque infectieux des corticoïdes. Infliximab : décevant[15].

Hydroxychloroquine : risque toxique et aucune efficacité.

Dapsone : de maniement difficile[16].

Deux produits pourraient apporter une épargne cortisonique et diminuer le taux de rechute : Methotrexate[17], Tocilizumab[18] .

---

[1] SALVARANI C. Polymyalgia rheumatica and geant-cell arteritis. *Lancet* 2008;***372***:234-346.

[2] WEYAND CM, GORONZY JJ. Medium and large-vessel vasculitis. *N Engl J Med* 2003 ;***349*** :160-9.

[3] SALVARANI C, CANTINI F, BOIARDI L, HUNDER GG. Polymyalgia rheumatica and giant-cell arteritis. *N Engl J Med* 2002;***347***:261-71.

[4] SOLANS-LAQUE R. Stoke and multi-infarct dementia as presenting symptoms of giant cell arteritis: report of 7 cases and review of literature. *Medicine* 2008;***87***:335-345.

[5] ASSIE Cyrielle Long-term follow-up of upper and lower extremity vasculitis related to giant cell arteritis. A series of 36 patients. *Medicine* 2011;***90***:40-52.

[6] LIOZON E, HERRMANN F, LY K ET AL. Risk factors for visual loss in giant cell (temporal) arteritis: a prospective study of 174 patients. *Am J Med* 2001;***111***:211-7.

[7] KARAHALIOU M ET AL. *Arthritis Res Ther* 2006;***8***:R116.

[8] HUNDER GG, BLOCH DA, MICHEL BA ET AL. *The American College of Rheumatology* 1990 criteria for the classification of giant cell arteritis. *Arthritis Rheum* 1990;***33***:1122-8.

[9] MAZLUMZAHED M ET AL. Treatment of giant cell arteritis using induction therapy with high-dose glucocorticoids: a double-blind, placebo-controlled, randomized prospective clinical trial. *Arthritis Rheum* 2006;***54***:3310-8.

[10] BUONO LM ET AL. Heparin therapy in giant cell arteritis *Br J Opthalmol* 2004;***88***:298-315.

[12] NESHER G ET AL. Low-dose aspirin and prevention of cranial ischemiccomplications in giant cell arteritis.*Arthritis Rheum* 2004;***50***:1332-1337.

[13] LEE MS ET AL.Antiplatelet and anticoagulant therapy in patients with giant cell arteritis. *Arthritis Rheum* 2006;***54***:3306-3309.

[14] PROVEN A, GABRIEL SE, ORCES C, O'FALLON WM, HUNDER GG. Glucocorticoid therapy in giant cell arteritis : duration and adverse outcomes. *Arthritis Rheum* 2003;***49***:703-8.

[15] HOFFMAN GS ET AL. *Ann Intern Med* 2007;***146***:621-30.

[16] LIOZON F, VIDAL E, BARRIER JH. Dapsone in giant cell arteritis treatment. Eur *J Intern Med* 1993;***4***:207-

[17] MAHR AD et al. *Arthritis Rheum* 2007;***56***:2789-97

[18] MONTI S, ÁGUEDA AF, et al. Systematic literature review informing the 2018 update of the EULAR recommendation for the management of large vessel vasculitis: focus on giant cell arteritis. *RMD Open.* 2019; 5(2): e001003.

Purpura vasculaire[1] :

Reconnaître cliniquement le purpura vasculaire :

Purpura pétéchial et infiltré. Lésions dont le polymorphisme est remarquable. L'association purpura pétéchial infiltré, nodules dermiques et macules érythémateuses caractérise le tri-syndrome de Gougerot. Ces lésions siègent préférentiellement sur la partie inférieure du corps et sont aggravées par l'orthostatisme. Elles sont souvent douloureuses et inflammatoires. Elles s'associent de façon variable à des arthralgies et à des myalgies. Les lésions évoluent par poussées qui régressent en 1 à 3 mois. Dans les formes chroniques, elles s'accompagnent à la longue d'une dermite ocre.

Connaître l'aspect anatomo-pathologique du purpura vasculaire :

Il s'agit d'une angéite leucocytoclasique : nécrose fibrinoïde de la paroi vasculaire, infiltration périvasculaire polymorphe où prédominent les polynucléaires neutrophiles. Petits vaisseaux et veinules post-capillaires.

Connaître la physiopathologie du purpura vasculaire :

L'origine est immunologique : présence de dépôts d'immunoglobulines en immunofluorescence.

Savoir éliminer les autres causes de purpura :

Purpura thrombopénique, télangiectasies de la maladie de Rendu Osler, purpura sénile, carence en vitamine C [2], syndrome de Cushing, corticothérapie : purpura pétéchial non infiltré siégeant sur les avant-bras, amylose : au niveau des plis, parfois strié (purpura de flagellation), dermatites pigmentées purpuriques : plages brun-chamois ponctuées d'éléments purpuriques au niveau des membres inférieurs (séquelles de varices des membres inférieurs ou de thrombose veineuse).

Rechercher une cryoglobulinémie :

Le purpura vasculaire est le signe le plus souvent associé à la présence d'une cryoglobulinémie.

Reconnaître le tableau de purpura hyper-immunoglobulinémique[3] :

Il se caractérise par l'existence de complexes immuns circulants IgG anti IgG ou plus rarement IgA anti IgA non cryoprécipitants. Dans 85% des cas chez la femme. Présence d'une hypergammaglobulinémie entre 20 et 40 g/l. Elle est le plus souvent faite d'une IgG, les IgA sont le plus souvent normales ou

peu élevées. IgM normales. Test au Latex souvent positif. Réaction de Waler-Rose faiblement positive.
D'autres anticorps peuvent être décelés : anticorps antinucléaires, anti-muscles lisses, antithyroidiens, antihématies.

Connaître les affections associées au purpura hyperglobulinémique :

Syndrome de Sjögren, hépatite chronique active, thyroïdite auto-immune, fibrose pulmonaire interstitielle, cirrhose, sarcoïdose, thymome.

Connaître les affections auto-immunes associées au purpura vasculaire :

Lupus érythémateux disséminé, connectivite mixte, cirrhose biliaire primitive, syndrome de Sjögren, polychondrite atrophiante.

Connaître les déficits génétiques en constituants du complément associés au purpura vasculaire :

Déficit en C2, en C3.

Reconnaître le tableau de purpura rhumatoïde :

Prédomine dans l'enfance entre 2 et 7 ans. Il est possible chez l'adulte. Atteinte articulaire : au voisinage de l'éruption, arthralgies, évolue en quelques heures ou quelques jours. Signes abdominaux : douleurs abdominales parfois pseudo-chirurgicales.
Atteinte rénale : hématurie macroscopique, protéinurie, dépôts d'IgA et de C3 en IF. Aspect de glomérulonéphrite focale et segmentaire parfois endo et extracapillaire. Augmentation modérée des IgA possible. Complément normal. Les dépôts d'IgA sont retrouvés dans la paroi des vaisseaux sanguins. Évolution par poussées successives. Le pronostic est à l'atteinte rénale[4].

Purpura vasculaire au cours des réactions d'hypersensibilité[5] :

Quand elles comportent des atteintes viscérales : angéites d'hypersensibilité de Zeek. Médicaments : pénicillines, sulfamides, phénylbutazone. Infections : endocardites, septicémies, brucellose, rickettsioses, hépatite B, C, VIH, CMV. Affections malignes : lymphomes, cancer du colon, de la prostate, du poumon, anémies réfractaires, leucémie à tricholeucocytes.

Reconnaître les vascularites intriquées :

Elles comportent une atteinte concomitante des artères de petit et de moyen calibre. Un purpura vasculaire s'observe dans 1/4 des cas de PAN. Dans 40% des angéites de Churg-Strauss[6] et dans la maladie de Wegener.

Connaître les bases du traitement :

Dans la majorité des cas, le purpura vasculaire guérit spontanément. La corticothérapie peut agir rapidement sur les signes généraux, les signes articulaires.

Traitement spécifique des hémopathies lymphoïdes.

Corticothérapie et immunosuppresseurs en cas d'atteinte rénale extracapillaire.

---

[1] Maladies systémiques. MF Kahn.

[2] MEGARBANE B. D'une allergie alimentaire à une hypovitaminose C. *Press Med* 2004 :33 :941.

[3] JENNETTE C. Small-Vessel Vasculitis. *N Engl J. Med.* 1997. ***337***; 1512-1524.

[4] HARZALLAH A, KAAROUD H, et al. Pronostic rénal de la néphropathie des vascularites à IgA de l'adulte: étude monocentrique, à propos de 25 cas. *Pan Afr Med J.* 2018; 31: 9. French

[5] Clinical features and outcome of 95 patients with hypersensitivity vascularitis. *Am J Med.* 1997;***102***. N°2.

[6] GUILLEVIN L. Churg-Strauss syndrome : clinical study and long-term follow-up of 96 patients. *Medicine* 1999. ***78***: 26-38.

Vascularites nécrosantes systémiques[1] :

Connaître la définition :

Maladies comportant une atteinte inflammatoire de la paroi vasculaire. Plusieurs types :
Vascularite nécrosante : nécrose fibrinoïde de la média de l'artère, inflammation endothéliale et réaction inflammatoire adventitielle avec infiltrats cellulaires.
Vascularite non nécrosante : infiltrats de cellules géantes et destruction +/- étendue de la limitante élastique interne.
Vascularite leucocytoclasique : pas de nécrose fibrinoïde ni d'infiltrat de cellules géantes.

Connaître la pathogénie :

Plusieurs mécanismes possibles :
Maladie à complexes immuns : cryoglobulinémie (secondaire à une infection par le virus de l'hépatite C ou non), PAN, purpura rhumatoïde de Henoch-Schönlein, vascularites compliquant ou s'observant au cours des maladies auto-immunes : lupus, Gougerot Sjögren.
Anticorps anticytoplasme des polynucléaires (ANCA) : 2 types : PR3-ANCA (fluorescence cytoplasmique diffuse ou c-ANCA) dans la maladie de Wegener[2] ; MPO-ANCA (donnant une fluorescence périnucléaire) ou p-ANCA dans la maladie de Churg-Strauss ou la polyangéite microscopique (PAM).
Rôle des cytokines (interleukine 1, TNF α)

Connaître la classification de Chapel Hill :

Repose sur le calibre et la nature des vaisseaux touchés. Permet de distinguer les artérites à cellules géantes (Horton[3], Takayasu : atteinte des gros vaisseaux) et les vascularites nécrosantes (touchant petits et moyens vaisseaux).

Les vascularites touchant les vaisseaux de moyen calibre :

Périartérite noueuse ou maladie de Küsmaul-Maier : atteinte des artères de moyens et petits calibres sans glomérulonéphrite ni atteinte des artérioles et des veinules ; vascularite rénale avec hypertension rénovasculaire, infarctus rénaux et microanévrysmes. Pas d'atteinte pulmonaire
Maladie de Kawasaki [4] : nourrisson et jeune enfant, syndrome lymphocutanéomuqueux associé. Atteinte fréquente des coronaires avec risques d'anévrysmes coronaires à l'origine de mort subite.

Connaître les PAN dues à l'infection par le virus de l'hépatite B :

Moins de 5% des cas. Dans les semaines qui suivent l'infection. Bonne évolution sous antiviraux et échanges plasmatiques[9].

Connaître les cryoglobulinémies dues au virus de l'hépatite C :

Les cryoglobulinémies de type II et III sont dues au virus C dans plus de 90% des cas. Traitement par Sofosbuvir-Velpatasvir (Epclusa®) ou Glécaprevir-Pibrentasvir (Maviret®) : guérison dans plus de 95% des cas.

Connaître les causes des vascularites leucocytoclasiques :

Angéite allergique : atteintes viscérales, facteur inducteur médicamenteux ou microbien.
Purpura rhumatoïde.
Maladies systémiques : LEAD, sclérodermie, polyarthrite rhumatoïde.
Urticaire par déficit en C1q.
Vascularite et médicaments, ou post vaccinale.
Vascularite et cancer : leucémie à tricholeucocytes, lymphomes non hodgkiniens, cryoglobulinémie de type I.

Connaître les particularités de la maladie de Behçet [5] :

La maladie de Behçet est une vasculite multisystémique caractérisée par des aphtes buccaux récidivants, des ulcères génitaux, une atteinte inflammatoire oculaire, des lésions cutanées et une atteinte fréquente des articulations. Le système nerveux central, le tractus gastro-intestinal et les vaisseaux sont moins fréquemment touchés, mais leur atteinte peut donner lieu à des complications vitales. Cette vasculite peut toucher les vaisseaux de toutes tailles (artères de petit, moyen et grand calibre, veinules, veines) dans de multiples organes. La maladie de Behçet n'est généralement pas une maladie inflammatoire chronique persistante, mais plutôt une maladie caractérisée par des poussées inflammatoires aiguës récurrentes.

Connaître les principaux traitements immunosuppresseurs des vascularites nécrosantes :

Granulomatose de Wegener : forme systémique, association corticoïdes et cyclophosphamide ou méthotrexate (durée du traitement : sup à 18 mois). Entretien par azathioprine ou méthotrexate.
PAM : formes peu sévères: corticoïdes seuls ; formes sévères : corticoïdes + cyclophosphamide.
Churg et Strauss : corticoïdes +/- cyclophosphamide.

PAN : non associée à une étiologie infectieuse : corticoïdes +/- cyclophosphamide (si forme sévère) ; associée à un virus : antiviral + échanges plasmatiques.

Place des biothérapies dans le traitement des vascularites systémiques :

Intérêt du Rituximab dans les vascularites à ANCA. Questions non résolues (durée du traitement, problème de tolérance, cout important).

Des perspectives dans les vascularites des gros troncs réfractaires (Takayasu, Behçet, Horton, polychondrite atrophiante) liées au blocage du TNF (par les anticorps monoclonaux) et de l'IL6.

---

[1] PAGNOUX C. Presentation and outcome of gastrointestinal involvement in systemic necrotizing vasculitides: analysis of 62 patients with polyarthritis nodosa, microscipic polyangiitis, Wegener granulomatosis, churg-strauss syndrome, or rheumatoid arthritis-associated vasculitis. *Medicine* 2005;***84***:115-129.

[2] TOMASSON G, LAVALLEY M, et al. Relationship Between Markers of Platelet Activation and Inflammation with Disease Activity in Wegener's Granulomatosis. J Rheumatol. 2011 Jun; 38(6): 1048–1054.

[3] GONZALES-GAY M.A. Giant cell arteritis: disease patterns of clinical presentation, in a series of 240 patients. *Medicine* 2005;***84***:269-277.

[4] BURNS J. Kawasaki syndrome. *Lancet* 2004 ;***364*** :533-545.

[5] SAKANE T, TAKENO M, SUZUKI N, ET AL. Behçet's disease. *New Engl J Med* 1999;***341***:1284-91.

Maladie de Behçet [1 2 3 4 5 6 7] :

Connaître les données épidémiologiques :

Maladie de l'adulte jeune. Touchant plus souvent le sujet masculin. On la rencontre surtout le long de la route de la soie, entre l'Asie de l'Est et les pays du bassin méditerranéen. En Tunisie la prévalence est de 10 cas pour 10 000 habitants. La Turquie est le pays avec la prévalence la plus élevée au monde avec 110-420 cas/100 000 habitants. La prévalence est de 13-20 cas/100 000 habitants dans des pays tels que le Japon, la Corée, la Chine, l'Iran et l'Arabie Saoudite, et de 1-2/100 000 en Angleterre et aux Etats-Unis.

Connaître les hypothèses pathogéniques, rôle de l'hérédité :

L'étiologie de la maladie de Behçet reste inconnue à ce jour, mais l'hypothèse la plus répandue est qu'une réponse inflammatoire importante est déclenchée par un agent infectieux chez un hôte génétiquement susceptible. Histologiquement, la maladie est caractérisée par une infiltration de lymphocytes et de neutrophiles dans les organes touchés.

Connaître le cadre nosologique de la maladie de Behçet :

La maladie de Behçet est une vasculite systémique touchant les petits et grands vaisseaux, caractérisée par des aphtes buccaux récidivants, des ulcères génitaux, une inflammation oculaire et des lésions cutanées. Les articulations, le système nerveux central (SNC) et le tractus gastro-intestinal peuvent aussi être touchés.

Maladie frontière avec la spondylarthrite séronégative, les connectivites, les uvéoméningites et les angéites.

Il faut éliminer certaines maladies frontières telles que la polychondrite atrophiante, les colites inflammatoires, la maladie de Takayasu et la maladie de Buerger.

Connaître les aspects histologiques :

La lésion histopathologique commune à tous les organes atteints par la maladie de Behçet (sauf l'aphtose bipolaire et certaines manifestations cutanées telles que l'érythème noueux et la pseudofolliculite) est une vasculite, touchant les artères de toutes tailles, les veinules et les veines. Les lésions sont caractérisées par une infiltration lymphocytaire et monocytaire périvasculaire, avec ou sans dépôt de fibrine dans la paroi vasculaire, et éventuellement associées à une nécrose tissulaire.

Connaître les caractéristiques de l'aphtose buccale :

Ulcérations à bords nets, entourées d'un halo érythémateux, et dont le fond est jaune-beurre. La taille est de quelques mm à parfois 3-4 cm. Leur nombre varie de 1 à plusieurs éléments. Ils siègent habituellement sur la face interne des lèvres, des joues, les bords de langue, le plancher buccal, la muqueuse gingivale, parfois sur la voûte du palais, les amygdales et le pharynx. Guérison sans laisser de trace. Elle peut précéder les autres manifestations de la maladie mais l'aphtose est constante.

Connaître les caractéristiques de l'aphtose génitale :

Elle se voit dans 80% des cas. Son aspect est identique à celui de l'aphtose buccale. Elle siège sur les bourses, sur les petites lèvres et les grandes lèvres. Elle laisse une cicatrice indélébile utile pour le diagnostic rétrospectif.

Connaître les manifestations cutanées de la maladie de Behçet :

Les autres manifestations cutanées comportent l'érythème noueux, la pseudofolliculite (pustule non centrée par un follicule pileux), les nodules acnéiformes, les thrombophlébites superficielles migratoires et l'hyperréactivité cutanée aspécifique aux agressions de l'épithélium (qu'il s'agisse d'injections, d'éraflures superficielles ou d'intradermoréactions à des antigènes variés). Cette hyperréactivité cutanée est à l'origine du test pathergique, qui constitue un critère diagnostique mineur. Ce test est considéré comme positif si, 24-48 heures après la piqûre de la face antérieure de l'avant-bras par une aiguille de taille 21G, une papule ou une pustule apparaît au site de ponction.

Connaître les atteintes oculaires :

Uvéite dans 50 à 60% des cas. Dans les cas typiques uvéite à hypopion. Parfois uvéite postérieure, presque jamais iridocyclite ou iritis.
Au fond d'œil : périphlébite, périartérite ou thrombose vasculaire, chroïdite, papillite, ou atrophie optique.

Connaître les manifestations articulaires :

Dans 50% des cas, arthralgies ou arthrites des genoux et des chevilles, parfois des coudes et des poignets. L'atteinte articulaire est souvent récidivante et asymétrique. Des atteintes articulaires destructrices surviennent rarement et les radiographies sont souvent normales, avec rarement des érosions ostéo-cartilagineuses ou de minimes pincements.

Connaître les manifestations du neuro-Behçet :

Méningo-encéphalite ou méningo-encéphalo-myélite. Souvent latente, ne se traduisant que par des céphalées, mais souvent de découverte de PL

systématique : peu cellulaire, lymphocytaire, protéinorachie normale ou peu augmentée. En phase de poussée, il existe une augmentation des IgM, et des CD.4.
L'atteinte du parenchyme cérébral touche avec prédilection le tronc cérébral, mais peut aussi toucher les ganglions de la base, la substance blanche périventriculaire ou la moelle épinière. Cliniquement, on observe souvent un syndrome cortico-spinal uni ou bilatéral, une ataxie, des troubles du comportement, parfois un tableau de démence. L'installation se fait de façon aiguë ou subaiguë en quelques jours, parfois précédée d'un tableau de méningite aseptique.
Thrombose des veines cérébrales révélée par un tableau d'hypertension intracrânienne.
Rarement polynévrite.

Connaître les manifestations de l'angio-Behçet[8] :

L'atteinte veineuse est la plus fréquente et peut aboutir à la fois à des TVP et des thrombophlébites superficielles. Les atteintes veineuses les plus graves sont constituées par les thromboses des veines caves supérieures et inférieures, des sinus cérébraux et des veines sus-hépatiques (syndrome de Budd-Chiari).
L'atteinte artérielle est observée dans 3-5% des cas et peut se manifester à la fois par des anévrismes artériels et des thromboses artérielles. Les anévrismes des artères pulmonaires sont très caractéristiques de la maladie de Behçet, mais les anévrismes peuvent toucher toutes les artères. Les particularités de l'atteinte artérielle sont une association fréquente à des TVP, l'atteinte simultanée de plusieurs artères, l'association concomitante d'anévrismes et de thromboses, le déclenchement de l'atteinte artérielle par des gestes invasifs sur les artères (artériographie, gazométrie artérielle, biopsie pulmonaire, pontage artériel) et une mortalité élevée (20%), dans une maladie où le pronostic vital est rarement engagé.
L'hyperhomocystéinémie pourrait être un facteur favorisant de l'expression vasculaire.

Connaître l'entéro-Behçet :

Les symptômes cliniques en relation avec une atteinte digestive dans la maladie de Behçet sont variés et comportent l'anorexie, les nausées et vomissements, la dyspepsie, les diarrhées et les douleurs abdominales. L'endoscopie peut révéler une inflammation muqueuse segmentaire et des ulcérations aphtoïdes touchant le plus souvent l'iléon, le cæcum et le côlon ascendant. Les strictures sont rares, mais une inflammation transmurale et des fistules sont fréquemment observées. L'atteinte digestive de la maladie de Behçet présente donc beaucoup de similarités avec les maladies inflammatoires de l'intestin, la maladie de Crohn en particulier.

Manifestations pleuro-pulmonaires :

Pleurésie rare. Hémoptysie parfois foudroyante : thrombose ou anévrismes des artères pulmonaires.

Connaître les manifestations cardiaques :

L'atteinte des trois tuniques est possible.

Connaître les manifestations musculaires :

La myosite est possible. Dosage des enzymes musculaires.

Connaître les manifestations rénales :

L'atteinte rénale dans la maladie de Behçet est classiquement considérée comme exceptionnelle. Néanmoins, une publication[9] rapporte la présence d'une atteinte rénale chez 159 patients atteints d'une maladie de Behçet : une amyloïdose de type AA était présente chez 69 patients, une glomérulonéphrite chez 51 patients, une maladie vasculaire rénale (surtout des anévrismes artériels) chez 35 patients et une néphrite interstitielle chez 4 patients.
Atteinte glomérulaire souvent latente : atteinte mésangiale avec dépôts en immunofluorescence de C3, parfois IgA. Rechercher systématiquement une protéinurie ou une hématurie.

Connaître la possibilité de survenue d'une amylose :

Rare. Essentiellement touchant le sexe masculin. 1 à 10 ans après le début de la maladie. Amylose de type AA.

Autres manifestations :

Orchi-épididymite, urétrite aseptique, fièvre au cours des poussées.

Connaître les anomalies biologiques associées à la maladie de Behçet :

Il n'y a aucun test de laboratoire spécifique de la maladie de Behçet et le diagnostic de cette affection repose sur une base clinique.
Syndrome inflammatoire lors des poussées. Présence de complexes immuns circulants, baisse des CD4 et élévation des CD8.

Eliminer les autres connectivites et les autres diagnostics différentiels :

Latex WR toujours négatif. Pas d'anticorps antinucléaires, anti-DNA, anti-RNP ou anti- SSb.
La sarcoïdose, qui peut se manifester par un érythème noueux, une uvéite et des arthralgies ; cette affection ne comporte toutefois pas la présence

d'ulcères génitaux ; la RX thoracique peut, en cas d'atteinte pulmonaire, orienter le diagnostic vers cette affection.
Le syndrome de Reiter peut être associé à des ulcérations orales et génitales, mais l'arthrite est en général érosive ; par ailleurs l'urétrite et la sacroiliite ne font pas partie des caractéristiques de la maladie de Behçet.
La maladie de Crohn et la rectocolite ulcéro-hémorragique : des caractéristiques cliniques très similaires peuvent être communes entre la maladie de Behçet et ces deux affections inflammatoires si ces dernières sont associées à des manifestations extra-intestinales et que la maladie de Behçet se manifeste par une atteinte gastro-intestinale prédominante.
La présence d'une fièvre périodique peut faire évoquer d'autres pathologies comme la fièvre méditerranéenne familiale, le TRAPS *(tumor necrosis factor receptor-associated periodic syndrome)* et, chez l'enfant, le syndrome d'hyper-IgD ou le PFAPA *(periodic fever with apthous stomatitis, pharyngitis and cervical adenitis).*
La présence d'une atteinte neurologique prédominante peut faire évoquer une sclérose en plaques.

Nouveaux critères internationaux pour le diagnostic de la maladie de Behçet[10] :

Les critères de ISG crées en 1990 ont une très bonne spécificité mais manque de sensibilité. L'« international criteria for Behçet Disease (ICBD) » créé en 2006 a pour but de remplacer l'ISG. Dans l'ISG l'aphtose buccale était nécessaire et deux des critères suivant étaient requis pour retenir le diagnostic : aphtose génitale, lésions cutanées, atteinte oculaire, ou phénomène pathergique. Dans l'ICBD l'atteinte vasculaire est ajoutée et l'aphtose buccale n'est plus nécessaire. Pour retenir le diagnostic il faut 3 points ou plus : aphtose orale 1 point (critère non obligatoire). Aphtose génitale 2 points. Lésions cutanées 1 point. Atteinte oculaire 2 points. Test pathergique positif 1 point. Atteinte vasculaire 1 point.
Ces critères ne tiennent pas compte de la présence de plusieurs manifestations cliniques fréquentes et importantes de la maladie de Behçet, et en particulier des manifestations articulaires, neurologiques et digestives.
La valeur diagnostique du test pathergique est très variable en fonction de l'origine ethnique. En effet, il est positif chez 60% des patients issus du Moyen-Orient, mais chez seulement 5% des patients caucasiens. Son aide diagnostique chez les patients d'origine occidentale est donc quasi nulle.

Connaître les principes du traitement des atteintes cutanéo-muqueuses :

Lors d'une atteinte cutanéo-muqueuse, le traitement devrait être adapté à la répercussion de cette atteinte sur la qualité de vie du patient.

Pour les aphtes oraux rares et peu gênants, un traitement symptomatique par un stéroïde topique (par exemple : Kenacort® A Orabase) peut être suffisant. Si les aphtes sont fréquents, la colchicine, à un dosage de 1 mg/j (à augmenter éventuellement à 1,5 mg/j, voire 2 mg/j en fonction de l'efficacité clinique et de la tolérance), est largement utilisée. La colchicine agit par inhibition du chimiotactisme des neutrophiles.

En cas d'aphtose buccale ou génitale résistant au traitement corticoïde topique et à la colchicine, on peut avoir recours à la prednisone per os à faible dose (par exemple : 15 mg/j) avec un schéma rapidement dégressif sur deux à trois semaines.

En cas de lésions cutanéo-muqueuses résistant aux traitements cités ci-dessus, un traitement par thalidomide, azathioprine, interféron-α et, dans des cas particulièrement résistants, par des anti-TNF-α peut être administré. En ce qui concerne les molécules inhibant l'action du TNF-α, l'étanercept s'est avéré efficace dans le traitement et la prévention des ulcères buccaux, des lésions nodulaires et papulo-pustuleuses, mais pas des ulcères génitaux.

Connaître les principes du traitement des atteintes oculaires :

L'atteinte oculaire de la maladie de Behçet évolue souvent par poussées successives et peut aboutir à des atteintes irréversibles et à la perte de la vision. Malgré un traitement bien conduit, environ 25% des patients présentant une atteinte oculaire liée à la maladie de Behçet deviennent aveugles. Le traitement vise à la fois à supprimer l'inflammation et à prévenir les récidives. La colchicine n'a aucune efficacité sur les atteintes oculaires.

L'uvéite antérieure isolée peut être traitée en général par des corticoïdes topiques associés à un mydriatique (par exemple : scopolamine) destiné à prévenir la formation de synéchies postérieures. Si l'uvéite antérieure n'est pas contrôlée par des corticoïdes topiques, un traitement de prednisone orale peut devenir nécessaire.

L'atteinte du segment postérieur (uvéite postérieure, vasculite rétinienne) doit être traitée impérativement par des stéroïdes par voie générale associés la plupart du temps d'emblée à de l'azathioprine.

En cas d'atteinte oculaire sévère, un autre immunosuppresseur doit être ajouté. Pendant de nombreuses années, le traitement de choix a été représenté par la ciclosporine, actuellement plutôt remplacée par un anti-TNF-α (infliximab ou adalimumab).[11]

Connaître les principes du traitement des atteintes articulaires :

On utilise en première ligne la colchicine qui a montré son efficacité sur l'atteinte articulaire. Des symptômes articulaires résiduels peuvent être traités par des AINS. En cas de symptômes articulaires mal contrôlés par la colchicine, il y a lieu d'introduire des stéroïdes à petites doses (par exemple : prednisone 10 mg/j). Si des stéroïdes par voie orale doivent être administrés au long cours pour contrôler l'atteinte articulaire, il y a lieu de recourir à d'autres immunosuppresseurs (azathioprine, méthotrexate) à but d'épargne cortisonique. Il est rare de devoir utiliser un traitement de type anti-TNF-α (infliximab) pour une atteinte articulaire seule.

Connaître les principes du traitement des atteintes du SNC :

L'atteinte parenchymateuse se traite en général par des bolus intraveineux de méthylprednisolone pendant trois à cinq jours, suivis par de la prednisone orale 1 mg/kg/j avec une diminution progressive des doses. On adjoint à ce traitement d'autres immunosuppresseurs, tels que le méthotrexate, l'azathioprine et dans des cas plus sévères le cyclophosphamide. Pour les cas résistants, on décrit l'utilité de l'infliximab et de l'étanercept.

Connaître les principes du traitement des atteintes digestives :

On fait appel à la sulfasalazine, aux stéroïdes, à l'azathioprine, et, dans les cas réfractaires, aux antagonistes du TNF-α.

Connaître les principes du traitement des atteintes vasculaires :

Les TVP sont traitées par anticoagulation, dont la durée optimale n'est pas connue. En cas de récidive, une anticoagulation au long cours doit être envisagée. En présence d'une TVP, il y a aussi lieu d'envisager un traitement immunosuppresseur, afin de réduire l'inflammation systémique aboutissant à l'activation endothéliale, ceci dans le but de prévenir de futures thromboses

Les anévrismes artériels périphériques comportent un risque élevé de rupture et doivent être traités chirurgicalement, en association avec une immunosuppression.

Les anévrismes des artères pulmonaires sont associés à une mortalité élevée, en général liée à une rupture anévrismale avec hémoptysie massive. Le traitement est en premier lieu médical (traitement immunosuppresseur comportant initialement de hautes doses de stéroïdes et des bolus i.v. de cyclophosphamide).

---

[1] SAKANE T, TAKENO M, SUZUKI N, ET AL. Behçet's disease. *New Engl J Med* 1999;***341***:1284-91.

[2] TOHME A. La maladie de Behçet : facteurs génétiques, aspects immunologiques et nouveauté thérapeutiques. *Press Med* 1999;***28***:1080-1085.

[3] SAKANE T. Current concept : Behçet's disease. *N. Eng J Med* 1999;***341***:1284-1292.

[4] WECHSLER B. Maladie de Behçet. *Ann Intern Med* 1999;***150***.
[5] KURAL-SEYADI E. The long-term mortality and morbidity of Behçet syndrome : a 2-decade outcome survey of 387 patients followed at dedicaced center. *Medicine* 2003;***82***:60.
[6] WECHSLER B. Maladie de Behçet. *Rev Prat* 2004 ;***55*** :239-246.
[7] ZUBER J.P. Maladie de Behçet : d'Hippocrate aux antagonistes du TNF-alpha. *Rev Med Suisse* 2008 ;***4*** :1045-54.
[8] ESPINOSA Vascular involvement in Behçet's disease : relation with thrombophilic factors, cagulation activation and thrombomodulin *Am J Med* 2002;***112***:37-44.
[9] AKPOLAT T, AKKOYUNLU A, AKPOLAT I, ET AL. Renal Behçet's disease : A cumulative analysis. *Semin Arthritis Rheum* 2002;***31***:317-37.
[10] DAVATCHI F, SCHIRMER M, ZOUBOULIS CC, ET AL. Evaluation and revision of the International study group criteria for Behçet's disease. ACR 2007:Abstract 465.
[11] SALEH Z, ARAYSSI T. Update on the therapy of Behçet disease. *Ther Adv Chronic Dis.* 2014 May; 5(3): 112–134.

Maladie cœliaque de l'adulte[1 2 3 4 5 6 7] :

Connaître la définition :

Maladie chronique caractérisée par des lésions histologiques non spécifiques de la muqueuse de l'intestin grêle qui altèrent l'absorption intestinale de certains nutriments et qui régressent avec la suppression du gluten de l'alimentation (ou plus précisément des gliadines correspondant à la fraction soluble dans l'alcool du gluten).

Connaître l'épidémiologie de la maladie cœliaque :

Rare chez les africains, japonais et chinois. Sa prévalence en Europe est de 1/300 en Irlande de l'ouest à 1/2000 dans les autres régions.

Connaître la physiopathologie de la maladie cœliaque :

Plusieurs hypothèses : Déficit enzymatique. Facteur génétique (HLA DR3, DQw2). Immunologique : il existe des anticorps de type IgA et IgM anti-gliadine chez la plupart des patients.

Savoir évoquer le diagnostic de maladie cœliaque[8] :

Devant une diarrhée chronique. Une altération de l'état général inexpliquée avec perte de poids. Ataxie [9 10]. Association avec d'autres entités pathologiques : dermatite herpétiforme, diabète insulinodépendant, déficit sélectif en IgA, néphropathie à IgA, thyroïdite, cholangite sclérosante, cirrhose biliaire primitive. Fréquence des thromboses veineuses[11]. Carence en folate inexpliquée. Carence en fer inexpliquée. Troubles métaboliques : hypocalcémie, augmentation des phosphatases alcalines. Association à un syndrome des antiphospholipides[12].

Savoir documenter une suspicion de maladie cœliaque :

Recherche de stéatorrhée, mais elle est inconstante. Recherche de malabsorption par le test au D-xylose.

Transit du grêle : aspect de dilatation luminale et anomalies de la muqueuse.

Anticorps anti-gliadines[13] : de type IgG plus sensible que de type IgA qui sont plus spécifiques. IgA anti-endomysium très spécifique. Anticorps anti-transglutaminase plus sensible et spécifique. Test au bleu de méthylène lors de la fibroscopie digestive haute.

Biopsie jéjunale.

Connaître la signification de la carence en fer lors de la maladie cœliaque[14] :

La carence en fer est secondaire à la malabsorption. L'apport de fer per os qui ne corrige pas le taux de fer est un argument du diagnostic. Mais la carence en fer est aussi due fréquemment à un saignement digestif occulte (hémocults positifs).

Augmentation probable du risque de cancer lors de la maladie cœliaque[15]:

Adénocarcinome de l'intestin grêle, cancer de l'œsophage, mélanome, lymphomes non hodgkiniens.

Connaître les bases du traitement de la maladie cœliaque :

Le traitement repose sur le régime sans gluten qui doit être maintenu plusieurs mois (6 à 12) avant de juger du résultat. Si le diagnostic est confirmé et que ce régime d'exclusion entraîne une amélioration de l'état général, il doit être suivi à vie. Il est le seul traitement efficace de la maladie cœliaque et va permettre la disparition des symptômes, la guérison des tissus endommagés et la réduction des risques de complications.

La vitamine B12, l'acide folique, le fer sont parfois prescrits en début de traitement pour remédier aux carences dues à la maladie. Dans les formes graves, les corticoïdes sont utiles.

---

[1] Medical progress : celiac sprue. *N Eng J Med* ;325:1709-1720.

[2] FAVRE G. Maladie coeliaque de l'adulte : un diagnostic souvent évoqué tardivement. *Press Med* 2000;***29***:1973-1978.

[3] FARRELL R.J. Current concept : celiac sprue *N Eng J Med* 2002;***346***:180-189.

[4] MOWAT A M Coeliac disease-a meeting point for genetics, immunology, and protein chemistry. *Lancet* 2003 ; ***361*** :1290-1293.

[5] ALAEDINI Celiac disease : understanding a complex autoimmune disorder. *Ann Intern Med* 2005;***142***:289-299.

[6] TYE-DIN JA, GALIPEAU HJ, AGARDH D. Celiac Disease: A Review of Current Concepts in Pathogenesis, Prevention, and Novel Therapies. *Front Pediatr*. 2018; 6: 350.

[7] KELLY CP, BAI JC, LIU E, LEFFLER DA. Advances in Diagnosis and Management of Celiac Disease. *Gastroenterology*. 2015 May; 148(6): 1175–1186.

[8] SANDERS DS *Lancet* 2001;***358:***1504-8.

[9] HADJIVASSILIOU M. Clinical, radiological, neurophysiological, and neuropathological characteristic of gluten ataxia. *Lancet* 1998; ***352***: 1582-1586.

[10] MASSON C. L'ataxie liée au gluten. *Presse Med* 2003 ;***32*** :243-244.

[11] DURLACH J. Maladie coeliaque, déficit magnésique et thromboses veineuses *Press Med* 2001;***30***:904.

[12] TURCU A. Association maladie coeliaque et syndrome des antiphospholipides. *Press Med* 1998; ***27***: 1789-1790.

[13] Screening test for celiac disease. *Lancet* 1997;***349***:325.

[14] The many face of celiac disease. *N Eng J Med.* 1996;***334***
[15] GREEN PH Risk of malignancy in patients with celiac disease. *Am J Med* 2003; ***115***:191-196.

Diarrhée chronique [1 2 3] :

Connaître la définition d'une diarrhée chronique :

Elle dure depuis plus de 4 semaines. La plupart des diarrhées de cause infectieuse sont résolutives en moins de 4 semaines.
Plus de 300 g de selles par jour.

Eliminer une fausse diarrhée par fécalome :

Patient habituellement plutôt constipé. Présence de selles dures dans des selles liquides afécales.

Eliminer une incontinence anale :

Toucher rectal pour apprécier la tonicité du sphincter anal.

Eliminer une cause médicamenteuse :

Cromoglycate de sodium, veinotoniques, antibiotiques, facteurs de croissance, digitalique, bétabloquants, quinine, inhibiteurs calciques, biguanides, hormones thyroidiennes, hypolipémiants, aspartame, anti-acides, anti-histaminiques, inhibiteurs de la pompe à protons, prostaglandines, laxatifs, acides biliaires, hypnotiques, AINS, diphosphonates, colchicine, calcitonine, hypouricémiants, fer, Mg, Vitamine C.

Penser aux conséquences d'une irradiation :

Grêle radique. Atteinte colique ou rectale.

Penser à rechercher un ATCD de résection intestinale :

Les résections iléales longues et coliques droites peuvent être à l'origine de diarrhée par diminution de la surface d'absorption, par malabsorption des sels biliaires et diminution du pool d'acide biliaire entraînant une malabsorption des graisses.
Evoquer une pullulation microbienne de l'intestin grêle[4].

Rechercher d'autres ATCD chirurgicaux digestifs :

Cholécystectomie. Vagotomie. Anse en Y susceptible de favoriser une pullulation microbienne : breath test.

Connaître le mécanisme de la diarrhée après prise d'antibiotiques :

En dehors de l'infection à clostridium difficile. En situation normale une petite quantité d'hydrates de carbone parvient dans le colon. Ils sont transformés par la flore colique en acides gras facilement absorbés. La modification de la flore intestinale induite par les antibiotiques ne permet plus le métabolisme des hydrates de carbone qui ne sont plus absorbés et induisent une diarrhée osmotique équivalente à celle obtenue avec le Sorbitol®.

Savoir rechercher la prise de laxatifs :

L'abus de laxatifs est une cause fréquente de diarrhée chronique. L'hypokaliémie peut être un argument indirect en faveur de cette hypothèse.
Aspect de mélanose rectale à la biopsie.
Dosages sanguins : anthraquinones, bisacodyl, phénolphtaléine.
La prise d'hydrates de carbone non absorbés réalise une diarrhée osmotique (mannitol, sorbitol) : osmolarité des selles pathologique si le trou osmotique égal à $290 - 2*(Na_s - K_s)$ est supérieur à 50 mOsm/L. Le trou osmotique traduit la présence dans les selles de substances osmotiquement actives : hydrates de carbone, ions divalents (Mg, SO4).

Savoir évoquer le diagnostic de diarrhée liée à une intoxication alcoolique chronique :

Mécanisme : malabsorption, rôle de la dénutrition, déficit pancréatique externe.

Reconnaître le syndrome de Koenig :

Débâcle diarrhéique succédant à une période de douleur abdominale avec arrêt du transit : rechercher une lésion sténosante tumorale ou inflammatoire.

Savoir orienter l'examen clinique :

Altération de l'état général en faveur d'une maladie métastatique. Palpation d'une tumeur abdominale ou d'un foie secondaire. Adénopathies périphériques révélatrices d'un lymphome, ganglion de Troisier.
ATCD d'atteinte articulaire en faveur d'une colite inflammatoire ou d'une maladie de Whipple.
ATCD ulcéreux récidivants en faveur d'une maladie de Zollinger Ellison.
Syndrome œdémateux en faveur d'une malabsorption ou d'une entéropathie exsudative.
Lésions cutanées : érythème noueux et colite inflammatoire, dermatite herpétiforme révélatrice d'une maladie cœliaque.
Flushs en faveur d'une tumeur carcinoïde.
Signes cliniques d'hyperthyroïdie.

Savoir analyser le contexte clinique :

Diabète ou amylose connus en faveur d'une diarrhée d'origine neurogène.
Immunodépression et agents infectieux spécifiques.
Retour d'un pays d'endémie parasitaire.

Terrain vasculaire en faveur d'une artérite mésentérique.

Rechercher systématiquement une tumeur rectale :

Toucher rectal systématique.

Savoir poser l'indication d'une exploration endoscopique colorectale :

Elle doit être quasiment systématique devant toute diarrhée chronique en dehors d'une autre orientation clinique évidente : colites inflammatoires[5 6 7 8 9], tumeurs.

Connaître le bilan biologique nécessaire pour apprécier le retentissement d'une diarrhée chronique :

VS, EPP à la recherche d'un syndrome inflammatoire, d'une hypogammaglobulinémie. Ionogramme sanguin pour le retentissement métabolique : acidose, hypokaliémie, insuffisance rénale fonctionnelle.

Rechercher les conséquences biologiques d'une éventuelle malabsorption :

Hypocalcémie. Hypoprothrombinémie. Hypoalbuminémie.
Hypoferritinémie. Anémie carentielle.

Eliminer une cause infectieuse :

Examen parasitologique des selles en fonction du contexte : lambliase, amibiase.
Sérologie de Yersiniose. Recherche de la toxine de clostridrium difficile en cas de diarrhée nosocomiale ou après la prise d'antibiotique. Sérologie VIH selon le contexte.

Rechercher des arguments pour une malabsorption :

<u>Étude de la stéatorrhée des 24 heures</u> : l'élimination de graisse est au minimum de 2 g/24h. 95% des graisses ingérées sont absorbés. Ainsi pour 100 g d'apport l'élimination journalière est de 7 g. L'étude de la stéatorrhée doit tenir impérativement compte des ingesta. De plus en cas de diarrhée d'autres causes, il peut y avoir une augmentation de la stéatorrhée sans malabsorption jusqu'à 13 g/j. A partir de 14 g/j la stéatorrhée est certaine.
<u>Test au D-Xylose positif</u>.
<u>Examen coprologique fonctionnel</u> : pas de fibre musculaire.

Rechercher des arguments pour une insuffisance pancréatique externe :

Stéatorrhée des 24 heures positive.
Test au D-Xylose normal.

Examen coprologique fonctionnel : Présence de fibres musculaires et d'amidon et cellulose.
Dosage de l'élastase, enzyme exclusivement pancréatique. Son dosage ne nécessite que 100 mg de selles. Son taux normal est de 150 µg par gr de selles. Sa sensibilité est de 90 à 100 % dans les insuffisances pancréatiques externes.
Les performances (sensibilité, spécificité, valeurs prédictives) du dosage de l'activité chymotrypsique et de l'élastase fécales ne sont pas formellement établies, mais le rapport coût-efficacité du dosage de l'élastase fécale est meilleur que celui de l'activité chymotrypsique, ce qui rend la prescription isolée de l'élastase fécale suffisante.

Rechercher une diarrhée osmotique :

Osmolarité des selles pathologique si le trou osmotique égal à 290- 2(Na_s-K_s) est supérieur à 50 mOsm/L. Le trou osmotique traduit la présence dans les selles de substances osmotiquement actives : hydrates de carbone, ions divalents (Mg, SO4). Ce type de diarrhée cède à l'épreuve de jeûne.
Exemples : consommateurs de chewing-gums sans sucre, absorption de magnésium présents dans certains antiacides, certains produits diététiques.

Rechercher des arguments pour une diarrhée sécrétoire :

Stéatorrhée absente ou minime. Test au D-xylose normal. Volume de selle important avec teneur en eau élevée. Souvent médicamenteux : laxatifs. Osmolarité des selles normale : 300 mmol/l. Pas de modification du volume de selles lors de l'épreuve de jeûne.

Rechercher des arguments pour une colopathie[10 11] :

Alternance diarrhée constipation. Douleurs abdominales.
Examen coprologique fonctionnel : Présence de bilirubine et stercobiline, présence d'amidon et de cellulose, développement de la flore iodophile en cas de fermentation accrue.

Rechercher des arguments pour une diarrhée volumogénique :

Syndrome de Zollinger-Ellison. Diarrhée abondante, hydrique, avec troubles hydroélectrolytiques.

Rechercher des arguments pour une entéropathie exsudative :

Hypoalbuminémie. Lymphopénie. Pas de stéatorrhée. D-Xylose normal. Clairance de l'alpha 1 anti-trypsine augmentée. Elle n'excède pas 12 ml/24 h chez le sujet sain.

Savoir évoquer une diarrhée motrice :
Examen coprologique fonctionnel : présence de bilirubine et stercobiline, présence d'amidon et de cellulose. Épreuve au rouge carmin.

Connaître les causes de malabsorption :
Maladie cœliaque : anticorps anti-gliadine. Réponse au régime sans gluten, biopsie du grêle, test au bleu de méthylène.
Lymphome digestif : aspect du transit du grêle, biopsie du grêle, scanner abdominal.
Déficits en Immunoglobulines : IgA, hypogammaglobulinémies.
Sprue tropicale.
Maladie de Whipple[12 13].
Atrophie villositaire au cours des malnutritions sévères.

Penser à l'amylose devant une malabsorption :
IEP sang et urines[14].

Savoir documenter une insuffisance pancréatique :
Contexte en faveur d'une pancréatite chronique : alcoolisme chronique.
Calcifications pancréatiques.
Efficacité du traitement par Créon.

Connaître les causes d'une diarrhée sécrétoire :
Prise de laxatifs. Tumeur endocrine : vipome, gastrinome, carcinome médullaire de la thyroïde, phéochromocytome, tumeurs carcinoïdes, mastocytose. Tumeur sécrétante : tumeurs villeuses.

Connaître les causes d'une diarrhée motrice :
Rechercher une hyperthyroïdie. Neuropathie diabétique. Amylose.

Connaître les causes d'une entéropathie exsudative :
Rechercher un lymphome digestif.
Autres atteintes lymphatiques intestinales.

Savoir évoquer le diagnostic d'allergie alimentaire :
Intolérance aux protéines du lait de vache, aux protéines de soja, au gluten.
Gastro-entérite à éosinophiles.

---

[1] DONOWITZ M. Evaluation of patients with chronic diarrhea. *N Eng J Med* 1995; ***332***:725-730.
[2] DREYFUS G. Prise en charge diagnostique des diarrhées chroniques. *Gastroenterol Clin Biol* 1999;***23***:75-83.

[3] ARASARADNAM RP, BROWN S, et al. Guidelines for the investigation of chronic diarrhoea in adults: British Society of Gastroenterology, 3rd edition. *Gut.* 2018 Aug; 67(8): 1380–1399.

[4] LEUNG-KI EL Pullulation microbienne de l'intestin grêle *Rev Med Suisse* 2010 ;***6*** :186-9.

[5] TREINER E. Les lymphocytes MAIT, des régulateurs de l'immunité intestinale ? *Presse Med* 2003 ;***32*** :1636-7.

[6] HUGOT JP Crohn's disease : the cold chain hypoyhesis. *Lancet* 2003;***362***:2012-2016.

[7] COLOMBEL JF Les maladies chroniques de l'intestin. *Rev Prat* 2005 ;***55*** :941-998.

[8] FELLEY C. Maladies inflammatoires de l'intestin *Rev Med Suisse* 2008;***187***:185-195.

[9] KESSLER BRONDOLO V. Les maladies inflammatoires chroniques de l'intestin : "survival kit" pour internists et généralistes. *Rev Med Suisse* 2010 ;***6*** :180-5.

[10] MERTZ HR Drug therapy : irritable bowel syndrome. *N Eng J Med* 2003 ;***349*** :2136.

[11] HAYEE B. Psychological approach to managing irritable bowel syndrome. *BMJ* 2007 ;***334*** :1105-1109.

[12] LEPIDI Immunohistological detection of tropheryma whipplei in lymp nodes *Am J Med* 2003;***113***:334-337.

[13] MARTH T. Whipple's disease. *Lancet* 2003;***361***:239-246.

[14] HAYMAN Primary systemic amyloidosis : a cause of malapsorption syndrome *Am J Med* 2002;***111***:535-541.

Diarrhée aiguë [1 2 3 4] :

Connaître la définition :

Évacuation de selles trop abondantes, trop liquides ou trop fréquentes, de survenue brutale ou rapidement progressive et datant de moins de trois semaines.

Connaître les mécanismes théoriques de la diarrhée aigue :

Diarrhée osmotique.
Diarrhée par troubles de la sécrétion.
Diarrhée exsudative par trouble de l'absorption.
Diarrhée par altération de la motilité intestinale.
Diarrhée par réduction de la surface d'absorption.

Reconnaître le tableau de la typhoïde :

Phase septicémique d'une semaine avec plutôt constipation. Puis diarrhée jus de melon, tuphos, macules rosées de la base du thorax. Hémocultures.

Reconnaître le tableau de diarrhée cholériforme :

Pas ou peu de fièvre. Pas de douleurs abdominales.
Diarrhée aqueuse très abondante avec signes de déshydratation et troubles métaboliques fréquents. Pas de sang ou de pus.
Rechercher des signes de mauvaise tolérance hémodynamique : mesures de réanimation immédiates.
Mécanisme : trouble de la sécrétion par entérotoxines.

Reconnaître le tableau de syndrome dysentérique :

Fièvre. Douleurs abdominales. Ténesme. Glaires, rectorragies. Présence de polynucléaires à l'examen direct des selles. Mécanisme : atteinte villositaire et troubles de l'absorption.

Reconnaître le tableau de "fausse diarrhée" :

Terrain : notion de constipation dans les ATCD, patient alité, paraplégique. Selles dures mêlées aux selles liquides. Fécalome.

Rechercher des arguments pour une "indigestion" :

Notion d'un repas abondant riche en graisses dans les heures qui ont précédé l'épisode de diarrhée. Très bonne tolérance.

Identifier le tableau de gastroentérite :
Diarrhée associée à des vomissements et à un syndrome grippal. Petites épidémies.

Rechercher systématiquement des arguments pour une diarrhée motrice :
Diarrhée survenant dans un contexte de stress (examen).
Diarrhée aqueuse sans signes invasifs.

Rechercher systématiquement des arguments pour une sigmoïdite diverticulaire[5 6] :
Diverticulose sigmoïdienne. Douleur de la FIG. Diarrhée dysentérique avec parfois des signes généraux.

Rechercher systématiquement des arguments pour une colite ischémique :
Terrain vasculaire. Douleurs abdominales. Épisodes antérieurs de douleurs abdominales post prandiales.

Rechercher des arguments pour une colopathie :
Maladie chronique faite d'une alternance d'épisodes de diarrhée et de constipation. Douleurs abdominales chroniques.

Rechercher des prises médicamenteuses qui peuvent induire une diarrhée[7] :
Laxatifs osmotiques. Colchicine, sels d'or, cisapride, olsalazine, biguanides, IEC, propranolol, quinidine, ranitidine, troxérutine, Veinotonyl®. Chimiothérapie : 5FU, irinotécan.

Rechercher des médicaments qui peuvent modifier la tolérance d'une diarrhée aiguë :
IEC : déshydratation plus fréquente.

Rechercher systématiquement des arguments pour une diarrhée dans le contexte d'une immunodépression :
Infection VIH. Greffés. Immunosuppresseurs. Hémopathie
L'étiologie infectieuse de la diarrhée dans ce contexte ne sera parfois accessible qu'avec une biopsie au cours d'une fibroscopie digestive :
<u>Biopsies multiples des berges et du fond d'une ulcération :</u> cellules à inclusion du CMV, cellules à noyau en verre dépoli de HSV (œsophage, colon).

Biopsies duodénales systématiques : *M. avium*, Cryptosporidies, Microsporidies, *Isospora belli*, *Giardia*, Anguillules, CMV, *Helicobacter pylori*.
Biopsies coliques systématiques : *Histoplasma*, Salmonelles, Shigelles, CMV, *Yersinia*, *Campylobacter*, *Clostridium difficile*, *M. tuberculosis*, *M. avium*, Herpès, *Entamoeba histolytica*, Cryptosporidies.

Rechercher des arguments épidémiologiques liés au contexte :

Retour d'un pays endémique. Homosexualité. Notion d'épisode équivalent dans l'entourage. Notion épidémique de toxi-infection alimentaire. Diarrhée dans le contexte d'une prise d'antibiotique.
Diarrhée survenant à l'hôpital.

Savoir évoquer le diagnostic de choléra :

Diarrhée cholériforme, retour d'un pays d'endémie (Inde, régions intertropicales). Incubation : de quelques heures à 5-6 jours.
Examen des selles : petits bacilles en virgules très mobiles.
Traitement : réhydratation, cycline, TMP-SMZ, macrolides.

Savoir prescrire et interpréter la coproculture[8] :

Elle doit être demandée systématiquement lorsqu'il existe des signes invasifs.
Toxi-infection alimentaire à Salmonelles (71% des cas) : signes invasifs avec fièvre liés à la colonisation de la muqueuse intestinale. Diarrhée aqueuse. Due à Salmonella enteritidis ou S. typhi murium. 12 à 36 heures après ingestion de l'aliment contaminé. Déclaration obligatoire.
Shigella : tableau de dysenterie. Incubation de 2 à 5 jours. Traitement par fluoroquinolone.
Entéro-invasive E.Coli : syndrome dysentérique.
Entéro-pathogène : gastro-entérites en collectivités. Entéro-hémorragique : diarrhée aqueuse puis hémorragique.
Yersinia enterocolitica : diarrhée fébrile avec douleurs de l'hypocondre droit. Hémocultures parfois positives. Fluoroquinolones.
Campylobacter jejuni : syndrome dysentérique.

Savoir évoquer une diarrhée à clostridium difficile[9] [10]:

Post antibiotique ou survenant à l'hôpital. Tableau de colite pseudomenbraneuse. Mise en évidence de la toxine dans les selles.

Savoir demander et interpréter un examen parasitologique des selles :

En cas de retour d'un pays d'endémie. Quand la coproculture est négative. Amibiase[11 12] colique : due à Entamoeba histolytica. Diarrhée dysentérique non fébrile. Présence d'amibes hématophages dans les selles. Trichocéphalose. Ankylostome. Anguillulose. Lambliase. Cryptosporidiose. Cyclospora :

Retenir le diagnostic de toxi-infection alimentaire :

S. Aureus : 1 à 6 heures après l'ingestion de l'aliment contaminant. Nausées, vomissements. Déclaration obligatoire.
C. Perfringens : 8 à 12 heures après ingestion.
Bacillus cereus : cuisine asiatique.
C. Botulinium.
Fruits de mer : toxine non bactérienne.

Retenir le diagnostic de diarrhée virale :

Syndrome dysentérique. Coproculture négative.
Rotavirus : collectivité entre 6 mois et 3 ans. Diagnostic par méthode Elisa ou Latex.
Virus du groupe Norwalk : diarrhées brèves peu fébriles.
Adénovirus.
Coronavirus.

En cas de diarrhée fortement suspecte d'une étiologie infectieuse, connaître la possibilité de tests PCR multiplex :

Un large panel d'agents infectieux est testé en une fois : Campylobacter sp, Salmonella sp, Shigella sp, Yersinia enterocolotica, E. coli entero-invasif, Clostridium difficile, Giardia intestinalis, Entamoeba histolytica, Rotavirus, Adenovirus,…
Avantages : résultats à J1 ; meilleure sensibilité.
Inconvénients : résultats limités aux amorces PCR de chaque panel ; détecte aussi des bactéries non pathogènes ; absence d'antibiogramme.

Savoir évoquer le diagnostic de proctite ou colite :

Rapports sexuels génito-anaux.
Rectoscopie : gonocoque, herpes, syphilis, chlamydia trachomatis, campylobacter.

Penser à évoquer une diarrhée aiguë révélatrice d'une colite inflammatoire :

Épisodes identiques antérieurs. Recto-colite inflammatoire, maladie de Crohn.

Evoquer une allergie alimentaire :

ATCD identiques : Intolérance au lactose. Allergies.

Savoir évoquer des causes rares :

Saturnisme. Insuffisance surrénalienne aiguë. Hyperthyroïdie. Diarrhée du diabétique.

Savoir évoquer une cause colique révélée par l'épisode de diarrhée aiguë :

L'épisode aigu peut révéler une pathologie colique : cancer du colon, tumeur villeuse, colite inflammatoire.

Connaître la place des ralentisseurs du transit opiacés :

Lopéramide (Imodium®) et racécadotril (Tiorfan®) : uniquement dans les diarrhées aqueuses sans signes invasifs[13].

---

[1] ARANDA-MICEHL Acute diarrhea : a pratical review. *Am J Med* 1999;***106***:670-677.

[2] BEAUGERIE L. Stratégie d'exploration des diarrhées aiguës. *La lettre de l'infectiologue* 2000;***9***:386:390.

[3] THIELMAN N.M. Acute infectious diarrhea *New Eng J Med* 2004 ;***350*** :38-48.

[4] SHANE AL, MODY RK, et al. 2017 Infectious Diseases Society of America Clinical Practice Guidelines for the Diagnosis and Management of Infectious Diarrhea. *Clin Infect Dis*. 2017 Dec 15; 65(12): e45–e80.

[5] FERZOCO L.B. Current concepts : acute diverticulitis *N Eng J Med* 1998;***338***:1521-1527.

[6] STOLLMAN N. Diverticular disease of the colon. *Lancet* 2004 ;***363*** :631-640.

[7] I. MORARD Diarrhée médicamenteuse. *Rev Med Suisse* ;***169*** :1867.

[8] MUSHER D.M. Medical progress : contagious acute gatrointestinal infections. *N.Eng.J.Med* 2004 ;***351*** :2417-1428.

[9] JACOBS A. Extracolonic manifestations of clostridium difficile infections : presentation of 2 cases and review of the literature *Medicine* 2001;***80***:88-102.

[10] BARTLETT Antibiotic-associated diarrhea *N Eng J Med* 2002;***346***:334-340.

[11] HAQUE R. Current concept : amebiasis. *N. Eng J Med* 2003 ;***348*** :1565-1573.

[12] STANLEY SL Amoebiasis *Lancet* 2003 ; ***361*** :1025-1035.

[13] Traitement de la diarrhée aiguë de l'adulte en pays occidental *Prescrire* 1999;***197***:491.

Constipation[1 2 3]:

Eliminer une cause aiguë d'obstacle digestif :
Syndrome occlusif. Syndrome douloureux aigu de l'abdomen.

Rechercher une anomalie de la région anale :
Fissure anale. Thrombose hémorroïdaire.

Rechercher une tumeur abdominale :
La constipation vient révéler une tumeur colique.

Retracer l'histoire de la constipation :
Constipation inhabituelle transitoire.
Constipation inhabituelle persistante.
Constipation habituelle chronique stable.
Constipation chronique d'aggravation récente.

Rechercher la prise d'un ralentisseur du transit :
Antalgique morphinique. Pansement digestif. Codéine.
Place des accélérateurs du transit (Modane®).

Rechercher un changement de mode de vie pour expliquer une constipation occasionnelle :
Voyage. Hospitalisation. Alitement.

Rechercher un trouble métabolique pour expliquer une constipation occasionnelle :
Hypercalcémie. Hypokaliémie.

Rechercher un obstacle colique pour expliquer une constipation persistante inhabituelle ou une aggravation d'une constipation chronique :
Coloscopie : cancer du colon.

Rechercher une endocrinopathie pour expliquer une constipation persistante inhabituelle ou une aggravation d'une constipation chronique :
Dosage de T4 et TSH. Diabète.

Rechercher un mégadolichocolon pour expliquer une constipation chronique :
En cas de début dans l'enfance et d'ATCD familiaux de constipation : lavement baryté.

Constipation au cours d'un syndrome extrapyramidal :
Intérêt des accélérateurs du transit (Modane®).

Rechercher un fécalome :
Alternance diarrhée-constipation. Alitement.

Rechercher une colopathie fonctionnelle[4] :
Alternance diarrhée constipation. Douleurs abdominales chroniques.

Rechercher la prise de laxatifs irritants :
Interrogatoire. Mélanose rectale.

Rechercher une dyschésie rectale :
Interrogatoire : selles trop peu fréquentes. Rééducation.

Rechercher une insuffisance d'apports en fibres :
Selles trop rares. Augmenter l'apport de fibres.

Rechercher une insuffisance d'hydratation des selles :
Selles trop dures. Laxatifs osmotiques.

---

[1] LEMBO A. Current concept : chronic constipation. *N Eng J Med* 2003; ***349***:1360-1369

[2] De GIORGIO R, RUGGERI E, et al. Chronic constipation in the elderly: a primer for the gastroenterologist. *BMC Gastroenterol.* 2015; 15: 130.

[3] FOROOTAN M, BAGHERI N, DARVISHI M. Chronic constipation: A review of literature. *Medicine (Baltimore)* 2018 May; 97(20): e10631.

[4] HORWITZ B.J. Current concept : the irritable bowel syndrome. *N Eng. J. Med.* 2001;***344:***1846.

Cirrhose du foie[1 2 3] :

Aphorisme :

De tous les dangers mortels qui menacent le cirrhotique le médecin n'est pas le moindre[4] .

Reconnaître le tableau clinique :

Signes d'hypertension portale, signes d'insuffisance hépatocellulaire, syndrome œdémato-ascitique.

Reconnaître le tableau d'hypertension portale :

Circulation collatérale abdominale cavo-cave. Hémorroïdes. Splénomégalie. Varices œsophagienne[5] [6] (qui peuvent être absentes). Hémorragies gastriques. Signes échographiques indirects. Prise des pressions par voie jugulaire.

Apprécier l'importance de l'hypersplénisme :

Anémie, thrombopénie.

Reconnaître les signes d'insuffisance hépatocellulaire :

Angiomes stellaires, gynécomastie, dépilation, ictère. Hypoalbuminémie. Baisse du TP au dépend des facteurs hépato-synthétisés : V et VII. Hyperbilirubinémie.

Apprécier les caractéristiques cliniques du foie :

Gros foie (stéatose), petit foie à bord inférieur tranchant.

Rechercher des signes de rétention hydrosodée :

Ascite, œdèmes des membres inférieurs. Natriurèse inadaptée.

Rechercher des signes d'encéphalopathie hépatique[7] :

Flapping, insomnie, torpeur, fœtor hepaticus.

Rechercher des facteurs de décompensation œdémato-ascitique :

Hépatite. Infection : diarrhée infectieuse, pneumopathie, tuberculose. Hémorragie digestive qui doit être recherchée systématiquement en cas de décompensation.

Rechercher des facteurs favorisant la survenue d'une encéphalopathie :
Ralentissement du transit. Médicaments. Infection.

Eliminer systématiquement une infection du liquide d'ascite :
Ponction avec précaution d'asepsie rigoureuse Infection si plus de 250 PNN. En cas de liquide trop riche en protides rechercher systématiquement une infection (tuberculose) ou un cancer péritonéal.

Eliminer systématiquement tous les médicaments non strictement indispensables :
Benzodiazépines, antidépresseurs.

Rechercher une hépatite associée :
Souvent alcoolique mais parfois virale ou toxique. ASAT et ALAT augmentés. Sérologies virus A, B et C.

Reconnaître le syndrome hépato-rénal[8] :
Survenue d'une insuffisance rénale avec hyponatrémie, souvent hyperkaliémie dont le pronostic est en général péjoratif : rechercher une infection, une thrombose portale.

Apprécier la tolérance hématologique :
Anémie, leucopénie, thrombopénie de mécanisme complexe : hypersplénisme, hémorragie digestive, carences vitaminiques, myélodysplasie.

Rechercher des anticorps antiphospholipides[9] :
Ils sont plus fréquents au cours des maladies hépatiques et digestives. Leur présence s'accompagnerait d'un risque accru de thrombose portale et des veines sus hépatiques (Budd Chiari[10 11]).

Evaluer l'état nutritionnel :
Ingesta, dosages vitaminiques. Impédancemétrie.

Rechercher systématiquement un hépatocarcinome :
Dosage annuel de l'alpha fœtoprotéine. Echographie du foie.

Rechercher des anomalies des gammaglobulines :
Bloc bétagamma, hypergamma polyclonale, augmentation des IgG et IgA.

Discuter de l'intérêt d'une preuve histologique :

C'est le seul argument décisif pour le diagnostic de cirrhose du foie dont le diagnostic est parfois trompeur (péricardite chronique, tuberculose péritonéale).

Connaître les alternatives à la biopsie hépatique :

La biopsie est d'autant plus discutable qu'il existe désormais des tests indirects sur le niveau de fibrose (F0 à F4) à partir de la combinaison de plusieurs indicateurs sanguins (Fibrotest et Fibromètre). En complément, le Fibroscan mesure l'élasticité du foie corrélée au niveau de fibrose (F0 à F4), à partir d'une onde ultrasonore qui se propage à travers le foie, et dont on mesure la vitesse.

Rechercher des arguments étiologiques :

Exogènose éthylique à chiffrer. Hépatite B ou C.
Métabolisme du fer ou du cuivre.
Maladie de Rendu-Osler.
Cirrhose biliaire primitive[12 13].
Insuffisance cardiaque droite chronique.
Lithiase vésiculaire chronique (cirrhose biliaire secondaire).
Médicaments (laxatifs).
Déficit en $\alpha 1$ anti-trypsine[14 15].

Discuter de l'indication d'un traitement préventif de rupture des varices œsophagiennes :

Classification NIEC : chez les patients à haut risque de saignement, la ligature des varices a une efficacité supérieure au traitement par bétabloquant[16] en prévention primaire.

Connaître les principes de prise en charge d'une encéphalopathie hépatique[17] :

Réduire la production et l'absorption de l'ammoniaque : diète protidique, lactulose, rifaximine (Tixtar®), éliminer Helicobacter pylori. Augmenter le métabolisme tissulaire de l'ammoniaque : adjonction d'ornithine (substrat de la conversion d'ammoniaque en urée et glutamine). Adjonction de zinc. Réduction des faux neurotransmetteurs : acides aminés branchés. Pas de démonstration de leur intérêt.

Reconnaître le tableau d'ascite réfractaire :

Ascite persistante après 6 mois de traitement médical bien conduit. Discuter l'implantation d'un shunt intrahépatique portosystémique par voie jugulaire (TIPS)[18] : si hémorragie digestive secondaire à l'HTP n'est pas contrôlée par le traitement médical et sclérothérapique ou si patient en attente de transplantation hépatique.

Prophylaxie primaire du risque de péritonite bactérienne spontanée (PBS) :

La prophylaxie de la PBS au long cours paraît prématurée. En revanche, cela paraît être une perspective intéressante pour les patients en attente de transplantation hépatique[19].

Etablir les critères de suivi de l'évolution :

Poids, périmètre abdominal et natriurèse quotidiens au moment des poussées.

Etablir le stade évolutif de la maladie :

Classification de Child.

Classe A : bilirubine inférieure à 35 µmol/l, albuminémie supérieure à 35 g/l, pas d'ascite, pas de signe d'encéphalopathie, bon état nutritionnel.
Classe B : bilirubine entre à 35 et 50 µmol/l, albuminémie entre 30 et35 g/l, ascite minime pas de signe d'encéphalopathie, bon état nutritionnel.
Classe C : bilirubine supérieure à 50 µmol/l, albuminémie inférieure à 30 g/l, ascite non contrôlée, signe d'encéphalopathie, mauvais état nutritionnel.

Demander l'exonération du ticket modérateur :

En cas de cirrhose décompensée.

Penser aux vaccinations :

Antipneumococcique.

---

1 ETIENNE JP. Cirrhoses. *Rev Prat.* 1997. ***47***. 480-524.
2 BUFFET C. Cirrhose du foie alcoolique. *Press Med* 2001;***30***:1163.
3 SCHUPPAN D. Liver cirrhosis. *Lancet* 2008 ; ***371*** :838.
4 CAULIN C. Thérapeutique. Enseignement Lariboisière St Louis. Ed. Elipses.
5 SARIN S.K Comparison of endoscopic ligation and propanolol for the primary prevention of variceal *bleeding N Eng J Med* 1999;***340***:988-994.
6 BURROUGHS A.K. Primary prevention of bleeding from oesophageal varices *N Eng J Med* 1999;***340***:1033-1035.
7 RIORDAN S.M. Current concepts : treatment of hepatic encephalopathie. *N Eng J Med* 1997;***337***:473-480.
8 GINES P. Hepatorenal syndrome. *Lancet* 2003 ;***362*** :1819-1828.
9 BRAHAM A. Les anticorps antiphospholipides en pathologie digestive. *Press Med* 2001;***38***:1890.
10 MENON K.V.N. Current concepts : the Budd-Chiari syndrome. *N.Eng.J.Med* 2004 ;***350*** :578-586.
11 MURAD D. Etiology, management, and outcome of the budd-Chiari syndrome. *Ann Int Med* 2009;***151***:167.

[12] KAPLAN M.M.Medical progress : primary biliary cirrhosis; *N Eng J Med.* 1996;***335***:1570-1581.
[13] TALWALKAR J A Primary biliary cirrhosis. *Lancet* 2003 ;***362*** :53-62.
[14] STOLLER JK Alpha-1-antitrypsin deficiency. *Lancet* 2005 ;***365*** :2225-2237.
[15] KOHNLEIN T. Alpha-1 Antitrypsin Deficiency: Pathogenesis, Clinical Presentation, Diagnosis, and Treatment *AM J Med* 2008;***121***:3-9.
[16] SARIN SK. Comparison of endoscopic ligation and propanolol for the primary prevention of variceal bleeding. *N Eng J Med.* 1999; ***340***: 988-994.
[17] Treatment of hepatic encephalopathie. *N Eng J Med.* 337:473-480.
[18]Transjugular intrahepatic portosystemic stent shunt : effects on hemodynamics and sodium homeostasis in cirrhosis and refractory ascites. *Ann Intern Med* 1995;122:
[19] PERRIER A. Médecine interne hospitalière. *Rev Med Suisse.**142***. 2008.

Ascite :

Confirmer la présence de l'ascite :

Matité déclive à la percussion. Diagnostic différentiel avec un kyste de l'ovaire. Ponction d'ascite. Intérêt de l'échographie abdominale.

Eliminer une composante infectieuse :

Ponction d'ascite avec ensemencement direct sur flacon à hémoculture. Considérer l'infection comme probable au delà de plus de 250 polynucléaires par mm^3. La culture négative n'élimine pas le diagnostic.

Evaluer l'importance des phénomènes compressifs :

Dyspnée. Gêne abdominale. Difficulté à se mouvoir. Hernie ombilicale. Discuter une ponction d'ascite évacuatrice.

Rechercher des épanchements des autres séreuses :

Pleurésie. Péricardite. L'ascite s'inscrit dans un tableau d'anasarque. Rechercher une hypoalbuminémie.

Rechercher des signes de rétention hydrosodée :

Natriurèse effondrée.

Analyser les caractéristiques de l'ascite en fonction du taux de protides :

Protides inférieurs à 30 g/l -----> Ascite transsudative.
Protides supérieurs à 30 g/l -----> suspicion d'exsudat.

Rechercher la notion de poussée identique dans les ATCD :

L'existence de poussées identiques régressives est très en faveur du diagnostic de cirrhose du foie.

Reconnaître le tableau de cirrhose du foie décompensée :

Ascite transsudative, rétention hydrosodée nette, ATCD de poussées identiques, signes d'hypertension portale, signes d'insuffisance hépatocellulaire.
Discuter la ponction biopsie hépatique.

Reconnaître le tableau d'insuffisance cardiaque droite :

Signes d'hyperpression veineuse. Ascite exsudative. Rétention hydrosodée. Arguments échographiques : insuffisance cardiaque globale, péricardite constrictive, insuffisance cardiaque droite.

Savoir évoquer le diagnostic de péricardite constrictive[1] :

L'ascite est souvent exsudative (plus de 30g de protides). Existence d'une dilatation des veines hépatiques. Parfois calcifications péricardiques à la radiographie de thorax. Arguments pour une adiastolie à l'échographie cardiaque surtout par voie transœsophagienne.
IRM cardiaque : épaississement du péricarde caractéristique.
Cathétérisme droit : égalisation télédiastolique des pressions droites et gauches avec aspect en Dip-plateau.
Traitement chirurgical par péricardectomie.

Reconnaître l'ascite tuberculeuse[2] :

Ascite exsudative. Prédominance lymphocytaire.
Origine gynécologique ou ganglionnaire abdominale. Intérêt de la PCR. Intérêt de la laparoscopie et du diagnostic histologique.

Connaître le tableau d'ascite néphrogénique[3] :

Diagnostic d'élimination.
Se voit au cours de l'insuffisance rénale terminale. Souvent protides élevés dans le liquide d'ascite (entre 26 et 54 g/l).

Connaître les bases du traitement de l'ascite au cours de la cirrhose du foie [4] :

Régime désodé strict. Traitement diurétique : spironolactone associée secondairement si besoin au furosémide. Paracentèse avec substitution par albumine, ou dextran (ponctions inférieures à 5 litres). En cas d'ascite réfractaire : discuter le shunt intra-hépatique porto-systémique qui semble actuellement réservé aux patients de grade B candidats à la transplantation.

---

[1] CAUMES JL Ascite par péricardite constrictive. *Press Med* 2005 ;***35*** :29-32.
[2] SHEETS E.E. A 31-Years-old woman with pleural effusion, ascites and persistent fever spikes. *N Eng J Med* 1998;***338***:248-256.
[3] STEVEN-HUY B. Nephrogenic acites : analysis of 16 cases and review of the literature. *Medicine* 1998;*77*:233-245.
[4] MOREAU R. Traitement de l'ascite chez les patients atteints de cirrhose *Press Med* 2001;***30***:695.

Pancréatite aiguë[1] :

Connaître les circonstances de découverte :

Les douleurs abdominales sont présentes dans 100% des cas de pancréatites aiguës.

Connaître les éléments du diagnostic biologique :

Le dosage de la lipasémie à une valeur diagnostique supérieure à celle de l'amylasémie et de l'isoamylasémie pancréatique. L'élévation de la lipasémie est plus prolongée que celle de l'amylasémie.
Le taux de lipasémie est considéré comme significatif au-delà de 3N.
Il n'y a pas d'intérêt du dosage concomitant de l'amylasémie.

Savoir rechercher des défaillances viscérales :

Troubles hémodynamiques : PA, infiltration cutanée.
Troubles neurologiques : agitation, somnolence, confusion.
Troubles respiratoires : dyspnée, hypoxie.
Insuffisance rénale.
Hématologique : thrombopénie.

Savoir rechercher les signes de gravité par le score de Ranson (1 point par item) :

A l'admission du patient :
Age supérieur à 55 ans.
Globules blancs supérieurs à 16 000 éléments/mm^3.
Glycémie supérieure à 11 mmol/l (en dehors d'un diabète connu).
LDH supérieurs à 1,5 N.
ASAT supérieurs à 6N.
Durant les 48 premières heures :
Baisse de 10% de l'hématocrite.
Ascension de l'urée de 1,8 mmol/l.
Calcémie inférieure à 2 mmol/l.
PaO^2 inférieure à 60 mm de Hg.
Déficit en bases supérieur à 4 mmol/l.
Rétention hydrique supérieure à 6 litres.
Le seuil est à 3 points.

Connaître l'intérêt du dosage de la CRP dans l'évaluation de la gravité :

Un taux supérieur à 150 mg/l à la 48ème heure est retenu comme un argument de gravité en faveur d'une aggravation locale.

Connaître l'intérêt du scanner pour apprécier la gravité :

Il est évalué au mieux à J3.

Inflammation pancréatique et péripancréatique	Nécrose pancréatique
Grade A : pancréas normal	Pas de nécrose
Grade B : élargissement diffus ou focal (1 point)	
Grade C : Pancréas hétérogène et densification de la graisse péri-pancréatique (2 points).	Nécrose inférieure à 30% (2 points).
Grade D : Coulée péripancréatique unique (3 points).	
Grade E : coulées multiples, ou présence de bulles de gaz au sein d'une coulée (4 points).	Nécrose entre 30 et 50% (4 points).
	Nécrose supérieure à 50% (6 points).

D'autres éléments sont à prendre en compte dans l'index de gravité :

Ascite, épanchement pleural, siège céphalique de la nécrose, complications des coulées (fistules, infection, pseudo-anévrysme, thrombose veineuse).

Connaître l'intérêt de l'IRM :

Elle serait probablement supérieure pour l'appréciation des lésions pancréatiques et péri-pancréatiques.

Savoir conduire le diagnostic étiologique :

Deux causes principales : l'alcoolisme et la lithiase biliaire pour 40% chacune.

Rechercher systématiquement l'origine biliaire :

Terrain : femme âge supérieur à 50 ans.

L'élévation des ALAT à la meilleure valeur prédictive positive en faveur de l'origine lithiasique.

Doit être recherchée par l'échographie et éventuellement le scanner (mauvaise sensibilité). Intérêt de répéter les examens.

L'indication de l'échoendoscopie doit être large.

Diagnostic des pancréatites aigues (PA) non biliaire :

Dans 20% des cas les PA ne sont ni alcoolique ni biliaire. Il faut cependant toujours chercher à éliminer une origine biliaire. Savoir évoquer une poussée de PA sur pancréatite chronique. Médicaments[2] (site web : pancréatox).
Etiologies infectieuses : bactériennes, virales (VIH) ou parasitaire.
Métabolique : hypertriglycéridémie, hypercalcémie.
Colites inflammatoires : Crohn.
Maladies systémiques : LEAD, Sjögren.
Pancréatites autoimmunes[3].
Pancréatites liées aux IgG4[4].
Obstacle biliaire : cancer du pancréas.

Connaître les modalités de surveillance :

Le passage en réanimation est justifié si le score de Ranson est supérieur à 3, la CRP à 150 mg/l, et le score TDM supérieur à 4 points.

Prise en charge thérapeutique des formes non compliquées :

Jeûne les premiers jours en fonction des douleurs et des vomissements. L'alimentation entérale doit être reprise le plus vite possible : en pratique après 48 heures sans douleur.
Traitement de la douleur : paracétamol et morphinique. Pas AINS et AAS. Rééquilibration hydroélectrolytique. Sonde nasogastrique en cas de vomissements.

Prise en charge des formes compliquées :

Alimentation par sonde nasojéjunale. Eventuellement nutrition parentérale si l'alimentation entérale est mal tolérée.
Traitement des défaillances viscérales.
Traitements spécifiques qui visent à s'opposer à l'autodigestion pancréatique, ou à contrôler la sécrétion pancréatique (atropine, somatostatine, glucagon) ou à neutraliser les médiateurs de l'inflammation (antagonistes des cytokines : lexipafant) : aucun de ces traitements n'a fait la preuve de son efficacité.
Nécrose et infection : le risque d'infection augmente jusqu'à la troisième semaine. Pas de traitement empirique, traitement sur preuve après ponction sous scanner. Traitement chirurgical par drainage.

Traitement des PA lithiasiques :

La sphinctérotomie endoscopique est indiquée en cas d'angiocholite, ou dans les formes graves de pancréatite aigües.
La cholécystectomie doit dans tous les cas être réalisée pour éviter le risque de récidive.

Connaître les complications secondaires de la pancréatite aigüe :

Diabète insulinodépendant ou non insulinodépendant selon l'importance de la nécrose et si pancréatectomie gauche.
Déficit pancréatique externe parfois transitoire.
Pseudokystes dans 10 à 25% des cas qui régressent parfois dans les deux premiers mois.

---

[1] Conférence de consensus de janvier 2001 SNFGE.
[2] *Gastroenterol Clin Biol* 2001 ;25 :1S22-1S23.
[3] FINKEKBERG D.L. Autoimmune pancreatitis. *N Eng J Med* 2006 ;**355** :2670-7.
[4] JL FROSSARD Maladies biliaires, pancréatiques et systémiques associées au IgG4. *Rev. Med Suisse* 2008 ;***169*** :1856.

Neuropathies périphériques acquises[1] :

Connaître l'existence de neuropathies hérédo-dégénératives dont le diagnostic est le plus souvent déjà connu chez l'adulte :

Maladie Charcot-Marie-Tooth : pieds creux aréflexiques, amyotrophie des mollets et troubles sensitifs. Maladie de Thévenard : mutilations par déficit de la sensibilité à la douleur. Maladie de Déjerine-Sottas : neuropathie sensitive avec vitesses de conduction effondrées.

Connaître les situations où cette pathologie doit être recherchée :

Devant une symptomatologie : signes sensitifs, abolition de ROT, déficit moteur. Dans l'évaluation d'une maladie connue qui peut s'accompagner d'une atteinte neurogène périphérique : diabète, exogénose, certains médicaments, connectivites.

Analyser la symptomatologie :

On peut retenir que dans la majorité des cas l'analyse de la symptomatologie nécessite une double approche clinique et électromyographique (EMG). En particulier l'EMG apporte des éléments de pronostic.

Savoir différencier par l'analyse clinique les trois principales entités nosologiques :

Polyneuropathie. Mononévrite multiple. Polyradiculonévrite.

Reconnaître le tableau clinique de la polyneuropathie :

Atteinte bilatérale, symétrique et distale prédominant aux membres inférieurs en chaussettes sensitive +/- motrice avec abolition des ROT.

Reconnaître le tableau clinique de mononévrite multiple :

Atteinte rapidement successive de troncs nerveux prédominant aux membres supérieurs, asymétrique. ROT parfois conservés (oriente vers un mécanisme ischémique).

Reconnaître le tableau clinique de polyradiculonévrite :
Atteinte symétrique touchant également les racines des membres supérieurs et inférieurs, atteinte sensitive et/ou motrice avec abolition des ROT.

Savoir distinguer les tableaux de polyradiculonévrite aiguë et les formes chroniques :
Les formes aiguës s'installent de manière rapidement progressive (moins de 8 semaines, parfois 4 semaines). Les formes chroniques s'aggravent sur plusieurs mois.

Savoir poser l'indication de la ponction lombaire pour différencier polynévrite et polyradiculonévrite :
L'élévation de la protéinorachie est indispensable pour confirmer le diagnostic de polyradiculonévrite.

Savoir reconnaître en urgence le tableau de polyradiculonévrite aiguë :
Rechercher une atteinte respiratoire par un mécanisme d'atteinte diaphragmatique, et des muscles respiratoires, atteinte de la déglutition et des paires crâniennes.
Sur le plan étiologique : si dissociation albumino-cytologique stricte (moins de 2 éléments) : syndrome de Guillain-Barré[2 3 4]. Pas d'intérêt dans cette indication des corticoïdes en association avec les immunoglobulines qui restent le traitement de référence[5].
Si présence d'éléments cellulaires : rechercher VIH, CMV, maladie de Lyme[6].

Savoir reconnaître le tableau de Lambert-Eaton comme diagnostic différentiel d'un déficit proximal :
Variabilité à l'effort du déficit et des ROT. Anticorps anti-canaux calciques voltage dépendant (VGCC pour Voltage-gated calcium channel).

Savoir évoquer une porphyrie aiguë intermittente :
Douleurs abdominales, phénomènes confusionnels et hallucinatoires, urines porto.

Savoir poser l'indication de l'analyse électromyographique :
Dans tous les cas l'EMG est un examen indispensable : il précise le type d'atteinte et la sévérité. Il permet de préciser le pronostic.

Dans certains cas rares il peut paraître superflu : neuropathie alcoolo carentielle, abolition des ROT chez un patient diabétique.

Connaître l'apport de l'électromyographie :

Il permet de différencier les atteintes de l'axone et celles de la myéline : neuropathies axonales, neuropathies démyélinisantes, neuropathies mixtes. Au cours de l'évolution une atteinte axonale peut entraîner une atteinte myélinique.

Les potentiels de fibrillation sont un signe de dénervation active, ils reflètent l'importance de la destruction axonale. Leur apparition est retardée de 2 à 4 semaines après la lésion. L'apparition de potentiels polyphasiques précède la récupération clinique.

Connaître quelques valeurs normales :

Vitesse de conduction motrice aux membres supérieurs : supérieure à 47-50 m/s. Vitesse de conduction motrice aux membres inférieurs : supérieure à 40-45 m/s. Latences distales du nerf médian : inférieure ou égale à 4m/s. Latences distales du nerf cubital : inférieure ou égale à 3 m/s. Latences distales du nerf SPE : inférieure ou égale à 7 m/s. Potentiel sensitif du saphène externe : supérieur à 10 microvolt.

Connaître l'aspect EMG évocateur d'une atteinte de la myéline :

Pour évaluer l'atteinte myélinique : baisse des vitesses de conduction, allongement des latences distales. Les potentiels nerveux sont normaux. Dans ce cas, il faut rechercher systématiquement des blocs de conduction multiples en dehors des points de compression qui seraient évocateurs d'un type particulier de neuropathie (neuropathie motrice multifocale).

Connaître l'aspect EMG évocateur d'une atteinte de l'axone :

Diminution de l'amplitude des potentiels des nerfs avec vitesses de conduction normale ou peu altérés.

Connaître les situations au cours desquelles l'atteinte neurogène périphérique est la plus fréquente :

Diabète, insuffisance rénale, carences en B1, B12, folates, médicaments

Savoir reconnaître le tableau clinique et les résultats de l'EMG attendus au cours du diabète :

Polyneuropathie axonale, mononévrite multiple axonale.

La polyradiculonévrite est possible, mais doit faire éliminer une autre étiologie.

Savoir reconnaître le tableau clinique et EMG attendu au cours de l'insuffisance rénale chronique :

Polynévrite à prédominance sensitive axono-démyélinisante.

Savoir reconnaître le tableau clinique et EMG attendu au cours des carences vitaminiques :

Polynévrite sensitivomotrice distale avec troubles trophiques. A l'EMG : atteinte axonale prédominante. Dans la maladie de Biermer, entraînant une carence en vitamine B12[7], la polynévrite est exceptionnelle avec seulement abolition des achilléens et ralentissement des vitesses de conduction. Le tableau le plus fréquent est celui de sclérose combinée de la moelle associant des troubles sensitifs profonds, une aréflexie et un syndrome pyramidal. La carence en folates exceptionnellement isolée, peut donner les mêmes tableaux que la carence en B12.

Savoir reconnaître le tableau clinique et EMG attendu au cours des atteintes médicamenteuses[8] et toxiques[9] :

Vincristine : neuropathie axonale sensitive touchant les fibres thermo-algiques associée à des signes neurovégétatifs. Atteinte dose dépendante.
Sels de platine : neuropathie sensitive axonale avec atteintes de fibres sensitives myéliniques (atteinte de la sensibilité profonde). Atteinte dose dépendante
Taxanes : neuropathie précoce sensitivomotrice touchant membres supérieurs et inférieurs.
INH : ne se rencontre que chez les acétyleurs lents, de caractère récessif. Peut être prévenue par la supplémentation en B6.
Amiodarone : primitivement démyélinisante avec des vitesses de conduction précocement altérées.
Toxiques industriels : ciments, pesticides.
Plomb : Motrice quasi pure, atteinte pseudoradiale au membre supérieur, loge antérieure au membre inférieur.

Savoir reconnaître le tableau clinique et EMG attendu au cours de l'infection VIH[10] :

Une polyneuropathie axonale sensitive chez un patient dont l'immunité est très altérée (CD4 inférieurs à 100 éléments). Mononévrite multiple au cours d'une infection à CMV. Mononévrite multiple inexpliquée qui conduit à l'indication de la biopsie neuromusculaire pour étayer le diagnostic de vascularite nécrosante susceptible de répondre à un traitement corticoïde. Une polyneuropathie sensitive chez un patient traité pour laquelle une neurotoxicité doit toujours être évoquée : l'EMG est non contributif. L'élévation des lactates est un argument essentiel en faveur d'une toxicité mitochondriale.

Savoir quel est le bilan étiologique minimum devant une neuropathie périphérique dont l'étiologie est incertaine[11] :

Rechercher un syndrome sec, un syndrome de Raynaud, des adénopathies périphériques.
Cryoglobulinémie.
Dosage du complément.
Immunoélectrophorèse des protéines sériques.
Recherche d'un syndrome inflammatoire.
Recherche d'une hémopathie lymphoïde.
Radiographie pulmonaire (sarcoïdose, lymphome, cancer).
Bilan immunologique : ANCA, AAN, Anti ECT, Coombs, CIC.

En l'absence de diagnostic à ce stade de l'enquête étiologique savoir s'orienter en fonction du tableau clinique et des données de l'EMG, en cas d'atteinte axonale :

Atteinte axonale sensitive pure paranéoplasique : anticorps anti HU. Atteinte sensitivomotrice axono-démyélinisante : anticorps anti CV2 (cancer du poumon à petites cellules).
Neuropathie sensitive axonale au cours du Goujerot-Sjögren[12] [13] parfois révélatrice.
Mononévrite multiple avec atteinte axonale de la PAN[14] confirmée par la biopsie neuromusculaire.
Neuropathie des cryoglobulinémies[15] : la biopsie permet de préciser le mécanisme de l'atteinte (dépôts d'IgM, vascularite, inflammation, amylose).

En l'absence de diagnostic à ce stade de l'enquête étiologique savoir s'orienter en fonction du tableau clinique et des données de l'EMG, en cas d'atteinte démyélinisante :

On est orienté vers un mécanisme auto-immun[16] : anticorps anti glycolipides de la myéline. Se rencontre au cours des maladies suivantes : neuropathie sensitive ataxiante avec tremblement périphérique associé à une dysglobulinémie IgM dans le cadre d'une MGUS[17]. La recherche des anticorps anti MAG est positive.
Neuropathie sensitive ataxiante avec troubles oculomoteurs : anticorps anti GD2, GD3 et Gq1B (syndrome CANOMAD).
Neuropathie motrice avec bloc de conduction[18] : mononévrite multiple motrice pure prédominant aux membres supérieurs : anticorps anti GM1. L'association d'une atteinte périphérique et la conservation des réflexes peuvent faire évoquer en première approche une SLA.

Connaître les étiologies des polyradiculonévrites chroniques[19] :

Elles peuvent être associées à des dysglobulinémies, des hémopathies lymphoïdes et des tumeurs solides. Certaines sont isolées : polyradiculonévrite chronique démyélinisante inflammatoire idiopathique[20].

La biopsie musculaire montre des signes de démyélinisation et de remyélinisation avec des infiltrats de cellules mononucléées sans vascularite réalisant le tableau de polyradiculonévrite démyélinisante chronique inflammatoire.

Traitement : corticoïdes, immunoglobulines, échanges plasmatiques, immunosuppresseurs (méthotrexate).

---

[1] ENGLAND JD Peripheral neuropathy *Lancet* 2004;***363***:2151-2162.

[2] HUGHES R A C Treatment of Guillain-Barré syndrome with corticostéroids : lack of benefit ? *Lancet* 2004 ;*363* ;181-182.

[3] PRITCHARD J. Guillain-Barré syndrome *Lancet* 2004;***363***:2186.

[4] HUGHES RAC Guillain-Barré syndrome *Lancet* 2005;***366***:1653-1667.

[5] KONINGSVELD R Van Effect of methylprednisolone when added to standart treatement with intravenous immunoglobulin for Guillain-Barré syndrome *Lancet* 2004 ;***363*** :192-197.

[6] NOWAKOWSKI J. Long-term follow-up of patients with culture-confirmed lyme disease. *Am J Med* 2003;***115***:91-96.

[7] SCHERER K. Neurologic manifestations of the vitamine B12 Deficiency. *N Eng J Med* 1999;***349:***2208.

[8] DURRIEU G. Neuropathies médicamenteuses : analyse de la banque française de pharmacovigilance de 1995 à 2005. *Press Med* 2008 ;***37*** :935-943.

[9] LEBRUN C. Neurotoxicité des chimiothérapies chez l'adulte *Rev Neurol.* 2002 ;***159***:741-754.

[10] MZEIJEN S. Atteintes neurologiques en infection VIH Ed Flammarion 2000.

[11] FARHAD K, TRAUB R et al. Causes of neuropathy in patients referred as "idiopathic neuropathy". *Muscle Nerve* 2016; 53(6):856-61.

[12] LAFITTE C. Manifestations neurologiques du syndrome de Gougerot-Sjögren prmitif. *Rev Neurol.* 2002 ;***158*** :959-965.

[13] PEREIRA PR, VIALA K, et al. Sjögren Sensory Neuronopathy (Sjögren Ganglionopathy): Long-Term Outcome and Treatment Response in a Series of 13 Cases. *Medicine* (Baltimore) 2016; 95(19): e3632

[14] SAID G. Expression neurologiques des vascularites nédrosantes systémiques**.** *Rev Neurol.* 2002 ;***158*** :915-918.

[15] MAISONOBE T. Complications neurologiques des cryoglobulinémies. *Rev Neurol.* 2002 ;***158*** :920-924.

[16] LALIVE PH Autoantocorps en neurologie : implications cliniques. *Rev Med Suisse* 2009 ;***5*** :942-950.

[17] STECK A.J. Dysglobulinémie IgM et complications neurologiques. *Rev Neurol.* 2002 ;*158* :971-978.

[18] POUGET J. Neuropathies motrices multifocales avec blocs de conduction persistants *Rev Neurol.* 1996 ;***152*** :370-374.

[19] DYCK PJ Atypical varietes of chronic inflammatory demyelinating neuropathies 2000. *Lancet* ***355***;1293-1294.
[20] KOLLER H. Medical Progress : chronic inflammatory demyelinating polyneuropathy. *N Eng J Med* 2005 ;***352*** :1343-1357.

Tremblements[1 2] :

Eliminer ce qui n'est pas un tremblement :

Myoclonies : secousses musculaires brusques parfois rythmiques.
Astérixis : interruption brutale et involontaire de la contraction musculaire chez un sujet maintenu bras tendus.
Epilepsie partielle.

Savoir différencier un tremblement de repos et les tremblements d'action :

Le tremblement de repos disparaît lors de l'action.
Le tremblement d'action se majore lors de l'action.

Rechercher un syndrome extrapyramidal associé à un tremblement de repos :

Hypertonie et akinésie. Le tremblement de repos disparaît pendant le sommeil et augmente lors des efforts de contraction et lors des émotions.
Le tremblement de repos surtout s'il est unilatéral et un syndrome extrapyramidal sont en faveur d'une maladie de Parkinson. Rechercher la prise de neuroleptiques.

Analyser un tremblement survenant au cours d'un traitement neuroleptique [3] :

Les neuroleptiques sont une cause fréquente de syndrome extrapyramidal, mais le tremblement de repos est rare.

Connaître les autres causes de syndrome extrapyramidal :

La maladie de Steele-Richardson,
La démence à corps de Lewy se traduit par un syndrome extrapyramidal. Le tremblement y est plus rare.

Savoir évoquer la maladie de Wilson :

Maladie génétique due à l'accumulation de cuivre dans le foie, l'encéphale et d'autres organes.
Elle se révèle au cours de la deuxième décennie.
Elle peut se révéler par un syndrome extrapyramidal associé à un tremblement de repos, ou sous la forme d'un tremblement intentionnel qui augmente en fin de mouvement vers une cible, ou postural et cinétique (maintien des attitudes et mouvement volontaire).
Dépôt de Kayser-Fleischer à l'examen à la lampe à fente.
Taux bas de céruloplasmine.

Rechercher un syndrome cérébelleux associé aux tremblements :
Tremblement intentionnel. Dysmétrie, asynergie, hypotonie, manœuvre de Stewaert-Holmes positive.

Rechercher un syndrome vertébro-basilaire :
Le tremblement est dû à une lésion pédonculaire. Plus souvent aux membres supérieurs. Il prédomine à la racine. Tremblement d'action.
AVC, tumeurs, abcès.

Rechercher des arguments pour un tremblement essentiel[4] :
Il touche 0,5 à 1% de la population. ATCD familiaux. Tremblement d'action qui apparaît dans le maintien des attitudes et dans le mouvement. Isolé ou tremblement de la tête et du torse, muscles responsables de la phonation : voie chevrotante. Aucune autre anomalie neurologique.

Connaître le tremblement dystonique (dystonie tremblante) :
Asymétrique. Avec posture dystonique d'un membre, main, poignet, responsable d'un aspect de main creusée, de pied, spontanément en varus, voire le rachis en rotation ou inclinaison.

Evoquer le tremblement de l'hyperthyroïdie :
Dosage T4 et TSH. Tremblements fins au niveau des mains.

Eliminer le tremblement du sevrage alcoolique :
Interrogatoire.

Evoquer d'autres causes médicamenteuses :
Bêtamimétiques, antidépresseurs tricycliques, lithium, coricides.

Autres causes :
Tremblements de fonction : apparaissant lors d'activités spécifiques. Tremblement de l'écriture à rapprocher de la crampe des écrivains. Tremblement au cours des neuropathies.
Tremblement orthostatique apparaissant entre 60 et 70 ans à la station debout.

Connaître l'existence de tremblements d'origine psychogène :
Brutalité du début, rémissions, variabilité du type de tremblement, diminution lors de l'attention détournée.

---

[1] FENELON G. Tremblements *Rev Prat* 1999;***49***:1435.

[2] VIAL F, KASSAVETIS P, et al. How to do an electrophysiological study of tremor. *Clin Neurophysiol Pract.* 2019; 4: 134–142
[3] DIVAC N, PROSTRAN M, et al. Second-Generation Antipsychotics and Extrapyramidal Adverse Effects. *Biomed Res Int.* 2014; 2014: 656370
[4] MASSON C. Le tremblement essentiel, un problème de santé publique sous estimé ? *Press Med* 2001;***30:***1860-1861.

Céphalées :

Reconnaître en urgence les atteintes méningées :

Début brutal, syndrome méningé, sans fièvre doit évoquer une hémorragie méningée et pratiquer un scanner en urgence.
Même tableau, avec fièvre, évoquer le diagnostic de méningite et pratiquer une ponction lombaire en urgence. Voir fiche méningite.

Rechercher la présence de signes de localisation neurologique :

Scanner ou IRM cérébral: tumeurs cérébrales.

Reconnaître le tableau d'hypertension intracrânienne :

Céphalées intermittentes du petit matin, cédant dans la journée. Eclipses visuelles.

Savoir évoquer le diagnostic de thrombophlébite cérébrale :

Les symptômes et signes cliniques des thrombophlébites cérébrales (TVC) sont très divers et il est nécessaire d'évoquer facilement une TVC pour faire un diagnostic précoce. Une TVC doit être suspectée lorsqu'un patient présente un tableau associant à des degrés divers une hypertension intracrânienne et/ou un déficit neurologique focal et/ou des crises épileptiques. La symptomatologie clinique varie aussi en fonction de la topographie de la thrombose veineuse et, dans certains cas, la TVC peut avoir une présentation inhabituelle.
L'IRM cérébrale est la méthode de référence pour le diagnostic de TVC, l'angiographie cérébrale n'étant réalisée que si un doute persiste. L'IRM permet la visualisation du thrombus veineux et le suivi de son évolution ; elle est également plus sensible que le scanner pour détecter l'œdème cérébral et les infarctus veineux.
C'est un effet secondaire rare de la vaccination contre le coronavirus.

Evoquer une artérite temporale :

Sujet âgé, céphalées plutôt nocturnes, altération de l'état général, syndrome inflammatoire. Biopsie des artères temporales.

Eliminer une encéphalopathie hypertensive :

Hypertension artérielle non contrôlée : œdème au fond d'œil.

Connaître le syndrome de vasoconstriction cérébrale :

Le syndrome de vasoconstriction cérébrale réversible (SVCR) associe des céphalées sévères et une vasoconstriction segmentaire des artères cérébrales réversible en un à trois mois. Cette affection a une légère prédominance féminine. L'âge de début moyen est proche de 45 ans. Environ 60 % des cas sont secondaires, le plus souvent au post-partum et/ou à la prise de substances vasoactives. Le tableau clinique typique comprend des céphalées en coup de tonnerre répétées sur une à trois semaines. Les hémorragies sous-arachnoïdiennes corticales (HSAc) (20–25 %) et les accidents vasculaires parenchymateux (5–10 %), hématome ou infarctus, sont les complications les plus fréquentes. Les différents évènements cliniques et radiologiques surviennent avec un délai particulier : les hémorragies (HSAc et hématomes) et les syndromes d'encéphalopathie postérieure réversible surviennent précocement au cours de la première semaine, alors que les complications ischémiques (accident ischémique transitoire et infarctus) surviennent significativement plus tard, au cours de la seconde semaine d'évolution. Le diagnostic nécessite la mise en évidence d'une vasoconstriction cérébrale multifocale et segmentaire par une angiographie (ARM, angioscanner ou conventionnelle) et la démonstration de la réversibilité de ces anomalies par une angiographie de contrôle faite dans les 12 semaines.
La nimodipine semble réduire les céphalées en coup de tonnerre en 48heures, mais son efficacité dans les formes sévères reste à prouver. Les récidives sont possibles, mais leur fréquence et leurs délais sont inconnus. Il semble préférable de contre-indiquer définitivement les sympathomimétiques et les sérotoninergiques.

Eliminer le rôle de médicaments ou de toxiques :

Intoxication à l'oxyde de carbone. Prise d'un inhibiteur calcique.

Rechercher une cause loco-régionale[1] :

Sinusite aiguë, glaucome aigu, dysfonctionnement de l'articulation temporo-mandibulaire.

Reconnaître le tableau de migraine[2,3,4,5,6,7,8,9,10,11] :

Céphalée unilatérale, pulsatiles, évoluant par crises avec ou sans signes neurologiques associés.

Evoquer le diagnostic de céphalées post traumatiques :

Elles peuvent persister des années après un traumatisme crânien. Elles s'inscrivent parfois dans un tableau de "sinistrose" post traumatique.

Savoir évoquer les céphalées par surconsommation médicamenteuse (medication-overuse headache)[12] :

Plus de 15 jours de céphalées par mois et prise au moins 2 jours par semaine pendant plus d'un mois de Ergotamine, ou triptans, ou analgésiques non-opiacés, ou analgésique associé à un barbiturique ou composé non-opiacé, ou analgésique opiacé.

Traitement : sevrage progressif, révision du traitement de fond, suivi régulier.

Connaître le tableau de céphalées de tension :

Céphalée de tension est un type particulier de maux de tête, souvent chronique, non pulsatiles (contrairement aux migraines). Elle peut avoir différentes origines, due à des problèmes musculaires et squelettiques cervicaux, psychosomatique ou encore liée au stress.

Les céphalées de tension semblent avoir des relations avec d'autres syndromes (fibromyalgies, côlon irritable, fatigue chronique) au point d'être désignées par une dénomination commune : « Central Sentivity Syndromes » (CSS).

A ne retenir que comme un diagnostic d'élimination :

Céphalées psychogènes.

Rechercher un syndrome dépressif :

Avis psychiatrique.

---

[1]Céphalées. *Revue Prat* 1996;***46***: 1679-1695.

[2]Différencier migraine et algie vasculaire de la face. *Prescrire* 1995;***149***.

[3]OLESEN J. Understanding the biologic basis of migraine. *N Eng J. Med* ;***331***:1713-1715.

[4] FERRARI M.D. Migraine. *Lancet*. 1998;***351***:1043-1047.

[5] LUCAS C. Traitement de la migraine *Press Med* 2001;***30***:231-237.

[6] HENRY P. La migraine : maladie et non symptôme. *Press Med* 2002;***52***:5-6.

[7] GOADSBY PJ(1), LIPTON RB, FERRARI MD Drug therapy : migraine-current understanding and treatment *N Eng J Med* 2002;***346***:257-271.

[8] SNOW Pharmacologic management of acute attacks of migraine and prevention of migraine headache. *Ann Intern Med* 2002;***137***:840-850.

[9] SILBERSTEIN SD Migraine. *Lancet* 2004 ;***363*** :381-392.

[10] HANSEN JM, CHARLES A. Differences in treatment response between migraine with aura and migraine without aura: lessons from clinical practice and RCTs. J Headache Pain. 2019; 20(1): 96.

[11] SACCO S, BRASCHINSKY M, et al. European headache federation consensus on the definition of resistant and refractory migraine: Developed with the endorsement of the European Migraine & Headache Alliance (EMHA). J Headache Pain. 2020; 21(1): 76.

[10] SNOW Pharmacologic management of acute attacks of migraine and prevention of migraine headache. *Ann Intern Med* 2002;***137***:840-850.
[11] SNOW Pharmacologic management of acute attacks of migraine and prevention of migraine headache. *Ann Intern Med* 2002;***137***:840-850.
[12] MASSON C. Céphalées chroniques quotidiennes liées à la surconsommation de médicaments. *Press Med* 2004 ;***33*** :353-354.

Diagnostic étiologique des troubles cognitifs[1] [2] :

Connaître les éléments sur lesquels se fonde le diagnostic étiologique :

L'allure évolutive. Les caractéristiques des troubles neuro-psychologiques. Les données de l'examen neurologique. Les données iconographiques.

Savoir analyser l'allure évolutive des troubles cognitifs :

On peut distinguer trois modalités d'évolution : l'aggravation progressive continue sur quelques mois en faveur d'une atteinte infectieuse (VIH, Creutzfeldt, Whipple, trypanosomiase), ou immunologique (Hashimoto, paranéoplasique).
Evolution par à-coups : atteinte vasculaire.
Evolution progressive continue sur plusieurs années en faveur d'une affection dégénérative.

Eliminer les encéphalites et encéphalopathies :

Evolution aiguë. Signes d'accompagnement. Trouble de la vigilance. Contexte : hépatopathie, insuffisance rénale, troubles métaboliques, intoxication médicamenteuse.
Un syndrome confusionnel est possible au cours des affections dégénératives mais doit conduire à rechercher une cause associée : déshydratation, médicaments, confusion post-critique.

Connaître l'intérêt et la signification des tests de dépistage :

Echelle IADL (Instrumental Activities of Daily Living) de la vie courante. Le MMSE (Mini-Mental Score Examination) doit être supérieur à 26/30 chez les patients ayant atteint le niveau du certificat d'étude.

Analyser les troubles neuropsychologiques :

Préciser leur caractère diffus ou focal : un seul groupe de tests perturbé ou plusieurs. Préciser le caractère cortical ou sous-cortico-frontal.

Connaître les tests qui explorent les fonctions corticales :

Troubles mnésiques de l'enregistrement : rappel spontané dans le test des 5 mots non amélioré par l'indiçage ce qui définit l'amnésie hippocampique. Troubles des praxies constructives : lors du dessin du MMSE, du dessin spontané et de la copie du cube, difficulté à représenter l'espace (faces parallèles du cube).

Troubles des praxies visio-spatiales : lors du test de l'horloge. Test très sensible. Positionnement des chiffres dans le cadran et des aiguilles (11 h moins le quart).
Troubles des praxies gestuelles : gestes symboliques (salut militaire, pieds de nez, signe de croix, au revoir), gestes d'imitation (se servir d'un marteau, jouer du piano), gestes sur imitation (doubles anneaux, papillon). Troubles du langage : dénomination d'objet, écriture et lecture.

Connaître les tests qui explorent les fonctions sous cortico-frontales (ou syndrome dysexécutif) :

Perturbation des grands comportements : urinaires, alimentaires, sexuels, social, hygiène.
Perturbation de la fluence verbale : maximum de noms d'animaux, ou de mots commençant par une lettre. Les circuits frontaux permettent d'explorer un champ sémantique de manière méthodique en passant d'un type de champ à l'autre, ce qui suppose « d'inhiber » un domaine avant de passer à un autre.
Test des similitudes : chaise, table, avion et vélo. Capacités de généralisation.
Séries gestuelles de Luria : poing-paume-tranche.
Trouble du rappel des 5 mots amélioré par l'indiçage.

Connaître l'apport de l'examen neurologique :

Syndrome pyramidal. Syndrome extrapyramidal. Syndrome cérébelleux. Myoclonies. Troubles de l'oculomotricité.

Apport de l'électroencéphalogramme :

Ralentissement du rythme de base : rythme delta à 2-3 cycles par seconde, le rythme thêta n'est pas pathologique.
Existence de pointes ondes, éventuellement rythmiques (elles ont une périodicité).

Apport du scanner cérébral :

Si on évoque une pathologie dégénérative : coupes sans injection avec coupes coronales prenant l'hippocampe.
Sinon : scanner sans et avec injection.
Types de lésions : atrophie focale ou diffuse, images vasculaires, lésions de la substance blanche, lésions prenant le contraste à préciser.

Apport de l'IRM :

Dans toute suspicion de maladie vasculaire ou d'évolution subaiguë. T1, T2, Flair, Gadolinium et diffusion.
Savoir répéter l'examen en cas de normalité de l'examen initial.

Apport de la ponction lombaire :

Inutile en cas de maladie dégénérative. Systématique en cas de suspicion de maladie inflammatoire ou d'évolution subaiguë.
Chimie, cellularité. Protéine 14.3.3 en cas de suspicion de Creutzfeld. Antigénémie p24. PCR virales.

Apport du laboratoire :

Dosage B12, folates[3], bilan thyroïdien, TPHA-VDRL.

Savoir s'orienter devant un trouble cognitif d'apparition récente et rapidement évolutif :

Examen neurologique pauvre : encéphalite VIH, encéphalite limbique paranéoplasique, trypanosomiase en zone d'endémie, Creutzfeldt-Jakob classique au début.
Examen neurologique rapidement perturbé : maladie de Whipple, encéphalopathie de Hashimoto.

Connaître la présentation neurologique de l'encéphalite VIH :

Peut être révélatrice de l'infection VIH. Tableau neuropsychologique : atteinte sous-corticale, discrets signes extrapyramidaux.
EEG : ralentissement du rythme alpha.
PL : méningite aseptique lymphocytaire avec élévation des gammaglobulines. Charge virale dans le LCR. IRM : hypersignaux de la substance blanche périventriculaire en T2 mal limités parfois confluant.

Connaître la présentation neurologique de l'encéphalite limbique[4] :

Signes neuropsychologiques : typiquement troubles mnésiques touchant la mémoire de fixation et entraînant une amnésie antérograde massive, parfois associé à des troubles plus diffus : hallucinations troubles arthriques.
Examen neurologique normal. Rechercher d'autres atteintes paranéoplasiques.
Plus souvent cancer du sein et cancer bronchique à petites cellules. PL : parfois lymphocytaire, élévation des gammaglobulines. IRM : hypersignaux en T2 hippocampiques.
Immunologie : anticorps anti- HU.

Connaître la présentation neurologique de la maladie de Creutzfeldt Jakob dans la forme classique :

Forme sporadique.
Troubles cognitifs plus précoces que l'atteinte neurologique (myoclonies, ataxie cérébelleuse).

Ils sont diffus.
EEG qui doit être répété : altérations spécifiques, complexes périodiques de pointes lentes.
PL : élévation de la protéine 14-3-3 dans 90% des cas.
IRM : hypersignaux en T2 du cortex et du noyau gris.
Enquête génétique : recherche de la mutation sur le gène PR-NP.
Homozygotie sur le codon 129.

Connaître la présentation neurologique de la maladie de Creutzfeldt Jakob dans la forme du nouveau variant :

Forme épidémique.
Sujets plus jeunes.
Les signes psychiatriques sont au premier plan avec des douleurs inexpliquées non systématisées.
Ataxie plus tardive ainsi que les troubles cognitifs.
EEG : jamais périodique.
PL : protéine 14-3-3 décelable dans la moitié des cas.
IRM : hypersignaux en T2 thalamiques, pulvinar et noyaux dorsaux-médiaux.
Enquête génétique : mutation toujours absente, codon 129 toujours homozygote méthionine.

Connaître la présentation neurologique de la trypanosomiase[5] :

Contexte épidémiologique.
Troubles cognitifs associés à des troubles de l'humeur et à des troubles du sommeil.
PL : liquide lymphocytaire avec IgM très augmentées.
IRM : hypersignaux en T2 de la capsule interne et des noyaux gris.

Connaître la présentation neurologique de la maladie de Whipple :

Troubles cognitifs diffus.
Signes neurologiques : ophtalmoplégie verticale, myoclonies.
PL : formule lymphocytaire avec protéinorachie augmentée.
IRM : hypersignaux en T2 qui prennent le gadolinium.
PCR *tropheryma whipplei* dans le LCR.
Biopsie duodénale.

Connaître la présentation neurologique de la maladie de Hashimoto :

Prédominance féminine.
Troubles cognitifs diffus.

Examen neurologique : signes cérébelleux, extrapyramidaux, myoclonies.
PL et IRM peu contributifs.
Dosage des anti-thyroglobulines et anti-TPO positifs dans 100% des cas .
Traitement : corticothérapie véritable test diagnostic.

Savoir s'orienter devant un trouble cognitif d'apparition récente et évoluant par à-coups :

Evoque une atteinte vasculaire.
l'IRM est l'examen indispensable.
Maladie athéromateuse, HTA, angiopathie amyloïde, Cadasil, MELAS, vascularites inflammatoires.

Savoir préciser le lien entre troubles cognitifs et lésions vasculaires à l'imagerie, le cas de la démence mixte :

Les lésions vasculaires sont un facteur de risque de la maladie d'Alzheimer.
La découverte de lésions vasculaires au cours de troubles cognitifs n'a pas systématiquement la signification d'une démence de type vasculaire.
Rechercher un lien chronologique proche entre une lésion vasculaire symptomatique et la survenue des troubles cognitifs. Le caractère fluctuant des troubles est en faveur d'une démence vasculaire. Lorsque le lien n'est pas explicite on retient le diagnostic de démence mixte.

Connaître les facteurs de risque de la démence vasculaire :

Il existe une corrélation positive entre HTA et démence vasculaire. Le traitement antihypertenseur pourrait être préventif de la démence vasculaire.
Lorsque la démence est avérée, le traitement de l'HTA continue à être efficace sur l'évolution de la démence.
Il existe d'autres corrélations entre démence vasculaire et facteurs de risques vasculaires : avec l'hypercholestérolémie, le diabète.
L'intérêt du traitement antihypertenseur ne fait pas de doute. Il existe des incertitudes sur la classe thérapeutique la plus intéressante.
Les anticalciques pourraient avoir une supériorité.
Les statines et l'aspirine ont une efficacité encore à l'étude : L'aspirine ne contribue ni à réduire la mortalité globale, ni à prévenir le risque de démence dans une population âgée sans antécédent cardiovasculaire. En plus des données déjà connues de la littérature, plusieurs études[6 7 8] confirment la tendance : en raison de son trop faible bénéfice, l'aspirine ne devrait pas être recommandée en prévention primaire des évènements cardiovasculaires, même en cas de diabète ou de risque cardiovasculaire modéré. De plus, le risque hémorragique de l'aspirine reste sous-évalué notamment chez les seniors.

Reconnaitre les éléments en faveur d'une démence vasculaire :

Dysfonction exécutive : Les fonctions exécutives sont une série d'habilités supérieures qui dirigent notre comportement, comme la planification, la résolution des problèmes ou la monitorisation et la supervision des actions.

Altérations visuo-spatiale : Entraîne une difficulté de la perception et du maniement d'images mentales, ainsi que la reconnaissance des objets et des visages.

Apraxie : Il s'agit de l'incapacité d'effectuer des mouvements simples ou complexes, qui n'est pas due à une cause physique.

Déficit attentionnel : distraction modérée ou grave.

État fluctuant : son état qui peut être plus au moins détérioré selon le moment. Altérations du comportement : L'apathie, la dépression, l'irritabilité et l'anxiété sont les changements de comportements les plus fréquents.

Affectation fonctionnelle : difficultés pour effectuer les actions de la vie quotidienne basiques.

Soit infarctus successifs dans des territoires sensibles (cérébrale antérieure ou postérieure), soit un accident dans un territoire stratégique (infarctus du thalamus).

Connaître la présentation neurologique de l'état lacunaire :

Sur le plan neuropsychologique : syndrome dysexécutif sous cortical. Labilité de l'humeur.

IRM : lacunes dans les territoires sylviens profonds, lésions à la jonction du gris et du blanc et des lésions de la substance blanche périventriculaire.

Connaître la présentation neurologique de l'angiopathie amyloïde :

Formes sporadiques ou familiales (rares). Dépôts amyloïdes dans les parois des vaisseaux cérébraux.

A évoquer : hémorragie cérébrale lobaire après 70 ans, épilepsie, non hypertendu, accidents ischémiques.

A l'IRM : hémorragies de petite taille non visible au scanner dans les ¾ des cas (clichés T2 *), leucoencéphalopathie (lésions de la substance blanche périventriculaire).

Souvent asymptomatique : série anatomopathologique.

Connaître la présentation neurologique des maladies mitochondriales : mitochondrial encephalomyopathy with lactiacidosis and stocke (MELAS) :

Transmission héréditaire maternelle. Grande variabilité des mutations d'un tissu à l'autre, chez un même patient et dans une même famille. Mécanisme pathogène mal connu.

Tableau : accès de céphalées, épilepsie, accidents ischémiques souvent dans le territoire postérieur, démence d'aggravation progressive.

Atteinte d'un autre organe : myosite, insuffisance rénale, diabète. Augmentation de l'acide lactique sanguin et LCR surtout après effort. A évoquer systématiquement devant des troubles des fonctions supérieures du sujet jeune.

Imagerie : AVC multiples, calcifications des noyaux gris. Diagnostic : biopsie musculaire, red ragged fibers.

Recherche d'une mutation.

Connaître la présentation neurologique de la maladie du cerebral autosomic dominant arteriopathy with subcortical infarcts and leucoencephalopathy (CADASIL) :

Mutation du gène notch 3.

Dépôts au contact de la membrane basale des myocytes des petites perforantes : artères leptoméningées et perforantes.

Sujet jeune : début à 45 ans. Migraine avec aura.

Détérioration intellectuelle avec des à-coups.

IRM : hypersignaux T2 sous corticaux diffus et lésions de la substance blanche périventriculaire.

Biopsie de peau ou de muscle : recherche des dépôts. Recherche de la mutation.

Connaître la présentation neurologique dans la maladie lupique :

Atteinte de type sous-corticale avec syndrome dysexécutif.

Peut être révélateur de la maladie lupique.

Hypersignaux T2 de petite taille sous-corticaux : maladie des petits vaisseaux.

PL : liquide inflammatoire et cellulaire.

Diagnostic : immunologie.

Connaître la présentation neurologique de la neurosyphilis :

Forme tertiaire. Souvent dans le cadre de l'infection par le VIH. Forme classique : délire mégalomaniaque, signe d'Argyll Robertson, dysarthrie (« le 33ème régiment d'artillerie, 33 de la rue Ledru Rollin »).

Actuellement : symptômes psychiatriques, apragmatisme.

A évoquer systématiquement. Sérologie de dépistage systématique dans le sang et le LCR. Méningite lymphocytaire constante avec élévation oligoclonale des gammaglobulines.
Scanner : atrophie cérébrale.
TPHA toujours positif en cas d'atteinte neurologique.
S'améliore sous traitement.

Savoir s'orienter devant un trouble cognitif évoluant sur plusieurs années :

Sans signes neurologiques associés : maladie d'Alzheimer, démence fronto-temporale.
Avec signes neurologiques mais IRM normale : démence de la sclérose latérale amyotrophique, avec troubles extrapyramidaux.
Avec signes neurologiques et lésions de la substance blanche à l'IRM : leucodystrophies métaboliques à révélation tardive.

Connaître les données épidémiologiques de la maladie d'Alzheimer en France :

Aujourd'hui, la maladie d'Alzheimer est la plus fréquente des maladies neurodégénératives. En 2015, 900 000 personnes étaient atteintes par la maladie en France et chaque année 225 000 nouveaux cas sont recensés. En 2020, 3 millions de personnes sont concernées par la maladie d'Alzheimer (malades et proches aidants). Mais si la maladie frappe le plus souvent des personnes âgées (près de 15% des plus de 80 ans), elle peut aussi survenir beaucoup plus tôt. On estime aujourd'hui en France à 33 000 le nombre de patients de moins de 60 ans atteints de la maladie d'Alzheimer.

Connaître la présentation neurologique de la maladie d'Alzheimer :

Association clinique d'une amnésie hippocampique et d'un autre trouble instrumental (langage, trouble praxique) et retentissant sur la vie quotidienne.
En l'absence d'un de ces critères : mild cognitive impairement (MCI). Démence légère : MMSE de 26 à 18.
Démence modérée MMSE de 18 à 10.
Démence sévère MMSE inférieur à 10. Les signes moteurs sont absents au début de la maladie, mais ils sont constants au cours de l'évolution : série extrapyramidale.
A l'IRM : atrophie hippocampique.
Exploration de la neurotransmission dopaminergique en TEMP : hypoperfusion des régions associatives postérieures.

Connaître les lésions anatomo-pathologiques de la maladie d'Alzheimer :

Les lésions anatomiques : plaques séniles, dégénérescence neurofibrillaire (d'évolution parallèle à celle des troubles cognitifs). Limitées aux régions temporales internes puis diffusent aux régions associatives (frontales, temporopariétales et pariéto-occipitales).

Connaître les données épidémiologiques neurologiques de la démence fronto-temporale :

C'est la deuxième cause de démence après la maladie d'Alzheimer. 30% sont génétiques. L'âge de début : 59 ans.

Connaître la présentation neurologique de la démence fronto-temporale dans la forme comportementale :

Avec troubles du comportement : troubles des conduites sociales et interpersonnelles, troubles de l'autorégulation des conduites (alimentaires, hygiène, sphincter, sexuel), émoussement affectif (sans culpabilité), syndrome dysexécutif. A l'IRM : atrophie des pôles frontaux et baisse du débit sanguin dans les régions antérieures.

Connaître la présentation neurologique de la démence fronto-temporale dans la forme de démence sémantique :

Perte du savoir sémantique[11] contrastant avec une mémoire épisodique conservée : manque du mot touchant les objets biologiques par rapport aux objets manufacturés, puis perte de l'identification des objets et des personnes.

Puis apparition de troubles du comportement qui traduit l'extension des lésions.

Exploration de la neurotransmission dopaminergique en TEMP : hypoperfusion des pôles temporaux.

Connaître la présentation neurologique de la démence fronto-temporale dans la forme aphasique :

Forme anarthrique pure, soit aphasie non fluente (débit lent).

Connaître la présentation neurologique des démences avec signes neurologiques et IRM normale, la démence au cours de la SLA :

5% des SLA ont des troubles cognitifs et comportementaux qui rappelle la démence fronto-temporale.

---

[11] : « règles du rugby par rapport au résultat du match de la semaine dernière »

Connaître la présentation neurologique de la démence avec signes extrapyramidaux :

Steele-Richardson, Démence à corps de Lewy et dégénérescence cortico-basale, maladie de Parkinson et démence.
Voir fiche syndromes extrapyramidaux.

Connaître la présentation neurologique de la démence avec anomalies de la substance blanche à l'IRM :

Leucodystrophie définie à l'IRM par des hypersignaux en T2 et Flair de la substance blanche périventriculaire, réalisant des plages bilatérales, symétriques et étendues.
Soit la leucodystrophie métachromatique autosomique récessive : démence, syndrome cérébelleux, syndrome pyramidal et épilepsie. IRM : lésions prédominantes dans les régions frontales. Taux effondré de l'arylsulfatase A et de l'héxosaminidase A leucocytaire.
Soit l'adrénoleucodystrophie liée au chromosome X : démence progressive associée à une paraplégie spastique et une insuffisance surrénale. IRM : lésions prédominantes en postérieur et la biologie : élévation du taux sanguin des acides gras à très longue chaine.

Penser aux atteintes centrales, plus rares mais trompeuses du syndrome de Gougerot-Sjögren :

Céphalées, troubles cognitifs, AVC, tableau de SEP, névrite optique, myélopathies [9] aigues ou chroniques, déficit moteur, syndromes extrapyramidaux, comitialité, méningite aseptique.
Méningo-encéphalite lymphocytaire : dans 30% des cas hypercytose, 30% des cas hypergammaglobulinémie.
PEV anormaux.
IRM : critères de SEP dans 40% des cas. Plus souvent associées à la spécificité anti-RO 52 KD. Intérêt du dosage des anticorps anticholinergiques (récepteurs muscariniques M3) dans les formes avec atteinte centrale (Anti-M3R).

---

[1] BUDSON A.E. Memory dysfunction. *N. Eng J. Med.* 2005 ;***352*** : 692-700.
[2] BACKCHINE S. Pratique neuropsychologique. *Rev Prat* 2003;***53***:359-406.
[3] KADO Homocyxteine versus the vitamins folate, B6, and B12 as predictors of cognitive function and decline in older high-functioning adults: McArthur studies of successful aging. *Am J Med* 2005;***118***:161:185.
[4] DARNELL R.B. Mechanism of disease : paraneoplastic syndromes involving the nervous system. *N Eng J Med* 2004 ;***349*** :1543.
[5] BARETT M P The trypanosomiases. *Lancet* 2003 ;***362*** :1469-1481.
[6] ASCEND Study Collaborative Group, Bowman L, Mafham M, Wallendszus K, et al. Effects of Aspirin for Primary Prevention in Persons with Diabetes Mellitus. *N Engl J Med.* 2018 Oct 18;***379***(16):1529-1539.

[7] GAZIANO JM, BROTONS C, COPPOLECCHIA R, ET AL; ARRIVE Executive Committee. Use of aspirin to reduce risk of initial vascular events in patients at moderate risk of cardiovascular disease (ARRIVE): a randomised, double- blind, placebo-controlled trial. *Lancet*. 2018 Sep 22;***392***(10152):1036-1046.

[8] MCNEIL JJ, WOODS RL, NELSON MR, ET AL; ASPREE Investigator Group. Effect of Aspirin on Disability-freeSurvival in the Healthy Elderly. *N Engl J Med*. 2018 Oct 18;***379***(16):1499-1508.

[9] VENABLES PJ Sjögren's syndrome-associated myélopathy : response to immunosuppressive treatment *Am J Med* 2003;***114***:145-148

Syndrome extrapyramidal [1] :

Reconnaître un syndrome extrapyramidal :

Bradykinésie : ralentissement moteur plus marqué dans les gestes automatiques : balancement des bras, gesticulation verbale, mimique.
Tremblement de repos : fin, rapide, régulier, augmenté par les émotions, le calcul, parfois unilatéral.
Hypertonie : phénomène de la roue dentée, positivité de la manœuvre de Froment.
Troubles posturaux : dystonie à la marche (perte du redressement à la marche).

Savoir éliminer un trouble de la marche de type « frontal » :

Atteinte du lobe frontal par processus vasculaire lors des états lacunaires, dans l'hydrocéphalie à pression normale et dans la leucoencéphalopathie artériopathique (aspect d'hydrocéphalie, hypertension, aspect de résorption trans-épendymaire des cornes frontales).
Pas de trouble postural. Elargissement du polygone. Diminution de la stabilité avec astasie-abasie (patients « chuteurs »). Pas de perte du balancement des bras

Eliminer une cause médicamenteuse de syndrome extrapyramidal :

Facteurs favorisants : âge, sexe féminin, existence d'une atteinte cérébrale vasculaire ou dégénérative. Caractères sémiologiques évocateurs : tremblement rarement strictement de repos (parfois avec une composante intentionnelle), plus rapide et irrégulier, association à des dyskinésie (bucco-linguo-masticatoires ou plus diffuses), akathisie (impossibilité de rester assis). Régresse lentement sur plusieurs mois après l'arrêt du traitement.
Inhibiteurs calciques nifédipiniques et les neuroleptiques : bloquent les récepteurs D2 de la dopamine. Inhibiteurs de la recapture de la sérotonine : interaction entre sérotonine et dopamine. Dépakine et Amiodarone : interaction mitochondriale.

Eliminer une maladie de Wilson devant un syndrome extrapyramidal avant 45 ans :

Cuprémie, cuprurie, dosage de la céruléoplasmine. Anneau de Kayser-Fleischer.

Connaître les données cliniques de la maladie de Parkinson [2] [3] [4] :

Tremblement de repos, l'asymétrie initiale des symptômes, l'association à la bradykinésie et à l'hypertonie posturale.
Les examens complémentaires d'imagerie n'ont aucune utilité lorsque le tableau est typique.
Bonne réponse au traitement par la DOPA. Apparition constante de dyskinésies et de fluctuations sous traitement.

Savoir rechercher les signes qui conduisent au diagnostic de « syndrome extrapyramidal atypique » :

Atteinte pyramidale : ROT vifs, signe de Babinski.
Atteinte cérébelleuse : élargissement du polygone de sustentation, danse des tendons, dysmétrie.
Dysautonomie sévère : troubles génitaux et sphinctériens, hypotension orthostatique sans tachycardie compensatrice.
Instabilité posturale précoce : chutes.
Syndrome pseudo-bulbaire : dysarthrie, troubles de la déglutition, rire et pleurer spasmodique.
Atteinte cognitive : le MMSE et le test de l'horloge doivent être systématiques.
Hallucinations.
Absence de réponse prolongée à la DOPA.

Savoir différencier deux cadres nosologiques en fonction de l'existence d'une atteinte des fonctions supérieures :

Les syndromes sans atteinte des fonctions supérieures : atrophie multisystématisée (MSA).
Les syndromes avec atteinte cognitive : paralysie supranucléaire progressive (Steele-Richardson-Olszewski), démence à corps de Lewy, dégénérescence cortico-basale.

Connaître le cadre nosologique de l'atrophie multisystématisée :

Elle regroupe 3 entités dont le substratum anatomique est le même : inclusions d'alpha synucléine dans les oligodendrocytes au niveau du putamen de la substance noire et du noyau dentelé du cervelet.
Atrophie olivo-ponto-cérébelleuse.
Dégénérescence nigro-striée.
Syndrome de Shy-Driager.

Connaître le tableau de l'atrophie multisystématisée :

Le plus fréquent des syndromes parkinsoniens atypiques (10%). Age moyen : 52 ans. Syndrome akinéto-rigide, tremblement rare et atypique, faible sensibilité à la DOPA, syndrome pyramidal, syndrome cérébelleux responsable d'une instabilité posturale, fonctions supérieures normales, dysautonomie précoce (holter de pression artérielle, tilt-test). Deux présentations : syndrome extrapyramidal au premier plan (80% des cas) : plutôt dégénérescence nigro-striée. Syndrome cérébelleux au premier plan : plutôt atrophie olivo-ponto-cérébelleuse.

Connaître l'intérêt des examens complémentaires dans le diagnostic d'atrophie multisystématisée :

Très limité : IRM : hyposignaux en T1 du putamen (surcharge en fer), hypersignaux en T2 du bord externe du putamen.
EMG du sphincter anal : dans 90% des cas signes de dénervation avec hypoactivité du détrusor.

Connaître le tableau de la démence à corps de Lewy :

Association des signes : démence un an avant ou après l'apparition des signes extrapyramidaux. Si délai supérieur, on parle de Parkinson et démence.
Deux signes majeurs parmi trois : troubles cognitifs fluctuants (MMSE peut varier de 3-4 points) et comportant à la fois des troubles attentionnels et des perturbations visio-spatiales (test de l'horloge perturbé), hallucinations visuelles, syndrome extrapyramidal (absent dans 25% des cas).
Autres signes : chutes et syncopes, sensibilité aux neuroleptiques. TEMP : hypoperfusion du cortex occipital primaire et associatif qui n'est pas observé dans l'Alzheimer et dans la maladie de Parkinson. Histologie : présence de corps de Lewy dans le tronc cérébral, le système limbique et l'isocortex.

Connaître le tableau de la paralysie supranucléaire progressive (ou maladie de Steele-Richardson-Olszewski) :

5-10% des syndromes extrapyramidaux.
Age : plus de 40 ans. Signes majeurs (nécessaires) : troubles posturaux au premier plan : dystonie axiale et cervicale et extension («parkinsonien qui se tient la tête en arrière»). Chutes fréquentes et précoces. Ralentissement des saccades oculaires verticales ou une paralysie des saccades verticales (mouvement oculaire bref volontaire de poursuite et de recherche, difficulté à suivre un objet et à se porter volontairement vers le haut, le bas à droite et à gauche).
Autres signes : syndrome extrapyramidal symétrique sans tremblement non DOPA sensible. Syndrome pseudobulbaire. Troubles cognitifs d'apparition

tardives (syndrome frontal sévère : palmo-mentonnier, grasping). Troubles du sommeil.

Connaître l'intérêt des examens complémentaires dans le diagnostic de la paralysie supranucléaire progressive :

IRM : atrophie corticale frontale et mésencéphalique.
TEMP : hypoperfusion des lobes frontaux.
Présence de protéine tau dans les oligodendrocytes : corps bobinés.

Connaître les éléments de pronostic de la paralysie supranucléaire progressive :

L'évolution du handicap de la paralysie supranucléaire progressive est sévère avec une perte d'autonomie rapide, des chutes, des troubles de la déglutition responsables de pneumopathies de déglutition (indication de la gastrostomie). La survie moyenne est de 5 ans.

Connaître le tableau de la dégénérescence cortico-basale :

Le plus rare des syndromes extrapyramidaux. Syndrome extrapyramidal unilatéral d'un membre supérieur associé à des troubles praxiques : maladresses, trouble des gestes sériés (série : poing, paume, tranche), troubles de la coordination bimanuelle (boucle, papier dans une enveloppe), apraxie gestuelle d'imitation (faire un anneau, un papillon), gestes symboliques (salut militaire, envoyer un baiser), utilisation des objets. Apraxie constructive (faire un cube, représentation en trois dimensions). Autres signes du membre atteint : troubles du mouvement (dystonie, myoclonies, troubles sensitifs associés). Bilatéralisation avec l'évolution. Instabilité posturale : chutes. TEMP : hypométabolisme du lobe pariétal supérieur et de l'aire motrice supplémentaire controlatérale. Histologie : protéine tau dans les astrocytes du striatum et des aires corticales pariéto-frontales.

---

[1] CHRISTINE Clinical differentiation of parkinsonian syndromes: prognostic and therapeutic relevance. *Am J Med* 2004;***117***:412-420.
[2] STRAFELLA AP, BOHNEN NI, et al. Imaging Markers of Progression in Parkinson's Disease. *Mov Disord Clin Pract.* 2018 Nov-Dec; 5(6): 586–596.
[3] ALDAKHEEL A, KALIA LV, LANG AE. Pathogenesis-Targeted, Disease-Modifying Therapies in Parkinson Disease. *Neurotherapeutics.* 2014 Jan; ***11***(1): 6–23.
[4] SEPPI K, CHAUDHURI KR, et al. Update on treatments for nonmotor symptoms of Parkinson's disease—an evidence-based medicine review. *Mov Disord.* 2019 Feb; ***34***(2): 180–198.

Accident ischémique transitoire[1 2] :

Connaître la définition [3] :

Un accident ischémique transitoire est un déficit cérébral ou rétinien localisé, d'origine vasculaire, entièrement régressif en moins de 24 heures.

Connaître le pronostic d'un AIT :

Le risque d'AVC chez les personnes ayant présenté un AIT est de 24 à 29 % dans les 5 ans.

Connaître un score de prédiction d'un AVC après un AIT[4] :

Score ABCD : 60 ans ou plus (1 point), PAS supérieure à 140 ou diastolique supérieure à 90 (1 point), déficit focal (2 points) , trouble du langage (1 point), AIT de plus de 60 minutes (2 points), entre 10 et 59 minutes (1 point), diabète (1 point).

Savoir interpréter le score ABCD :

Score 0 à 1 : risque AVC à 0%.
Score 2 : risque de 1 à 2%.
Score 3 : risque à 3%.
Score 4 : risque 2 à 5%.
Score 5 : risque 3 à 7%.
Score 6 : risque 4 à 14%.
Score 7 : risque 0 à 50%.
Un risque élevé doit conduire au transfert dans une unité spécialisée.

Reconnaître les manifestations les plus fréquentes[5] :

Un trouble moteur touchant un ou plusieurs membres (maladresse, faiblesse ou paralysie).
Un trouble sensitif (engourdissement, paresthésie ou perte de sensation) touchant un ou plusieurs membres, une moitié ou la totalité du visage, de la bouche ou de la langue.
Une amputation de tout ou partie du champ visuel, soit un seul œil soit les deux de façon homonyme.
Un trouble du langage : difficulté à parler, à écrire, à comprendre, difficulté à calculer.
Un trouble de la marche ou de l'équilibre (ataxie, déséquilibre, geste mal assuré) en l'absence de vertige.

Savoir évoquer une origine carotidienne ou vertébro-basilaire :

Un trouble du langage indique une ischémie carotidienne. Des troubles bilatéraux indiquent une origine vertébro-basilaire.
Dans les autres cas, il n'est pas possible de connaître l'origine des symptômes.

Connaître les manifestations qui sont exceptionnellement dues à un AIT :

Vertiges, étourdissements, nausées, amnésie, confusion, syncope, crise épileptique, incontinence.

Savoir choisir l'exploration cérébrale :

Dans la documentation d'un AVC constitué l'IRM a une meilleure sensibilité que le scanner cérébral [6].

Rechercher des arguments pour une maladie inflammatoire artérielle :

Vitesse de sédimentation, sérologie syphilitique. Contexte clinique évocateur : maladie de Horton, maladie lupique, vascularites (Takayashu, PAN, maladie de Wegener, maladie de Behçet).

Rechercher des arguments pour une coagulopathie :

TCK ou TCA (allongement en faveur d'un anticoagulant circulant), déficit en protéine C ou S, antithrombine, anticorps antiphospholipides. Réduction de la réponse à la protéine C activée connue comme facteur de risque des thromboses veineuses, mais qui semble être un facteur de risque des accidents vasculaires cérébraux (sans augmentation du risque de thrombose coronaire)[7].

Rechercher une hypercoagulabilité :

EPP, NFS : polyglobulie, thrombocytémie, hyperprotidémie.

Rechercher une origine cardiaque :

ECG et Holter (surtout si OG dilatée) à la recherche d'une insuffisance coronarienne, ou d'un trouble du rythme.
Echographie doppler cardiaque transthoracique : insuffisance coronarienne silencieuse, valvulopathies, myxome de l'oreillette, endocardite.
Echographie cardiaque transœsophagienne à discuter : explore mieux la crosse de l'aorte, et l'OG.
Discuter un ECG d'effort, une scintigraphie myocardique au Thallium (dépistage d'une ischémie myocardique silencieuse), un scanner coronarien.

Explorer les artères cervicales :
Echographie doppler cervical. En cas de sténose moyennement serrée compléter par une angiographie IRM.

Explorer les hémisphères cérébraux :
Surtout en cas de déficit hémisphérique, par l'IRM.

Evoquer une étiologie infectieuse :
Fièvre inexpliquée, ou syndrome inflammatoire : ponction lombaire.

Evoquer une affection démyélinisante :
IRM.

Rechercher des facteurs de risque vasculaire :
Hypertension artérielle, diabète, hypercholestérolémie, tabagisme.

Savoir poser l'indication d'un traitement anticoagulant :
L'héparine et les AVK ne sont indiqués que lorsqu'une cause cardiaque est envisagée.

Savoir poser l'indication des antiagrégants plaquettaires[8] :
Dans la prévention secondaire des AVC non cardioemboliques, une antiagrégation par aspirine, clopidogrel ou aspirine plus dipyridamole est recommandée. Une double antiagrégation par aspirine et clopidogrel peut être envisagée dans la phase aiguë, soit introduite dans les 24 heures suivant l'AVC et poursuivie durant trois mois. Cependant, au-delà de cette période, le risque hémorragique semble supérieur avec la double antiagrégation et non contrebalancé par une diminution des événements vasculaires et de la mortalité. Sa poursuite au long cours n'est donc pas recommandée dans la prévention secondaire de routine.
Recommandations de l'HAS : La prescription d'un antiagrégant plaquettaire en monothérapie est recommandée chez les patients ayant présenté un infarctus cérébral et ne présentant pas d'indication à un traitement anticoagulant.
Trois antiagrégants plaquettaires (l'aspirine, le clopidogrel et l'association aspirine-dipyridamole) sont recommandés dans la prévention secondaire des récidives d'évènements cérébro-vasculaires ischémiques après un accident ischémique transitoire ou un infarctus cérébral : aspirine 50-325 mg/j, aspirine 25 mg + dipyridamole 200 mg LP deux fois par jour ; clopidogrel 75 mg/j.

Réduire les facteurs de risque :

Hypertension artérielle, tabagisme, consommation importante d'alcool, contraception orale, diabète, cholestérol, exercice physique non démontré. Traitement hormonal substitutif de la ménopause : ne pas modifier.

Connaître la place des statines :

L'étude SPARCL est parue en 2006 : Tahor© dosé à 80mg/j en prévention secondaire des AVC et autres évènements cardio-vasculaires. SPARCL fut absolument négatif, (p=0,05 et non <0,05). Il y eut même plus de décès sous Tahor© 80mg que sous placebo.

Il n'y a pas de justification à la prescription de statines après un AVC[9].

La revue Prescrire a fait une synthèse[10] en 2017: parmi les résultats de cette synthèse, on peut retenir que, « *chez les patients coronariens sans insuffisance cardiaque, la pravastatine et la simvastatine, à des doses quotidiennes de 40 mg, permettent d'éviter environ 2 morts pour 100 patients traités pendant 5 ans. La pravastatine a l'avantage d'exposer à moins d'interactions que la simvastatine. Les statines sont d'intérêt incertain ou trop à risque d'effets indésirables et donc à éviter, en cas : de LDL-cholestérolémie spontanément très basse ; d'effets indésirables musculaires ; d'interactions avec des médicaments qui augmentent le risque musculaire ; de risque élevé de diabète de type 2 ; d'insuffisance cardiaque. Si la LDL - cholestérolémie reste élevée sous pravastatine ou simvastatine à la dose quotidienne de 40 mg, mieux vaut renoncer à la baisser davantage, que d'utiliser l'atorvastatine à forte dose qui expose à un surcroît de risque* ».

Connaître les indications chirurgicales des sténoses carotidiennes chez les patients symptomatiques[11] :

Sténose symptomatique à plus de 70% [12] : indication de chirurgie carotidienne. Entre 30% et 69% à l'étude[13]. Une méta-analyse de 2003 montre un bénéfice certain au delà de 70% de sténose et un bénéfice réel entre 50 et 69%[14]. Après 75 ans le bénéfice semble au moins identique[15 16] : étude NASCET.

L'indication principale de la chirurgie carotidienne reste la sténose symptomatique supérieure à 50% dans un délai de quatorze jours et l'approche chirurgicale standard y montre les meilleurs résultats[17].

Malgré des résultats inférieurs à l'endartériectomie chirurgicale en termes de complications postopératoires telles qu'AVC et décès sauf chez les patients jeunes, le stenting carotidien est le traitement de choix chez des patients jugés à haut risque chirurgical. A noter que dans une série multicentrique[18], les résultats du stenting chirurgical sont équivalents à ceux de la chirurgie carotidienne.

Le traitement médical maximal avec correction des facteurs de risque, statine et antiagrégant a nettement réduit le risque d'AVC en cas de sténose, limitant ainsi l'indication à une chirurgie en cas de sténose asymptomatique, aux hommes avec une bonne espérance de vie et une sténose supérieure à 70%.

---

[1] FISHER C.M. Perspective : transcient ischemic attacks. *N. Eng J Med* 2002;***347***:1642-1645.

[2] JOHNSTON SC Transcient ischemic attack. *N. Eng J Med* 2002;***347***:1687-1693.

[3]Ad Hoc Committee on Guidelines for le Management of Transcient ishemic attacks of the stoke council of the American Heart Association "Guidelines for the management of transcient ishemic attacks" *Stroke* 1994 ; ***25*** : 1320-1335.

[4] JHONSTON S.C. Validation and refinement of scores to predict very early stoke risk after transcient ischaemic attack. *Lancet* 2007; ***369***: 283-292.

[5]The study group on TIA criteria and detection "XI. Transient focal cerebral ischemia : epidemiological and clinical aspects" *Stroke* 1974 ; ***5*** : 277-284.

[6] CHALELA J. Magnetic resonance imaging and computed tomography in emergency assessment of patients with suspected acute stroke: a prospective comparison. *Lancet* 2007; **369**:293.

[7] Reduced reponse ti actived protein C is associated with increased risk for cerébrovasculaire disease; J. Van der Bom. *Ann Intern Med*; 1996;***125***: 265-270.

[8] DE GAUTARD G. PERRIER A.Traitements antiagrégants dans la prévention secondaire des accidents vasculaires cérébraux non cardioemboliques *Rev Med Suisse* 2014; volume ***10***. 1902-1907

[9]Par la rédaction de l'AIMSIB Des fortes doses de statines en prévention de l'infarctus et de l'AVC? | 15 Déc 2019 |

[10] Statine en prévention secondaire *Rev Prescrire* 2017 ;*37*(403) :355-

[11] GIROUX M. La sténose carotide. *Press Med* 2004 ;***33*** :1103-1113.

[12] European carotid surgery trialist cooperative group (ECST) : randomised trial of endarterectomy for recently symptomatic carotid stenosis : final results of the MRC european carotid surgery trial. *Lancet*. 1998;***351***: 1379-1388.

[13] MASSON C. Sténose carotidienne modérée : faut-il intervenir ? *Press Med.* 1999; ***5***:233-234.

[14] ROTHWELL PM Analysis of pooled data from the randomised controlled trials of endarterectomy fot symptomatic carotid stenosis. *Lancet* 2003; ***361***: 107-117.

[15] ALAMOWITCH S. Risk, causes, and prevention of ishaemic stoke in elderly patients with symptomatic internal-carotid-artery stenosis *Lancet* 2001;***357***:1154-1161.

[16] MASSON C. Endariectomie carotide et prévention des accidents ishémiques cérébraux chez les patients âgés. *Press Med* 2001;***30:***1011.

[17] SEBASTIEN DEGLISE, CELINE DUBUIS. Prise en charge des sténoses carotidiennes. *Rev Med Suisse* 2013; volume ***9***. 1305-1311

[18] YADAV JS Protected carotid-artery stenting versus endarterectomie in high-risk patients. *N Eng J Med* 2004;***351***:1493-1502.

Accident vasculaire cérébral [1 2] :

Eliminer un processus intracrânien infectieux [3] :

En cas de fièvre associée à des signes de localisation neurologique un scanner cérébral doit être réalisé en urgence.

Savoir reconnaître les patients à haut risque d'hématome intracrânien :

Signes de localisation au cours d'une hémopathie. Patient sous anticoagulant.

Eliminer un hématome post traumatique :

Les signes de localisation sont survenus après un traumatisme crânien : scanner cérébral en urgence. Rechercher des signes indirects de chute.

Eliminer un facteur métabolique favorisant une atteinte vasculaire neurologique :

Dosage de la glycémie.

Rechercher un contexte étiologique particulier :

ATCD de cancer : éliminer systématiquement par l'IRM une métastase cérébrale.
Immunodépression : rechercher systématiquement un processus intracrânien expansif (toxoplasmose cérébrale, lymphome, LEMP).
Intoxication éthylique : éliminer systématiquement un hématome sous dural.

Evoquer une origine épileptique :

Si le déficit a été précédé d'une perte de connaissance. Récupération totale post-critique. ATCD identiques.

Savoir évoquer une cause psychiatrique devant un trouble du langage :

Diagnostic différentiel entre confusion et aphasie.

Reconnaître le tableau de thrombose :

Terrain vasculaire, installation rapidement progressive.

Evoquer systématiquement la possibilité d'une embolie cérébrale :

Installation brutale. Recherche systématique d'une cardiopathie emboligène (Holter du rythme cardiaque, échographie doppler cardiaque).

Rechercher systématiquement un mécanisme hémorragique :
Début brutal, parfois précédé de céphalées, vertiges.
Terrain : HTA, grand âge.
Malformation vasculaire chez le sujet jeune[4].
Généralement trouble de la conscience d'installation rapide. Déviation de la tête et des yeux du côté de la lésion.
Intérêt du scanner cérébral sans injection.

Reconnaître l'atteinte de la cérébrale antérieure :
Hémiplégie controlatérale à la lésion à nette prédominance crurale. Signes sensitifs prédominant au membre inférieur. Apathie, comportement frontal.

Reconnaître l'atteinte de l'artère sylvienne :
Hémiplégie controlatérale proportionnelle (atteinte de la capsule interne) ou à prédominance brachiofaciale (sylvienne superficielle).
Hémianesthésie controlatérale.
Hémianopsie latérale homonyme.
Aphasie (dans l'hémiplégie droite).
Anosognosie (dans l'hémiplégie gauche).

Reconnaître l'atteinte de la cérébrale postérieure :
Confusion mentale.
Hémianopsie latérale homonyme.
Les troubles de la vigilance sont parfois au premier plan (atteinte du territoire profond thalamique).

Reconnaître les syndromes alternes :
Wallenberg : début par un grand vertige, du côté de la lésion, syndrome cérébelleux, hémianesthésie de la face, anesthésie cornéenne, paralysie du pharynx du larynx, du voile du palais et syndrome de Claude Bernard Horner. De l'autre côté hémianesthésie dissociée de type syringomyélique.
Millard-Gubler : VI et VII périphérique et hémiplégie controlatérale.
Pédonculaire : III complet et hémiplégie controlatérale.

Reconnaître le syndrome thalamique :
Hémianesthésie sensitive, parfois troubles de la sensibilité profonde.

Savoir choisir l'imagerie cérébrale :
Dans la documentation d'un AVC constitué l'IRM à une meilleure sensibilité que le scanner cérébral[5].

Savoir rechercher une malformation vasculaire :
Mécanisme de thrombose. Echodoppler carotidien.

Rechercher une maladie de la coagulation :
Déficit en facteurs de la coagulation : réduction de la réponse à la protéine C activée connue comme facteur de risque des thromboses veineuses, et qui semble être un facteur de risque des accidents vasculaires cérébraux (sans augmentation du risque de thrombose coronaire)[6].

Eliminer formellement une endocardite :
Syndrome inflammatoire. Echographie doppler cardiaque. Echographie cardiaque transœsophagienne.

Eliminer un syndrome myéloprolifératif et une hyperviscosité sanguine :
NFS. Electrophorèse des protéines sériques : pic IgM (maladie de Waldenström).

Savoir évoquer certaines étiologies rares de maladie vasculaire :
Vascularite syphilitique. Autres vascularites[7] [8] et maladies autoimmunes. Syndrome des antiphospholipides. Anévrysme mycotique.

Contrôler correctement la pression artérielle :
Prise en charge d'une HTA. Se méfier d'une baisse tensionnelle trop importante au décours de l'AVC.

Discuter des mesures de nutrition :
Le débat sur l'intérêt de la nutrition artificielle est encore ouvert. Elles semblent surtout utiles lorsque l'AVC survient chez un patient dénutri[9].
Parentérale les premiers jours, puis relais oral. Discuter au cas par cas l'alimentation entérale par sonde nasogastrique.

Organiser les conditions du Nursing :
Matelas anti-escarres. Soins d'hygiène.

Veiller à maintenir une communication :
Avec le patient et l'entourage. Traiter un éventuel syndrome dépressif.

Discuter le traitement anticoagulant et antiagrégant plaquettaire[10] [11] [12] [13] [14] :
Deux essais thérapeutiques totalisant 40 000 patients ont testé le bénéfice de l'aspirine (160 mg), essai CAST, ou aspirine (300 mg) essai IST en association ou non à de faibles ou fortes doses d'HBPM. Traitement débuté précocement dans les 48 premières heures. L'HBPM à forte dose augmente

le risque hémorragique de manière inacceptable. Le bénéfice de l'aspirine est démontré sur la réduction du nombre de récidive.
L'étude ESPRIT a confirmé la supériorité de l'association de l'acide acétylsalicylique (AAS) au dypiridamole dans la prévention secondaire des AVC d'origine non cardioemboliques, comparé à l'aspirine seule. L'ESPRIT study group a aussi confirmé de façon solide, en accord avec les principales études précédentes (WARSS, WASID et SPIRIT), l'absence de supériorité de l'anticoagulation chez ces patients et le risque augmenté d'hémorragie cérébrale.
En conclusion, dans la prévention secondaire des AVC non cardioemboliques, une antiagrégation par aspirine, clopidogrel ou aspirine plus dipyridamole est recommandée. Une double antiagrégation par aspirine et clopidogrel peut être envisagée dans la phase aiguë, soit introduite dans les 24 heures suivant l'AVC et poursuivie durant trois mois. Cependant, au-delà de cette période, le risque hémorragique semble supérieur avec la double antiagrégation et non contrebalancé par une diminution des événements vasculaires et de la mortalité. Sa poursuite au long cours n'est donc pas recommandée dans la prévention secondaire de routine.
Etude aspirine versus AVK dans la prévention secondaire[15] : Sur une période de 2 ans, il n'y a pas de supériorité des AVK par rapport à l'aspirine dans la survenue d'une récidive d'AVC chez les patients n'ayant pas de cardiopathie emboligène. La dose optimale d'aspirine semble être 160 mg/j[16].

Prévention secondaire en cas d'AC/FA :

Les AVK médicaments sont historiquement le traitement de référence (voir fiche AC/FA).
Les AOD ont un mode d'action qui diffère des AVK. Les molécules qui ont l'AMM en France dans la prévention du risque thromboembolique de la FA sont le dabigatran (inhibiteur direct de la thrombine), le rivaroxaban et l'apixaban (inhibiteurs directs du facteur Xa). Les AOD ont une efficacité thérapeutique non inférieure aux AVK et une incidence d'hémorragies cérébrales plus faible[17].
L'aspirine a une efficacité inférieure à celle des AVK dans la réduction du risque thromboembolique, pour un risque hémorragique comparable (en particulier chez le sujet âgé). Elle ne doit donc pas être utilisée pour la prévention du risque thromboembolique chez les patients en FA. Néanmoins, elle peut être envisagée dans certains cas particuliers (ex. : refus des anticoagulants par le patient) en combinaison avec le clopidogrel ou bien seule et moins efficacement à la dose de 75 à 325 mg par jour. Les autres antiagrégants plaquettaires n'ont pas d'indication pour la prévention du risque thromboembolique chez les patients en FA.

Si un traitement anticoagulant est initié en raison de la survenue d'une FA chez un patient traité par antiagrégant, ce dernier doit être arrêté, sauf cas particuliers (comme la pose récente d'un stent coronaire).

Indications des anticoagulants selon le mécanisme de l'AVC[18] :

Indications prouvées : AC/FA, valves prothétiques.
Indications admises mais non prouvées : dissection des artères cervicales, athérome de la crosse de l'aorte, syndrome des antiphospholipides.
Indications possibles : sténoses des artères intracrâniennes, foramen ovale perméable avec anévrysme du septum auriculaire, troncs basilaires dolichoectasiques.
Supériorité non démontrée : AVC par athérosclérose.

Discuter la mise sous statine lors de la phase aiguë d'un AVC :

Le traitement par statines n'entraîne pas de réduction de la mortalité toutes causes confondues par rapport au placebo ou à l'absence de traitement.

Discuter la mise sous traitement par une statine en prévention secondaire des AVC [20] :

L'étude SPARCL parue en 2006 : Tahor© dosé à 80mg/j en préventions secondaires des AVC et autres évènements cardio-vasculaires. SPARCL fut absolument négatif. Il y eu même plus de morts sous Tahor© 80mg que sous placebo .
Il n'y a pas de justification à la prescription de statines après un AVC[21].

---

[1] WARLOW C. Stroke. *Lancet* 2003 ;***362*** : 1211-1225.

[2] ALBERTS. Diagnosis and treatment of ischemic stroke. *Am J Med.* 1999;***106***: 211-222.

[3] TATTEVIN Bacterial brain abscesses : a retrospective study of 94 patients admitted in an intensive care unit. *Am J Med* 2003;***115***:143-147.

[4] The arteriovenous malformation study group. Current concepts : arteriovenous malformations of the brain in adults. *N Eng J Med* 1999;***340***:1812-1819.

[5] CHALELA J. Magnetic resonance imaging and computed tomography in emergency assessment of patients with suspected acute stroke: a prospective comparison. *Lancet* 2007; **369**:293.

[6]VAN DER BOM. J. Reduced reponse if actived protein C is associated with increased risk for cerébrovasculaire disease. *Ann Intern Med*; 1996;125:265-270.

[7] CALABRESE LH Primary angiitis of the central nervous system *Medicine* 1987;***67***:21-29.

[8] NESHER G. Risk factors for cranial ischaemic complications in giant arteritis. *Medicine* ;***83*** :114-123.

[9] DONNAN GA Stroke and nutrition : FOOD for thought. *Lancet* 2005;***365***:729-730.

[10] Chinese acute stoke trial collaborative group. CAST : randomized placebo-controled trial of early aspirine in 20000 patients with acute ischaemic stoke. *Lancet* 1997;***349***:1641-9.

[11] The International stroke trial (IST) : a randomised trial of aspirin, subcutaneous heparin, both, or neither among 19435 patients with acute ischaemic stroke. *Lancet* 1997; ***349***:1569-1582.

[12] HALKES PH,Aspirin plus dipyridamole versus aspirin alone after cerebral ischaemia of arterial origin (ESPRIT) : Randomised controlled trial. *Lancet* 2006;***367***:1665-73.

[13] DIENER Rationale, design and baseline data of a randomized, double-blind, controlled trial comparing two antithrombotic regimens (a fixed-dose combination of extended-release dipyridamole plus ASA with clopidogrel) and telmisartan versus placebo in patients with strokes : The prevention regimen for effectively avoiding second strokes trial (PRoFESS). Cerebrovasc Dis (Basel, Switzerland) 2007;***23***: 368-80.

[14] ALGRA A. Medium intensity oral anticoagulants versus aspirin after cerebral ischaemia of arterial origin (ESPRIT) : A randomised controlled trial. *Lancet Neurol* 2007;***6***:115-24.

[15] MOHR J.P. A comparison of warfarin and aspirine for the prevention of reccurent ischemic stroke. *N. Eng J Med* 2001;***345***:1444-1451.

[16] DALEN Aspirin: what is the right dose? *Am J Med* 2005;***119***:198-203.

[17]CAMM AJ, LIP GY, DE CATERINA R, ET AL (2012) 2012 focused update of the ESC guidelines for the management of atrial fibril- lation: an update of the 2010 ESC guidelines for the management of atrial fibrillation. Developed with the special contribution of the European Heart Rhythm Association. Eur Heart J 33:2719–47. Erratum in (2013) *Eur Heart J* 34:790 and 2850–1.

[18] GERE J. Indications des anticoagulants en prevention secondaire des accidents vasculaires cérébraux. *Presse Med* 2003 ;***32*** :1175-80.

[20] SANDERCOCK P. Statins for stoke prevention ? *Lancet* 2001;***357***:1548-1549.

[21]Par la rédaction de l'AIMSIB Des fortes doses de statines en prévention de l'infarctus et de l'AVC? | 15 Déc 2019 |

[1] BALOH RW. Vertigo *Lancet* 1998; ***352***: 1841-47.

Vertiges [1,2] :

Savoir reconnaître un vrai vertige :

Sensation de mouvement habituellement rotatoire, parfois une sensation de déplacement linéaire. A distinguer d'une sensation vertigineuse : rechercher une hypotension orthostatique.

Rechercher les arguments en faveur d'une cause périphérique :

Nausées et vomissements sont plus souvent associés à un vertige périphérique. Les troubles de l'équilibre sont moins marqués dans les causes périphériques que dans les causes centrales où la station debout est souvent impossible.

Nystagmus périphérique : ne change pas de direction en fonction des mouvements des globes oculaires, augmente en amplitude dans la direction de la phase rapide et diminue en amplitude dans la direction opposée à la phase rapide. Il est inhibé par la fixation des globes oculaires.

Savoir distinguer le vertige prolongé, le vertige paroxystique et le vertige positionnel :

Paroxystique : grandes crises de vertige rotatoire durant 5 minutes à 5 heures.

Positionnels : durant 5 à 20 secondes.

Vertige prolongé : grand vertige rotatoire durant plusieurs jours.

Connaître les éléments du diagnostic d'un vertige prolongé sans signes auditifs :

Accident vasculaire du bulbe (type Wallenberg) : céphalées, fausses routes, début par un grand vertige, du coté de la lésion, syndrome cérébelleux, hémianesthésie de la face, anesthésie cornéenne, paralysie du pharynx, du larynx, du voile du palais et syndrome de Claude Bernard Horner. De l'autre côté hémianesthésie dissociée de type syringomyélique. ENG : signes d'atteinte centrale. Pas de déficit à l'épreuve calorique.

Accident vasculaire du cervelet : syndrome cérébelleux, céphalées. ENG : signes centraux. Pas de déficit à l'épreuve calorique.

Névrite vestibulaire [3,4] : pas de céphalées, pas de signes neurologiques associés. Contexte viral (zona). Parfois vésicules dans le conduit auditif externe ou dans la zone de Ramsay-Hunt. Résolution complète en 1 à 3 mois.

Connaître les éléments du diagnostic d'un vertige prolongé avec signes auditifs :

Fracture trans-labyrinthique : pas de céphalées, ATCD de traumatisme crânien : scanner cérébral.
Accident de plongée.

Connaître les éléments diagnostiques d'un vertige positionnel rotatoire sans signe auditifs :

Vertige paroxystique bénin[5] [6] ou cupulolithiase du canal semi-circulaire postérieur : pas de céphalées, nystagmus rotatoire, déclenchement de la crise par la manœuvre de Hallpike.
Tumeurs et atteintes centrales, malformation d'Arnold-Chiari : céphalées, nystagmus de type central, ENG : signes d'atteinte centrale. Scanner ou IRM.

Connaître les éléments diagnostiques d'un vertige positionnel rotatoire avec signes auditifs :

Accident ischémique vertébro-basilaire : céphalées,
Fistule labyrinthique : l'augmentation de pression dans le conduit auditif externe de l'oreille sourde entraîne un vertige et un nystagmus. Scanner.

Connaître les éléments diagnostiques d'un vertige paroxystique sans signe auditif :

Migraine [7] : ATCD, examen normal en dehors des crises.
Vestibulopathie récurrente : diagnostic d'élimination si le bilan audiométrique complet est normal.

Connaître les éléments diagnostiques d'un vertige paroxystique avec signes auditifs :

Maladie de Ménière : surdité unilatérale de perception endocochléaire.
Neurinome de l'acoustique : surdité de perception rétrocochléaire.
Otospongiose : surdité mixte et tympanogramme normal.
Otite chronique : surdité mixte et tympanogramme anormal.

Connaître les éléments diagnostiques d'une sensation d'instabilité avec signes audiologiques :

Neurinome de l'acoustique : à évoquer systématiquement si surdité unilatérale même minime et/ou acouphène unilatéral. PEA, scanner, IRM.

Connaître les éléments diagnostiques d'une sensation d'instabilité sans signes audiologiques :

Presbyvestibulie : ENG : atteinte périphérique bilatérale.

Presbyataxie.
Ototoxicité des aminosides.
Migraine.
Agoraphobie.
Causes rares : ataxie cérébelleuse paranéoplasique[8].

Les manifestations audiovestibulaires peuvent se rencontrer au cours de la maladie de Horton[9] :

Sensation de baisse de l'audition, vertige, nystagmus et acouphènes. Partiellement réversible sous corticoïdes.
Mécanisme : atteinte vasculaire vertébro-basilaire[10], atteinte du système cochléovestibulaire.

Manifestations audiovestibulaires au cours de la sclérodermie limitée avec anti-centromères[11] :

Perte d'audition. Nystagmus.

---

[1] BALOH RW. Vertigo *Lancet* 1998; ***352***: 1841-47.
[2] TOUPET M. La stratégie diagnostique dans un vertige. *La lettre du Neurologue* 1998; ***6***.
[3] HOTSON J.R. Current concept : acute vestibular syndrome *N Eng J Med* 1998;***339***:680-687.
[4] BALOH R.W. Vestibular neuritis *N. Eng J Med* 2003;***348***:1027-1032.
[5] FURMAN JM Benign paroxysmal positional vertigo. *N Eng.J Med* 1999;***341***:1590-1597.
[6] PÉREZ-VÁZQUEZ P, FRANCO-GUTIÉRREZ V. Treatment of benign paroxysmal positional vertigo. A clinical review. J Otol. 2017 Dec; ***12***(4): 165–173.
[7] DIETERICH M, OBERMANN M, CELEBISOY N. Vestibular migraine : the most frequent entity of episodic vertigo. J Neurol. 2016; ***263***: 82–89.
[8] PETER SILLEVIS SMITT Brief Report: Paraneoplastic Cerebellar Ataxia Due to Autoantibodies against a Glutamate Receptor *N. Eng J Med* 2000; ***342***:
[9] AMOR-DORADO JC Audiovestibular manifestations in giant arteritis : a prospective study. *Medicine* 2003;***82***:13-27.
[10] RUEGG S. Bilateral vertebral artery occlusion resulting from giant cell arteritis : report of 3 cases and review of the literature. *Medicine* 2003;***82***:1-13.
[11] AMOR-DORADO J. Audiovestibular manifestations in patients with limited systemic sclerosis and centromere protein-B antibodies. *Medicine* 2008;***87***:131.

Épilepsie[1 2 3] :

Savoir reconnaître une crise d'épilepsie :

Perte de connaissance suivie d'un retour lent à la conscience. Rechercher des arguments en faveur de la comitialité : une morsure de langue, une perte d'urines, un traumatisme, une amnésie post-critique, une augmentation post-critique des CPK.

Rechercher un ATCD de comitialité[4] :

Il a parfois été méconnu. Il est souvent retrouvé un équivalent comitial dans les ATCD.

Rechercher un facteur prédisposant :

Hypoglycémie. Hypocalcémie, hypomagnésémie. Hyponatrémie. Hypoxie. Alcool[5]. Rôle de certains médicaments.

Eliminer une encéphalopathie hypertensive :

Prise systématique de la pression artérielle.

Rechercher des arguments pour une étiologie infectieuse :

Crise comitiale survenant dans un contexte fébrile : évoquer systématiquement une encéphalite. Rechercher des arguments pour une immunodépression : infection VIH révélée par une infection opportuniste cérébrale (Toxoplasmose). Toujours imagerie cérébrale : abcès du cerveau, encéphalite. Neurocysticercose[6].

Rechercher les autres indications d'une exploration cérébrale en urgence :

Signes de localisation neurologiques post-critiques. Somnolence persistante. Confusion.

Savoir choisir le type d'exploration cérébrale :

La sensibilité de l'IRM est supérieure.

Savoir évoquer des causes rares :

La présence d'anticorps anti-nucléaires, d'antiphospholipides est plus fréquente au cours de l'épilepsie venant soit révéler une maladie auto-immune soit être la conséquence des traitements[7].

Principes de traitement de l'état de mal épileptique[8] :
Clonazépam [RIVOTRIL®] en IV direct 0,015 mg/kg ou 1 mg chez l'adulte de 70 Kg, au maximum 1,5 mg.
Ou Midazolam [HYPNOVEL®] en intra-musculaire (IM) 0,15 mg/kg (soit 10 mg pour 70 kg).

---

[1] BROWNE T.R. Primary care : epilepsy *N Eng J Med* 2001;***344***:1145-1152.
[2] CHANG B.S. Mechanism of disease : Epilepsy. *N Eng J Med* 2003;***349***:1257-1266.
[3] THOMAS P. L'épilepsie. *Presse Med* 2003;***32***:409-420.
[4] SILNANPAA M. Long-term prognosis of seizures with onset in childhood *N Eng J Med* 1998;***338***:1715-1723.
[5] RUEFF B. Les malades de l'alcool. Alcool et épilepsie. *Rev Prat.* 1999; ***49***: 365-403.
[6] ROUSSEAU M.C. Neurocysticercose dans le sud-est de la France entre 1988 et 1998. *Press Med* 1999;***28:***2141-2145.
[7] PELTOLA Antiphospholipid and antinuclear antibodies in patients with epilepsy or new-onset seizure disorders. *Am J Med* 2000; ***109***:712-718.
[8] PRASAD M, KRISHNAN PR, SEQUEIRA R, AL-ROOMI K. Anticonvulsant therapy for status epilepticus. *Cochrane Database of Systematic Reviews* 2014, Issue 9· Art. No.: CD003723. DOI: 10.1002/14651858.CD003723.pub3.

Encéphalite[1 2] :

Reconnaître le tableau d'encéphalite :

Le diagnostic d'encéphalite doit être évoqué devant un syndrome confusionnel fébrile ou devant des signes de localisation dans un contexte fébrile.

Les convulsions dans un contexte fébrile ont la même signification. Il peut s'y associer des signes méningés dans les méningo-encéphalites.

Rechercher systématiquement un processus intracrânien :

En cas de signe de localisation, il faut toujours éliminer un processus intracrânien par le scanner en urgence : abcès, empyème, tumeur cérébrale.

Rechercher des arguments électroencéphalographiques :

Ralentissement de l'activité électrique. Des ondes lambda et delta remplacent l'activité de fond. Ces anomalies ne sont pas spécifiques.

Reconnaître le tableau d'encéphalite herpétique :

A évoquer systématiquement devant toute encéphalite. Due principalement à l'herpes virus de type 1. Le tableau comporte à des degrés divers : fièvre, signes en foyer, hallucinations sensorielles, crises convulsives généralisées ou localisées. Décharges périodiques d'ondes lentes à l'EEG.

Le LCR montre un liquide clair, des éléments mononucléés (de 10 à 2000 éléments/mm^3 , quelques hématies, pas de germe, une augmentation des protéines, augmentation de l'interféron α, PCR herpes qui peut être négative au début de l'infection (à répéter).

Evoquer systématiquement l'encéphalite VIH dans un contexte d'infection VIH :

Troubles chroniques des fonctions supérieures, troubles de la marche, akinésie, tremblement, crises convulsives.

Atrophie à l'IRM. Hypodensités de la substance blanche sur le scanner, hypersignaux en T2 sur l'IRM.

Traitement antiviral à adapter selon sa diffusion[4] cérébrale.

Connaître les autres causes d'encéphalites virales dans un contexte d'infection VIH :

Encéphalite à CMV[5 6] : PCR CMV.

Encéphalite VZV : PCR systématique.

Encéphalites aux cours de diverses infections virales :
Oreillons, rougeole, rubéole[7], EBV, entérovirus, arbovirus [8 9 10 11 12], parvovirus B19[13],

Encéphalites au cours des maladies bactériennes :
Listéria.
Tuberculose.
Mycoplasma pneumoniae.
Légionnellose.
Brucellose.
Rickettsioses.
Leptospirose.
Maladie de Lyme[14 15 16 17].
Yersinia enterocolitica[18].
Encéphalite à tiques en Europe de l'Est[19].
Bartonella Henselae (griffe du chat)[20].

Encéphalites au cours des maladies parasitaires :
Paludisme.
Trichinose.
Cysticercose.
Anguillulose.
Chez l'immunodéprimé : toxoplasmose, candidose, cryptocoque.

Connaître les encéphalites post-infectieuses :
Elles peuvent faire suite à diverses infections en rapport avec une sensibilisation du sujet aux antigènes myéliniques : post vaccinal (vaccin rabique, antigrippal, anti HBs), rubéole, grippe, oreillons, rougeole, herpes, varicelle, EBV.

Connaître le syndrome de Reye[21] :
Association encéphalite, stéatose aiguë survenant au décours d'une infection virale.
Œdème cérébral marqué.
Rôle de la prise d'aspirine.

Connaître les maladies générales qui peuvent s'accompagner d'une encéphalite :
LEAD.
Whipple [22 23 24].
Vascularites.
Maladie de Behçet.

Bases du traitement de l'encéphalite herpétique :
Aciclovir à dose active sur le HSV (10 mg/kg toutes les 8 heures,). Si la PCR VZV est positive (ou s'il y a des vésicules cutanées), la posologie de l'aciclovir doit être augmentée à 15 mg/kg toutes les 8 heures.
A instituer au moindre doute.

---

[1] DU PASQUIER R. Encéphalites virales. *Rev Med Suisse* 2009 ;***5*** :968-973.
[2] MAILLES A. Steering committee and investigators group, infectious encephalitis in France in 2007 : a national prospective study *Clin Infect dis* 2009 ;***49*** :1838-47.
[3] MANDELL. Principle and practice of infectious desease.
[4] FORCE G, GHOUT I, et al. Improvement of HIV-associated neurocognitive disorders after antiretroviral therapy intensification: the Neuro+3 study. *J.Antimicrob.Chemother.* 2020, doi:10.1093/jac/dkaa473.
[5] ARRIBAS JR. Cytomegalovirus encephalitis. *Ann. Int. Med*; 1996; ***125***; 577-588.
[6] TONOLLI I. Méningoencéphalie à cytomégalovirus chez un adulte immunocompétent. *Press Med*; 1997:***26***:1488.
[7] MERRER J. Formes sévères d'encéphalites au cours d'une infection rubéolique : arguments pour une meilleure couverture vaccinale. *Press Med* 1999; ***28***: 395-400.
[8]W ILDER-SMITH A. Current concepts : Dengue in travelers. *N Eng J Med* 2005;***353***:924-933.
[9] SOLOMON T. Current concept : flavivirus encephalitis. *N Eng J Med* 2004 ;***351*** :370-380.
[10] GEA-BANACLOCHE West Nile virus: pathogenesis and therapeutic option. *Ann Intern Med* 2004;***140***:545-554.
[11] DELMONT J. Apspects cliniques et biologiques des arboviroses. *Med et Mal Infect* 2003 ;***33*** :545-549.
[12] CHAKOUR M. Fièvre jaune, dengue, encéphalite japonaise et virose west nile, 4 arboviroses majeures. *Med et mal infec* 2003 ;***33*** :385-396.
[13] BARAH F. Association of human parvovirus B19 infection with acute meningoencephalitis. *Lancet* 2001;***358***:729.
[14] HAYES E.B Current concept : how can we prevent Lyme disease. *N Eng J Med* 1999;***348:***2424-2431.
[15] NOWAKOWSKI J. Long-term follow-up of patients with culture-confirmed Lyme disease. *Am J Med* 2003;***115***:91-96.
[16] STANEK G. Lyme borreliosis. *Lancet* 2003 ;***362*** :1639-1648.
[17] WORMSER Duration of antibiotic therapy for early Lyme disease. *Ann Intern Med* 2003;***138***:697-705.
[18] BERNER. R. Encephalopathie associated with yersinia enterocolitica. *Lancet*; 1998; ***351***:418.
[19] LAISKONIS A. Encéphalite à tiques en Europe de l'Est. *Med Mal Infect* 2002;***32***:203-212.
[20] ANGIBAUD G. Encéphalopathie à Bartonella hensalae. *Press Med* 2005 ;***34*** :297-298.
[21] BELAY ED. Reye's syndrome in the united states from 1981 through 1997 *N Eng J Med* 1999;***340:***1377-1383.
[22] Whipple Disease : clinical review of 52 cases. *Medecine*. 1997. ***76***. N°3.

[23] DRANCOURT M. Trophyrema whippelii, pathogène émergent à culture intracellulaire responsable de la maladie de Whipple. *Press Med* 1999; ***28***: 435-441.
[24] RAOULT . Cultivation of the Bacillus of Whipple's Disease. *N. Engl. J. Med* ;2000:***342*** : 620-625.

Incidentalome surrénalien :

Définition :

« Toute masse surrénalienne découverte fortuitement au cours d'un examen radiologique abdominal effectué pour une autre raison »[1 2].

Il peut venir révéler un adénocarcinome surrénalien (prévalence estimée de 4 à 12/1 million[3]) dont le taux de mortalité est élevé, une métastase d'un cancer bronchique, un phéochromocytome silencieux, un hyperaldostéronisme primaire, un hypercorticisme infraclinique (syndrome de Cushing).

Prévalence :

Dans les séries autopsiques, elle est d'environ 2,1% pour les masses surrénaliennes cliniquement inapparentes. Elle est inférieure à 1% chez les patients âgés de moins de 30 ans ; elle est de 7% chez les patients âgés de plus de 70 ans[4 5]. La prévalence retrouvée dans l'étude de séries utilisant la tomodensitométrie est d'environ 1% (la prévalence de 4,4% retrouvée sur l'étude de Bovio et al[6] vient probablement de l'association conjointe du faible nombre de sujets inclus par rapport aux autres études et de l'utilisation d'un scanner à haute résolution.

La plupart des lésions découvertes lors des autopsies sont très petites: la prévalence des tumeurs avec un diamètre supérieure à 1,5 cm est de 1,8% ; celle des tumeurs avec un diamètre supérieur à 6 cm de 0,025%[7].

Il n'a pas été retrouvé de différence significative de prévalence entre homme et femme dans les séries autopsiques.

Causes des incidentalomes :

Elle peut être bénigne ou maligne. On retrouve principalement :

Syndrome de Cushing subclinique (adénome cortico surrénalien).

Phéochromocytome silencieux (tumeur de la médullo-surrénale).

Hyperaldostéronisme primaire (tumeur de la corticosurrénale).

Adénocarcinome surrénalien.

Métastases surrénaliennes.

Histoire naturelle de l'incidentalome :

Approximativement 25% des masses de plus de 6 cm de diamètre sont des adénocarcinomes et il existe peu de signes cliniques. La plupart des études montrent une survie à 5 ans inférieure à 50% en cas d'adénocarcinome.

Le suivi des patients porteurs d'un incidentalome indique que 5 à 25% des masses grossissent de 1 cm par an[8]. Le seuil en taille rendant un incidentalome cliniquement significatif est inconnu. Plus de 20% des patients développent une hypersécrétion hormonale. Les masses de 3 cm et plus ont une plus grande probabilité de développer un hyperfonctionnement que les petites tumeurs. La plupart des études indiquent que le taux de transformation en tumeur fonctionnelle est bas.

Evaluation hormonale d'un incidentalome :

Son objectif est de déterminer si le patient a un phéochromocytome silencieux, un syndrome de Cushing subclinique, un hyperaldostéronisme primaire (syndrome de Conn) ou une tumeur virilisante ou féminisante.

Les éléments de l'évaluation hormonale :

Test de freination à la dexaméthasone : 1 mg la veille au soir. Le test de freination à la déxaméthasone permet de détecter les hyperaldostéronismes subcliniques[9].
Mesure métanéphrine, normétanéphrine et catécholamines sur les urines de 24 heures (voire métanéphrine et normétanéphrine plasmatique).
Si HTA présente : dosage kaliémie, aldostéronémie et activité rénine plasmatique.

Procédure du dosage de l'aldostéronémie et ARP[10] :

Régime normosodé (natriurèse supérieure à 100mM/24h).
Le matin à jeun entre 8 et 10h.
Après 1h en position couchée, puis 1 h en position debout.
Après avoir corrigé si possible la kaliémie par apport de chlorure de potassium (l'hypokaliémie inhibe la sécrétion d'aldostérone même dans l'hyperaldostéronisme primaire). 15 jours après l'arrêt d'un éventuel traitement par diurétique, bétabloquant, IEC, ARA2, ou 6 semaines après arrêt de la spironolactone.

Procédure de dosage des métanéphrines, normétanéphrines et des catécholamines urinaires :

A recueillir dès le début dans un milieu acide en plaçant 10ml d'acide chlorhydrique au fond du bocal.
Pour les catécholamines interrompre 2 jours avant le prélèvement : Dérivés de l'adrénaline, de la noradrénaline et de la dopamine (Aldomet®, Levodopa®, isuprel®), Tétracyclines, Phénothiazines (Largactil®, Nozinan®, Phénergan®), Antihypertenseur (Lasilix®, Aldactone®), Aliments : café, thé, banane, vanille.
Pour les dérivés méthoxylés de l'adrénaline et de la noradrénaline : arrêt des bétabloquants une semaine avant le prélèvement.

Savoir interpréter les résultats des dosages des catécholamines :

La sensibilité et la spécificité des catécholamines urinaires des 24 heures pour le diagnostic de phéochromocytome silencieux sont élevées, mais ce test est moins sensible que la détermination des métanéphrines libres. Les métanéphrines libres (métanéphrine et normétanéphrine) peuvent être mesurées avec une haute sensibilité diagnostique (99%) et une bonne spécificité (environ 89%) et ce dosage est recommandé comme tests de détection du phéochromocytome.

Les éléments de l'évaluation morphologique :

La taille et l'apparence de la masse surrénalienne au scanner ou à l'IRM peuvent aider à faire la distinction entre lésion bénigne ou maligne. Les données disponibles suggèrent que presque toutes les lésions inférieures à 4 cm sont bénignes. Une mesure standardisée de l'absorption radiographique permet de différencier lésion bénigne de lésion maligne. Une lésion homogène avec bords réguliers et un taux d'atténuation inférieure à 10HU au scanner suggère fortement un adénome surrénalien bénin.

L'IRM est aussi efficace que le scanner pour différencier une lésion bénigne d'une maligne : elle n'apporte pas d'informations supérieures au scanner.

Pour éliminer un phéochromocytome, la scintigraphie à la MIBG a une excellente spécificité et une sensibilité de 90 %.

L'indication de la ponction à l'aiguille fine :

La ponction biopsie à l'aiguille sous scanner peut aider à faire le diagnostic chez les patients aux antécédents de néoplasie (notamment poumon, sein et rein) sans autres signes de métastases, porteurs d'une masse hétérogène avec une haute valeur d'atténuation (>20 HU). Le phéochromocytome doit être exclue avant la réalisation de la ponction (risque potentiel de crises hypertensives).

Une ponction biopsie révélant un diagnostic de cytologie bénigne ne doit pas exclure une lésion maligne car il y a un très haut pourcentage de faux négatif dans cette procédure.

Les éléments de la décision chirurgicale :

Deux questions doivent être posées : la lésion est-elle ou non cliniquement ou biologiquement active ? La lésion est-elle probablement bénigne ou maligne ?

Chez les patients avec des incidentalomes non fonctionnels, la distinction entre tumeur maligne et tumeur bénigne guide des conduites à tenir différentes. Les paramètres à considérer sont : la taille de la lésion, les caractéristiques radiologiques, le taux de développement.

Traditionnellement, la taille de la lésion a été considérée comme étant le déterminant majeur de la présence d'une lésion maligne. Plus de 60% des incidentalomes inférieurs à 4 cm sont des tumeurs bénignes, moins de 2% sont des adénocarcinomes. A l'inverse, le risque d'adénocarcinome augmente de 25% pour les lésions de plus de 6 cm ; il est de moins de 15% pour les incidentalomes bénins.
Les recommandations autorisent à opérer les lésions de plus de 6 cm ; les lésions inférieures à 4 cm sont définies à faible risque par des critères d'imagerie et ne sont pas considérées comme potentiellement malignes : elles ne sont pas en général réséquées. Pour les lésions entre 4 et 6 cm, l'adrénalectomie est discutée après une approche médicale concertée.

Techniques opératoires :

L'adrénalectomie classique ou par laparoscopie sont possibles. Il n'y a pas d'études randomisées comparant les 2 techniques. La laparoscopie faite par une équipe expérimentée permet des temps d'hospitalisation plus courts et un retour à la vie active plus rapide.

Le suivi :

Les études sur le suivi à long terme montrent que la plupart des lésions surrénaliennes restent stables, alors que 5 à 25% grossissent et 3 à 4% diminuent de taille.
Chez les patients dont la lésion n'a pas été excisée : un scanner tous les 6 à 12 mois après le diagnostic initial est proposé. Pour les lésions qui n'ont pas augmenté de taille, il n'y a pas de données suggérant de poursuivre l'évaluation radiologique.

---

[1] ALLOLIO B, Adrenal Incidentalomas, in Adrenal Disorders, C.G. Margioris AN, Editor. 2001, Humana Press Inc. : Totowa. P.249-261.
[2] GAILLARD S, MEYER P. Incidentalome surrénalien : maladie des temps modernes. *Rev Med Suisse* 2009; volume 5. 774-778
[3] GRUMBACH MM, BILLER BM, BRAUNSTEIN GD et al. Management of the clinically inapparent adrenal mass ("incidentaloma"). *Ann Intern Med* 2003 ; ***138*** : 424-9.
[4] YOUNG WF Jr. Management approaches to adrenal incidentalomas: a view from Rochester, Minnesota. *Endocrinol Metab Clin North Am* 2000 ; ***29*** : 159-85
[5] KLOOS RT, GROSS MD, FRANCIS IR, KOROBKIN M, SHAPIRO B. Incidentally discovered adrenal masses. *Endoc Rev* 1995 ; ***16***: 460-84
[6] BONIO S, CATALDI A, REIMONDO G, SPERONE P, NOVELLO S et al. Prevalence of adrenal incidenatloma in a contemporary computerized tomography series. *J Endocrinol Invest* 2006 Apr ; ***29*** (4) : 298-302
[7] RUSSI S BH. Small adenomas of the adrenal cortex in hypertension and diabetes. *Arch Intern Med* 1945; ***76***: 284-291,
[8] KIEVIT J, HAAK RH; Diagnosis and treatment of adrenal incidentaloma. *Endocr Metab Clin,* 2000; ***29***: 69-90

[9] AMAR L, PLOUIN PF. Hyperaldostéronisme primaire: à rechercher en cas d'HTA résistante ou d'emblée très élevée. *Rev Prat Med Gen* 2007 ; ***21*** : 756-757
[10] LENDERS JW, PACAK K, WALTHER MM et al. Biochemical diagnosis of pheochromocytoma: which test is best? *JAMA* 2002 ; ***287***: 1427-34

Lombalgie[1 2 3] :

Chercher à rattacher la lombalgie à une origine rachidienne :

Douleur positionnelle. Réveillée à la mobilisation et/ou la palpation du rachis. Parfois impulsive à la toux.

Chercher des arguments pour une origine urologique :

Douleur latéralisée. Pas de facteur positionnel. Parfois des signes urinaires. Réveil à la palpation de la fosse lombaire.
Intérêt de la bandelette urinaire (leucocyturie, hématurie, nitrites).

Chercher des arguments pour une origine digestive :

Caractère transfixiant de la douleur. Intolérance alimentaire.

Chercher des arguments pour une pathologie aortique :

Douleur permanente, parfois migratrice (en cas de dissection). Très intense.
Masse vasculaire à rechercher à la palpation abdominale.
Abolition d'un pouls périphérique. Terrain vasculaire.

Chercher une pathologie du psoas :

Attitude en psoïtis. Contexte : patient sous anticoagulant ou fièvre. Abolition d'un rotulien. Cruralgie.

Chercher des arguments pour une fibrose rétropéritonéale :

Douleur permanente. Antécédent de néoplasie. Médicaments (Désernil® retiré du marché). Découverte d'une HTA récente par sténose d'une artère rénale.

Savoir reconnaître le caractère mécanique d'une douleur rachidienne et la rattacher à sa cause :

Facteur déclenchant (chute, effort), efficacité du repos, absence de signes généraux.
Existence d'une anomalie radiologique concordante : discopathie, arthrose inter-apophysaire postérieure, tassement vertébral d'allure ostéoporotique.
Absence de syndrome inflammatoire biologique. Bonne évolution sous traitement médical (AINS, infiltrations, antalgiques simples).
Se méfier des AINS qui peuvent atténuer une douleur d'origine inflammatoire.

Savoir évoquer les hypothèses diagnostiques devant une lombalgie mécanique :

Chez le sujet jeune : hernie discale, dérangement intervertébral mineur, douleur iliolombaire, discopathie, séquelle ou maladie de Scheuerman, trouble statique.
Chez les anciens : tassement vertébral, arthrose postérieure, trouble statique, fracture du sacrum.

Savoir reconnaître une atteinte rachidienne infectieuse en cas de fièvre :

Une lombalgie fébrile évoque une spondylodiscite à documenter par l'IRM. Savoir qu'une endocardite peut être révélée par une lombalgie inflammatoire sans spondylodiscite. Douleur inflammatoire aiguë, bruyante, raideur rachidienne : toujours CRP même si apyrétique.
Rechercher une porte d'entrée et un souffle cardiaque.
Radiographie. IRM. Scintigraphie osseuse, scanner du rachis et TEP FDG. Hémocultures. Echodoppler cardiaque.
Biopsie discovertébrale si les hémocultures sont négatives à 48h. Connaître l'existence d'arthrite articulaire postérieure d'origine infectieuse : être vigilant sur l'interprétation de l'imagerie, plus subtile que dans la spondylodiscite.

Savoir reconnaître une atteinte rachidienne tumorale :

Douleur inflammatoire plus chronique. Contexte : antécédent de néoplasie connue. Parfois c'est un mode de découverte d'une néoplasie ou d'un myélome.
Radiographie : ostéolyse le plus souvent, parfois ostéocondensation (Hodgkin, métastases d'un cancer du sein ou de la prostate, lymphome), la radiographie peut être normale. Scintigraphie osseuse. Penser aux gammapathies (EPP, protéinurie avec immunofixation). IRM : analyse os, envahissement épidural, tissus mous de voisinage.
Scintigraphie osseuse et TEP scanner FDG.

Savoir évoquer une spondylarthropathie[4]:

Douleur inflammatoire de la fin de nuit, avec raideur matinale. Association à des douleurs sacro-iliaques, talalgie, orteil ou doigts en saucisse, douleur thoracique antérieure.
Sensibilité aux AINS, critères d'AMOR. Antécédent familial ou personnel de psoriasis, MICI, groupe HLA B27.
Signes extra-articulaires : uvéite, urétrite, diarrhée parfois glairo-sanglante (rechercher une MICI), arythmie cardiaque, psoriasis.
Différentes présentations nosologiques : spondylarthrite ankylosante, SAPHO (Synovite, Acné, Pustule, Hyperostose, et Ostéite), rhumatisme

psoriasique, arthrite réactionnelle (syndrome de Reiter). Radiographie du bassin et incidence de De Sèze, et/ou TDM : atteinte inflammatoire sacro-iliaque uni ou bilatérale.
IRM et scintigraphie : images plus précoces que TDM.

Savoir évoquer les pathologies métaboliques du rachis :

Elles peuvent prendre le même tableau clinique que la spondylodiscite infectieuse donc même démarche diagnostique. Mais elles peuvent évoluer spontanément de façon favorable : calcifications discales, discopathies érosives étagées, éventuellement mise en évidence d'un tophus sur une ponction articulaire : goutte, chondrocalcinose. Confirmation diagnostique à la biopsie.

Connaître quelques pathologies rachidiennes douloureuses plus rares :

Maladie de Paget. Angiome vertébral actif (signes d'activité apportés par le scanner : pas de graisse). Ostéome ostéoide : parfois douleur sensible à l'aspirine, très intense, condensation souvent d'un arc postérieur, scoliose récente parfois, hyperfixation scintigraphique, scanner millimétrique.

Savoir explorer une douleur d'origine urologique :

Echographie rénale : tumeur du rein, abcès, lithiase.
ECBU ; pyélonéphrite aiguë.
Uro-scanner.

Explorer une douleur d'origine digestive :

Scanner pancréatique.
Fibroscopie à la recherche d'un ulcère du bulbe.

Savoir explorer une douleur d'origine vasculaire :

Echographie abdominale.
NFS, VS.
Angioscanner.

Confirmer une suspicion de fibrose rétropéritonéale :

Scanner avec injection et IRM. Bilan inflammatoire.
Intérêt du TEP scanner[5] au FDG .

Savoir explorer une douleur du psoas :

Echographie abdominale. Scanner ou IRM.
Hématome du psoas, tumeurs.

Savoir choisir les explorations complémentaires en cas de douleur dont l'origine reste inconnue en l'absence d'orientation clinique :

VS, EPP. Scintigraphie osseuse. Scanner abdominal. Radiographies du rachis lombaire. TEP scanner.

Savoir évaluer les composantes nociceptive, cognitive, comportementale et affective d'une lombalgie chronique :

Connaître et utiliser le questionnaire de l'ANAES : évaluation de la douleur, angoisse, anxiété.
Questionnaire appréhension évitement.
Echelle de Dallas et Québec.
Evaluer contexte social, familial, professionnel.
Compréhension de la pathologie par le patient.
Capacité à entreprendre programme de réentraînement à l'effort, thérapie comportementale, demande de prise en charge psychothérapeutiques.

Connaître la place des diverses thérapeutiques :

Proscrire le traditionnel repos qui ne fait que désadapter un peu plus à l'effort.
Antalgiques. Antidépresseurs. Kinésithérapie : Réentraînement à l'effort, travail à quota, décontraction, étirements, méthode Mézières.
Activités sportives : natation, stretching, Taï Chi.
Thérapies cognitivo-comportementales.
Suivi d'évaluation : apprentissage de la gestion des épisodes plus aigus.

---

[1] TRAEGER A, BUCHBINDER R, et al. Diagnosis and management of low-back pain in primary care. *CMAJ.* 2017 Nov 13; 189(45): E1386–E1395.
[2] CASSER HR, SEDDIGH S, RAUSCHMANN M. Acute Lumbar Back Pain: Investigation, Differential Diagnosis, and Treatment. *Dtsch Arztebl Int.* 2016 Apr; 113(13): 223–234.
[3] PASCHE O, STAEGER P, et al. La lombalgie aiguë en médecine de premier recours. *Rev Med Suisse* 2011; volume 7. 2343-2346.
[4] WENDLING D, PRATI C, et al. Spondylarthrite, spondylarthropathies : critères de diagnostic et de classification. Revue du rhumatisme monographies 77 (2010) 43–47.
[5] JAKHAL N. Fifrose péritonéale revue le littérature. *Can Urol Assoc* 2017 ;17(1-2) :E26-31.

Sciatalgie :

Reconnaître le tableau typique de lombosciatique par hernie discale :

Sujet jeune. Absence de fièvre. Absence d'antécédent néoplasique. Existence d'un facteur déclenchant ou d'un antécédent identique. Existence d'un syndrome rachidien franc : douleur lombaire, contracture, douleur à la mobilisation du rachis, impulsivité à la toux ou à la défécation, signe de la sonnette, signe de Lasègue homolatéral et controlatéral. Douleur mécanique, parfois inflammatoire au début. Nette amélioration au repos.

Reconnaître les particularités sémiologiques de la hernie exclue :

En cas de hernie exclue, le syndrome rachidien manque, mais l'interrogatoire permet de le retrouver dans les jours précédents.

Savoir apprécier la gravité de la souffrance radiculaire :

Existence de troubles sphinctériens (constant dans le syndrome de la queue de cheval). Existence de troubles sensitifs périnéaux.
Existence d'un déficit moteur : dans le territoire de L5 : releveur du gros orteil, jambier antérieur et péroniers latéraux. Dans le territoire de S1 : triceps sural.

Connaître la place de la chirurgie en urgence [2] :

L'existence d'un syndrome de la queue de cheval nécessite une intervention dans les premières heures. En cas de déficit moteur d'apparition récente (cotation à 3), indication chirurgicale rapide.
Une iconographie est dans ces cas indispensable en urgence : IRM lombo-sacrée (peu de place pour la sacco-radiculographie en cas de syndrome de la queue de cheval).
En cas de suspicion de récidive postopératoire : suivi de l'IRM.

Reconnaître le tableau de lombosciatique par canal lombaire rétréci acquis :

Sujet âgé. Lombalgie ancienne calmée par l'antéflexion du rachis. Claudication radiculaire. Douleur mécanique exclusivement.

Savoir rechercher dans tous les autres cas des éléments d'orientation :

Fièvre.
Éventualité d'une porte d'entrée infectieuse.

Toxicomanie, plaie cutanée, infection urinaire, morsure de tiques).
Éruption herpétiforme dans le territoire de la radiculalgie.
Souffle cardiaque.
Terrain vasculaire.
Immunodépression : infection VIH connue.
Anergie tuberculinique (immigré).
Antécédents néoplasiques.
Caractère inflammatoire de la douleur.
Caractère positionnel de la douleur (neurinome).
Prise d'anticoagulant.
Nucléotomie percutanée récente ou chirurgie rachidienne récente.

Savoir réunir les arguments en faveur d'une spondylodiscite bactérienne ou fongique :

Fièvre. Existence d'une porte d'entrée. Importance du syndrome rachidien. Horaire inflammatoire de la douleur. Toxicomanie. Infection post-opératoire.

Savoir documenter une suspicion de spondylodiscite bactérienne :

Syndrome inflammatoire biologique.
Image radiologique (d'apparition tardive, elle est normale au début) : pincement discal, déminéralisation des plateaux vertébraux (à comparer d'une semaine sur l'autre), tassement vertébral, opacité des parties molles.
La scintigraphie peut être faussement négative au début. L'IRM du rachis cervical et dorso-lombaire est l'examen de référence : hyposignal des plateaux vertébraux en T1, hypersignal en T2, rehaussement en T1 avec le Gadolinium. Existence d'un abcès intra ou extra-canalaire. Valeur pronostic d'une anomalie de signal médullaire. Les hémocultures doivent être systématiques avant et dans les heures qui suivent la biopsie vertébrale. Si elles sont négatives : biopsie discovertébrale radioguidée.

Connaître l'épidémiologie bactérienne et fongique des spondylodiscites :

Staphylocoques, E.Coli, Streptocoque, Candida. Autres : salmonelles, yersinia, actinomyces.

Connaître les aspects particuliers de la spondylite tuberculeuse :

Le syndrome rachidien est moins franc. L'atteinte discale est inconstante. L'atteinte osseuse est pluri-étagée. Les abcès sont souvent volumineux.
Terrain : transplanté, anergie tuberculinique du sujet âgé.
L'approche diagnostique est identique.

Savoir identifier des arguments en faveur d'une origine néoplasique :

Antécédent de cancer. Altération de l'état général. Intensité croissante du syndrome algique d'horaire inflammatoire. Existence d'autres localisations néoplasiques. L'existence d'une radiculalgie est le signe d'une atteinte épidurale.

Savoir documenter une suspicion de localisation métastatique vertébrale :

Recherche d'un pic monoclonal, hypogammaglobulinémie, recherche de chaîne légère dans les urines.
Hypercalcémie.
Aspect radiologique : lyse ou condensation vertébrale.
IRM : hyposignal vertébral en T1, hypersignal en T2, rehaussement en T1 avec le Gadolinium. Existence d'une masse paravertébrale ou intracanalaire.
Scintigraphie osseuse : hyperfixations multiples. PET-scanner.
Biopsie vertébrale si aucune autre masse tumorale n'est accessible plus facilement, si l'aspect de l'atteinte osseuse est discordant par rapport au cancer connu.

Reconnaître les arguments en faveur d'une méningoradiculite :

Pas ou peu de lombalgie. Atteinte souvent pluriradiculaire, d'installation brutale, permanente, mal calmée par les antalgiques. Parfois déficit moteur rapide. Notion d'exposition aux tiques.
Suspecter une primo-infection VIH.

Savoir documenter une suspicion de méningoradiculite :

Ponction lombaire : méningite lymphocytaire. Sérologie de Lyme.
Antigénémie P24.

Savoir évoquer le tableau du neurinome :

Y penser en cas de maladie de Recklinghausen.
Grand syndrome rachidien.
Atteinte monoradiculaire.
Syndrome positionnel : calmé par la position debout.
IRM : tumeur nerveuse occupant un trou de conjugaison, qui précise son extension intra ou extra canalaire.

Reconnaître le tableau du kyste articulaire postérieur :

Sujet âgé. Importance du syndrome algique.
Scanner millimétrique associé à une injection articulaire ou RMN.
Se voit aussi au cours des autres pathologies articulaires : tophus.

Savoir évoquer les causes extra-rachidiennes [3] :

Absence de lombalgie.
Tumeur paravertébrale, tumeur pelvienne, anévrysme.
Endométriose : sciatique cataméniale au début.

Savoir interpréter l'évolution sous traitement d'une suspicion de lombosciatique par hernie discale :

Rechercher à apprécier la compliance au traitement [1]. Si la douleur persiste à deux mois, si le patient est demandeur d'un traitement chirurgical : scanner rachidien.
Intérêt des infiltrations foraminales. Si discordance entre l'étage de la hernie et la racine qui souffre, si le canal lombaire est rétréci, ou s'il existe un spondylolisthésis, pratiquer une sacco-radiculographie.

Savoir interpréter l'évolution d'une lombosciatique par canal rétréci :

Rechercher à apprécier la compliance au traitement.
Si la douleur persiste à deux mois, si le patient est demandeur d'un traitement chirurgical et s'il est opérable (éliminer une pathologie aortique) : myéloscanner rachidien.

Connaître les indications et contre-indications de la chimionucléolyse :

Hernie discale intracanalaire et foraminale, sur canal non rétréci, et à deux mois d'évolution.
Contre-Indications : antécédent de chirurgie à cet étage, ou de nucléolyse, allergie à la Papaïne, après 70 ans, disque L5-S1 non accessible au trocart (encastré).

Savoir discuter les indications chirurgicales en cas de hernie discale :

A discuter en urgence pour les syndromes de la queue de cheval, ou pour les déficits importants et récents (en dehors du déficit du releveur du gros orteil).
A deux mois d'évolution, sans amélioration significative et si le patient est demandeur.

Savoir discuter les indications chirurgicales en cas de canal lombaire rétréci :

Jamais en urgence. Après bilan d'opérabilité. Patient informé du risque opératoire. Après traitement médical. En fonction de la réponse au traitement médical après au moins un mois de traitement.

Laminectomie plus ou moins étendue, avec ou sans arthrectomie, avec ou sans arthrodèse.

---

[1] VROOMEN Lack of effectiveness of bed rest for sciatica. *N Eng J Med* 1999;***340***:418-424.

[2] SELZ AMAUDRUZ F, MORARD M, et al. Quand référer aux urgences un patient présentant une lombalgie/lombosciatalgie aiguë ? *Rev Med Suisse* 2010; volume 6. 1540-1545

[3] AILIANOU A, FITSIORI A, et al. Review of the principal extra spinal pathologies causing sciatica and new MRI approaches. *Br J Radiol.* 2012 Jun; 85(1014): 672–681.

Polyarthrite aiguë [1]:

Confirmer la polyarthrite :
Il doit exister au moins deux articulations atteintes.

Confirmer l'arthrite :
Articulations rouges, siège d'un épanchement et/ou d'un épaississement synovial.

Confirmer le caractère aigu :
L'évolution remonte au maximum à 3 semaines.

Analyser le liquide articulaire d'une grosse articulation, pour confirmer le caractère inflammatoire :
Plus de 2000 cellules par mm^3. Recherches de cristaux et mise en culture systématique.

Eliminer la polyarthrite à pyogène :
Affection exceptionnelle. Contexte septicémique. Liquide contenant 20 000 à 50 000 cellules par mm^3. Preuve de l'infection dans les hémocultures ou le liquide articulaire ou au niveau de la porte d'entrée (prélèvement urétral, cervical).
Rechercher systématiquement une endocardite.
Le plus souvent : staphylococcie, gonocoque.

Reconnaître le tableau de maladie de Lyme[2 3 4 5] :
Contexte : morsure de tique, arguments épidémiologiques. Sérologie. Antécédent d'érythème chronique migrant.

Reconnaître la Brucellose :
Contexte épidémiologique. Hémocultures, sérologie.

Reconnaître la yersiniose :
Antécédent de diarrhée, coproculture, sérologies. Atteinte prédominante aux membres inférieurs.

Reconnaître certains tableaux de virose évocateurs :
Rubéole et oreillons. Parvovirus B19 [6 7]. Chikungunya[8].

Reconnaître une polyarthrite réactionnelle post streptococcique :
Antécédent d'infection streptococcique, dosage des anticorps antistreptococciques.

Reconnaître le tableau de Fiessinger-Leroy-Reiter :
Homme jeune, atteinte prédominant aux membres inférieurs avec atteinte des métatarso-phalangiennes. Association à une conjonctivite et à une balanite. Recherche de chlamydia trachomatis au frottis urétral. Sérologies. Rechercher une infection à Salmonelles et Shigelles en cas de symptomatologie digestive. Sérologie VIH.

Reconnaître la spondylarthrite ankylosante primitive :
Sacroiliite bilatérale.

Rechercher des arguments pour une sarcoïdose :
Radiographie pulmonaire, IDR négative, atteinte hépatique.

Chercher une entérocolopathie :
Diarrhée chronique, fistule anale, signes biologiques de malabsorption, arguments coloscopique et histologique.
Fibroscopie OGD et biopsie à la recherche d'une maladie de Whipple.

Rechercher des arguments pour une maladie lupique :
Eruption en ailes de papillon, ulcérations buccales, photosensibilité, localisations extra-articulaires, FAN positifs.

Rechercher des arguments pour une autre maladie de système :
Manifestations extra-articulaires, enzymes musculaires, anticorps antinucléaires.

Rechercher une vascularite nécrosante :
PAN, Wegener et Purpura rhumatoïde.

Reconnaître le tableau de maladie de Behçet :
Sujet jeune, aphtose, originaire du pourtour méditerranéen, hypersensibilité au point de piqûre, antécédents vasculaires, uvéite, grande sensibilité aux AINS.

Reconnaître le tableau de polyarthrite métabolique :
Mise en évidence du cristal d'urate de sodium dans le liquide articulaire ou de pyrophosphate.

Reconnaître la polyarthrite rhumatoïde :

Parfois aiguë au début. Après avoir éliminé les autres étiologies. Latex WR négatif au début de la maladie. Positivité des anti-CCP[9] et recherche du facteur rhumatoïde.

Reconnaître la maladie de Still de l'adulte[10 11] :

La fièvre est élevée. Elle peut prendre différentes formes, mais la plus caractéristique est la fièvre hectique (Irrégulière, imprévisible, avec pics frissonnants).
Hyperleucocytose à polynucléaires neutrophiles, Hyperferritinémie, manifestations extra articulaires (pharyngées, cutanées, hépatiques).

Eliminer certaines étiologies infectieuses rares :

Tuberculose, lèpre.

Savoir évoquer les polyarthrites paranéoplasiques :

Tumeurs solides ou lymphomes.

---

[1] ALPAY-KANıTEZ N, ÇELIK S, BES C. Polyarthritis and its differential diagnosis. *Eur J Rheumatol.* 2019 Oct; 6(4): 167–173.

[2] DHOTE R. Borrélioses de Lyme : aspects thérapeutiques. *Press Med* 1998; ***39***:2043-2049.

[3] SMITH Clinical characteristics and treatment outcome of early lyme disease in patients with microbiologically confirmed erythema migrans *Ann Intern Med* 2002;***136***:421-429.

[4] PERSING DH Systemic symptoms without erythema migrans as the presenting picture of early lyme disease. *Am J Med* 2003;***114***:58-62.

[5] JAULHAC B. La borréliose de Lyme. *Rev Prat* 2004 ;***55*** :471-478.

[6] YOUNG N.S. Mechanisms of disease : Parvovirus B19. *N.Eng.J.Med* 2004 ;***350*** :586-598.

[7] BABAR D; Dysesthésies prolongées révèlant une primo-infection à Parvovirus B19. *Med et Mal Infect* 2005 ;***35*** :91-95.

[8] SIMON F. Chikungunya infection. An emerging rheumatism amaong travellers returned from Indian ocean islands. Report of 47 cases. *Medicine* 2007;***86***:123-138.

[9] BURR ML, VIATTE S, et al. Long-term stability of anti-cyclic citrullinated peptide antibody status in patients with early inflammatory polyarthritis. *Arthritis Res Ther.* 2012; 14(3): R109. Published online 2012 May 9. doi: 10.1186/ar3834

[10] FAUTREL B. Proposal for the new classification criteria for adult-onset still disease *Medicine* 2002;***81***:194-201.

[11] POUCHOT J. Maladie de Still de l'adulte. *Press Med* 2004 ;***33*** :1011-1026.

[1] ROUILLER N, PETIGNAT PA, BALLY F. Arthrite septique. *Rev Med Suisse* 2010; volume 6. 1914-1917

Monoarthite :

Confirmer l'arthrite :

Signes cliniques d'inflammation synoviale : fièvre, douleur, chaleur locale, rougeur, épanchement intra-articulaire, et/ou épaississement synovial.
Signes radiologiques : normaux au début, puis pincement global de l'interligne et érosions osseuses.
Liquide inflammatoire soit plus de 2000 cellules par mm^3.

Eliminer ce qui n'est pas une arthrite :

Inflammation périarticulaire (tendinite ou bursite), érysipèle, algodystrophie.

Evaluer la tolérance clinique :

Défaillance hémodynamique. Signes neurologiques, signes respiratoires.

Rechercher une infection bactérienne par l'examen du liquide articulaire [1] :

Présence de germes à l'examen direct. Cultures du liquide. Cellularité évocatrice : plus de 10 000 éléments par mm^3 de type quasi-exclusif à polynucléaires neutrophiles.

Rechercher systématiquement une porte d'entrée :

Cutanée, dentaire, ORL, urinaire, cathéter, digestive.

Rechercher systématiquement des arguments pour une infection disséminée :

Hémocultures systématiques. Importance de l'hyperleucocytose. Syndrome septicémique.

Rechercher systématiquement une arthrite secondaire à une inoculation septique :

Arthrite après une infiltration ou geste articulaire.

Rechercher systématiquement d'autres localisations septiques :

Endocarditique, cutanée, pulmonaire, méningée.

Evoquer une porte d'entrée génitale pour le gonocoque :

Urétrite, cervicite, examen gynécologique systématique.

Reconnaître le tableau de monoarthrite à Pasteurelles :

Porte d'entrée par morsure de chat ou de lapin. Doigt ou poignet. Très bruyant mais bien toléré.

Savoir évoquer dans certains contextes une monoarthrite fongique ou parasitaire :

Présence de germes dans le liquide articulaire : microfilaires, candida (toxicomane).

Evoquer une arthrite tuberculeuse :

Arthrite subaiguë. Liquide peu cellulaire (7000 à 10000 éléments) lymphocytaire. Biopsie synoviale.

Reconnaître le tableau d'arthrite goutteuse[2] :

Siège de l'atteinte articulaire (métatarso-phalangienne), antécédent d'atteinte identique, existence de tophi, hyperuricémie (inconstante), hypercellularité et présence de cristaux d'urate de sodium dans le liquide articulaire. Sensibilité à la Colchicine.

Reconnaître le tableau de chondrocalcinose :

Terrain féminin, présence de cristaux de pyrophosphate de calcium, liseré de chondrocalcinose sur une articulation et sensibilité à la colchicine.

Reconnaître une arthrite à hydroxyapatite :

Notion d'une calcification en regard de l'articulation. Mise en évidence du cristal d'hydroxyapatite.

Evoquer une monoarthrite réactionnelle :

Rhumatisme post-streptococcique de l'adulte : porte d'entrée ORL, élévation des anticorps antistreptococciques.

Infection à chlamydia : conjonctivite, présence de chlamydia sur un frottis urétral ou cervical. Sérologie. Sensibilité aux AINS. HLA B27. Atteinte axiale associée. Syndrome de Reiter.

Salmonelles et Shigelles : à ne rechercher qu'en cas de signes digestifs; coprocultures.

Au cours de la primosyphilis.

Evoquer une monoarthrite au cours d'une maladie rhumatismale :

Tableau de pelvispondylite : Sacroiliite clinique ou radiologique, rachialgies nocturnes. HLA B27.

Rhumatisme psoriasique : antécédent personnel ou familial.

Rhumatisme palindromique : atteinte vive, brève (48 heures) et récidivante dans différents territoires.
Polyarthrite rhumatoïde qui peut être monoarticulaire[3] à son début. Intérêt de la biopsie synoviale à son début.

Reconnaître le tableau de maladie de Behçet :
Hommes, pourtour méditerranéen, aphtose, phlébites, artérite, uvéite, atteinte cutanée. HLA B5. Bonne sensibilité aux AINS.

Arthrites au cours des entérocolopathies :
Crohn, RCH, Whipple.

Arthrite au cours de la Sarcoïdose :
Chercher les autres atteintes de la sarcoïdose.

Arthrites au cours des vascularites nécrosantes :
PAN, Wegener, Lupus.

Arthrites au cours de la maladie périodique[4] :
Autres manifestations : douleurs abdominales, thoraciques. Début avant l'âge de 20 ans. Antécédents familiaux.

Reconnaître le syndrome de Muckle-Wells :
Surdité de perception bilatérale, urticaire et hypergammaglobulinémie.

---

[1] ROUILLER N, PETIGNAT PA, BALLY F. Arthrite septique. *Rev Med Suisse* 2010; volume 6. 1914-1917
[2] TERKELTAUB RA Gout *N Eng J Med* 2003; ***349***:1647-1656.
[3] SARAZIN J, SCHIOPU E, NAMAS R. Case series: Monoarticular rheumatoid arthritis. *Eur J Rheumatol.* 2017 Dec; 4(4): 264–267.
[4] CATTAN D. Fièvre méditerranéenne familiale *Rev Prat* 2002;***52***:149-&('.

Chutes du sujet âgé [1 2 3 4 5 6 7 8 9 10] :

Apprécier le retentissement de la chute :
Fracture(s), hématome sous-dural, plaies et hématomes, rhabdomyolyse, insuffisance rénale, déshydratation.

Apprécier les conséquences psychologiques de la chute :
Phobie de la chute. Signification de la chute pour le patient (angoisse de mort). Dévalorisation de l'image de soi, perte de confiance.

Suivre à distance les conséquences de la chute :
Perte d'autonomie.

Rechercher la notion d'un malaise ayant précédé la survenue de la chute :
Voir diagnostic d'un malaise.
Insister sur la recherche de la prise de médicaments sédatifs, hypotenseurs, psychotropes[11].

Etudier l'état de la vision :
Examen ophtalmologique.

Chercher un trouble de l'équilibre :
Voir diagnostic d'un vertige.

Rechercher des facteurs liés à l'environnement ayant pu favoriser la chute :
Locaux mal adaptés : lit, sol, éclairage.
Interrogatoire de l'entourage.

Rechercher des contextes favorisants :
Troubles urinaires.

Rechercher une atteinte articulaire des genoux, chevilles, ou une malformation des pieds (hallux valgus, orteils en marteau) :
Examen clinique et radiographies centrées.

Rechercher une atteinte neurogène périphérique :
Examen clinique, abolition d'un réflexe, troubles sensitifs.

Rechercher une pathologie rachidienne :
Signes de compression médullaire, atteinte radiculaire.
Discuter radiographie, scanner, IRM.

Rechercher des arguments pour une hydrocéphalie à pression normale :
Marche ralentie, hésitante, tendance à la rétropulsion, comportement urinatoire : dilatation des ventricules sur le scanner cérébral, test d'épreuve de la ponction lombaire.

Rechercher des troubles de la marche en faveur d'un état lacunaire :
Marche à petits pas, hypertension artérielle, rire et pleurer spasmodiques, troubles neurologiques résolutifs et évolution par étapes. Lacunes au scanner ou IRM.

Rechercher des troubles de la marche en faveur d'un syndrome extrapyramidal :
Maladie de Parkinson, maladie de Steele Richardson.
Syndrome extrapyramidal des neuroleptiques.

Rechercher une amyotrophie par dénutrition :
Impédancemétrie pour évaluer la masse cellulaire active (sarcopénie). Interrogatoire alimentaire.

Rechercher une carence en vitamine D :
La supplémentation réduit le risque de chute[12].

Evoquer une cause psychogène :
Chutes dans le cadre d'un syndrome dépressif. Crises d'angoisse. Phobie de la chute.

---

[1] Prévenir les chutes des sujets âgés. *Prescrire*; 1997: ***17***: 202.
[2] DARGENT-MOLINA. Epidémiologie des chutes et des traumatismes liés aux chutes chez les personnes âgées. *Rev Epidemiol Sante Publ.* 1995; ***43*** : 72-83.
[3] TINETTI ME. A multifactorial intervention to reduce the risk of falling among elderly people living in community. *N Engl J Med* 1994 ; ***331***: 821-827.
[4] JENSEN Fall and injury prevention in older people living in residential care facilities. A cluster randomized trial *Ann Intern Med* 2002;***136***:733-742.
[5] PUISIEUX F. Troubles de la marche et de l'équilibre. Chutes chez le sujét âgé.*Rev Prat* 2002;***52:***1695-1703.
[6] TINETTI M.E. Preventing falls in elderly persons. *N. Eng J. Med.* 2003;***348***:42-50
[7] MOYLAN K. C. Falls in older adults: risk assessment, management and prevention. *Am J Med* 2007;***120***:403-407.

[8] TROMBETTI A. Prévention de la chute : un enjeu de taille dans la stratégie visant à prévenir les fractures chez le sujet âgé. *Rev Med Suisse* 2009 ;***207*** :1318-1325.
[9] DESBAILLET YE. Prise en charge pratique des chutes des personnes âgées. *Rev Med Suisse* 2010; volume 6. 2130-2134
[10] LUSARDI MM, FRITZ S, et al. Determining Risk of Falls in Community Dwelling Older Adults: A Systematic Review and Meta-analysis Using Posttest Probability. *J Geriatr Phys Ther*. 2017 Jan; 40(1): 1–36.
[11] THAPA P.B. Antidepressants and risk of falls among nursing home residents *N Eng J Med* 1998;***339***:875-883.
[12] MICHAEL Primary care-relevant interventions to prevent falling in older adults : a systematic evidence review for the U.S. preventive services . *Ann Intern Med.* 2010;***153***:815-826.

Evaluation gérontologique[1 2 3 4 5] :

Analyser l'environnement social[6] :

Liens sociaux, conditions de logement, mode de vie, revenus, statut vis à vis de l'assurance maladie, possibilité de financement d'une maison de retraite, dossier d'aide sociale, mesures de protection juridique. Téléalarme. Accessibilité des clefs.

Analyser l'environnement médical :

Existence d'un médecin traitant et référent, infirmière libérale, autres libéraux, importance de la médicalisation à domicile.

Analyser l'état d'hygiène :

Avis des soignants et des aidants, état bucco-dentaire, état cutané.

Evaluer l'état nutritionnel[7 8 9 10 11] :

Aspect clinique, photographie de référence, poids de forme, IMC[12], impédancemétrie, hypoalbuminémie, lymphopénie, hypocholestérolémie.
MNA (mini nutritional assessment).
Une méta-analyse [13] apporte des arguments pour instituer une supplémentation orale protéino-énergétique chez les patients âgés dénutris hospitalisés : réduction significative de la morbi-mortalité.
La carence en folates et B12 semble avoir un impact sur les fonctions cognitives[14].

Evaluer les apports calorico-protidiques en oligo-éléments et en vitamines[15]:

Etude des ingesta par une diététicienne.
Exposition solaire[16].
Les personnes âgées en institution ou à risque de carence en vitamine D devraient recevoir 800 à 1000 UI de vitamine D par jour ou 100000 UI tous les 3 mois[17].

Analyser le comportement alimentaire :

Dentition, attitude par rapport aux repas, goûts et dégoûts. Recours au portage de repas à domicile. Envie de confectionner ses repas.

Evaluer les fonctions supérieures[18 19] :

MMSE, Consultation orthophonique ou psychologue.
Voir fiche troubles cognitifs.

Analyser l'état thymique :
Intérêt des outils d'évaluation : "Geriatric depression scale (GDS)[20]. Consultation psychiatrique

Analyser les possibilités de déplacement :
Sort de son domicile, fait ses courses, distances parcourues, escaliers. Fréquence des chutes. Type de marche.
Voir fiche chutes et troubles de la marche.

Analyser les fonctions sensorielles :
Audiométrie.
Consultation ophtalmologique.
Bouchon de cérumen.

Analyser l'appareil sphinctérien :
Incontinence[21 22], dysurie, hypertrophie de la prostate : discuter un traitement par alpha-bloquant (finasteride[23]).

Analyser le transit intestinal :
Constipation, fécalomes, maladie des laxatifs.

Savoir remettre en cause systématiquement les traitements en cours[24 25 26] :
Ne garder que les traitements dont l'utilité paraît certaine.
Mais savoir tenir compte des habitudes des patients[27].

Evaluer la fonction rénale :
Créatininémie, urée sanguine ; clairance de la créatinine selon la formule MDRD pour les plus de 65 ans.

Evaluer la fonction cardiaque :
ECG, Echographie cardiaque. Holter de fréquence.

Rechercher une anomalie radiologique pulmonaire :
Radiographie de poumon de référence.

Rechercher une anergie tuberculinique :
IDR. L'anergie tuberculinique est fréquente chez les patients âgés. Elle augmente le risque de tuberculose soit par contage (vie en institution) ou par reviviscence d'une tuberculose ancienne[28 29].

Analyser le statut vaccinal vis à vis de la grippe, du tétanos et du pneumocoque[30] :
Compléter les vaccins[31 32]. Vaccination antigrippe à chaque automne.
La réponse à la vaccination antipneumococcique semble mauvaise en cas de carence en B12[33]. L'efficacité de la vaccination antipneumococcique n'est pas certaine chez le sujet âgé[34 35].
Dans une étude[36] le vaccin polysaccharidique semble réduire le risque de bactériémie à pneumocoque, sans diminuer le risque de pneumopathie à pneumocoque.

Rechercher une anémie[37] :
NFS. Voir fiche anémie.
Les carences en vitamines B12[38], folates et B6 sont très fréquentes. Elles sont parfois latentes même lorsque le dosage sérique est normal[39].
L'anémie est un facteur indépendant de diminution des performances physiques et cognitives des personnes âgées[40 41].

Rechercher une endocrinopathie :
Hypothyroïdie, hyperparathyroïdie, diabète.

Rechercher une hyponatrémie :
Voir diagnostic d'une hyponatrémie.

Rechercher une déshydratation :
Hypotension, natrémie, urée, créatininémie, hématocrite.

Examen gynécologique :
Palpation des seins, frottis cervico-vaginal, métrorragies éventuelles. Mammographie.

Evaluer l'état osseux :
Antécédent de fractures, tassements vertébraux, radiographies osseuses, discuter ostéodensitométrie osseuse, traitement de l'ostéoporose.

Rechercher une anomalie phosphocalcique[42] :
Hypercalcémie, ostéomalacie.

Mettre au point un projet global de prise en charge :
La prise en charge globale des personnes âgées réduit le risque de réhospitalisation[43 44].

Connaître le pronostic de la maladie d'Alzheimer :

Dans une étude américaine[45] : médiane de survie à 4,2 ans pour les hommes et 5,7 ans pour les femmes. Les facteurs de gravité sont dans cette étude, la sévérité au moment du diagnostic, les chutes, les signes frontaux.

---

[1] LUBITZ J. Health, life expectancy, and health care spending among elderly. *N Eng J Med,* ; 2003;***349*** : 1048-1056.

[2] TUBIAN M. La révolution silencieuse des personnes âgées. *Press Med* 2003 ;***32*** :1462-3.

[3] BERZLANOVITCH AM. Unexpected out-of-hospital deaths in persons aged 85 years or older : an autopsy study of 1886 patients. *Am J Med* 2003;***114***:365-369.

[4] RUBINSTEIN LZ Effectiveness of a geriatric evaluation unit. A randomized clinical trial. *N Eng J Med* 1984;***311***:1664-1670.

[5] LOCATELLI I, MONOD S, et al. A prospective study assessing agreement and reliability of a geriatric evaluation. *BMC Geriatr*. 2017; 17: 153.

[6]COHEN HJ A controled trial of inpatient and outpatient geriatric evaluation and management. *N Eng J Med* 2002;***346***:905-913.

[7]Nutritionnal issues in nursing home care. *Ann Intern Med* ;23:50-860.

[8] Corrélations entre l'évaluation du statut nutritionnel (MNA) et l'association albumine plasmatique et marqueurs anthropomètriques; *La lettre mensuelle de l'année gérontologique*. 1996; N°69;

[9] STEEN B. Aspects on nutrition of the elderly at home. A review. *Age et nutrition* 1998; 9:14-20.

[10] BELMIN J. Dénutrition du sujet âgé *Press Med* 2000;***29***:2169-2192.

[11] LAUQUE S. Conseils pratiques pour l'alimentation des personnes présentant une démence de type Alzheimer. *La revue du généraliste et de la gérontologie*. 2001;***73***:111.

[12] IMC=Poids/(Taille)^2.

[13] MILNE. Protein and energy supplementation in older people. *Ann Intern Med*; 2006;***144***:37-49.

[14] KADO Homocyxteine versus the vitamins folate, B6, and B12 as predictors of cognitive function and decline in older high-functioning adults: McArthur studies of successful aging. *Am J Med* 2005;***118***:161:185.

[15]LESHO EP, HYDER A.. Prevalence of subtle cobalamin deficiency. *Arch Intern Med*. 1999 Feb 22;***159***(4):407

[16] UTIGER RD The need more vitamine D. *N Engl J Med*. 1998, *338*, 828-830.

[17] THOMAS MK. Hypovitaminose D in Medical inpatients. *N. Eng J Med*. 1998; *338*:12 777-783.

[18] US Preventive services task force. Screening for dementia : recommendation and rationale. *Ann Med Intern* 2003 ;***138*** :925-938.

[19] EEFSTING. JA , BOERSMA. F Current methods of the US Preventive Services Task Force: a review of the process. Am J Prev Med. 2001. 20. 21. 35,

[20]Le Geriatric depression scale. *La lettre mensuelle de gérontologie*. 1995;***52***.

[21]RESNICK NM.Urinary incontinence.. *Lancet*. 1995;346:94-100.

[22] CHARTIER-KASTLER E. Continence urinaire et miction. *Rev Prat* 2002;***52***:43-48.

[23] WASSON J.H. Finasteride to prevent morbidity from benign prostatic hyperplasia. *N. Eng J Med.* 1998;*338*:612-613.
[24]Drug therapy. *Lancet.* 1995;*346*: 32-35.
[25] MARIK A case series of hospitalized patients with elevated digoxin. *Am J. Med.* 1998; **105**:110-116.
[26] BELMIN J. Dossier : médicaments et sujets âgés. *Press Med* 1999;***32***:1779-1794.
[27] REACH G. Application de la théorie causale de l'action à l'analyse de la non-observance thérapeutique. *Press Med* 2000;***29***:1939.
[28] CHAMPETIER DE RIBES D. Tuberculose du sujet âgé: aspects épidémiologiques, diagnostic et thérapeutiques. *La revue du généraliste et de la gérontologie*; 1998;***45***:13-18.
[29] KALTENBACH G. Effets de l'âge sur la présentation et le pronostic de la tuberculose en médecine interne *Press Med* 2001;***30***:1446.
[30] NUORTI JP. An outbreak of multidrug-resistant pneumococcal pneumonia and bacteremia among unvaccinated nursing home residents. *N Engl J Med.* 1998; ***338:*** 1861-1869.
[31] COMBE B. Vaccination anti-penumococcique chez les personnes âgées. *Press Méd.* 1998; *27*: 481-484.
[32] NICHOL K.L. Influenza vaccination and reduction in hospitalizations for cardiac disease and stroke among elderly. *N. Eng J Med* 2003;***348***:1322-1333.
[33]Impaired antibody responses to pneumococcal polysaccharide in elderly patients with low serum vitamin B12 levels. *Ann Intern Med* 1996;***124***: 299-305.
[34] ORTQVIST A. Randomised trial of 23-valent pneumococcal capsular polysaccharide vaccine in prevention of pneumonia in middle-aged ang elderly people. *Lancet.* 1998; ***351***:399.
[35] AMAZIAN K. Etude coût efficacité de la vaccination pneumococcique chez les personnes âgées en France. *Med Mal Inf* 2002; ***32***:405-418.
[36] JACKSON L.A. Effectiveness of pneumococcal polysaccharide vaccine in older adults. *N. Eng J Med 2003;**348**:1747-1755.*
[37] BEGHE C. Prevalence and outcome of anemia in geriatrics : a ystematic review of the literature. *Am J Med* 2004 ;***116***, Supp :1 :10.
[38] MASALHA R. Symptomatic dietary vitamine B12 deficiency in non vegetarian population. *Am J Med* 2002;***112***:413-416.
[39]Effects of vitamin B12, folate, and vitamin B6 supplements in elderly people with normal serum vitamin concentrations. *Lancet.* 1995;***346***::85-89.
[40] BRENDA W. Anemia and decline in physical performance among older persons. *Am J Med* 2003;***115***:104-110.
[41] DENNY Anemia in the elderly. *Am J Med* 2006 ;***119*** :327-335.
[42]Serum Vitamine D concentrations among elderly people in Europe. *Lancet* 1995;***346***: 207-211.
[43] FORSTER. The incidence and severity of adverse events affecting patients afeter discharge from the hospital. *Ann Inter Med* 2003 ;***138*** :161-168.
[44] NAYLOR MD Comprehensive discharge planning and home follow-up of hospitalized elders. A randomized clinical trial. *JAMA* 1999 ;***281***:613-620.
[45] LARSON. Survival after initial diagnosis of Alzheimer disease. *Ann Intern Med* 2004;***140***:501-510.

Troubles de la marche[1] :

Rechercher un déficit neurologique unilatéral :

Déficit moteur ou sensitif du membre supérieur et du membre inférieur homolatéral traduisant une atteinte centrale à préciser par une IRM cérébrale.

Rechercher un déficit moteur des deux membres inférieurs :

Déficit moteur de type pyramidal, et/ou troubles sensitifs avec niveau lésionnel doivent faire rechercher une compression médullaire. Déficit moteur de type périphérique doit faire rechercher une neuropathie périphérique ou une polyradiculonévrite.

Rechercher un retard à l'initiation de la marche :

Piétinement au démarrage, associé à une perte du ballant des bras et à une dystonie en flexion, évoquent une maladie de Parkinson.

Rechercher un trouble de la statique :

Tendance à la rétropulsion, adhérence au sol, signes frontaux en faveur d'une hydrocéphalie à pression normale.
Elargissement du polygone de sustentation, grande instabilité au demi tour, en faveur d'un syndrome cérébelleux.
HTA, antécédents neurologiques résolutifs évoquent un état pseudobulbaire.
Trouble de l'équilibre : voir diagnostic d'un vertige.

Savoir rattacher une ataxie inexpliquée à une maladie cœliaque :

Nouvelle entité dénommée "gluten ataxia"[2, 3, 4].
Souvent elle n'est pas associée à des troubles digestifs.

Penser à une cause vasculaire :

Cas rares de fistules artérioveineuses durales révélées par une paraplégie progressive[5].

Eliminer une cause mécanique de trouble de la marche :

Examen des hanches, genoux, des pieds.

Rechercher une séquelle neurologique :

Sciatique paralysante, hémiplégie.

Rechercher une cause favorisante :

Troubles de la vue, de l'audition, dénutrition.

Evoquer une névrose phobique :

Rechercher des antécédents de chutes "traumatisantes".
Interpréter la signification des chutes pour le patient.

---

[1] DEFEBVRE L. Troubles de la marche et de l'équilibre. *Rev Prat* 2003 ;***53*** :565-571.
[2] HADJIVASSILIOU M. Clinical, radiological, neurophysiological, and neuropathological characteristic of gluten ataxia. *Lancet* 1998; ***352***: 1582-1586.
[3] MASSON C. L'ataxie liée au gluten. *Presse Med* 2003 ;***32*** :243-244.
[4] SANDER H W Cerebellar ataxia and coeliac disease. *Lancet* 2003 ;***362*** :1548-1549.
[5] VAN DER MEULEN MFG A man with progressive weakness in his legs. *Lancet* 1999;***354***:830.

Insuffisance rénale [1] :

Savoir évaluer le débit de filtration glomérulaire (DFG) :

Par la mesure de la clairance de la créatinine sur 24 h : difficulté du recueil des urines sur 24h, surestimation du DFG en rapport avec une sécrétion tubulaire et extrarénale de la créatinine.

Par la formule de Cockcroft et Gault : DFG (ml/mn) = 1,23 (homme) ou 1,04 (femme) x poids (kg) x (140 - âge) /créatininémie (µM). Peut être faussée chez personne très maigres ou très grosses.

Par la formule MDRD si âge > 65ans :

DFG normalisé (ml/mn/1.73m2) = 175 x (créatininémie (µM) x 0.0113)-1,154 x (âge) -0,203 x 0,742 pour les femmes.*1,212 si peau noire.

Utiliser la cystatine C pour mesurer le DFG en cas de doute sur la réalité d'une insuffisance rénale[2].

Connaître les stades :

Légère : si DFG entre 60 et 89 µmol/l.

Modérée : si DFG entre 30 et 59.

Sévère : si DFG entre 15 et 29.

Terminale : si DFG inférieur à 15.

Retracer l'histoire de l'insuffisance rénale :

Retrouver des chiffres de créatininémie antérieurs. Evolution de la créatininémie depuis la découverte de l'insuffisance rénale. Evaluer la rapidité d'évolution.

A défaut de chiffres de référence, chercher à évaluer indirectement l'ancienneté de l'insuffisance rénale :

Existence d'une anémie, reins de petite taille, troubles du métabolisme phosphocalcique.

Eliminer un facteur obstructif s'il y a un doute sur l'évolutivité récente de l'insuffisance rénale :

Touchers pelviens à la recherche d'un obstacle prostatique, d'une carcinose pelvienne.

Echographie rénale à la recherche d'une dilatation pyélocalicielle.

Eliminer un facteur "fonctionnel" ou pré-rénal aggravant l'insuffisance rénale :

Elévation de l'urée "plus importante" que celle de la créatininémie.

Signes de déshydratation extracellulaire, prise de diurétiques. Discuter systématiquement une réhydratation hydrosodée après avoir éliminé un facteur obstructif.

Evaluer la diurèse :

L'existence d'une anurie ou d'une oligo-anurie nécessite des mesures de réanimation spécifiques.

Rechercher des signes de surcharge :

Augmentation de la pression artérielle. Signes d'OAP. Hyponatrémie. Ces signes doivent faire discuter des mesures de réanimation spécifiques : relance de la diurèse, hémofiltration.

Rechercher une hyperkaliémie :

Nécessite des mesures spécifiques : arrêt de l'apport de potassium et chélateur du potassium.

Eliminer un facteur iatrogénique :

Prise de médicaments néphrotoxiques : aminosides, AINS, analgésiques[3] [4], méthicilline, produits de contraste.

Connaître le tableau d'insuffisance rénale aigue par lyse tumorale[5] :

Surtout dans les syndromes lymphoprolifératifs. Due à une lyse tumorale massive avec relargage de grandes quantités de potassium, de phosphates et d'acide urique. L'insuffisance rénale aigüe est due à des dépôts d'acide urique et de cristaux de calcium-phosphate dans les tubules.
A prévenir par une hydratation correcte, allopurinol, alcalinisation. Intérêt du rasburicase = urate oxydase (Fasturtec®) pour contrôler l'hyperuricémie et du sévélamer (Rénagel®) chélateur du phosphore.

Rechercher des arguments pour une néphropathie tubulaire et interstitielle aiguë (nécrose tubulaire[6]) :

Insuffisance rénale aiguë[7] anurique ou oligo-anurique survenant au décours d'un état de choc hypovolémique, hémorragique, cardiogénique ou infectieux[8].
Fièvre de Hantaan : néphropathie épidémique à hantavirus après contact avec les rongeurs[9].

Reconnaître le tableau de syndrome néphritique :

Augmentation de la pression artérielle, œdèmes, douleurs lombaires bilatérales, hématurie, protéinurie. Les causes sont infectieuses (néphropathie post streptococcique) et médicamenteuses.

Reconnaître le syndrome néphrotique[10] :

Protéinurie supérieure à 3 g par jour, hypoalbuminémie. Syndrome œdémateux.

Rechercher des arguments pour une atteinte glomérulaire[11] [12 13] :

Hypertension artérielle, hématurie, protéinurie.

Rechercher des arguments pour une atteinte interstitielle :

Leucocyturie, protéinurie peu importante. Infections urinaires récidivantes. Prise d'antalgiques au long cours[14]. Diminution de la distance cortico-papillaire à l'échographie rénale.

Savoir évoquer une sténose bilatérale des artères rénales :

Aggravation brutale d'une insuffisance rénale chez un hypertendu. Terrain vasculaire.
Rôle déclenchant lors de l'introduction d'un inhibiteur de l'enzyme de conversion.

Rechercher les autres causes de néphropathie vasculaire :

Syndrome hémolytique et urémique et le purpura thrombotique thrombocytopénique (PTT) ou maladie de Moschcowitz sont des formes graves de microangiopathie thrombotique caractérisée par : une anémie hémolytique par microangiopathie, une thrombopénie périphérique, des signes neurologiques centraux, une fièvre et éventuellement une atteinte rénale. Il existe des formes familiales et des formes sporadiques, primitives ou secondaires.
Sa physiopathologie est en rapport avec un déficit enzymatique sévère en activité ADAMTS13. Il existe des formes familiales (déficit constitutionnel) et des formes sporadiques aigues auto-immunes. Pour les formes sporadiques de nombreuses situations physiologiques ou pathologiques sont retrouvées : grossesse, néoplasies, connectivites (LED), infections, maladies iatrogènes.
Embolies rénales de cristaux de cholestérol : homme de 50 ans, athéromateux, signes cutanés (orteils pourpres, livedo), syndrome inflammatoire, hyperéosinophilie, facteur déclenchant (cathéter rétrograde, clampage de l'aorte, anticoagulation).
Rôle du syndrome métabolique[15] : HTA, HDL bas, hypertriglycéridémie et obésité abdominale.

Reconnaître la polykystose rénale[17] :

Peut être sporadique, mais le plus souvent familiale. La forme autosomique dominante touche 1/800 naissances. Souvent

hématurie et HTA, infections récidivantes, lithiase rénale, douleurs lombaires. Parfois associés kystes hépatiques, intestinaux et pancréatiques. Plus grande fréquence des anévrysmes de l'aorte, cérébraux et des valvulopathies.
La forme autosomique récessive touche 1/20 000 naissances. Atteinte pulmonaire parfois létale.
Forme kystique médullaire, néphropathie avec perte de sel et polyurie.

Savoir évoquer des contextes particuliers :

Insuffisance rénale chez le diabétique[18].
Insuffisance rénale et infection VIH.
Insuffisance rénale et myélome.

Connaître le tableau de néphropathie granulomateuse[19] :

Soit dans le contexte d'une maladie granulomateuse connue (sarcoïdose, infection à mycoplasmes, Wegener), soit de découverte fortuite sur une biopsie rénale.
Anomalies du sédiment inconstantes.
Etiologies : sarcoïdose (50% des cas), médicaments (17,5%), tuberculose (7%), Wegener (5%), lèpre, mycobactéries, Crohn (2,5%), inconnue (12,5%).

Rechercher un retentissement sur l'équilibre acido-basique :

CO_2 total bas. Participe à l'ostéodystrophie rénale.
Bicarbonate de sodium (gel ou eau de vichy).

Rechercher un retentissement hématologique :

Anémie généralement bien tolérée. Place de l'érythropoïétine20 : pour obtenir un hématocrite entre 30 et 36 % et une hémoglobine entre 10 et 12 g/l. L'érythropoïétine aggrave une HTA. Administration par voie sous cutanée de façon hebdomadaire et administration concomitante de fer.
Objectif : entre 11 et 12 g/l. Coefficient de saturation supérieur à 20% et ferritinémie supérieure à 100 ng/ml. Si ces facteurs de résistance ne sont pas à ces valeurs, instituer un traitement par Tardyféron B9® voire perfusion IV de Ferinject® si voie orale mal tolérée.
Eliminer une carence martiale : interrogatoire, hémocult.
Rechercher une carence en folates et B12.
Plusieurs études montrent qu'un objectif entre 9,5 et 11,5 g/L est préférable. Pour des valeurs plus élevée le risque cardiovasculaire augmente21.

Rechercher un retentissement phosphocalcique [24] :

Hypocalcémie, hyperphosphorémie. Evaluation initiale : calcémie, phosphorémie, PTH, 25(OH) et 1-25(OH)-D3.

Objectifs : calcémie entre 2,1 et 2,5 mM, et phosphorémie inférieure à 1,5 mM pour les stades 3-4 et inférieure à 1,8 mM pour le stade 5.
PTH cible en pg/ml : stade 3 entre 35 et 70, stade 4 entre 70 et 110, stade 5 entre 150 et 300.
Moyens : Dérivé actif de la vitamine D, chélateur du phosphore (sevelamer), diminution des apports alimentaires en phosphore.

Savoir envisager la préparation à l'épuration extrarénale :

Inscription dans un centre de dialyse. Préservation du capital veineux. Mise en place d'une fistule artério-veineuse. Vaccination vis à vis de l'hépatite B, dès le stade 3, une dose de vaccin.
Systématique au stade 5 si DFG inférieur à 5ml/mn et M2 ou urée supérieure à 50 mM. En urgence si hyperkaliémie, OAP, péricardite.
Abord vasculaire prêt 2 mois avant.

Aspects thérapeutiques[25] :

Place des IEC pour prévenir l'évolution vers IR terminale, d'autant plus qu'il existe une protéinurie[26]. Néphropathie à IgA[27].
Probablement même efficacité des inhibiteurs de l'angiotensine. Prudence avec anticalcique de type dihydropyridines (amlodipine). Préférer des anticalciques de type non-dihydropyridinique (diltiazem ou vérapamil).
Penser à instituer une statine avec un objectif de LDL inférieur à 2,6 mM, soit 100 mg/dl.
Intérêt de faibles doses d'aspirine sur la fonction rénale des sujets âgés[28].
Place des statines[29] [30] : Etudes en cours, en attendant elles gardent les indications pour le cardiovasculaire et l'effet hypolipémiant, il faut attendre pour savoir si elles ralentissent la progression vers l'IR terminale. Intérêt indiscutable si insuffisance coronarienne associée[31].

---

[1] LEVEY National kidneyfoundation practice guidelines for chronic kidney disease. Evaluation, classification, and stratification. *Ann Intern Med* 2003 ;***139*** :137-148.
[2] Shardlow A, McIntyre NJ, et al. The clinical utility and cost impact of cystatin C measurement in the diagnosis and management of chronic kidney disease: A primary care cohort study. *PLoS Med.* 2017 Oct; 14(10): e1002400.
[3] BROE M.E. Analgesis nephropathy. *N Engl J. Med.* 1998;***338***: 446-453.
[4] THOMAS V Risk of Kidney Failure Associated with the Use of Acetaminophen, Aspirin, and Nonsteroidal Antiinflammatory Drugs *New Eng J Med.* 1994 ; Number 25, Volume ***331***:1675-1679,
[5] DAVIDSON M.B. Pathophysiology, clinical consequences and treatment of tumor lysis syndrome. *Am J Med* 2004;***116***:546-554.
[6] SCHRIER Diagnosis and treatment of acute tubular necrosis *Ann Intern Med* 2002;***137***:744-753.
[7] LAMEIRE N. Acute renal failure. *Lancet* 2005 ;***365*** :417-430.
[8] SHRIER RW Mechanisms of disease : acute renal failure and sepis. *N Eng J Med* 2004 ;***351*** :182.

[9] L. FONTANA-BONARD Premier cas de néphropathie épidémique endémique en Suisse. Rev Méd Suisse 2008 ;***4*** :1572.

[10] ORTH SR. Medical Progress : the nephrotic syndrome. *N Engl J. Med.* 1998;***338***: 1202-1212.

[11] HRICIK DE. Medical Progress : glomerulonephritis. *N Engl J. Med.* 1998;***339***.:888-900.

[12] COUSER WG Glomerulonephritis. *Lancet* 1999;***353***:1509-1516.

[13] GRUNFELD JP Maladies glomérulaires, comprendre, dépister, traiter. *Rev Prat* 2003 ;***18*** :1991-2033.

[14] FILLASTRE JP. Néphropathies interstitielles d'origine médicamenteuses. *Press Med* 1997; ***26***:477-485.

[15] CHEN The metabolic syndrome and chronic kidney disease. *Ann Med Intern* 2004 ;***140*** :167-175.

[17] WILSON P.D. Mechanism of disease : polycystic kidney disease. *N.Eng.J.Med* 2004 ;***350*** :151-165.

[18] REMUZZI G. Nephropathy in patients with type 2 diabetes *N. Eng J Med* 2002;***346***:1145-1152.

[19] JAVAUD N. Renal granulomatoses. A retrospective study of 40 cases and review of the literature. *Medicine* 2007;***86***:170-180.

[20] DERAY G. Quel hématocrite chez le patient insuffisant rénal chronique. *Press Med.* 1999; ***5***: 234-235.

[21] PALMER S. Meta-analysis : erythropoesis-stimulating agents in patients with chronic kidney disease. *Ann Intern Med* 2010;***153***:23-33.

[24] PRUNA A. Physiopathologie de l'hyperparathyroidie de l'insuffisance rénale. *Press Med.* 1998; ***26***: 1337.

[25] LEVEY AS Nondiabetic kidney disease *N Eng J Med* 2002;***347:***1505-1512.

[26] RITZ E. Albuminuria and vascular damage-the vicious twins. *N Eng J Med* 2003;***349:*** 2349-2352.

[27] HARPER L. Treatment of IgA nephropathy. *Lancet* 1999; ***353***:860-862.

[28] SEGAL. R. Early and late effects of low-dose asprine on renal function in elderly patients.*Am J Med* 2003;***115***:462-472.

[29] MASSY Z. Intérêt des statines en néphrologie. *Press Med* 2004 ;***33*** :1207-1213.

[30] WANNER C, KRANE V, MÄRZ W, ET AL; ETUDE 4 D : German Diabetes and Dialysis Study Investigators. Atorvastatin in patients with type 2 diabetes mellitus undergoing hemodialysis. *N Engl J Med* 2005;***21***;353:238-48.

[31] TONELLI M. Pravastatin for secondary prevention of cardiovascular events in persons with mild chronic renal insufficiency. *Ann Intern Med* 2003;***138***:98-104.

Glomérulonéphrites [1 2 3 4] :

Reconnaître le tableau de glomérulonéphrite :

Syndrome néphritique aigu : hématurie, protéinurie, insuffisance rénale, HTA. Rétention hydrosodée.

Définition histologique :

Inflammation glomérulaire et prolifération cellulaire.

Connaître les données épidémiologiques :

Troisième cause d'insuffisance rénale terminale.

Connaître les examens biologiques nécessaires pour orienter le diagnostic étiologique :

Anticorps antistreptococciques. Complément : CH50, C3 et C4. ANCA, anti-MPO, anti-PR3. Sérologie hépatite C. Anti GBM (antimembrane basale glomérulaire). Cryoglobulinémie.

Reconnaître le tableau de glomérulonéphrite post-streptococcique[5] :

14 à 21 jours après une infection à streptocoque hémolytique du groupe A. Baisse nette du CH50 et du C3, avec un C4 normal. Présence d'anticorps antistreptococciques. Parfois petite cryoglobulinémie. Biopsie rénale en microscopie optique : glomérulonéphrite proliférative diffuse, parfois croissants, dépôts de C3 mésangiaux et le long des capillaires, et IgG en moindre quantité. Microscopie électronique : dépôts mésangiaux et "humps" à la surface externe des capillaires. Traitement symptomatique, si atteinte sévère parfois corticothérapie.

Connaître les glomérulonéphrites au cours d'autres maladies infectieuses :

Endocardites. Septicémies. VIH[6], hépatite C.
Infections à Hantavirus[7 8].
Syphilis secondaire[9] (GEM).

Reconnaître le tableau de néphropathie à IgA (maladie de Berger) :

Antécédent identique lors d'épisodes ORL. Complément normal.
Si biopsie rénale : glomérulonéphrite proliférative localisée prédominant dans le mésangium, dépôts d'IgA, C3 et C5b-9 à prédominance mésangiale.

Se voit parfois au cours de : néphropathie lupique, cirrhose du foie, maladie cœliaque, néphropathie de l'infection VIH.
Pronostic variable.

Reconnaître le tableau de glomérulonéphrite rapidement progressive [10] :

Evolution rapide vers l'insuffisance rénale, présence de croissants sur plus de 50% des glomérules. Peut venir compliquer une glomérulonéphrite post-streptococcique, une néphropathie à IgA, ou une glomérulonéphrite membrano-proliférative, mais dans ce cas on retrouve soit des anti-GBM soit des ANCA. On considère qu'il s'agit d'une forme localisée de polyangéite microscopique. C'est une urgence thérapeutique.

Reconnaître la glomérulonéphrite à anti GBM[11] [12] (syndrome de Goodpasture) :

L'atteinte pulmonaire est plus fréquente chez les fumeurs et en cas d'exposition aux hydrocarbures. Dépôts linéaires d'IgG sur la membrane basale glomérulaire. Complément normal. Dans 20% des cas présence d'ANCA.

Reconnaître les vascularites nécrosantes[13] :

Pas de dépôts d'immunoglobulines à l'examen histologique et présence d'anticorps anticytoplasme des polynucléaires : maladie de Wegener, polyangéite microscopique, maladie de Churg-Strauss, et glomérulonéphrites rapidement progressives idiopathiques (formes localisées de polyangéites microscopiques).
Syndrome de Goodpasture : dépôts d'anticorps antimembrane basale glomérulaire.
Purpura rhumatoïde : dépôts d'IgA glomérulaires et vasculaires. Cryoglobulinémie : dépôts de cryoglobulines ou d'immuns complexes. Exceptionnelle dans la maladie de Horton et de Takayasu. Dans la PAN plutôt ischémie glomérulaire que glomérulonéphrite. A distinguer de la polyangéite microscopique.

Reconnaître les glomérulonéphrites membrano-prolifératives :

Souvent syndrome néphrotique. Type II MPGN : ou maladie des dépôts denses, baisse du complément CH50 et C3, présence d'anti C3 convertase.
Rare et de moins en moins fréquent.
Type I MPGN : dépôts mésangiaux et subendothéliaux. Se voit au cours de l'endocardite et les shunts infectés. Associée souvent à une infection chronique par le virus C après 10 à 15 ans d'infection. Complément bas, cryoglobulinémie et facteurs rhumatoïdes sont souvent présents. Se voit au

cours de diverses maladies autoimmunes : Sjögren, polyarthrite rhumatoïde, déficit en C2. Se voit au cours des cryoglobulinémies de type I : Waldenström, myélome, POEMS. Se voit associée à une microangiopathie thrombotique.

Connaître les causes des microangiopathies thrombotiques[14] :

Syndrome hémolytique et urémique. Rejet de greffe. Certaines chimiothérapies : cisplatine, mitomycine, bléomycine. Sclérodermie systémique. Cancers. VIH. Syndrome des antiphospholipides.

---

[1] COUSER MG. Glomerulonephritis *Lancet* 1999;***353***:1509-1516.

[2] HRICIK DE. Glomerulonephritis *N Eng J Med* 1998;***24***:888-897.

[3] CHADBAN S.J Glomerulonephritis. *Lancet* 2005 ;***365*** :1597-1807.

[4] BOURQUIN V, PONTE B, et al. Les glomérulonéphrites primitives en bref. *Rev Med Suisse* 2013 ; 9 : 764-9

[5] NASR H. Acute post infectious glomerulonephritis in the modern era. *Medicine*. 2008,***87*** :21-33.

[6] KIMMEL Pathogenesis and treatment of HIV-associated renal diseases : lessons from clinical and animal studies, molecular pathologic correlations, and genetic investigations. *Ann Intern Med* 2003 ;***139*** :214-227.

[7] STARDY C. Infections à Hantavirus. *Press Med* 2005 ;***34*** :391-399.

[8] MAILLES A. Recrudescence des infections à Hantavirus, France 2003. *Med et Mal Infect* 2005 ;***35*** :68-73.

[9] KOENIG M. Eruption et syndrome néphrotique. *Press Med* 2005 ;***34*** :657.

[10] JARROT PA, CHICHE L, et al. Systemic Lupus Erythematosus and Antineutrophil Cytoplasmic Antibody-Associated Vasculitis Overlap Syndrome in Patients With Biopsy-Proven Glomerulonephritis. Medicine (Baltimore) 2016 May; 95(22): e3748.

[11] HUDSON B.G. Mechanism of disease : Alport's syndrome, goodpasture's syndrome, and type IV collagen. *N Eng J Med* 2003;***340***:2543-2557.

[12] CORDIER JF et al. Alveolar hemorrhage anti-basment membrane antibody disease. A series of 28 cases. *Medicine* ; 2007 ;***86*** :181.

[13] ESNAULT V.L.M Atteintes rénales au cours des vascularites *Press Med* 2001;***30***:1119.

[14] RENNKE HG A 54-years-old woman with acute renal failure and thrombocytopenia *N Eng J Med* 1999;***340***:1900-1910.

Anémie :

Apprécier la tolérance et discuter une transfusion de culots globulaires :

Signes d'insuffisance coronarienne, troubles de la vigilance (par hypoxie cérébrale), signes d'insuffisance cardiaque.

Anémie du sujet âgé :

L'existence d'une anémie chez le sujet âgé retentit sur la qualité de vie et justifie une investigation étiologique comme chez le sujet jeune[1].

Eliminer une hémolyse[2] si la réticulocytose est élevée :

Réticulocytose augmentée (> 150 000) et stigmates d'hémolyse (haptoglobine basse, LDH augmentée, bilirubine parfois augmentée, Coombs direct positif dans 95% des cas).
Rechercher les prises médicamenteuses3 pouvant être responsables d'une hémolyse, rechercher une maladie auto-immune, une hémopathie lymphoïde, un cancer.
Anémie hémolytique auto-immune dans le cadre d'un déficit commun variable4.

Reconnaître le syndrome hémolytique et urémique (SHU)[7 8] :

Le syndrome hémolytique et urémique typique se manifeste aux âges extrêmes de la vie, surtout chez le jeune enfant. Le SHU constitue une complication grave d'un épisode de diarrhée souvent sanglante, après une intoxication alimentaire, pouvant évoluer dans 10% des cas vers une anémie hémolytique, une thrombopénie et une insuffisance rénale aiguë, qui constituent les principales caractéristiques du SHU. L'infection à E. coli producteurs de shigatoxines est confirmée par le Centre national de référence (CNR) des E. coli et Shigella et au laboratoire associé au CNR : par mise en évidence d'anticorps sériques dirigés vers le lipopolysaccharide des huit sérogroupes de STEC les plus fréquemment rencontrés (O157, O103, O26, O145, O91, O111 et O128, O55) ; par isolement de souches de STEC ou détection par PCR de gènes codant pour les shigatoxines dans les selles.
Le SHU atypique est associé à une dysrégulation de la voie alterne du complément, et n'est pas induit par une infection.

Reconnaître le syndrome de Moschcowitz [9] :

Le purpura thrombotique thrombocytopénique (PTT) ou maladie de Moschcowitz est une forme grave de microangiopathie thrombotique caractérisée par une anémie hémolytique par

microangiopathie, une thrombopénie périphérique profonde (<30 G/l), des signes neurologiques centraux, une fièvre et éventuellement une atteinte rénale, en rapport avec un déficit enzymatique sévère en activité ADAMTS13. Il existe des formes familiales et des formes sporadiques, aigues auto-immunes.
Pour les formes sporadiques de nombreuses situations physiologiques ou pathologiques sont retrouvées : grossesse, néoplasies, connectivites, infections, maladies iatrogènes.

Eliminer une hémorragie aiguë :

Réticulocytose augmentée, déglobulisation rapide et récente, hémorragie digestive (toucher rectal systématique) ou autre perte sanguine (hématome, anémie post-chirurgicale).

Savoir rattacher l'anémie à une maladie déjà connue :

Insuffisance rénale, anémie réfractaire connue, leucémie connue.

Rechercher un contexte qui explique "suffisamment" l'anémie (souvent causes multiples : chimiothérapie, médicaments aplasiants), et qui justifie l'arrêt des investigations :

Oncologie, VIH.

En cas d'atteinte des autres lignées, rechercher un hypersplénisme ou une atteinte centrale :

Splénomégalie par l'examen clinique et l'échographie.
Myélogramme.

Rechercher une carence d'un ou plusieurs facteurs nécessaires à l'hématopoïèse :

Ferritinémie, coefficient de saturation de la transferrine (carence fonctionnelle en fer). Vitamine B12[10], folates sanguins et érythrocytaires[11].
Une ferritinémie < 30 mg/l signe une carence martiale (d'apport, malabsorption, demande accrue (croissance, grossesse), spoliation). Une ferritinémie > 100 mg/l n'est pas en faveur d'une carence martiale.
Intérêt du dosage de l'homocystéïnémie pour dépister des carences en B12 ou folates chez le sujet âgé.
En cas de suspicion de maladie de Biermer : la recherche d'anticorps anti-facteur intrinsèque est retrouvée dans 50 % des cas et sont très spécifiques. Les anticorps anti-estomac sont retrouvés dans 75 % des cas de maladie de Biermer mais dont leur spécificité est moins bonne. Le dosage de la gastrine est toujours augmenté en cas d'achlorhydrie.

Rechercher une cause hormonale :

Rechercher une pathologie thyroïdienne ou une insuffisance rénale.

Si ferritinémie normale ou augmentée, rechercher un syndrome inflammatoire :

L'hepcidine est responsable du maintien de l'homéostasie du fer dans l'organisme, en modulant l'absorption intestinale du fer et son recyclage macrophagique. Ce contrôle des flux de fer assure une disponibilité du métal suffisante pour les diverses activités auxquelles il participe (érythropoïèse, hémoprotéines, enzymes), tout en permettant d'en limiter l'accumulation toxique dans les tissus. La synthèse de l'hepcidine répond à divers stimuli : l'inflammation et le fer l'augmentent, la demande érythropoïétique, l'anémie et l'hypoxie la répriment. Cette régulation est néanmoins plus complexe dans des situations pathologiques particulières, telles que les anémies hémolytiques, les cancers ou encore l'inflammation chronique. Le dosage de l'hepcidine, en complément des tests diagnostiques actuellement disponibles et réalisés, semble être particulièrement prometteur pour le diagnostic et le suivi de l'anémie dont souffrent ces patients.

Si anémie chronique inexpliquée (non carentielle, fonction rénale normale, fonction thyroïdienne normale), rechercher une myélodysplasie[12 13 14 15] :

Faire un myélogramme (pourcentage de blastes, dysmyélopoïèse et coloration de perls) et caryotype médullaire ± FISH médullaire. Dosage de l'EPO : en fonction de la profondeur de l'anémie, du retentissement, de la rapidité de la déglobulisation.

Maladies rares :

Hémoglobinurie nocturne paroxystique[16 17] : Test de Ham Dacie remplacé par l'analyse moléculaire. A éliminer devant une aplasie médullaire ou une myélodysplasie : 20% des patients présentant une myélodysplasie auraient une hémoglobinurie nocturne paroxystique. Rechercher un déficit en GPI-anchored protéine[18] : mise en évidence par cytométrie de flux. Cause à évoquer en particulier en cas de thromboses inexpliquées (Budd Chiari, AVC). Traitement par éculizumab19.
Devant une anémie aigüe inexpliquée avec signes respiratoires penser à une hémorragie intra-alvéolaire20 .

---

[1] THEIN M. Diminished quality of life and physical function in community-dwelling elderly with anemie. *Medicine* 2009;***88***:107-115.
[2] MICHEL M. Caractéristiques des anémies hémolytiques à anticorps « chauds » et du syndrome d'Evans de l'adulte. *Press Med* 2008 ;***37*** :1299-1309.

[3] HOMBERG JC. Anémies hémolytiques auto-immunes dues à des médicaments. *Press Med.* 1999; ***13***: 703-709.
[4] SEVE P. Autoimmune haemolytic anemia and common variable immunodeficiency : a case-control study of 18 patients. *Medicine* 2008;87:177.
[7] SALVADORI M, BERTONI E. Update on hemolytic uremic syndrome: Diagnostic and therapeutic recommendations. *World J Nephrol.* 2013 Aug 6; *2*(3): 56–76.
[8] RAINA R, GREWAL MK, et al. Optimal management of atypical hemolytic uremic disease: challenges and solutions. *Int J Nephrol Renovasc Dis.* 2019; 1***2***: 183–204.
[9] MARIOTTE E, AZOULAY E, et al. Epidemiology and pathophysiology of adulthood-onset thrombotic microangiopathy with severe ADAMTS13 deficiency (thrombotic thrombocytopenic purpura): a cross-sectional analysis of the French national registry for thrombotic microangiopathy. *Lancet Haematol* 2016 ;***3***(5):e237-45.
[10] RUFENACH P. Hypovitaminose B12 : challange diagnostic et thérapeutique. *Rev Med Suisse* 2008 ;***175*** :2212-2218.
[11]ROBINSON Lack of clinical utility of folate levels in the evaluation of macrocytosis anemia. *Am J Med* 2001;***110***:88-91.
[12] YOUNG NS Aplastic anaemia. *Lancet* 1996;***346.***
[13] TOH B. Mechanisms of disease : pernicious anemia *N Eng J Med* 1997;***337***:1441-1449.
[14] HEANEY M.L. Medical progress : myelodysplasia *N Eng J Med* 1999;***340***:1649-1661.
[15] GREENBERG P. Implications of pathogenetic and pronostic feautures for management of myelodysplasic syndromes *Lancet* 2001;***357***:1059.
[16] SOCIE G. Paroxysmal nocturnal haemoglobinuria : long term folow-up and prognostic factors. *Lancet* 1996;***348***:573-578.
[17] BRODSKY Paroxysmal nocturnal hemoglobinuria : the physiology of complement-related hemolytic anemia. *Ann Intern Med* 2008 ;***148*** :587-596.
[18] DUNN DE Paroxyxmal nocturnal hemoglobinuria cells in patients with bone marrow failure syndrome. *Ann Intern Med* 1999;***131***:401.
[19] SOCIÉ G, CABY□TOSI MP, et al. Eculizumab in paroxysmal nocturnal haemoglobinuria and atypical haemolytic uraemic syndrome: 10 years pharmacovigilance analysis. *Br J Haematol.* 2019 Apr; ***185***(2): 297–310.
[20] PARROT A. Hémorragies intra-alvéolaires. *Méd. Intensive Réa* (2018) *27*:331-343

Polyglobulie[1] :

Eliminer une pseudo-polyglobulie en faveur d'une thalassémie mineure[2] :

Nombre de GR supérieur à 6 millions, plutôt une anémie, un hématocrite inférieur à 50%, un VGM inférieur à 80 µ3 et électrophorèse de l'hémoglobine montrant une augmentation de l'hémoglobine A2.

Evoquer une hémoconcentration :

GR supérieurs à 6 millions, hématocrite supérieur à 50 % et inférieur à 55 %, VGM normal, protides augmentés, et correction de l'hématocrite après réhydratation.

Savoir évoquer une polyglobulie devant des manifestations fonctionnelles diverses :

Traduisant l'hyperviscosité sanguine. Céphalées, vertiges, bourdonnements d'oreille, érythrose cutanéo-muqueuse (visage, mains), érythromélalgies. Prurit à l'eau, thrombose veineuse ou artérielle.

Rechercher une tableau typique de leucémie myéloïde chronique (LMC)[3] :

Splénomégalie, GB supérieurs à 50 000 éléments surtout PNN avec myélémie et basophilie, thrombocytose fréquente, pas d'érythroblastémie, présence du chromosome Philadelphie (sur le sang ou la moelle osseuse).
Confirmation du diagnostic par la recherche du transcrit de fusion BCR-ABL par RT-PCR (sang) puis quantification de ce transcrit de fusion BCR-ABL par RT-QPCR tous les 3 mois pendant un an, puis tous les 6 mois chez les patients traités par ITK.

Rechercher un tableau typique de splénomégalie myéloïde (SM) :

Splénomégalie, GB entre 20 000 et 50 000 éléments, érythroblastémie, anémie dans 3/4 des cas, anomalies plaquettaires. BOM indispensable au diagnostic, recherche mutation V617F JAK2 (signe le SMP), caryotype sérique.

Distinguer entre splénomégalie myéloïde (SM) et LMC dans les cas intermédiaires :

Myélofibrose et mégacaryocytes dystrophiques en faveur d'une SM.

Chromosome Philadelphie ou transcrit de fusion BCR-ABL en faveur d'une LMC.

Evoquer une maladie de Vaquez [4] :

Hémoglobine, hématocrite et GR élevés.
Critères OMS 2016 : Hb > 16 g/dl (femme), > 16,5 g/dl (homme) ou hématocrite > 48% (femme), > 49% (homme). Splénomégalie. GB augmentés mais < 20 000 éléments et/ou plaquettes augmentées dans 50 % des cas. Taux EPO sérique diminué ou normal.
Recherche de la mutation V617F JAK 2, ou mutation Exon 12 JAK2 : confirment le diagnostic.
Si absence de mutations JAK 2, faire dosage isotopique de la masse sanguine (si masse globulaire totale > 25 % par rapport aux témoins).
Risque d'évolution vers la myélofibrose secondaire ou transformation en Leucémie Aiguë Myéloïde.

Eliminer un syndrome myélodysplasique :

Myélogramme +/- caryotype médullaire. Pas de splénomégalie.

Savoir évoquer une polyglobulie secondaire :

Soit il existe un tableau clinique évocateur (insuffisance respiratoire chronique, syndrome cérébelleux), soit l'attention doit être attirée par une valeur de l'EPO non abaissé. Gazométrie avec SatO2 diminuée, carboxyHb.

Rechercher une diminution de la saturation en oxygène (avec trouble de l'affinité de Hb pour l'oxygène):

Gazométrie : SaO_2 inférieure à 80%.
Evoquer sulf et méthémoglobinémie. Excès de CO.

Rechercher un cancer du rein, une polykystose rénale :

Uro-scanner.

Evoquer un syndrome paranéoplasique :

Echographie hépatique à la recherche d'un hépatome. Signes d'appel. Dosage de l'alpha-fœto protéine.

Evoquer le rôle du tabagisme :

Diagnostic d'élimination. Dosage carboxyhémoglobine.
Importance de la surveillance et de la réévaluation.

Connaître les principes du traitement de la polyglobulie de Vaquez :

Saignée = phlébotomie en urgence (300 à 400 ml) 1 jour sur 2 ou sur 3 pour abaisser l'hématocrite.
Traiter ensuite pour maintenir en permanence un hématocrite < 45% et des plaquettes < 450 000/mm³.
Chez patient > 50 ans, le traitement de première intention est l'hydroxyurée (Hydréa®), et en deuxième intention le pipobroman (Vercyte®).
Chez patient < 50 ans, se discute traitement par Interféron alpha pégylé plutôt que les agents alkylants.
Toujours associer de l'aspirine (75 ou 100 mg/j).
Rechercher et contrôler les autres facteurs de risque vasculaires (diabète, tabac, HTA, hypercholestérolémie, obésité).

Connaître les principes du traitement de la myélofibrose primitive ou secondaire à la polyglobulie de Vaquez ou à la thrombocytémie essentielle :

Le ruxolitinib (JAKAVI®) est un inhibiteur sélectif de JAK1et JAK2.

---

[1] WANG-BUHOLZER C, LAMBERT JF, PLAN PA. La polyglobulie, maladie standardisée ? *Rev Med Suisse* 2014; volume 10. 2168-2169

[2] OLIVIERI NF . Medical progress : the béta-thalassemias *N Eng J Med* 1999;***341***:99-110.

[3] 0. PETER J. CAMPBELL AND ANTHONY R. GREEN. The Myeloproliferative Disorders. *N Engl J Med* 2006 *355* (23):2452-2466.

[4] IURLO A, CATTANEO D, et al. New Perspectives on Polycythemia Vera: From Diagnosis to Therapy. *Int J Mol Sci.* 2020 Aug; 21(16): 5805.

Thrombocytose [1] :

Connaître la définition de la thrombocytose :

Le diagnostic de thrombocytose se discute à partir de 450 000 éléments/mm^3.

Savoir évoquer une thrombocytose devant des manifestations de thrombose :

Thromboses artérielles (artères cérébrales et distales des membres) ou veineuses (membres inférieurs, veine porte ou sus hépatiques).

Savoir évoquer une thrombocytose devant des manifestations hémorragiques :

Ecchymoses, gingivorragies, épistaxis. Les hémorragies digestives, les hématuries ou les ménorragies sévères sont plus rares.

Savoir évoquer une thrombocytose devant des manifestations fonctionnelles diverses :

Sensations de brûlures palmo-plantaires, dysesthésies des extrémités, céphalées, vertiges, troubles visuels transitoires. Parfois acrocyanose, érythromélalgies.

Savoir évoquer une thrombocytose devant une atteinte des organes hématopoïétiques :

Splénomégalie, hépatomégalie. Il n'y a pas d'adénopathie dans le tableau de thrombocytémie essentielle.

Connaître la signification nosologique d'une thrombocytémie :

La thrombocytémie s'inscrit dans le cadre des syndromes myéloprolifératifs. La mutation V617F JAK2 n'est retrouvée que dans la moitié des cas. Si mutation négative, rechercher mutation CALR ou MPL.

Eliminer une thrombocytose réactionnelle :

80 % des thrombocytoses, par élévation de la synthèse du TPO ou Il6. Souvent hyperleucocytose et réticulocytose associée, pas de splénomégalie. Syndrome inflammatoire (post opératoire, infection, maladie inflammatoire chronique), carence en fer, asplénie (splénectomie) ou cancer.
Traitement par l'héparine[2].

Les thrombocytoses primitives :

Appartiennent aux syndromes myéloprolifératifs : polyglobulie de Vaquez, LMC, thrombocytémie essentielle et myélofibrose. Tous peuvent se présenter avec une thrombocytose isolée.
Certains syndromes myélodysplasiques avec thrombocytose (SMD 5q-, LMMC, ...).

Connaître le terrain de la thrombocytémie essentielle :

20 % des thrombocytoses. L'incidence maximale se situe aux alentours de la cinquantaine. Il existe une prédominance féminine. Elle peut parfois se développer chez les patients plus jeunes.

Rechercher des arguments hématologiques en faveur d'une thrombocytémie essentielle [3] :

Critères de WHO : plaquettes > à 450 000 éléments/mm^3. BOM avec hyperplasie mégacaryocytaire (mégacaryocytes souvent dystrophiques et dans 50% des cas, fibrose réticulinique associée).
Présence de la mutation V617F JA2, si négative rechercher mutation CALR, si négative rechercher mutation MPL JAK2.

Connaître l'intérêt de la biopsie médullaire pour le diagnostic de thrombocytémie essentielle :

Hyperplasie mégacaryocytaire. Les mégacaryocytes sont souvent dystrophique[4]. Dans 50% des cas, il existe une fibrose réticulinique associée.

Rechercher le réarrangement BCR-ABL :

Certains patients même en l'absence d'hyperleucocytose peuvent être porteur de cette anomalie qui conduit à les classer comme une LMC.

Connaître les anomalies de l'hémostase primaire lors de la thrombocytémie essentielle :

Troubles de l'agrégation plaquettaire.

Connaître les éléments du diagnostic différentiel avec les autres syndromes myéloprolifératifs :

LMC : présence du chromosome Philadelphie, transcrit de fusion BCR-ABL. Splénomégalie myéloïde : myélofibrose et hématopoïèse extra-médullaire. Maladie de Vaquez : augmentation du volume globulaire total (parfois masqué par les hémorragies). Mutation V617F ou exon 12 JAK 2. Existence de cas frontières.
Mutation JAK 2. Existence de cas frontières.

Connaître l'évolution de la thrombocytémie essentielle :

La survie est longue (la médiane dépasse 8 ans). Peut évoluer vers la Myélofibrose. Dans 2 à 5% transformation en leucémie aiguë myéloïde.

Connaître les principes du traitement de la thrombocytémie essentielle :

Toujours évaluer le risque thrombotique et le risque hémorragique.
Rechercher et contrôler les autres facteurs de risque vasculaires (diabète, tabac, HTA, hypercholestérolémie, obésité).
Le traitement cytoréducteur vise essentiellement à réduire le chiffre de plaquettes au dessous de 350 000 éléments/mm^3. Le traitement de première intention est l'hydroxyurée (Hydréa®).
En seconde intention place du chlorhydrate d'anagrélide (Xagrid®) qui bloque la maturation des mégacaryocytes[7] [8]. Place de l'interféron alpha pégylé en injection SC hebdomadaire.

Antiagrégation plaquettaire dans la prévention du risque de thrombose :

Ayant recours à l'aspirine faible dose (Kardégic® 75 mg ou Aspirine protect® 100 mg/j) prévient les complications de thrombose11, voire en seconde intention au clopidogrel.

---

[1] SCHAFER AI Current concept : thrombocytosis. *N Eng J Med* 2004;***350***:1211-1220.
[2] CAMOU F. La thrombocytose: un effet secondaire méconnu de l'héparinothérapie. *Press Med* 2006 ;***35*** :58-60.
[3] PETER J. CAMPBELL AND ANTHONY R. GREEN. The Myeloproliferative Disorders. *N Engl J Med* ***355*** (23):2452-2466, 2006.
[4] HARRISON C. Desirability and problems of early diagnosis of essential thrombocytaemia. *Lancet* 1998;***351***: 846-847
[7] HARRISON C.N. Hydroxyurea compared with anagrelide in high-risk essential thrombocythemia. N *Eng J Med* 2005;***353***:33-46.
[8] BIRGEGÅRD G, BESSES C, et al. Treatment of essential thrombocythemia in Europe: a prospective long-term observational study of 3649 high-risk patients in the Evaluation of Anagrelide Efficacy and Long-term Safety study. *Haematologica.* 2018 Jan; 103(1): 51–60.
[11] LANDOLFI R. Efficacy and safety of low-dose aspirin in polycythemia vera. *N.Eng.J.Med* 2004 ;***350*** :114-125.

Thrombopénie [1] :

S'assurer de la réalité de la thrombopénie :
Vérification sur lame (présence d'agrégats). Faire un deuxième prélèvement sur tube citraté.

Connaître la définition de la thrombopénie :
Taux de plaquettes inférieur à 150 000 éléments.

Connaître l'intérêt des microméthodes :
Pour le suivi d'une thrombopénie chez les patients difficiles à prélever.

Statuer sur les risques hémorragiques :
Les risques hémorragiques sont importants lorsque le taux de plaquettes est inférieur à 30 000 éléments/mm^3. Lorsqu'il y a hémorragie au fond d'œil. Lorsqu'il existe un purpura cutanéo-muqueux. Lorsqu'il existe des lésions susceptibles de saigner (ulcères, varices œsophagiennes, tumeur).

Tenir compte d'emblée des conséquences hémorragiques de la thrombopénie :
Interdiction de la voie IM. Discuter du risque des biopsies. Discussion des risques liés aux ponctions.

Savoir poser l'indication de l'examen du fond d'œil :
Il est indiqué en dessous de 25 000 plaquettes pour éliminer un syndrome hémorragique latent.

Discuter l'intérêt du temps de saignement :
Il ne semble pas en mesure de prédire le risque hémorragique. En attendant d'autres publications, il n'est pas indiqué pour l'instant.

Rechercher une coagulopathie associée à la thrombopénie :
TP, TCA, fibrinogène. Il s'agit de facteurs de risque supplémentaires pour le risque hémorragique. CIVD : D-Dimères, hémostase complète.
Syndrome de Moschcowitz[2].

Savoir reconnaître le syndrome des antiphospholipides [3 4 5] :
Association thromboses veineuses et artérielles, fausses couches ou pertes fœtales répétées. Anticoagulant circulant de type lupique ou anticorps anti-cardiolipides et/ou anticorps anti-β2-glycoprotéine I.

Rechercher une orientation étiologique infectieuse :

Infection bactérienne en cours : septicémies. Au cours des septicémies la thrombopénie s'accompagne parfois d'autoanticorps antiplaquettes de type IgG [6].

Infection virale en cours : Hépatite B, C, Hépatite A, rubéole, VIH, EBV, CMV, rougeole, MNI, SARS-CoV.

Reconnaître le syndrome d'activation macrophagique [7] :

Thrombopénie constante, fièvre pouvant s'accompagner de myalgies, d'une hépatosplénomégalie, d'un ictère, d'adénopathies, d'un syndrome hémorragique, d'œdèmes, de troubles neurologiques et d'une éruption cutanée morbiliforme.

Sur le plan biologique : pancytopénie, hypofibrinémie, ferritinémie élevée, hypertriglycéridémie et à la biopsie médullaire présence macrophages ayant phagocyté des éléments figurés du sang[8].

Causes : hémopathies malignes, cancers, connectivites, infections.

Reconnaître le tableau de syndrome de Moschcowitz (microangiopathie thrombotique) et le syndrome hémolytique et urémique :

Microangiopathie thrombotique : insuffisance rénale, présence de schizocytes. Hémolyse intravasculaire, signes de consommation. Troubles neurologiques. Se voit au cours de certains cancers.
SHU des maladies infectieuses : 90% des cas secondaire à une infection digestive par Escherichia Coli entérohémorragiques producteurs de Shigatoxines (SHU-STEC).

Connaître le syndrome catastrophique des antiphospholipides [9] (SCAPL ou CAPS):

Il est caractérisé par l'apparition rapide de thromboses multiples atteignant avec prédilection la microcirculation en présence d'anticorps antiphospholipides. En quelques jours, survient un tableau de défaillance multiviscérale (syndrome de détresse respiratoire, une atteinte rénale avec hypertension artérielle sévère, une atteinte neurologique centrale, une myocardiopathie et des manifestations digestives ou cutanées). Il complique moins de 1% des syndromes des antiphospholipides (SAPL), qu'ils soient primaires ou associés à un lupus systémique. Il peut être inaugural et révélateur du SAPL (50% des cas environ), ou survenir en cours d'évolution. Sa survenue est favorisée par une infection, un geste chirurgical ou un arrêt transitoire de l'anticoagulation. La mortalité à court terme du CAPS a diminué au cours de la dernière décennie et est actuellement inférieure à 30 %. Les principaux diagnostics différentiels sont les autres microangiopathies thrombotiques et la thrombopénie induite par l'héparine.

Le traitement curatif du CAPS repose sur l'association empirique d'une anticoagulation efficace, d'une corticothérapie et soit d'échanges plasmatiques soit de perfusions d'immunoglobulines intraveineuses à fortes doses. Le cyclophosphamide est ajouté s'il existe un lupus systémique.

Connaître le syndrome HELLP :

Au cours de la grossesse associe hémolyse, thrombopénie et cytolyse hépatique dans le cadre d'une éclampsie. Intérêt de la corticothérapie[10].

Penser à éliminer une hypophosphorémie :

Essentiellement dans des contextes de réanimation : alimentation parentérale, perfusion de glucosé.

Rechercher une thrombopénie post-chimiothérapie :

Thrombopénie apparue après une chimiothérapie hématotoxique à J10. Parfois elle peut persister pendant plusieurs mois.

Evoquer une intoxication alcoolique aiguë :

La thrombopénie est possible au décours d'une intoxication alcoolique aiguë.

Rechercher les toxicités médicamenteuses[11,12] :

Héparine, AINS, quinidine, sulfamides, pénicilline, TMP-SMZ etc... Site Web : http://moon.ouhsc.edu/jgeorge.

Rechercher une atteinte des autres lignées :

Myélogramme à discuter.

Rechercher une carence vitaminique ou en oligo-éléments :

B12 [13], Folates, fer.

Rechercher une thrombopénie de re-répartition :

En cas d'hypersplénisme.

Rechercher une thrombopénie post-transfusionnelle ou un contexte post-opératoire :

Thrombopénie post opératoire.

Préciser, en l'absence de diagnostic à ce stade, le mécanisme périphérique ou central de la thrombopénie :

Myélogramme : présence ou absence de mégacaryocytes.

Rechercher un mécanisme immunologique de destruction plaquettaire[14], purpura thrombopénique idiopathique (PTI) :
Thrombopénie isolée < 100 000/mm³, pas de trouble de l'hémostase, pas de syndrome tumoral (ni adénopathies, ni hépatosplénomégalie), diagnostic d'élimination, faisceaux d'arguments, présence ou non d'anticorps anti-plaquettes, myélogramme non systématique.
Myélogramme : moelle osseuse normale ou riche en mégacaryocytes15.
En cas de doute, intérêt de l'étude de la durée de vie plaquettaire avec étude du lieu de la séquestration plaquettaire.
Eliminer une autre maladie auto-immune (lupus), lymphome, déficits immunitaires, vaccination. Faire recherche d'un anticoagulant circulant, anticorps anti-DNA, anti-mitochondries, Coombs.
Possible au décours d'une transfusion.

En cas de thrombopénie périphérique sans autoanticorps, éliminer un trouble de répartition des plaquettes :
En cas de splénomégalie (intérêt de l'échographie).

Savoir interpréter une hypoplasie médullaire :
Hypoplasie médullaire : envahissement métastatique, myélofibrose, Fanconi, grossesse, radiothérapie, hémopathies.
Hypoplasie uniquement sur les plaquettes très rare : médicaments (thiazides, corticoïdes, œstrogène, cimétidine).
Vérifier l'aplasie lors de la BM.

Savoir interpréter un myélogramme anormal avec moelle riche :
Carences en B12, folates, et Fer.
Myélodysplasie, leucémies, métastases.

Savoir poser l'indication des transfusions plaquettaires préventives :
Le risque hémorragique devient certain à partir de 25 000 éléments. Il n'y a pas d'indication si la thrombopénie est auto-immune sauf en cas de syndrome hémorragique sévère (avoir recours à la corticothérapie, aux immunoglobines).
L'indication se discute essentiellement dans les thrombopénies post chimiothérapie :
Si supérieur à 50000 pas d'indication.
Entre 30 et 50 000 si coagulopathie associée, transfuser.
Supérieur à 30 000 et pas de manifestations hémorragiques pas d'indication à la transfusion.

Inférieur à 25 000 éléments, transfusion préventive si la réversibilité de la thrombopénie peut être espérée.

Quelques références pour le traitement du PTI[17] [18] [19] :

Prednisone 1 mg/kg/j, 2 à 3 semaines à 2 mois avec diminution et arrêt progressif. Ou 4 jours de traitement avec dexaméthasone (par voie orale 40 mg/j) a une très bonne efficacité[20] .

Si syndrome hémorragique sévère, perfusion d'immunoglobulines IV 1 g/kg à J1, à renouveler à J3 associée aux corticoïdes oraux.

Efficacité du Rituximab dans 60% des cas avec 40% de réponse à 2 ans21.

Agonistes du récepteur de la thrombopoïétine TPO : Eltrombopag (Révolade®) per os, par palier de 25 mg tous les 14 jours et doses max de 75mg/j.

Le Romiplostim[22] = facteur de croissance plaquettaire, Nplate® en SC hebdomadaire est efficace.

Efficacité du Danazol[23] dans le PTI réfractaire à la corticothérapie ou la splénectomie. Efficacité de la Dapsone dans 30 à 50% des cas[24] .

---

[1] GEORGE J. Platelets *Lancet* 2000;***355***:1531-1538.

[2] FURLAN M. Von Willebrand factor-cleaving protease in thrombotic thrombocytopenic purpura and hemolytic-uremic syndrome. *N Eng J Med.* 1998; ***339***: 1578-1585.

[3] DISDIER P., WEILLER PJ. Syndrome des antiphospholipides. *La revue du Praticien*, 1998;48:626.

[4] ASHERSON RA. Catastrophic antiphospholipid syndrome : clinical and laboratory features of 50 patients. *Medicine* 1998; ***77***: 195-208.

[5] RENNKE HG A 54-Year-old Woman with acute renal failure and thrombocytopenia. *N Eng J Med* 1999;***24***:1900-1910.

[6] STEPHAN et Al. Autoantibodies against platelet glycoproteins in critically ill patients with thrombocytopenia. *Am. J. Med.* 2000;108:554-561.

[7] DEABBTY D. Syndrome d'activation macrophagique lié à une légionellose. *Me et Mal Inf* 2002;***32***:252-253.

[8] FRANCOIS Thrombocytopenia in the sepsis syndrome : role of hemophagocytosis and macrophage colony-stimulating factor *Am J Med* 1997;***103***:114-121.

[9] COSTEDOAT-CHALUMEAU Le syndrome catastrophique des antiphospholipides .*revmed*.2012.01.005

[10] POURRAT O. Le syndrome HE~~E~~LLP. *Rev Med Int* 2001;***22:***1028-1031.

[11]Médicaments responsables de thrombopénie immunologique : *Blood*, Page 1000-1001.

[12] GEORGE. Drug-induced thrombocytopenia. *Ann Intern Med* 1998; ***129***: 886-891.

[13] ANDRES E. Oral cobalamine therapy for the treatment of patients with food-cobalamine malabsorption. *Am J Med.* 2001;***111***:126-130.

[14] CINES D.B. Medical progress : immune thrombocytopenic purpura *N Eng J Med* 2002;***346***:995-1009.

[15] Diagnosis and treatment of idiopathic thrombocytopenic purpura : recommandations of American society of hematology. *Ann Intern Med* 1997;***126***:319-327.
[17] VESELY Management of adult patients with persistent idiopathic thrombocytopenic purpura following splenectomy. A systematic review. *Ann Intern Med* 2004 ;***140*** :112-121.
[18] GODEAU B. Traitement du purpura thrombopénique auto-immun de l'adulte. *Press Med* 2008 ;***37*** :1292-1299.
[19] GODEAU B. Intravenous immunoglobulin or high-dose methyprednisolone with or without orla prednisone, for adults with untreated severe autoimmune thrombocytopenic purpura : a randomised multicene trial *Lancet* 2002;***359***:23-29.
[20] CHENG Y. Initial treatment of immune thrombocytopenic purpura with high-dose dexamethasone. *N Eng J Med* 2003;***349***:831-836.
[21] LUCCHINI E, ZAJA F, BUSSEL J. Rituximab in the treatment of immune thrombocytopenia: what is the role of this agent in 2019? Haematologica. 2019 Jun; 104(6): 1124–1135.
[22] KUTER DJ Efficacy of romiplostim in patients with chronic immune thrombocytopenixc purpura : a double-blind randomised controlled trial. *Lancet* 2008 ;***371*** :395-403.
[23] MALOISEL F. Danazol therapy in patients with chronic idiopathic thrombocytopenic purpura : long term results. *Am J Med* 2004;***116***:590-595.
[24] PROVAN D, STASI R, et al. International consensus report on the investigation and management of primary immune thrombocytopenia. *Blood*. 2010, 14; 115(2): 168-86.

Hyperlymphocytose sanguine et syndromes mononucléosiques de l'adulte[1] :

Connaître les circonstances de découverte :

Soit lymphocytose sanguine supérieure à 4000/mm³.
Soit découverte d'une population lymphoïde cytologiquement anormale à la NFS : syndrome mononucléosique, cellules lymphoïdes atypiques.

Connaître la définition cytologique du syndrome mononucléosique :

Présence dans le sang de grandes cellules mononuclées hyperbasophiles et polymorphes, de manière transitoire : intérêt de répéter les examens.

Connaître les maladies virales qui peuvent s'accompagner d'un syndrome mononucléosique :

EBV, CMV, VIH, rubéole, hépatite, rougeole, oreillons, adénovirus, varicelle, herpes, parvovirus B19.

Savoir interpréter la présence d'une plasmocytose sanguine :

Devant un syndrome mononucléosique, la présence d'une plasmocytose sanguine oriente vers le diagnostic de rubéole.

Savoir interpréter la présence d'une hyperéosinophilie sanguine :

Devant un syndrome mononucléosique, la présence d'une hyperéosinophilie sanguine oriente vers le diagnostic de toxoplasmose.

Connaître la conduite à tenir devant un syndrome mononucléosique sans orientation particulière :

MNI-test positif : confirmer l'infection EBV par la sérologie (10% de faux positif du MNI). MNI-test négatif : sérologie EBV, CMV, toxoplasmose..

Savoir évoquer les autres causes de syndrome mononucléosique :

Allergie aigue, GVH, maladie sérique, autres causes infectieuses.

Connaître les orientations diagnostiques devant une hyperlymphocytose sanguine :

Dans tous les cas d'hyperlymphocytose sanguine chronique, évoquer en premier lieu une hémopathie lymphoïde chronique.

Dans 90% des cas, les hémopathies lymphoïdes sont d'origine B. Leucémie lymphoïde chronique le plus souvent (LLC[2]).
Lymphome malin non hodgkinien[3] (LMNH).

Connaître les étapes de la démarche diagnostic :

Une étape clinique : recherche d'une atteinte ganglionnaire, d'une splénomégalie ou d'une hépatomégalie.
Une étape immunologique : recherche d'un protéine monoclonale, Coombs.
Une étape cytologique : frottis sanguin, immunophénotypage lymphocytaire avec étude des marqueurs cellulaires présents à la surface des lymphocytes.
Parfois une étude de la moelle osseuse par biopsie médullaire, un caryotype ou un FISH peuvent être indiqués.

Connaître l'apport de l'étude cytologique du frottis sanguin :

Lymphocytose monomorphe à petite cellules : en faveur d'une LLC. Tricholeucocytes. Lymphocytes villeux. Prolymphocytes.

Connaître la répartition B et T d'une population lymphoïde normale :

Lymphocytes B : 0,1 à 0,4 10^9/l soit 10 à 20%.
Lymphocytes T : 1,1 à 1,9 10^9/l soit 50 à 80%.

Connaître l'intérêt du typage lymphocytaire périphérique :

Indispensable au diagnostic de LLC ou syndromes lymphoprolifératifs B (SLP-B). Aide au diagnostic des syndromes lymphoprolifératifs T (SLP-T) ou NK (SLP-NK). Donne des informations pronostiques et identifie des cibles thérapeutiques.
Permet de préciser les sous populations lymphocytaires T, B et NK et analyse la monotypie kappa/lambda.
Etablissement du score immunologique de Matutes.

Connaître l'apport de l'étude des marqueurs cellulaires :

Screening à partir de 3 marqueurs :
CD3 : SLP-T
CD19 : SLP-B
CD56 : SLP-NK
Au sein de la population CD19+ (SLP-B) : étude des différents marqueurs : CD5, CD10, CD20, CD23, CD79b, FMC7, Ig de membrane.

Connaître l'intérêt de l'étude de la moelle osseuse :

On a recours à la biopsie médullaire sauf en cas de diagnostic avéré de LLC ou phase circulante d'un SLP sans syndrome tumoral. Elle permet de préciser le degré d'infiltration médullaire et sa topographie : interstitielle, nodulaire, diffuse ou paratrabéculaire.

Connaître l'intérêt de la biopsie ganglionnaire :

En cas de suspicion de lymphome malin non-hodgkinien (LMNH). Ou quand la cytologie et l'étude des marqueurs cellulaires ne permettent pas de classer l'hémopathie.

Connaître les aspects épidémiologiques de la leucémie lymphoïde chronique[4] :

C'est la plus fréquente des hémopathies lymphoïdes à cellules matures. Elle se voit essentiellement après 50 ans. Deux hommes pour une femme. Fréquente : 3800 nouveaux cas/an en France. 1 % de l'ensemble des cancers. Est précédée d'une phase de lymphocytose B monoclonale (MBL) caractérisée par la présence de < 5 x 109 lymphocytes B, en l'absence de maladie auto-immune et de syndrome tumoral.

Connaître les aspects cytologiques de la LLC :

Petits lymphocytes de 5 à 150 x 109 /l. Hyperlymphocytose > 3 mois. Mais ne permet pas de différencier les LLC mixtes, atypiques ou prolymphocytaires.

Connaître les caractéristiques de l'immunophénotypage dans la LLC :

Score de MATUTES		
Ag de surface	1	0
Ig	faible	forte
CD5	+	-
CD23	+	-
FMC7	-	+
CD22/CD79b	Neg à faible	Modéré à fort

90% des LLC typique et 71% des LLC mixtes ont un score de MATUTES entre 4 à 5. Un score de 3 est en faveur d'une LLC atypique. Un score < 3 en faveur d'un syndrome lymphoprolifératif chronique B.
LLC : population lymphoïde B CD19+, CD5+, CD23+, CD20+ faible, CD43+, CD79b+ faible, FMC7- . L'expression du CD38 a une valeur de mauvais pronostic.

Connaître l'intérêt de l'étude cytogénétique dans les LLC :

Fournissent des informations complémentaires et détectent des anomalies chromosomiques clonales :

Rechercher délétions 11q et 17p et mutation TP53.
Si délétion 17p ou mutation TP53 : traitement de 1ère ligne par thérapie ciblée orale ibrutinib (IMBRUVICA®).
Autres facteurs pronostiques : * temps de doublement des lymphocytes < 1 an, * corrélation entre expression tyrosine kinase ZAP 70 et celle de CD38, * statut mutationnel des chaines lourdes des immunoglobulines (IgvH) : si non muté = facteur de mauvais pronostic, si muté sont les plus susceptibles de bénéficier d'une survie à long terme avec un traitement par Rituximab - Fludarabine - Cyclophosphamide (R-FC).

Connaître la leucémie à prolymphocytes :

Pathologie très rare. Plus de 55% de prolymphocytes dans le sang. Homme, âgé > 75 ans. Splénomégalie. Pas d'adénopathie. Hyperlymphocytose importante (> 100 G). Type B plus fréquente, T plus agressive. S'agit-il d'une forme évolutive de LLC ?

Connaître la présentation générale des lymphomes folliculaires :

Fréquents, 1/3 des LNH-B. Ils se présentent comme une polyadénopathie superficielle et profonde d'évolution lente.
La dissémination sanguine est présente dans 10 à 20 % des cas de quelques cellules à 50 x 109 éléments. Le diagnostic repose sur l'analyse morphologique d'une biopsie ganglionnaire. Diagnostic qui sera confirmé systématiquement par un expert (relecture réseau Lymphopath).

Connaître la présentation cytologique, immunophénotypique et génétique des lymphomes folliculaires :

Cytologie : centrocyte, petite cellule à cytoplasme peu visible, avec une encoche nucléaire profonde.
Immunophénotype : CD20+, CD10+ ou BCL6+, Ig membrane forte, CD5 - et CD23 -. Etude génétique : translocation t (14 ; 18).

Connaître la présentation générale des lymphomes du manteau :

Ils représentent 6% des LNH-B. Cycline D1+ signe le diagnostic. Souvent stade IV. Les localisations digestives sont fréquentes. Peut évoluer lentement (indolent) mais parfois forme agressive.
Traitement efficace avec immuno-chimiothérapie ou bien thérapie ciblée (ibrutinib oral) et en cas de rechute lénalidomide.

Connaître la présentation générale des lymphomes de la zone marginale (LZM):

3 entités qui représentent 10 % des LNH-B : LZM splénique avec ou sans cellules villeuses, LZM du MALT (mucosal associated lymphoïd tissue) = atteinte des tissus épithéliaux glandulaires siège d'une maladie inflammatoire avec ± une composante autoimmune (hélicobacter pylori, Sjögren, Hashimoto). La présence d'un composant monoclonal est fréquente (IgM le plus souvent).

LZM ganglionnaire.

Connaître la présentation cytologique, immunophénotypique et génétique des lymphomes de la zone marginale :

Cytologie : cellules villeuses dans 8 à 10% des cas.

Immunophénotype : CD5-, CD10-, CD23-.

Etude génétique : translocation (11-18) dans 30 à 50 % des MALT.

Connaître la présentation générale du lymphome diffus à grandes cellules (LDGCB) :

Le plus fréquent, surtout vers 70 ans (mais peut survenir à tout âge même chez l'enfant). Soit de novo, soit par transformation d'un LNH-B de bas grade. Envahissement médullaire dans 1/3 des cas. Lymphome agressif avec localisations extra ganglionnaires.

Connaître la présentation cytologique, immunophénotypique et génétique du lymphome diffus à grandes cellules :

Cytologie : cellules lymphoïdes de très grande taille.

Immunophénotype : CD19+, CD20+, CD10+ dans 25 à 50 % CD23-, CD43-, FM7C+ et CD79b+. Caryotype complexe.

Connaître la présentation générale du lymphome de Burkitt :

Plus fréquent en Afrique, touche les enfants (VIH+), lymphome très agressif. Localisations extra ganglionnaires ou phase leucémique.

Immunophénotype : CD10+, CD38+, réarrangement du locus c-MYC en 8q24 indispensable au diagnostic.

Connaître la présentation du lymphome lymphoplasmocytaire de la maladie de Waldenström :

Peut être à considérer comme une forme de lymphome de la zone marginale. Ig M supérieure à 5 g/l. Lymphocytose sanguine dans 1/3 des cas. L'infiltration médullaire est plus nette : lymphocytaire ou plasmocytaire. Homme vers 60 ans, polyadénopathie et splénomégalie.

Connaître la présentation générale de la leucémie à tricholeucocytes :

Plus souvent homme que femme vers 50 ans. Splénomégalie, pas d'adénopathie, pancytopénie et monocytopénie précoce et très évocatrice.

Connaître la présentation cytologique, immunophénotypique et génétique de la leucémie à tricholeucocytes :

Cytologie : Le nombre de tricholeucocytes est variable (villosités sur tout le pourtour cellulaire).. Myélofibrose à la biopsie médullaire.
Immunophénotype : CD25 +, CD103 +, CD11c +.

Connaître la présentation générale de la lymphocytose polyclonale B à cellules binuclées :

Très rare. Femme jeune tabagique sévère. Hyperlymphocytose chronique 4 à $10x10^9$ /l sans anémie ni thrombopénie. Lymphocytes à deux lobes.

Connaître la présentation cytologique, immunophénotypique et génétique de la lymphocytose polyclonale B à cellules binucléées :

Cytologie : Lymphocytes à deux lobes. Immunophénotype : B polyclonale. Isochromosome 3q surnuméraire (70% des cas).

Connaître la présentation de la lymphocytose à lymphocytes granuleux :

Hyperlymphocytose T mature > 6 mois. Plus de 40% de lymphocytes granuleux. Splénomégalie (50% des cas). Neutropénie (50% des cas). Souvent associé à une polyarthrite rhumatoïde.
Immunomarquage T : CD3+, CD8+, CD57+.
NK : CD56+, CD3-, CD16+, CD46-.

Connaître la présentation de la leucémie prolymphocytaire T :

Rare, syndrome tumoral et hyperlymphocytose, de mauvais pronostic. Cytologie : prolymphocytes.
Immunotypage : CD2+, CD3+, CD5+, CR7+ et le plus souvent CD4+ et CD8-.

Connaître la présentation du syndrome de Sézary :

Lymphome cutané épidermotrope : mycosis fongoïde, érythrodermie exfoliative. Présence de cellules de Sézary. Immunotypage : CD3, CD4+, CD8 négatif.

Connaître la présentation de leucémie/lymphome à cellule T de l'adulte :

Liée à une infection à HTLV1. Syndrome tumoral, hypercalcémie, lésions osseuses et cutanées. CD4+, CD25+, CD7-. Pronostic sévère.

---

[1] DIGHEIRO G. Recommandation pour le diagnostic, l'évaluation et le traitement de la leucémie lymphoïde chronique. *Hématologie* 2003 ;***9*** :79-88.

[2] CHIORAZZI N. Mechanism of disease: chronic lymphocytic leukemia. *N Eng J Med* 2005;***352***:804-815.

[3] EVANS L S Non-Hodgkin lymphoma *Lancet* 2003 ;***362*** :139-147.

[4] DIGHIERO G. Chronic lymphocytic leukaemia. *Lancet* 2008 ;***371*** :1017.

[5] DELGADO J, NADEU F, et al. Chronic lymphocytic leukemia: from molecular pathogenesis to novel therapeutic strategies. *Haematologica*. 2020 Sep 1; 105(9): 236000.

Hyperéosinophilie[1 2 3 4] :

Confirmer l'hyperéosinophilie :

L'enquête étiologique s'impose à partir d'une valeur supérieure à 500/mm^3.
On parle d'hyperéosinophilie majeure au delà de 1500/mm^3.

Mettre en cause systématiquement toutes les prises médicamenteuses en cours :

Allergie médicamenteuse [5] : pénicillines, carbamazépine, allopurinol, imipramine, héparines sous-cutanées, thiazidiques, chlorpromazine, méprobamate, méthotrexate, Iode, aspirine, sulfamides, sels d'or, radiothérapie, vaccination.

Rechercher une maladie allergique courante :

Contexte clinique : asthme, eczéma[6], toxidermie, urticaire, rhinite allergique[7] saisonnière.
IgE sériques augmentées.

Rechercher une parasitose cosmopolite :

Le taux d'IgE est habituellement très augmenté.
Trichinose[8] par ingestion de viande de cheval : myalgies, CPK élevée, œdème facial, sérologie.
Toxocarose (larva migrans viscérale) : contact de chiens,
Ascaridiase : Infiltrat pulmonaire, douleurs abdominales hyperéosinophilie massive, sérologie.
Anisakiase après consommation de poisson cru : myalgies, œdèmes segmentaires, douleurs abdominales. Mise en évidence par la découverte de larves à la fibroscopie haute.
Oxyurose responsable d'une hyperéosinophilie modérée.
Distomatose, **échinococcose**, **hydatidose** avec kyste fissuraire : hépatalgies à documenter par échographie.
Scabiose.
Tæniasis.

Après un séjour tropical, rechercher d'autres parasitoses :

Bilharziose : sérologie de Schistosomiase.
Filariose : microfilarémie sanguine, biopsie cutanée exsangue. Sérologie.
Anguillulose, Ankylostomiase. (pourtour méditerranéen) Sérologie.
Onchocercose, loase, paragonimose (distomatose asiatique).

Eliminer dans tous les cas une parasitose :
Parasitologie des selles. Sans contexte clinique, faire un examen parasitologique des selles et discuter un traitement empirique par ivermectine (Stromectol®) 200 µg/kg à jeun en 1 prise9 et Fluvermal® 2cp/j 3 jours.
L'albendazole (Zentel®) est active sur la majorité des parasites fréquents10. 400 mg à répéter 3 jours après.

Savoir évoquer les maladies rares par hypersensibilité :
Pneumopathie d'hypersensibilité (poumon du fermier, du champignonniste)
Aspergillose bronchopulmonaire[13] allergique (maladie de Hinson-Pepys).
Déficit en IgA.
Syndrome de Wiskott-Aldrich.
Œdème angioneurotique.

A évoquer devant une hyperéosinophilie associée à une dermatose :
Scabiose, toxidermie, urticaire, eczéma.
Mycosis fongoïde[14], maladie de Sézary.
Pemphigoïde bulleuse[15], Pemphigus.
Mastocytose[16].
Syndrome de Shulman (voir ci-dessous).

Reconnaître le tableau de myalgie-hyperéosinophilie[17]:
Secondaire à la prise de L-Tryptophane.
Myalgies, asthénie et éruption dans 75% des cas au début. 51 à 75% des patients ont des symptômes respiratoires (atteinte interstitielle). 51 à 75% ont une atteinte neurologique périphérique.
25 à 50% des patients ont des modifications des fonctions supérieures, une perte de poids de la fièvre, une bouche sèche, des troubles digestifs.
L'évolution est en général favorable.

Savoir rattacher une hyperéosinophilie à une maladie systémique :
Angéite de Churg et Strauss, PAN, maladie de Wegener, LEAD, Syndrome de Sjögren, dermato-polymyosite, Polyarthrite rhumatoïde. Pneumopathie à éosinophiles[18].

Connaître la fasciite à éosinophiles ou syndrome de Shulman[19] :
Parfois après un effort inhabituel. OMI et hyperéosinophilie. L'œdème laisse progressivement la place à une induration sous-cutanée touchant les avant-bras et les jambes. Aspect en peau d'orange. La vidange veineuse laisse la

place à un sillon entre les tissus sous cutanés indurés (signe du canyon) Pas de syndrome de Raynaud ni auto anticorps. Aspect évocateur à l'IRM. Histologie : infiltration lympho-plasmocytaire avec éosinophiles. Stéroïdes efficaces.
Parfois associé à un cancer ou une gammapathie monoclonale.

Au cours de la maladie des embols de cholestérol [20 21 22] :

Touche les hommes polyvasculaires âgés, à la suite d'un facteur déclenchant, tel qu'un cathétérisme artériel, une chirurgie vasculaire : atteinte cutanée, insuffisance rénale subaiguë, syndrome inflammatoire et hyperéosinophilie. Diagnostic par la biopsie et/ou le fond d'œil. Arrêt des facteurs déclenchants y compris le traitement anticoagulant, statines, aspirine, contrôle strict de la PA. Corticoïdes parfois. Rôle important des statines.

Evoquer une maladie néoplasique devant une hyperéosinophilie[23] :

NFS-plaquettes à la recherche d'une hémopathie (syndromes myéloprolifératifs, polyglobulie, leucémie à éosinophiles). Recherche d'un clone de la lignée myéloïde.
Recherche d'adénopathies (Lymphome T, maladie de Hodgkin, lymphadénite angioimmunoblastique, cancer du rein[24]). Phénotypage des lymphocytes circulants.

Connaître les mécanismes de l'hyperéosinophilie au cours des cancers[25] :

La production des éosinophiles nécessite trois cytokines : l'interleukine 5, l'interleukine 3 et le GM-CSF. Dans certaines circonstances rares, les cellules néoplasiques produisent de l'interleukine 5.
Au cours de certains lymphomes T, une grande quantité d'interleukine 5 est produite. A noter que dans ces cas, on trouve un taux d'IgE parfois très élevé, comme si un autre facteur de croissance était produit en même temps.
Dans un article de 2003, il a été montré la très bonne réponse à l'imatinib mesylate (IM, Glivec) de certains cas de syndromes hyperéosonophiliques. L'IM est utilisé avec succès dans les LMC avec translocation t(9 ;22)(q34 ;q11). Cette translocation aboutie à la création d'un nouveau gène BCR-ABL qui conduit à la production d'une enzyme la tyrosine kinase dont l'IM est un inhibiteur spécifique.
Il semble que dans le syndrome hyperéosinophilique on assiste à la production d'un nouveau type de tyrosine kinase[26] qui serait inhibée par l'IM.

Evoquer une maladie digestive :

Déficit en IgA, RCH, Maladie de Crohn, Maladie de Whipple.

Savoir évoquer une endocrinopathie :

Insuffisance surrénalienne[27].

Connaître la signification d'une hyperéosinophilie au cours de l'infection VIH[28] :

Les causes cutanées sont les plus fréquentes : folliculite à éosinophiles, dermatose allergique, prurigo nodulaire.
Les autres causes les plus fréquentes sont : allergie, infection parasitaire, insuffisance surrénalienne.

Eliminer une infection par le virus VHC :

Sérologie de l'hépatite C.

Eliminer une hémopathie :

Myélogramme à discuter devant toute hyperéosinophilie chronique importante.

Classification des syndromes hyperéosinophiliques (SHE)[29]:

Eosinophiles supérieurs à $1500/mm^3$ depuis plus de 6 mois, associé ou non à une atteinte viscérale, absence de cause secondaire retrouvée.
<u>On distingue 5 types de SHE :</u>
SHE myéloprolifératif[30]. Le variant myéloprolifératif du SHE a pu être attribué à un réarrangement chromosomique (non détectable par le caryotype seul). Une délétion chromosomique interstitielle en 4q12 résulte en une protéine de fusion FIP 1 L1 - PDGF R alpha comportant l'activation constitutive d'une tyrosine kinase. Prédominance masculine. Fibrose endomyocardique, Hépatosplénomégalie. Anémie, thrombopénie, augmentation de la tryptase sanguine
SHE idiopathique[31].
SHE familial.
SHE lymphoïde. Le variant lymphocytaire du SHE est une maladie du lymphocyte T résultant de la production de chémokines (principalement IL5) par des lymphocytes Th2 clonaux ayant un phénotype immunologique aberrant (CD3– CD4+ CD2+ TCRαβ-, avec un phénotype de cellule T mémoire activée : HLA DR+ et/ou CD25+ ; CD45 RO+). Manifestations cutanées (papules et plaques urticariennes). Elévation IgE et IL5 sériques.
Syndrome de chevauchement.

Rechercher des lésions viscérales en cas de syndrome hyperéosinophilique :

ECG et Echodoppler cardiaque : cardiomyopathie, troubles de conduction, ischémie myocardique
Fond d'œil : thromboses veineuses, artérite rétinienne
Neuropathie périphérique
Radiographie de thorax : pneumopathie interstitielle.

Discuter le traitement en cas de SHE[32]:

SHE myéloprolifératif : discuter un traitement par Imatinib (Glivec) : 100% de réponse positive si transcrit de fusion présent.
SHE lymphoïde : proposer l'anticorps monoclonal anti IL5 (mepolizumab).

---

[1] PRIN L. Hyperéosinophilies. *Revue du Praticien* 2000;***50:***593-636.
[2] ROTHENBERG M.E. Mechanism of desease *N Eng J Med* 1998;***338***:1592-1601.
[3] BLETRY O. Eosinophilie *Rev Prat* 2002;***52***:881-886.
[4] BOUREE P. Hyperéosinophilies sanguines *Press Med* 2006 ;***35*** :109-167.
[5] DEMOLY P. Allergies médicamenteuses : prise en charge et actualités. *Press Med* 1998;27 : 1406.
[6] LEUNG DYM Atopic dermatitis. *Lancet* 2003 ;***361*** :141-161.
[7] PLAUT M. Allergic rhinitis. *N Eng J Med* 2005 ;***353*** :1934-1945.
[8] DUPOUY-CAMET J. Zoonoses parasitaires transmises par la chair animale en France *Lettre Infectiologue* 2002;***5***:151-152.
[9] DATRY A. L'ivermectine, un antiparasitaire à large spectre *Press Med* 2002;***31***:607-612.
[10] SCHUBARTH P. Eosinophilie après un séjour sous les tropiques. *Rev Med Suisse*. 2009 ; ***5*** :1195-6.
[13] Variconazole versus Amphothericin B for primary therapy of invasive aspergillosis. *N eng J Med* 2002 ;***347*** :408-415.
[14] GIRARDI M. Medical progress : the pathogenesis of mycosis fungoides. *N Eng J Med* 2004 ;***350*** :1978.
[15] BELAICH S. Pemphigoïde, la maladie bulleuse auto-immune du 4ème âge. *Press Med* 2001;***29***:1454.
[16] FAIN O. Les mastocytoses systémiques. *Press Med* 2005 ;***34*** :681-7.
[17]The eosinophilia-myalgia syndrome: status of 205 patients and results of treatment 2 years after onset. *Ann Intern Med.* 1995;.***122***: 851-856
[18] MARCHAND E. Idiopathic chonic eosinophilic pneumonia. *Medicine*. 1998; ***77***:299-313.
[19] ALETATAZ L. Fasciite à éosinophiles ou syndrome de Sculman. *Revue Med Suisse* 2012 ;***8*** :854-8.
[20] SIMON R. Insuffisance rénale sévère sur maladie des emboles de cholesterol : controverses thérapeutiques revisitées *Rev med Suisse* 2010;***6***:432-437.
[21] FRIES C. Atheroembolic disease-a frequently missed diagnosis. *Medicine* 2010;***89***:126-132.
[22] SCOLARI F. Atheroembolic renal disease. *Lancet* 2010;***375***:1650-1660.

[23]Clinicopathologic conference : fever, rash, testicular swelling, and eosinophilia in an 86-year-old man. *Ann Intern med* 1996; ***100***: 110.
[24] HAZOUARD E. Hyperéosinophilie sanguine et médullaire majeure révélatrice d'un cancer du rein. *Press Med.* 1998;***27***:1218.
[25] SCHARTZ R.S The hypereosinophilic syndrome and the biology of cancer. *N. Eng J Med* 2003;***348***:1199-1200
[26] COOLS J. A tyrosine kinase created by fusion of the PDGFRA and FIP1L1 genes as a therapeutic target of Imatinib in idiopathic hypereosinophilic syndrome. *N. Eng J Med* 2003;***348***:1201-1214.
[27] ARLT W Adrenal insufficiency. *Lancet* 2003 ; ***361***:1881-1894.
[28] Clinical signifiance of eosinophilia in HIV-infected individuals. *Am J Med.* 1997; ***102***.:449-454.
[29] ROUFFOSE FE, GOLDMAN M, COGAN E. Hypereosinophilic syndromes. *Orphanet J Rare Dis.* 2007 Sep 11;2:37.
[30] REITER A, GOTLIB J. Myeloid neoplasms with eosinophilia. Blood. 2017;***129***(6):704-714.
[31] BAIN B.J. Eosinophilia iodiopathic or not ? *N Eng J Med* 1999;***340***:1141-1144.
[32] ROTHENBERG ME, KLION AD, ROUFOSSE FE, KAHN sJE et al. Treatment of patients with the hypereosinophilic syndrome with mepolizumab. *N Engl J Med.* 2008 Mar 20;***358***(12):1215-28.

Les syndromes myélodysplasiques [1 2] :

Connaître l'incidence des syndromes myélodysplasiques :

Tous âges confondus : 4/100 000/an. A 70 ans : 20/100 000/an. Après 80 ans : 70 à 80/100 000/an. Pas de différence selon le sexe.
La cause est le plus souvent inconnue. Dans 15 à 20 %, ils sont secondaires à des chimiothérapies (agents alkylants) ou radiothérapie utilisés précédemment pour traiter un cancer. Parfois secondaire à l'exposition à des agents toxiques (benzène, pesticides, engrais, hydrocarbures).

Savoir évoquer le diagnostic :

Devant une cytopénie persistante et non expliquée : anémie, neutropénie ou thrombopénie.
Association entre AREB et maladies systémiques[3].

Eliminer les facteurs susceptibles d'expliquer les anomalies hématologiques :

Carences en folates ou en vitamine B12.
Infections chroniques : parvovirus B19 et VIH.
Exposition au plomb et dérivés arsenicaux.

Rechercher des facteurs qui induisent un aspect de myélodysplasie au myélogramme :

Traitements par les facteurs de croissance.
Traitement par chimiothérapie.
Insuffisance hépatocellulaire.
Insuffisance rénale.

Rechercher les anomalies cytologiques caractéristiques par le myélogramme :

Association à des degrés divers de dysérythopoïèse, dysgranulopoïèse, dysmégacaryocytopoïèse, pourcentage de blastose et coloration de Perls (pourcentage de sidéroblastes en couronne).

Intérêt du caryotype pour l'évaluation du pronostic (en cas de discussion de greffe, chez le sujet de moins de 65 ans) :

Le caryotype médullaire est indispensable ± FISH (monosomie 7, trisomie 8, délétion 5q).
Très favorable : –y, del(11q).
Favorable : normal, del(5q), del(12p), del(20q), double avec del(5q).
Intermédiaire : del(7q), +8, +19, i(17q), autre anomalie simple ou double.

Défavorable : -7, inv(3)/t(3q)/del(3q), double avec -7/del(7q) ; complexe avec 3 anomalies.
Très défavorable : anomalies complexes > 3 anomalies.

Connaître l'intérêt de la biopsie ostéo-médullaire :

Non nécessaire au diagnostic mais uniquement si la qualité du myélogramme est jugée insuffisante, ou bien si recherche d'une aplasie ou d'une myélofibrose.

Définir le type de SMD par la classification OMS :

Cytopénie réfractaire avec dysplasie unilignée (CRDU) : • Anémie réfractaire • Neutropénie réfractaire • Thrombopénie réfractaire. Blastes < 1% dans le sang et < 5% dans la moelle. Dysplasie unilignée.
Anémie réfractaire avec sidéroblastes en couronne (ARS) : blastes < 1% dans le sang et < 5% dans la moelle. Plus de 15% de sidéroblastes en couronne. Dysérytropoiëse isolée.
Cytopénie réfractaire avec dysplasie multilignée (CRDM) : blastes < de 1% dans le sang et < de 5% dans la moelle, < 15% de sidéroblastes en couronne. Dysplasie sur plus de 10 % des cellules médullaires pour 2 à 3 des lignées myéloïdes.
Anémie réfractaire avec excès de blastes de type 1 (AREB -1) : blastes < 5% dans le sang et 5 à 9% dans la moelle. Dysplasie uni ou multilignée.
Anémie réfractaire avec excès de blastes de type 2 (AREB-2) : blastes de 5 à 19% dans le sang et de 10 à 19 % dans la moelle. Dysplasie uni ou multilignée.
Syndrome myélodysplasique inclassable (SMD-I) : bastes < 1% dans le sang et < 5% dans la moelle, dysplasie uni ou multilignée.

Etablir un pronostic :

L'évolution du SMD se fait dans 30 à 40% vers une leucémie aiguë myéloblastique (LAM) ou vers une aggravation des cytopénies.
Utilisation d'un score pronostique international (IPSS, International Prognostic Scoring System) : fonction de l'hémogramme, du taux de blastes et des anomalies cytogénétiques, qui permet d'évaluer le risque de transformation (bas, intermédiaire ou élevé) vers une leucémie aiguë ou le décès et donne une approximation de la médiane de survie. Ce score a été révisé en 2012 (score IPSS-R) avec 5 catégories pronostiques.

Connaître les éléments du score IPSS classique :

Pourcentage de blastes médullaires, caryotype, nombre de cytopénie.

Connaître la moyenne de survie en fonction de l'IPSS-R :

Score							
Valeur pronostique	0	0.5	1	1.5	2	3	4
Cytogénétique	Très favorable		Favorable		Intermédiaire	Défavorable	Très défavorable
Blastose médullaire	< 2 %		> 2 et < 5 %	5-10%	5-10%	> 10 %	
Hémoglobine (g/dl)	> ou = 10		8 à 10	< 8			
Plaquettes (G/l)	> ou = 100	50 à 100	< 50				
Neutrophiles (G/l)	> 0,8	< 0,8					

Score global IPSS -R :

Groupe	Score	Survie médiane (ans)
Très faible	< ou = 1,5	8,8
Faible	> 1,5 - 3	5,3
Intermédiaire	> 3 rmédi	3
Elevé	> 4,5 - 6	1,6
Très élevé	> 6	0,8

Possibilité de calculer le score directement sur internet, avec un calcul ajusté à l'âge (IPSS-RA).

Traitements des SMD de risque intermédiaire haut ou élevé :

La greffe allogénique est le seul traitement curatif réservé aux patients avec SMD de haut risque de moins de 65-70 ans. Si l'allogreffe n'est pas possible : chimiothérapie intensive seule efficace (avec caryotype favorable). La 5-azacytidine (VIDAZA®) : active quel que soit le caryotype, peut être administrée à des patients plus âgés car prolonge la survie. Voie SC 7j/mois en ambulatoire, efficacité évaluée qu'après 6 cycles et poursuite du traitement jusqu'à échappement.

Traitements des SMD de risque faible :

Corriger les cytopénies, dont l'anémie et prévenir les transfusions.
L'érythropoïétine (EPO) recombinante, pour maintenir Hb > 10-11g/dl ± G-CSF.
Si délétion 5q- : lénalidomide (REVLIMID®).

Connaître les indications des sérums antilymphocytaires :
Moelle hypocellulaire, anémie résistante à EPO et HLA DR15.

Traitement chélateur du fer :
Indiqué quand ferritinémie > 1 000 voire 2 000 ng/ml (ou après transfusion de 20 CG) et pour les SMD avec un IPSS faible ou intermédiaire 1 et qui pourront bénéficier d'un traitement actif. Soit par voie parentérale SC par déféroxamine (Desféral®), soit par voie orale par déférasirox(Exjade®)

Traitement symptomatique de la thrombopénie :
Maintenir un chiffre de plaquettes au dessus de 10 000/mm³ : transfusions plaquettaires préventives. Tansfusions plaquettaires en cas de syndrome hémorragique et/ou de geste invasif.

Traitement de la neutropénie :
Faibles doses de G-CSF pour maintenir un taux de PN > 1000/mm³.
Antibiothérapie (amoxicilline-acide clavulanique + ciprofloxacine) si besoin et traitement du sepsis si neutropénie fébrile chez le patient en aplasie.

Traitement des LMMC :
Hydroxyurée (Hydréa®) reste le traitement de référence.

---

[1] Guidelines for the diagnosis and therapy of adult myelodysplastic syndromes. *British Journal of Haematology* 2003;***120***:187-200.
[2] BRODSKY R.A Aplastic anaemia. *Lancet* 2005 ;***365*** :1647-1656.
[3] ROY-PEAUD F. Association maladies systémiques et syndrômes myélodysplasiques. *Presse Med* 2003 ;***32*** :538-544.
[4] CAERS J, BONNET C, et al. Prise en charge actuelle des syndromes myélodysplasiques. *Rev Med Suisse* 2011; volume 7. 1634-1643

Diagnostic et surveillance d'une gammapathie monoclonale :

Connaître les circonstances de découverte :

Soit liées à la prolifération lymphocytaire ou plasmocytaire : douleurs osseuses, adénopathie, hypercalcémie.
Soit liées à la protéine monoclonale : neuropathie, amylose, syndrome d'hyperviscosité, glomérulopathie, dermatose neutrophilique. Infections à répétition.
Soit fortuite : EPP systématique, exploration d'une VS accélérée surtout sans syndrome inflammatoire associé, augmentation de la protidémie sérique ou protéinurie.

Connaître les données épidémiologiques :

Sont plus fréquentes chez le sujet âgé (3,5 % de la population âgée de plus de 50 ans avec incidence qui augmente avec l'âge), chez l'homme et les Afro-Américains (6%).
Il existe de rares formes familiales (surtout IgM).

Connaître la définition de MGUS :

Gammapathie monoclonale isolée sans signe clinique, ni biologique, ni radiologique = gammagathie monoclonale de signification ou d'évolution indéterminée = MGUS 1 (monoclonalgammapathies undetermined significance).

- Pic d'Ig monoclonale < 30 g/l.
- Plasmocytose médullaire < 10 %.
- Aucun des critères CRAB.

C'est un état bénin et asymptomatique mais précancéreux.

Connaître les critères évolutifs :

Risque d'évolution vers un myélome malin (surtout Ig G, IgA, CLL) de 1 % par an et environ 20 % évolue vers un myélome ou une autre pathologie maligne. MGUS à IgM peut évoluer vers Waldenström ou hémopathie lymphoïde B.
3 facteurs prédictifs : l'isotype (MGUS à IgA ou IgM ont un risque de transformation maligne plus élevé) ; le taux avec valeur seuil de 15 g/l et le dosage des chaînes légères libres (CLL) sériques et le rapport κ/λ (proche de 1,65).

L'International Myeloma Working Group (IMWG) a établi un score prédictif d'évolution maligne.
Nécessite un suivi à vie.

Comment caractériser une MGUS :

Diagnostic évoqué sur l'électrophorèse des protéines sériques (EPP).
Caractérisation par immunofixation des protides sériques.
Concentration de l'Ig monoclonale mesurée sur le pic à l'EPP.
Recherche et dosage de la protéinurie des 24 heures : évalue l'excrétion rénale des CLL monoclonales (protéinurie de Bence Jones) et dépiste une complication glomérulaire (albuminurie).
Dosage systématique des CLL sériques kappa et lambda et mesure du κ/λ (33% des MGUS ont un taux anormal).

Savoir identifier les cas où il est licite de se contenter d'une simple surveillance :

Pas de syndrome tumoral : pas de localisations osseuses, état général conservé, pas d'adénopathies, pas de splénomégalie.
Radiographies osseuses squelette normale.
Echographie abdominale normale.
IgG < 15g, IgA < 10g, IgM <5 g, pas de diminution des immunoglobulines polyclonales, pas de chaînes légères dans les urines.
Calcémie normale.
Pas d'atteinte rénale spécifique.
NFS-plaquettes normales.
Le diagnostic porté est celui de gammagathie monoclonale de type MGUS : gammapathie d'évolution inconnue.

Il existe des MGUS à chaîne légère[6] :

Sa prévalence serait de 0,8%. Hypogammaglobulinémie. Le risque d'évolution vers un myélome serait de 0,3% pour 100 personnes/année. 23% aurait une atteinte rénale.

Il existe des MGUS à IgM :

Plus rare, environ 15 % des MGUS, qui peut évoluer vers la macroglobulinémie de Waldenström ou lymphome.

Connaître le rythme de surveillance d'une MGMS à faible risque :

Surveillance clinique et biologique.
Tous les 3 à 6 mois la première année, puis tous les 6 mois. Systématiquement : EPP, NFS-plaquettes, créatininémie, calcémie,

albumine, recherche chaînes légères dans les urines, CRP, Béta2-microglobuline et LDH.
Pas d'intérêt du dosage pondéral des immunoglobulines.

Savoir compléter le bilan lorsque ne sont pas réunis tous les critères de MGUS à faible risque ou si évolution :

Si apparition de signes CRAB (taux élevé de calcium, atteinte rénale, anémie ou maladie osseuse (Bone disease)), on évoque un myélome : faire un myélogramme avec un caryotype ± FISH d'emblée (surtout chez le sujet jeune) et bilan osseux.
Si accroissement du taux d'Ig monoclonale rapide : on recherche un myélome indolent.
Si on évoque une amylose AL : biopsie peau, organe ou glande salivaire.
Si on évoque un syndrome lymphoprolifératif : immunophénotypage sérique, biopsie ostéo-médullaire (BOM) et immunophénotypage médullaire.
Si on évoque une maladie de Waldenström : myélogramme ou BOM + Scanner thoraco-abdomino pelvien.

Intérêt du dosage des chaînes légères libres lambda ou kappa dans sérum :

Diagnostic d'une amylose AL.
Dans les myélomes non secrétant (1à 5% des myélomes).
Dans le suivi des myélomes à chaînes légères.
Dans le suivi d'un myélome traité pour juger efficacité du traitement.
Chez l'insuffisant rénal dialysé.
Dans le suivi d'un myélome en rémission complète.
Dosage à effectuer une fois par an ou tous les 2 ans dans le suivi des MGUS.

Connaître les complications possibles d'une MGUS :

Neuropathie périphérique : chez 10% des patients, surtout MGUS à IgM.
Complications osseuses : risque accru d'ostéoporose avec son risque fracturaire. Ostéodensitométrie et supplémentation vitamino-calcique.
Infections : car réponse immunitaire plus faible et souvent hypogammaglobulinémie. Intérêt du lavage des mains, de la vaccination préventive (grippe annuelle, pneumocoques).

---

[1] BLADE. O.J. Monoclonal Gammopathy of Undetermined Significance. *N Engl J Med* 355 (26):2765-2770, 2006.
[6]DISPENZIERI A. Prevalence and risk of progression of light-chain monoclonal gammapathy of undetermined signifiance : a retrospective population-based cohort study. *Lancet* 2010; ***375***:1721.

Diagnostic et traitement du myélome[1 2 3]:

Circonstance de diagnostic :

Pas de symptôme dans 20% des cas : diagnostic devant VS accélérée (surtout si syndrome inflammatoire absent), découverte d'un pic monoclonal, suivi d'une gammapathie monoclonale, douleurs osseuses (70%), fractures pathologiques, anémie.
Devant une complication: insuffisance rénale, hypercalcémie, infection, syndrome d'hyperviscosité, acidose tubulaire.

Connaître quelques éléments d'épidémiologie :

5000 nouveaux cas en France chaque année, 1% des cancers et 11% des hémopathies malignes, 54 % d'hommes, âge moyen 65 ans, 3% avant 40 ans.

Connaître les critères diagnostiques :

Atteinte osseuse.
Prolifération plasmocytaire médullaire: infiltration >10% avec ou sans dystrophie (permet de faire une analyse cytogénétique).
Production d'une immunoglobuline monoclonale. Baisse des autres immunoglobulines. Typage de l'immunoglobuline monoclonale : IgG dans 55%, IgA dans 25%, CLL dans 15% ; variantes rares dans 5% et kappa deux fois plus fréquentes que lambda.
Présence de chaîne légère dans les urines.

Rechercher une atteinte osseuse :

Radios simples: crâne, rachis complet, bassin, thorax et gril costal, humérus et fémur: ostéoporose, lésions lytiques, fractures.
Scanner osseux faible dose corps entier et/ou IRM rachis entier : fait partie du bilan initial, détecte des lésions osseuses lytiques > 5 mm.
Pet-scanner 18-FDG : a une place de choix dans le diagnostic des formes extra-osseuses (plasmocytome solitaire). Il permet un bilan d'extension complet avec recherche de foyers osseux multiples. Il est utilisé dans le suivi de myélome stade III pour évaluer la réponse osseuse au traitement et pour rechercher une rechute osseuse.

Connaître le bilan au moment du diagnostic initial :

Recherche de complications : atteinte rénale, hypercalcémie.
Recherche de troubles de l'hémostase : hyperviscosité responsable d'une thrombopathie fonctionnelle avec troubles de la coagulation. Arguments pour une amylose AL.

Savoir évaluer les éléments du pronostic :

Elévation de la CRP, et/ou de la βl microglobuline (à doser lors de l'évaluation initiale, élevée par charge tumorale et insuffisance rénale), LDH (élevé si haut taux de prolifération cellulaire), albumine. La baisse des immunoglobulines polyclonales ne semble plus être un facteur pronostic. L'excès de chaînes légères dans le sérum et le rapport $\kappa/\lambda > 100$. Facteurs pronostics génétiques : délétion 17p, translocation t(4 :14) de mauvais pronostic, autres anomalies cytogénétiques : hyperploïdie.

Connaître la classification pronostique de Durie et Salmon :

Stade I : correspond au myélome indolent4, Hb > 10g/dl, calcémie < 3 mmol/l, pas ou une seule lésion osseuse, IgG < 50g/l ; IgA < 30g/l; protéinurie < 4g/l, tous les critères doivent être présents.

Stade II : entre le I et le III

Stade III : au moins un des critères présents, Hb < 8.5g/dl ; calcémie > 3 mmol/l ; lésions osseuses multiples, IgG > 70g/l ; IgA > 50g/l ; protéinurie > 12g/l. A : fonction rénale normale. B : insuffisance rénale.

Savoir interpréter correctement les anomalies biologiques et ne pas les rapporter systématiquement au myélome :

Insuffisance rénale du sujet âgé souvent multifactorielle. Anémie : insuffisance rénale, carences, hypercalcémie : possibilité d'une association myélome et hyperparathyroïdie[6].

Connaître l'existence de formes moins fréquentes :

Plasmocytome solitaire osseux : lésion unique sans infiltration médullaire évoluant en 3 à 5 ans vers un myélome multiple.

Plasmocytome solitaire extra-osseux : nasopharynx, sinus, œsophage.

Leucémie à plasmocytes : anémie et thombopénie sévère, plasmocytose sanguine >20%, hépatosplénomégalie et fièvre.

Formes rares selon l'immunoglobuline : chaînes légères isolées; IgD (lambda, insuffisance rénale, hypercalcémie et amylose); non secrétant ; biclonaux; myélome IgM ou IgE ; myélome avec cryoglobuline ; myélome ostéocondensant avec polyneuropathie (syndrome de POEMS) ; maladie des chaînes lourdes [7].

Savoir rechercher des maladies infectieuses concomitantes :

Infections à BGN, hémophilus.

Infections cutanées.

Tuberculose pulmonaire.

Dosage des CD4 et mise sous antibioprophylaxie pendant les 2 premiers mois : Bactrim fort®, Zélitrex®, Lederfoline® hebdo et antituberculeux si séquelles8 d'infection tuberculeuse.

Vaccin antipneumococcique par Prévenar 13® puis Pneumovax® entre 2 à 6 mois plus tard.
Immunoglobulines polyvalentes SC par Hizentra® hebdomadaire si hypogammaglobulinémie et infections récidivantes.

Connaître les cryoglobulinémies :

Soit de type I : Ig monoclonale pure fixée à son antigène. Raynaud et manifestations vasculaires. MM et MW.
Soit de type II : Ig monoclonale associée à Ig polyclonale. Manifestations de vascularites plus fréquentes. Infections virales chroniques : hépatite C, VIH. Hémopathie lymphoïde (MALT, Sjögren).
Soit type III : Ig polyclonales. Maladies autoimmunes systémiques.
D'une manière générale, il existe des formes de transition : on admet sur le modèle de l'infection à Hélicobacter pylori pour le lymphome gastrique, ou pour le foie dans l'hépatite C, que ces infections déclenchent une réponse polyclonale puis parfois oligoclonale et enfin monoclonale maligne.

Connaître les complications neurologiques des gammapathies :

Polyradiculonévrites chroniques.
Neuropathie sensitive ataxiante avec tremblement périphérique associé à une dysglobulinémie Ig M dans le cadre d'une MGUS[10] . La recherche des anticorps anti-MAG est positive.
Avec cryoglobulinémie de type II : le plus souvent polyneuropathie périphérique axonale sensitivomotrice[11], neuropathie périphérique sensitive, plus rarement mononeuropathie multiple ou polyradiculonévrite.

Connaître les complications rénales des gammapathies monoclonales :

Elles résultent de la précipitation ou du dépôt tissulaire d'une immunoglobuline secrétée par un clone plasmocytaire.

Connaître la typologie des atteintes rénales :

Soit des néphropathies tubulaires. Soit des néphropathies glomérulaires.

Connaître les néphropathies tubulaires :

Soit néphropathies à cylindres myélomateux : complication fréquente des myélomes à masse tumorale élevée avec BJ abondante. Elles sont favorisées par la déshydratation, l'infection, l'hypercalcémie, l'administration d'iode, les médicaments néphrotoxiques. Elles se manifestent par une insuffisance rénale aigüe. Alcalinisation des urines pour obtenir un PH supérieur à 7.
Soit syndrome de Fanconi ou tubulopathie proximale : hypouricémie, hypophosphatémie, aminoacidurie, acidose, ostéomalacie, glycosurie.

Précipitation de chaînes légères libres kappa (résistantes à la protéolyse des enzymes lysosomales du TCP). Souvent MGUS ou myélome indolent.

Connaître les néphropathies à dépôts organisés d'immunoglobuline :

Elles se présentent comme une insuffisance rénale avec protéinurie abondante souvent néphrotique, avec hématurie et HTA (sauf dans l'amylose) :
Soit amylose AL ou AH : contexte d'une MGUS ou myélome à masse tumorale faible. Souvent chaîne légère lambda ou chaîne lourde gamma (amylose AH très rare).
Soit GN à dépôts organisés microtubulaires d'immunoglobuline (GOMMID) ; souvent dans le cadre d'une LLC avec Immunoglobuline monoclonale.
Soit GN des cryoglobulinémies de type I : GN membrano-proliférative avec thrombi capillaires et dépôts glomérulaires (souvent IgG Kappa). Souvent activation du complément, purpura, syndrome de Raynaud.

Connaître les néphropathies à dépôts non-organisés d'immunoglobulines :

Soit syndrome de Randall : plus souvent hématurie et HTA. Plus souvent clone Kappa. Plus souvent myélome de forte masse tumorale.
Soit glomérulopathie à dépôts non-organisés et non Randall. IR avec syndrome néphrotique impur et activation du complément dans 25% des cas.

Connaître le score pronostique international révisé en 2015 par IMGW (ISS) :

	Stade I	Stade II	Stade III
β2microglobuline	< 3,5 mg/l	Ni I ni II	> 5,5 mg/l
Albumine sérique	> 35 g/L		<35 g/l
Anomalie chromosomique	Risque standard		Haut risque
LDH	N		> limite

Surveillance du myélome stade I :

Surveillance clinique et biologique tous les 3 à 6 mois, radiologique tous les 6 à 12 mois. Maintenir vaccinations à jour (grippe annuelle et pneumocoque tous les 5 ans).

Connaître les nouvelles approches du traitement du myélome stade II ou III chez le sujet jeune < 65 - 70 ans :

Traitement à discuter et à valider en RCP.

Le traitement classique comporte un traitement d'induction (trithérapie de type VRD : bortézomib, lénalidomide, dexaméthasone) pendant 2 à 4 mois puis stimulation par G-CSF et recueil de cellules souches qui sont congelées, puis intensification avec Melphalan haute dose avant autogreffe.

Reprise d'un traitement de consolidation (2 à 3 cycles) puis poursuite d'un traitement d'entretien pendant 2 ans par lénalidomide, dexaméthasone (REVDEX). Ensuite surveillance à vie, car maladie chronique qui peut présenter plusieurs rechutes.

Connaître les nouvelles approches du traitement du myélome stade II ou III12 chez le sujet non éligible à l'autogreffe :

Le traitement historique associait melphalan, thalidomide et prednisone (MPT). Depuis 2007 l'essai First a validé le traitement devenu standard par REVDEX® (per os) seuls ou bien associé à bortézomid (Velcade®) en SC.

En cas de première rechute :

Chez le sujet jeune, reprise d'un traitement d'induction avec une molécule de seconde génération en triplet et/ou deuxième autogreffe.

Le statut réfractaire ou non au lénalidomide est décisionnel :

Si patient sensible : association triple avec daratumumab (Darzalex®) anticorps anti-CD38 IV voire SC + REVDEX®, ou bien carfilzomib (Kyprolis®) + REVDEX.

Si patient réfractaire : pomalidomide (Imnovid®), bortézomib et dexa ou isatuximab, carfilzomib et dexa.

Chez le patient plus âgé, on change de classe médicamenteuse (Imid vers IP inhibiteur du protéasome ou vice versa) en doublet.

Alternative thérapeutique :

Le CAR-T anti BCMA « chimeric antigen receptor T cells » est une stratégie thérapeutique très prometteuse.

Connaître le traitement de l'amylose AL :

L'efficacité de la chimiothérapie visant à supprimer la production de chaînes légères est maintenant démontrée. Le traitement est le même que celui du myélome.

Efficacité de : thalidomide-endoxan-dexaméthasone, lénalidomide, bortézomib, daratumumab (anti-CD38), isatuximab (anti-CD38/anti-CD3), melphalan.

L'intensification avec autogreffe améliore la vitesse de réponse mais au prix de complications sévères.

Effets secondaires des traitements :

Qui se combinent à comorbidités du patient et à la maladie.
Neuropathie périphérique. Complications thromboemboliques.
Toxicités cutanée, cardiaque.

Connaître la définition de la réponse :

Réponse complète : normalisation de la moelle et disparition de la protéine monoclonale sanguine et urinaire.
Réponse partielle : diminution de 75% du pic sérique, diminution de 95% de la protéinurie, moins de 5% de plasmocytes médullaires. Obtention d'une phase de plateau de durée variable.

Savoir quand et comment prescrire les biphosphonates[13] [14] :

Si lésion osseuse symptomatique (lésion ostéolytique et/ou ostéoporose myélomateuse), débuter les biphosphonates après bilan préalable avec panoramique dentaire et consultation dentaire ou stomatologique.
Zolédronate (Zométa® : posologie adaptée à la clairance de la créatinémie en IV tous les mois pendant 1 an).
2- 4% d'ostéonécrose de la mâchoire.

Savoir discuter la place de la chirurgie :

Cimentoplastie d'une lésion ostéolytique (rachis, bassin), cryothérapie sur lésion costale douloureuse. Ostéosynthèse d'une lésion préfracturaire. Décompression par laminectomie si compression médullaire.

Savoir discuter la place de la radiothérapie :

Sur un seul site limité très douloureux à la dose de 20 à 30 Gy Attention au taux de moelle irradiée.

---

[1] BATAILLE R Multiple myeloma. *N.Engl J Med* 1997; ***23***: 1657-1664.
[2] SIROHI B. Multiple myéloma. *Lancet* 2004;***363***:875-888.
[3] RAJKUMAR SV. Multiple Myeloma: 2018 update on Diagnosis, Risk-stratification and Management. *Am J Hematol.* 2018 Aug 16; 93(8): 981–1114.
[4] KYLE R.A. Clinical course and prognostic of smoldering (asymptomatic)) multiple myeloma. *N. Eng J Med* 2007;***356***:2582.
[6]FERY-BLANCO C Une hypercalcémie d'origine double : association myélome et adénome parathyroïdien ectopiqueHypercalcemia of double origin: association of multiple myeloma and ectopic parathyroidal *adenoma La Revue de Médecine Interne*2007; ***28*** : 504-506.
[7] WAHNER D.L. γ-heavy chain disease : review of 23 cases *Medicine* 2003;***82***:236-351.

[8] Prophylactic antibiotics for the prevention of early infection in MM. *Am J Med* 1996; ***100***: 624-628

[10] STECK A.J. Dysglobulinémie IgM et complications neurologiques. *Rev Neurol.* 2002 ;*158* :971-978.

[11] NACEUR I, SAID F. Atteinte neurologique au cours des cryoglobulinémies. *Rev Med Interne* Vol 38, supplement 2, 2017 ; A183.

[12] KYLE R.A. Drug therapy : multiple myeloma. *N Eng J Med* 2004 ;***351*** :1860-1874.

[13] Long term pamidronate treatment of advanced MM patients reduces skeletal events. *J Clin Oncol* 1998 ; 16 :593-602

[14] Rôle of biphosphonates in MM. *Ann Int Med* 2000 ; ***132*** ;734-736

Adénopathie[1] :

Démontrer la nature ganglionnaire de la tuméfaction :
Anévrysme (tuméfaction battante), lipome, kyste, hydrosadénite (axillaire ou inguinale), neurinome cervical.

Confirmer le caractère isolé de l'adénopathie :
Rechercher une polyadénopathie.

Rechercher d'emblée des arguments pour une étiologie tumorale :
Siège suspect : sus-claviculaire.
Palpation : adénopathie fixée, dure.
Taille : supérieure à 2 cm.
Contexte : maladie néoplasique connue ou infection VIH.

Confirmer le caractère néoplasique de l'adénopathie et en préciser le type histologique :
Biopsie de l'adénopathie dès qu'il existe une suspicion de maladie néoplasique et une implication thérapeutique éventuelle.

Evoquer un syndrome lymphoprolifératif :
Contexte, âge du patient.
Prélever NFS, CRP, puis si besoin biopsie de l'adénopathie.

Rechercher une étiologie infectieuse locale devant une adénopathie isolée lorsque la porte d'entrée est patente :
infection à pyogènes (furoncle, plaie infectée , amygdalite, infection dentaire etc....).
Chancre mou, adénopathie inguinale satellite, inflammatoire, parfois volumineuse, prélèvement mettant en évidence haemophilus ducreï.
Chancre syphilitique[2] (ulcération génitale indurée) et adénopathie satellite. (penser au chancre de l'amygdale, ou au chancre rectal), prélèvement du chancre et bactériologie. sérologie TPHA et VDRL.
Lymphogranulomatose vénérienne : lésion papuleuse, vésiculeuse ou ulcérée sur les organes génitaux externes, adénopathie inflammatoire, sérologie de chlamydia trachomatis[3].
Herpes génital : ulcérations génitales récidivantes.
Urétrite à gonocoque ou chlamydia.
Pasteurellose : après morsure de chat, association à des manifestations articulaires, intensité de la douleur au niveau de la morsure.

Donovanose : adénopathie inguinale suppurée et ulcérée sans caractère douloureux chez un immigré de race noire.

Savoir s'orienter en fonction du siège de l'adénopathie :

Occipitales : infections du cuir chevelu, maladie des griffes du chat, piqûres d'insectes (enfants), toxoplasmose.

Auriculaires postérieures : rubéole, syndromes oculo-glandulaires.

Auriculaires antérieures : infections oculaires, cils, kératoconjonctivites.

Cervicales postérieures : infections du cuir chevelu, dentaires et tuberculose.

Sous-maxillaires : infections du cuir chevelu, dentaires et tuberculose.

Sus-claviculaires : métastases de cancers intrathoraciques ou intra-abdominaux, maladie de Hodgkin.

Epitrochléenne : infections de la main, Hodgkin, sarcoïdose, tularémie.

Axillaire : Tumeur du sein, griffe du chat, brucellose, sporotrichose, lymphomes non Hodgkiniens.

Inguinale : Syphilis, chancre mou, gonococcie, herpes[4], infections à mycoplasme, tularémie, donovanose, lymphomes, métastase de cancer pelvien, gynécologique ou cutanée du membre inférieur.

Rechercher une étiologie infectieuse devant une adénopathie isolée sans porte d'entrée évidente :

Prélèvement à l'aiguille fine : tuberculose, mycobactéries atypiques (M.Scrofulaceum, et kansaii), actinomycose, donovanose à Calymmatobacterium granulomatis, Sodoku.

Evoquer certaines étiologies infectieuses en l'absence de diagnostic microbiologique à l'issue de la ponction ganglionnaire :

Contact avec les rongeurs : sérodiagnostic de tularémie.

Contact avec les chats : hémocultures pour la pasteurellose, sérologie de yersinia pseudotuberculosis, maladie des griffes du chat (lymphoréticulose bénigne d'inoculation due à Bartonella henselae).

Sérologie de toxoplasmose. Sérologie de syphilis.

Hyperplasie ganglionnaire bénigne :

Hyperplasie ganglionnaire bénigne chez des patients traités au long cours par hydantoïnes, carbamazépine, rifampicine.

En cas d'adénopathie superficielle isolée qui ne fait pas sa preuve :

Discuter traitement antibiotique d'épreuve : tétracycline. Se méfier d'une étiologie tumorale.

Savoir évoquer un déficit congénital de la phagocytose des macrophages :
Devant une adénopathie cervicale récidivante à pyogène.

---

[1] BILLE J. Docteur, j'ai un ganglion. *Rev Med Suisse* 2009 ;***5*** :710-5.
[2] Syphilis récente. *Revue du Prat*. 1996;***16***;:1948-1951.
[3] PEIPERT JF genital chlamydial infections *N Eng J Med* 2003;***349***:2424-2431.
[4] BENEDETTI Clinical reactivation of genital herpes simplex virus infection decreases in frequency over time *Ann Inter Med* 1999;***131***:21-27.

Polyadénopathies :

Démontrer la nature ganglionnaire de la tuméfaction :
Anévrysme (tuméfaction battante), lipome, kyste, hydrosadénite (axillaire ou inguinale).

En cas de polyadénopathie superficielle, rechercher des adénopathies profondes :
Radiographie de thorax, échographie abdominale, scanner cervico-thoracique et abdomino-pelvien.
En faveur d'un lymphome, sarcoïdose[1], maladies systémiques.

En cas de polyadénopathie superficielle, rechercher une hémopathie :
NFS - plaquettes, frottis sanguin, CRP, LDH, immunophénotypage lymphocytaire. Discuter biopsie ganglionnaire, myélogramme ou biopsie médullaire : leucémie lymphoïde chronique, lymphome, leucémie si blastose, maladie de Kikuchi[2].

Evoquer des étiologies infectieuses en fonction de la clinique :
MNI, CMV, EBV, Toxoplasmose, VIH, hépatites virales.

En cas de polyadénopathie superficielle, rechercher une maladie générale :
Thyréotoxicose. Lupus érythémateux disséminé, Sarcoïdose.
Polyarthrite rhumatoïde, maladie de Still de l'adulte, maladie de Gougerot-Sjögren, vascularite (Wegener, PAN).
Maladie de Whipple.
Adénopathies post-vaccinales.
Adénopathie par hypersensibilité médicamenteuse (phénytoine, carbamazépine).
Syndrome de Cléopâtre[4].
Amylose.

Connaître le tableau de la lymphadénopathie angio-immunoblastique :
Hémopathie du sujet âgé. AEG, fièvre, polyadénopathie, syndrome inflammatoire, hypergammaglobulinémie. Aspect histologique évocateur. Prolifération T à rattacher au groupe des lymphomes T.

Evoquer des étiologies infectieuses plus rares dans certains contextes épidémiologiques :

Brucellose (sérologie de Wright, l'identification de l'ADN de la bactérie par la technique de PCR est possible, rapide, et constitue un examen spécifique).
Leishmaniose (Kala-Azar).
Trypanosomiase.

---

[1] NEWMAN LS Sarcoidosis. *N. Eng J Med.* 1997;***336***:
[2] NORRIS et Al Kikuchi-Fujimoto syndrome : a benign cause of fever and lymphadenopathy. *Am.J.Med* 1996; ***101***;401-406.
[4] CHAOUAT Y. Le syndrome de Cléopatre, une nouvelle pathologie auto-immunitaire. *Rev Rhum* 1986; ***53***:485-488.

Splénomégalie :

Confirmer la splénomégalie :

Echographie abdominale. A différencier des tumeurs de l'hypocondre gauche : tumeur du colon, de l'estomac du pancréas , du rein.
Scanner abdominal.

Apprécier systématiquement le retentissement de la splénomégalie :

Signes hématologiques d'hypersplénisme : anémie, thrombopénie.
ATCD d'infections à pneumocoque. Envisager systématiquement la vaccination antipneumococcique.

Reconnaître que la splénomégalie s'intègre dans le cadre d'une affection connue dont le diagnostic est déjà établi :

Cirrhose du foie avec hypertension portale. Hémopathies. Sphingolipidose. Maladies de système.

Exploiter complétement l'intérêt de l'échographie abdominale et du scanner abdominal qui a été demandée pour confirmer l'existence de la splénomégalie :

Signes d'hypertension portale. Tumeur splénique. Abcès de la rate. Existence d'adénopathies profondes.

Dans un contexte fébrile, rechercher une infection disséminée :

Hémocultures systématiques.
Selon les signes associés et le contexte : ECBU radiographie de thorax, IDR à la tuberculine ou Quantiferon, Sérologie VIH, Sérologie EBV.
Endocardite : échodoppler cardiaque.
Paludisme : frottis goutte épaisse.
Salmonellose : coproculture, sérologie Vidal et Félix.
Brucellose : fièvre sudoroalgique, sérologie de Wright.
Leishmaniose : séjour en zone d'endémie, myélogramme.

Rechercher une hémolyse chronique:

Anémie régénérative, Réticulocytose et bilirubine élevées, haptoglobine basse.
Voir diagnostic d'une anémie.

Rechercher une hémopathie :

NFS-plaquettes : syndromes myéloprolifératifs. PTI.
Existence d'adénopathies superficielles ou profondes (scanner thoraco-abdominal). Discuter le myélogramme : leucémie à tricholeucocytes, lymphomes.

Rechercher des arguments pour une hypertension portale :

Ascite transsudative. Circulation collatérale abdominale.
Fibroscopie œsogastroduodénale : varices œsophagiennes. Arguments pour une hépatopathie chronique cirrhogène : baisse du facteur V, hypoalbuminémie, bloc ßéta-gamma à l'électrophorèse des protéines.

Evoquer en cas de splénomégalie inexpliquée certaines maladies rares :

Affection auto-immune : lupus, polyarthrite[1].
Affection avec infiltration splénique : amylose, maladies congénitales. Sphingolipidoses, la maladie de Gaucher[3] : les manifestations cliniques de cette maladie sont insuffisantes pour faire le diagnostic. Il doit être suspecté devant un gros foie ou une grosse rate (hépatosplénomégalie) inexpliquée associée à des anomalies de la formule sanguine et à des signes osseux (fractures, par accumulation de macrophages dans la moelle osseuse). L'examen le plus efficace et le plus fiable pour faire le diagnostic est la mesure de l'activité enzymatique de l'acide ß-glucosylceramidase dans les cellules sanguines nucléées, en pratique dans les leucocytes. Dans le type 1, l'activité est comprise entre 10 et 15 %. Une activité inférieure à 10 % est retrouvée dans les formes les plus sévères.

---

[1] ASLAM F, CHEEMA RS, et al. Neutropaenia and splenomegaly without arthritis: think rheumatoid arthritis. *BMJ Case Rep*. 2018; 2018: bcr2018225359.
[3] CHARROW J ET AL. Gaucher disease, recommendations on diagnosis, evaluation and monitoring. *Arch Intern Med* 1998;***158***:1754-60.

Les syndromes de défibrination[1 2 3] :

Connaître la définition :

Les syndromes de défibrination désignent un ensemble de situations pathologiques caractérisé par la diminution de la concentration du fibrinogène circulant.
La plupart d'entre eux résultent d'une activation anormale de la coagulation appelée coagulation intravasculaire disséminée (CIVD). Beaucoup plus rarement la composante fibrinolytique est prépondérante : fibrinogénolyse primitive.

Connaître la physiopathologie de la CIVD :

Dans certaines circonstances, l'hémostase est activée et les mécanismes régulateurs de la formation de thrombine sont dépassés (antithrombine III, protéine C et S, activation du système fibrinolytique). La thrombine formée à partir du facteur II (prothrombine) coagule le fibrinogène, agrège les plaquettes, inactive les facteurs V et VIII.

Connaître les conséquences cliniques de la CIVD dans les formes aigües :

Elles sont de deux ordres :
Des manifestations thrombotiques liées à des dépôts de fibrine dans différents organes : troubles de la conscience, purpura, ischémie d'un membre, insuffisance rénale aigüe, détresse respiratoire.
Des manifestations hémorragiques liées à la thrombopénie et à la diminution du taux de fibrinogène : hémorragies cutanéo-muqueuses, hémorragies aux points de ponction.

Connaître les conséquences cliniques de la CIVD dans les formes chroniques :

Syndrome hémorragique discret : ecchymoses, épistaxis.
Thromboses : insuffisance rénale, confusion mentale, thromboses veineuses.

Connaître les éléments biologiques du diagnostic biologique de la CIVD :

Signes en rapport avec la consommation des facteurs : TP allongé par diminution des facteurs II et V, et parfois VIII. Facteurs VII et X normaux. Thrombopénie, fibrinopénie parfois inférieure à 1g/l.
Présence de complexes solubles dans le sang : la thrombine en excès forme des monomères de fibrine à partir du fibrinogène. Ces monomères de fibrine

se combinent avec du fibrinogène pour former des complexes réversibles. Ils peuvent être absents quand le fibrinogène est très bas.
Activation du système fibrinolytique. Les produits de dégradation de la fibrine ou D-Dimères augmentent fortement au cours de toute CIVD.
Baisse des facteurs physiologiques anticoagulants : antithrombine III, Protéine C et S.

Connaître les facteurs déclenchants :

Toutes les lésions tissulaires sont susceptibles de libérer dans la circulation des substances à activité thromboplastinique. Certains tissus en sont particulièrement riches (utérus, poumon, prostate).
Au cours de certaines infections (BGN et Cocci +), des leucémies à promyélocytes, des réactions anaphylactiques ou transfusionnelles ces substances sont libérées par les monocytes-macrophages.
Les endotoxines bactériennes peuvent induire des lésions endothéliales sous l'action du tumor necrosis factor et de l'interleukine-1.

Connaître les circonstances de survenue d'une CIVD :

En obstétrique : hématome rétroplacentaire, embolie amniotique, éclampsie, placenta prævia, môle hydatiforme.
Infections bactériennes, virales (CMV, Herpes, varicelle, rubéole, variole), mycotiques (histoplasmose, aspergillose), parasitaires (paludisme, Kala-Azar, trypanosomiases), et rickettsioses.
Néoplasies (prostate, poumon, pancréas, colon, estomac, rein, ovaires, sein, neuroblatomes, mélanomes, rhabdomyosarcomes).
Leucémies myéloïdes chroniques, leucémies à promyélocytes ou lymphoblastiques.
Lésions tissulaires massives.
Hémolyses intravasculaires.
Anomalies vasculaires (hémangiomes géants, anévrysmes artériels, coarctation de l'aorte).
Collagénoses (LEAD, PR, Vascularites).
Etats de choc, SHU, IDM, hypothermie.
Rejet de greffe, réactions anaphylactiques, venin de serpent.

Eléments du diagnostic différentiel avec une fibrinogénolyse primitive :

Plaquettes normales, hypofibrinogènémie profonde, facteur II normal, facteurs VII+X normal, D-Dimères augmentés, temps de lyse des euglobulines très raccourci.

Eléments du diagnostic différentiel avec une insuffisance hépatique sévère :

Plaquettes basses, fibrinogène peu abaissé, diminution des facteurs II, V et VII+X, facteur VIII normal, ATIII diminuée, D-Dimères absents, Complexes solubles absents, temps de lyse des euglobulines normal.

Connaître les moyens thérapeutiques :

Toujours traitement spécifique de la cause.
Plasma frais congelé et fibrinogène purifié, concentré plaquettaire. Héparine à faible dose (200 à 300 U/Kg/j).

---

[1] LEVI M. Current concepts : disseminated intravascular coagulation. *N Eng J Med* 1999;***341***:586-593.
[2] MAOKE J.L. Mechanism of disease : thrombotic micoangiopathies *N Eng J Med* 2002;***347:***589-601.
[3] PAPAGEORGIOU C, JOURDI G, ET AL. Disseminated Intravascular Coagulation: An Update on Pathogenesis, Diagnosis, and Therapeutic Strategies. *Clin Appl Thromb Hemost*. 2018 Dec; 24(9 Suppl): 8S–28S.

Le syndrome d'activation macrophagique[1] [2]:

Connaître la définition :

Le syndrome d'activation macrophagique ou SAM est dû à une prolifération et à une activation des macrophages en réponse à une stimulation cytokinique excessive. Sur le plan physiopathologique, rôle majeur des lymphocytes T CD8 qui activent les macrophages de façon incontrôlée, expliquant ainsi une production cytokinique toxique (TNF alpha, IL1, IL6, IL18).

Connaître les manifestations cliniques :

Début souvent brutal. AEG et fièvre dans plus de 90% des cas. Hépatosplénomégalie et adénomégalies. Manifestations cutanées diverses : érythème, purpura, nodule hypodermique. Infiltrats pulmonaires. Manifestations neurologiques centrales : confusion, méningite.

Connaître les manifestations biologiques :

Elles sont liées à la phagocytose par les macrophages des précurseurs médullaires et de éléments figurés du sang : pancytopénie (70% des cas), bicytopénie (GR et plaquettes), parfois schizocytes, augmentation des LDH, des triglycérides, de la ferritinémie (parfois à 10×N) avec ferritinémie glyquée abaissée. Cytolyse hépatique. CIVD.

Eléments du diagnostic :

Il ne peut être affirmé que par une étude histologique. Il ne peut être affirmé que par une étude histologique. Myélogramme qui retrouve l'hémophagocytose = prolifération macrophagique mature en cours de phagocytose. Parfois la BOM objective la cause (lymphome, tuberculose). Parfois hémophagocytose retrouvée sur une biopsie ganglionnaire, voire PBH ou cutanée. Parfois hémophagocytose sur une biopsie ganglionnaire.
Intérêt d'utiliser un score diagnostique (HScore[3]) afin de prendre une décision urgente, alors que le myélogramme n'est pas disponible.

Connaître l'existence d'un terrain d'immunodépression prédisposant au SAM dans 50 à 70% des cas:

Etiologies : VIH ; Affections malignes (lymphomes souvent T ou NK, autres cancers gastrique ou ovaire) ; Immunosuppresseurs ; Maladies systémiques : LEAD, PR, GS, Maladie de Crohn, Maladie de Still[4].
Etiologies infectieuses virales : EBV, CMV, Herpès, VZV,

Au cours du VIH avec immunodépression: Tuberculose, CMV, HHV8 (associé au Castleman ou au Kaposi), lymphome EBV+ ; rôle de la reconstitution immunitaire sous antiviraux.

Eléments de traitement :

Supprimer la cause : chimiothérapie en cas de néoplasie ; anti-infectieux si infection.

Supprimer l'activation T : utiliser en urgence Etoposide 150 mg/m^2 à J1 et J2, car il élimine spécifiquement les lymphocytes CD8 activés (permet un répit d'une semaine pour comprendre les causes).

Corticoïdes et immunosuppresseurs dans les maladies systémiques (attention car peuvent être délétères en cas d'infection CMV ou à mycobactéries) ; les immunoglobulines ne doivent plus être utilisées car résultats imprévisibles ; biothérapies (anti-IL6 pour le Still ; anti-CD20 pour lymphomes EBV+).

---

[1] FAIN O. Le syndrome d'activation macrophagique. *Rev Prat* 2004 ;***54*** :935-939

[2] RIVIERE S.GALICIER L, et al. Syndrome d'activation macrophagique réactionnel de l'adulte : étude multicentrique rétrospective de 162 cas. La Revue de Médecine Interne Volume 35, Supplement 2, December 2014, Pages A41-A4

[3] FARDET L, GALICIER L, et al. Development and validation of a score for the diagnosis of reactive hemophagocytic syndrome (HScore). Arthritis Rheumatol. 2014 Sep;66(9):2613-20.

[4] HOT A. Reactive hemophagocytic syndrome in adult-onset Still disease. *Medicine*. 2010 ;***89*** :37-46.

Les syndromes paranéoplasiques[1 2 3] :

Fièvre au cours des cancers :

Une cause infectieuse doit toujours être éliminée. Les cancers représentent 25% des causes de fièvre nue prolongée[4].
Sécrétion de cytokines : interleukine 1 ou 6, TNF alpha.
Réponse habituelle aux AINS : indométacine ou naproxène. Une hypothermie est habituellement plus fréquente dans les premières heures sous AINS.

Cachexie au cours des cancers :

Une perte de poids d'au moins 20% est constatée chez 25% des patients cancéreux. La diminution des apports est la cause la plus fréquente. L'augmentation des dépenses (hypercatabolisme) est liée à certaines cytokines (TNF, interleukine 1 et 6).

Thrombose veineuse et cancer[5 6 7 8] :

Dans l'année qui suit une thrombose veineuse le risque de découverte d'un cancer est considérablement augmenté. L'incidence de la MTE est deux fois plus élevée chez les patients atteints de cancer, sans différence selon l'âge[9].
Radiographie pulmonaire, échographie abdominale et pelvienne (splénomégalie), cancer du foie, cancer du rein, mammographie. Discuter le dosage des marqueurs tumoraux (PSA, ACE, CA19-9).
En cas de thrombose bilatérale, le bilan doit être étendu car dans 30% des cas, la thrombose vient révéler une néoplasie.
Dans une étude sur 142 patients présentant une thrombose veineuse, une néoplasie a été retrouvée dans 16 cas. L'examen clinique et le bilan para clinique standard ont chaque fois été suffisants pour aboutir au diagnostic[10].
Les D-Dimères ont une moins bonne valeur prédictive négative chez les patients atteints de cancer pour le diagnostic de thrombose veineuse[11].
La découverte d'une thrombose veineuse au cours d'un cancer est un facteur de mauvais pronostic[12].
Alors que la prévalence de la mutation Leiden est la même que dans la population générale au cours des cancers, la résistance à la protéine C activée est retrouvée chez 54% des patients présentant un cancer et une maladie thromboembolique[13].

Syndrome de Cushing paranéoplasique :

HTA, diabète, vergeture pourpres, obésité tronculaire, mélanodermie, amyotrophie. Hypokaliémie. Sécrétion d'ACTH ou de CRH (non dosable). Hyperplasie hypophysaire (pour la sécrétion de CRH).

Intérêt du Pet-scanner.
Carcinoïde bronchique dans la moitié des cas.
Parfois associé à la sécrétion de calcitonine et/ou de gastrine.

Acromégalie paranéoplasique :

Elargissement des mains et des pieds. Prognatisme. Viscéromégalie.
HTA. Diabète.
Hypersécrétion d'hormone libératrice d'hormone de croissance (GHRH). Surtout tumeur carcinoïdes (pulmonaire ou digestive).

Hyperthyroïdie paranéoplasique :

Signes de thyréotoxicose.
Le struma ovarii est un tératome ovarien qui contient du tissu thyroïdien. T3 et T4 augmentés.
Dans d'autres cas, sécrétion de Béta HCG par une tumeur pulmonaire à petites cellules, un choriocarcinome ou une tumeur testiculaire. Analogie structurelle entre BétaHCG et TSH.

Syndrome de puberté précoce et gynécomastie paranéoplasique :

Tumeurs qui secrètent HCG, ce qui peut induire une puberté précoce chez l'enfant, une anovulation chez la femme, une gynécomastie chez l'homme. Cancer pulmonaire à petites cellules.

Syndrome carcinoïde :

Dû à la sécrétion de prostaglandine, de sérotonine, de bradykinine, de kalicréine par les cellules du système APUD.
Bouffées vasomotrices touchant la partie supérieure du thorax durant quelques minutes à quelques heures associant flush, larmoiement, un œdème facial ,une toux.
Si sécrétion de sérotonine : diarrhée, bronchospasme, HTAP, lésions valvulaires cardiaques.
Dosage du métabolite urinaire de la sérotonine : 5-HIA et de la sérotonine.
La tumeur est le plus souvent digestive, plus rarement les bronches, les ovaires, le pancréas ou les voies biliaires.

Hypertension artérielle :

Tumeur à rénine.

Hypercalcémie paranéoplasique :

C'est la plus fréquente des manifestations paranéoplasiques endocrinienne. Sécrétion de PTHrp dans 80% des cas. PTH basse et absence de lésion osseuse active. Sécrétion de 1-25 OH vitamine D dans Lymphome de Hodgkin et LMNH.

Sécrétion inappropriée d'ADH révélée par une hyponatrémie (SIADH) :
Syndrome de Schwartz et Bartter. Surtout dans le cancer bronchique à petites cellules.

Diarrhée motrice :
Vasopressine intestinal peptide (VIP). Gastrine. Somatostatine.

Hyperglycémie paranéoplasique :
Souvent au cours du cancer pulmonaire avec baisse de l'insulinosécrétion.

Hypoglycémie paranéoplasique :
Acanthosis nigricans (signe de résistance à l'insuline). Epaississement acromégaloïde de la peau (en cas d'hypersécrétion d'IGFII) , un rhinophyma. Sécrétion d'IGFII qui ~~à~~ une identité structurelle avec l'insuline, l'IGFI qui intervient dans la croissance.

Ostéomalacie :
Hypophosphatémie.
Tumeurs mésenchymateuses, hémangiopéricytomes, ostéosarcomes. Cancer de prostate. Sécrétion par la tumeur de FGF-23 qui inhibe la résorption tubulaire du phosphore.

Dermatomyosite et cancer :
Sur une cohorte[14] de 121 patients l'incidence de la survenue d'un cancer a été retrouvée à 21% à 1 an et 28% à 5 ans. Les facteurs les plus souvent associés au cancer ont été les suivants : début rapide des symptômes, nécroses cutanées, érythème périunguéal, baisse du C4. Les cancers retrouvés : ovaire, poumon, sein, ORL, lymphome, vessie, prostate.
Autre cohorte[15] de 85 patients avec polymyosite ou dermatopolymyosite, cancer retrouvé dans 16 cas soit 19% dont 14 avec dermatomyosite. Le plus souvent un adénocarcinome.

La pemphigoïde bulleuse :
Anticorps antimembrane basale circulants. Inconstants. Biopsie avec IF directe. Associée parfois à un cancer profond.

Le syndrome de Sweet :
Cadre des dermatoses neutrophiliques.
Papules de couleur rouge vif à violacée, tendant à se grouper pour former des plaques de 20 cm de diamètre, œdémateuse à surface mamelonnée. Prédilection sur le visage, le cou la partie supérieure du thorax et extrémités supérieures. Parfois sur les membres inférieurs avec aspect d'érythème

noueux. Persistent quelques jours à quelques semaines. Hyperleucocytose. CRP élevée. Aspect d'infiltrat dermique neutrophilique.
Associées parfois à des hémopathies malignes ou à des tumeurs solides : génito-urinaires, sein, digestif.
Parfois post chimiothérapie.
Très corticosensible.

Connaître le pyoderma gangrenosum[16] :

Patients de 30 à 50 ans. Se présente sous la forme de pustules coalescentes inflammatoires qui fusionnent progressivement en laissant apparaître un ulcère nécrotique avec des bords hypertrophiques bien délimités de couleur violacée. Prédomine au tronc et sur les membres inférieurs. Fièvre et douleur souvent présents.
Pathologie digestive inflammatoire : MICI.
Hémopathies : myélome, lymphome, gammapathies monoclonales, AREB, LMC.
Maladies inflammatoires : Wegener, PR, LEAD, spondylarthrite ankylosante.

Connaître l'acanthosis nigricans :

Plaques brun-gris papillomateuses prédominantes dans les plis (axillaires, inguinaux, faces latérales du cou). Associé dans 90% des cas à un adénocarcinome digestif, sinon ovarien, pulmonaire, prostatique, mammaire.
Il existe des formes « bénignes » : chez l'obèse, le diabétique…

Connaitre l'acrokératose de Bazex :

Distale (doigts, orteils, nez, oreilles), symétrique, sous la forme de plaques kératosiques, érythémato-squameuses. L'atteinte unguéale est constante.

Connaître le tableau d'ichtyose acquise :

Peau sèche craquelée squameuse (peau de serpent), prédomine aux plis mais peut recouvrir tout le corps.
Maladie de Hodgkin, lymphomes, cancers viscéraux.

Connaître le tableau d'érythème nécrolytique migrateur :

Au cours des glucagonomes.
Macules ou nappes érythémato-squameuses à évolution centrifuge, évoluant une cicatrice pigmentée au bout de quelques semaines. Atteinte orale et génitale fréquente.

Connaître l'erythema gyratum repens :

Lésions érythémateuses arciformes en bandes ondulées, squameuses et prurigineuses. Extrémités respectées. Mobiles : 1 cm/24h.
Cancer ORL, pulmonaire, mammaire, digestif, utérin.

Connaître l'hypertrichose lanugineuse :

Poussée brutale sur la face et le corps d'un duvet blanc atteignant 10 à 15 cm en 6 à 8 semaines.
Cancer pulmonaire, intestinal ou vésiculaire.

Les syndromes paranéoplasiques neurologiques[17] [18] :

Ils sont la conséquence d'un processus dysimmun secondaire à un cancer systémique[19].

Connaître le tableau de l'encéphalite limbique :

Cancer du poumon à petites cellules, testicule, sein, hodgkin, thymome.
Anticorps : Hu, Ma2, CV2, amphiphisine.
Clinique : installation subaiguë, avec des troubles cognitifs (troubles de la mémoire antérograde, confusion, déficit visuospatial), un syndrome psychiatrique (dépression, anxiété, hallucinations), des crises d'épilepsie partielles (temporales). Des signes neurologiques d'atteinte extralimbique peuvent se voir (atteinte cérébrale plus diffuse, ataxie cérébelleuse ou une neuropathie périphérique). Analyse du LCR : absence de cellule maligne.
IRM cérébrale : absence de métastases leptoméningées, présence d'anomalies de signal uni ou bilatérales des régions amygdalo-hippocampiques..
EEG : activités épileptiques des lobes temporaux.

Connaître le tableau de neuronopathie subaigüe sensitive :

Cancer du poumon à petites cellules, ovaires, sein, hodgkin, sarcome.
Anticorps : Hu, CV2.
Présentation clinique : L'atteinte typique consiste en une atteinte sensitive subaiguë asymétrique et douloureuse avec une perte de proprioception conduisant à une ataxie sensitive sévère avec diminution ou abolition des réflexes myotatiques.

Connaître le tableau de dégénérescence cérébelleuse[20]:

Formes associées à un anticorps anti-Yo, qui précèdent la découverte d'un cancer de l'ovaire, du sein ou de l'utérus. Syndrome cérébelleux subaigu aboutissant rapidement à un état grabataire.
Formes associées à un anticorps anti-cellules de Purkinje, qu'on observe dans certains cancers gynécologiques et pulmonaires.
Formes sans anticorps décelables, au décours d'un cancer (sein, poumon, maladie de Hodgkin), avec signes généraux à la phase initiale et l'atteinte cérébelleuse moins invalidante.

Connaître le tableau d'opsoclonus-myoclonus :

Il associe des mouvements involontaires anarchiques des globes oculaires et des myoclonies axiales et segmentaires.

Les causes sont dominées, chez l'enfant, par le neuroblastome et les causes infectieuses et, chez l'adulte, par les cancers. Parfois des anticorps antineuronaux, anti-Ri et anti-Hu ont été mis en évidence, apportant des arguments en faveur d'un mécanisme paranéoplasique. Des observations récentes font état d'anomalies IRM dans la protubérance et le cervelet.
Rechercher un cancer bronchique anaplasique à petites cellules, cancers du sein et de l'utérus, un lymphome hodgkinien ou non, qui peuvent survenir des mois après le syndrome opsoclonus-myoclonus.

Connaître le syndrome de Lambert-Eaton :

Parésie fluctuante touchant les ceintures scapulaires et pelviennes. Maladie de la jonction neuromusculaire présynaptique.
EMG : incrément à la stimulation répétitive.
Autoanticorps contre les canaux calciques : VGCC.
Cancer à petites cellules pulmonaire. Thymome.

Connaître le syndrome d'hyperexcitabilité nerveuse périphérique :

Cancers : poumon , thymome, plasmocytome, hodgkin.
Anticorps : VGKC (anticorps anti-canaux potassique).
Clinique : le syndrome crampes- peut précéder l'apparition d'une sclérose latérale amyotrophique. Le plus souvent idiopathique et peut être un composant du syndrome d'hyperexcitabilité nerveuse périphérique (myokymies, neuromyotonie). La forme la plus complète de ce syndrome est le syndrome d'Isaacs, la maladie de Morvan et l'encéphalite limbique qui est souvent d'origine paranéoplasique. La carbamazépine ou la phénytoïne entraîne une réduction des signes cliniques et électrophysiologiques de l'hyperexcitabilité nerveuse, et les échanges plasmatiques et (ou) les immunosuppresseurs sont utiles quand une origine auto-immune est envisagée.

Connaître le syndrome de la personne raide :

Il est associé à un enraidissement et une rigidité musculaire progressive touchant la musculature axiale, une posture anormale (accentuation de la lordose lombaire), et des spasmes musculaires.
Associé au cancer du sein. Les anti-GAD sont présents dans les formes non néoplasiques. Alors que les anti-amphiphysines sont souvent associés au cancer du sein.

Syndrome d'Evans associé à un adénome du pancréas :

Anémie hémolytique auto-immune, purpura thrombopénique.

Polyglobulie et cancer :
Maladie de Vaquez, mais aussi cancer du rein, hépatocarcinome et hémangioblastome du cervelet.

Coagulation intravasculaire disséminée :
En particulier au cours du cancer de la prostate.

Anémie au cours des cancers :
Déperditions sanguines dues au cancer lui-même, syndrome inflammatoire, coagulation intra vasculaire disséminée, envahissement médullaire, anémie auto-immune des tumeurs lymphoïdes B, troubles en rapport avec une mauvaise absorption de la vitamine B12 ou des folates, la plupart des anémies au cours des phases terminales n'ont pas de cause très précise et sont plutôt un signe de la cachexie terminale,

Thrombopénie au cours des cancers :
En rapport avec une coagulation intra vasculaire disséminée, un purpura thrombopénique auto-immun (syndromes lymphoprolifératifs).

Hyperéosinophilie au cours des cancers :
Surtout les lymphomes T.
Quelques cas de gastrite à éosinophiles.

Hyperleucocytose au cours des cancers :
Cancer du poumon[21]. Sécrétion de GMCSF.

Connaître le tableau d'ostéoarthropathie hypertrophiante pneumique :
Entité associant hippocratisme digital, apposition périostée au niveau des os longs, polysynovite avec douleurs articulaires.
Associé préférentiellement au cancer bronchopulmonaire non à petite cellule[22]. Le rôle pathogène de l'epidermal growth factor est suspecté. Les biphosphonates injectables diminuent l'intensité des douleurs[23].

Syndrome épaule-main au cours des cancers :
Algodystrophie parfois révélatrice d'un cancer.

Polyarthrite et cancer :
Plusieurs cas rapportés de polyarthrite séronégative survenant parfois plusieurs mois avant la découverte d'un cancer. Surtout cancers pleuro-pulmonaires, digestifs ou prostatique. Polyarthrite à début brutal symétrique et distal sans érosions.

Syndrome RS3PE ou polyarthrite œdémateuse du sujet âgé[24] :
Tumeurs solides ou hématologiques.

Pseudopolyarthrite rhizomélique et cancer :
Le lien n'est pas formellement établi. Il convient cependant de garder à l'esprit que la PPR peut parfois révéler un cancer.

Myopathie nécrosante et cancer :
Quelques observations : faiblesse musculaire d'évolution rapide, touchant les épaules et la ceinture pelvienne. Nécrose des fibres musculaires à la biopsie. Cancer pulmonaire, digestifs, mammaires ou vésicaux.

Microvascularite nerveuse et musculaire et cancer :
Atteinte inflammatoire des artérioles de moins de 70µm sans leucocytoclasie ni nécrose fibrinoïde. Neuropathies périphériques. Hyperprotéinorachie.

Sclérodermie et cancer :
Le plus souvent survenant au cours de l'évolution d'un cancer. Parfois inaugurale. Avec parfois amélioration lors du traitement du cancer.

Lupus et cancer :
Le plus souvent il s'agit d'un lymphome survenant au cours de l'évolution d'un syndrome de Gougerot-Sjögren.

Vascularite et cancer[25] :

Leucémie à tricholeucocytes :	1,5 à 19% développent une vascularite. PAN et vascularite leucocytoclasique. Souvent on retrouve une étiologie infectieuse.
Syndromes myélodysplasiques :	V. Leucocytoclasiques, PAN. Plus rarement Wegener ou PAM.
Lymphomes	V. Leucocytoclasique, PAN, purpura rhumatoïde. Angéite cérébrale. Cryoglobulinémie.
Myélome	Vascularite cutanée. souvent IgA. Cryoglobulinémie.

Tumeurs solides	PAN et purpura rhumatoïde. Rare.

Ischémie distale et cancer :

Tumeur digestive. Souvent plurifactoriel : bléomycine, sécrétion de substances vasoactives par la tumeur, hyperviscosité.

Maladie de Still de l'adulte et cancer

Quelques observations.

Fasciite palmaire et cancer :

Plusieurs observations de fasciite palmaire chez des femmes atteintes de cancer de l'ovaire. Œdème palmaire, avec enraidissement des articulations des mains puis évolution vers une rétraction des gaines synoviales. Importants phénomènes vasomoteurs.. Dans certains cas, il s'associe une capsulite rétractile de l'épaule réalisant un syndrome épaule-main.

Réticulo-histiocytose multicentrique :

Papules et nodules au niveau de la moitié supérieure du corps, la face et les mains ainsi que la région périunguéale réalisant un aspect en lit de corail. Il s'y associe parfois une polyarthrite distale touchant les interphalangiennes distales.

Diagnostic confirmé par la biopsie.

Mécanismes possibles d'insuffisance rénale aigue au cours des cancers :

Hypercalcémie, hyperuricémie, uropathie obstructive, CIVD, médicaments néphrotoxiques, dysprotéinémie.

Les syndromes néphrotiques au cours des cancers :

Glomérulite à complexes immuns (lésions glomérulaires minimes, glomérulonéphrite extramembraneuse, glomérulonéphrite proliférative).

Amylose.

Compression de la veine rénale.

Acidose tubulaire et cancer :

Au cours des gammapathies monoclonales, de leucémies ou de tumeurs solides. Le plus souvent syndrome de Fanconi : glycosurie, amino-acidurie, kaliurèse et phosphaturie excessive.

Troubles du métabolisme hydroélectrolytique :

Diabète insipide central ou néphrogénique.

SIADH.

Sécrétion ectopique de minéralocorticoïdes.

Endocardite marastique :
L'endocardite marastique est une entité clinique rare, décrite dans des contextes de néoplasie ou autres pathologies inflammatoires très évoluées. Il est licite de proposer une enquête étiologique devant toute masse mitrale isolée.

---

[1] VALDES-SOCIN Syndromes paranéoplasiques endocriniens : diagnostic et prise en charge. *Rev Med Suisse.* 2009 ;***214*** :1668-1637.
[2] HEBBAR M. Manifestations systémiques des cancers épithéliaux. In Traité des maladies et syndromes systémiques. Flammarion.
[3] DELETANG B, PY C. Syndromes paranéoplasiques : multiples facettes. *Rev Med Suisse* 2018; volume 14. 1015-1020
[4] ZELL JA. Neoplastic fever : a neglected paraneoplasic syndrome. *Support care cancer* 2005;***13***:870-877.
[5] SORENSEN H.T. The risk of a diagnosis of cancer after primary deep veinous thrombosis or pulmonary embolism. *N Eng J Med.* 1998; ***338***:1169-1174.
[6] BÜLLER H. Primary venous thromboembolism and cancer screening. *N Eng J Med.* 1998; ***338***:1221-1222.
[7] BARON J.A. Venous thromboembolism and cancer. *Lancet.* 1998. ***351***:1077.
[8] CUSHMAN Deep vein thrombosis and pulmonary embolism in two cohorts : the longitudinal investigation of thromboembolism etiology. *Am J Med* 2004 ;***117*** :19-26.
[9] STEIN P.D. Incidence of venous thromboembolism in patients hospitalized with cancer. *Am J Med* 2006 ;***119*** :60-68.
[10] CORNUZ Importance of finding on initial evaluation for cancer in patients with symptomatic idiopathic deep venous thrombosis. *Ann Intern Med.* 1996;***125***:785.
[11] LEE A. Clinical utility of a rapid whole-blood D-dimer assay in patients with cancer who present with suspected acute deep venous thrombosis. *Ann Intern Med* 1999;***131***:417.
[12] SORENSEN HT Prognostic of cancers associated with venous thromboembolism *N. Eng J Med* 2000;***343***:1846-1850.
[13] NISSIM HAIM Acquired activated protein C resistance is common in cancer patients and is associated with thromboembolism. *Am J Med* 2001;***110***:91-97.
[14] FARDET L. Factors associated with underlying malignancy in a retrospective cohort of 121 patients with dermatomyositis : *Medicine* 2009;***88***:91-97.
[15] TRALLERO-ARAGUAS E. Cancer-associated myositis and anti-p155 autoantibody in a series of 85 patients with idiopathic inflammatory myopathiy. *Medicine* 2010;***89***:47-52.
[16] CARRON RN. Pyoderma gangrenosum *Rev Med Suisse* 2008 ;***4*** :1938-43.
[17] DARNELL R.B. Paraneoplastic syndromes involving the nervous system. *New Eng J Med* 2003 ;***349*** :1543-1553.
[18] LEYPOLDT F, ARMANGUE T, DALMAU J. Autoimmune encephalopathies. Ann N Y Acad Sci. 2015 Mar; 1338(1): 94–114.
[19] VEDELER CA. Management of paraneoplasic neurological syndromes : report of an EFNS task force. *Eur J Neurol* 2006;***13***:682-90.

[20] YSHII L, BOST C, LIBLAU R. Immunological Bases of Paraneoplastic Cerebellar Degeneration and Therapeutic Implications. *Front Immunol.* 2020; 11: 991.

[21] JOAO L. Leukocytosis and large cell lung cancer . *Cancer* 1987;***60***:903-905.

[22] SHRIDHAR KS Digital cubbing and lung cancer. *Chest* 1998;***114***:1535-7.

[23] AMITAL H. Hypertrophic pulmonary osteoarthropathy : control of pain and symptoms with pamidronate. *Clin Rheumatol* 2004;***23***:330-2.

[24] SCHWAEVERBEKE T. Le syndrome RS3PE existe-t-il ? *Rev Rhum* 2004 ;***71*** :4848-58.

[25] FAIN O. Vascularite des maladies malignes. In Traité des syndromes et Maladies systémique. Flammarion.

Hyponatrémie [1,2,3,4,5] :

Eliminer une fausse hyponatrémie :

Hyperglycémie : calculer la natrémie corrigée.
Une élévation de la glycémie de 5,5 mmol/l entraîne une baisse de 2,4 mmol/l du sodium plasmatique6.
Répéter le prélèvement sanguin directement en veineux et qu'une perfusion ne coule pas sur cette veine (entrainant des chiffres erronés).

Eliminer une pseudo-hyponatrémie (l'osmolarité plasmatique est normale) :

Cas des grandes hypertriglycéridémies ou hyperprotidémie :
Na corrigée = Na x 1000 / 1000 -(prot + lipides).

Apprécier la tolérance :

Vomissements, confusion, convulsions, myélinolyse centropontine, anomalies ECG.

Rechercher des signes d'insuffisance surrénalienne aiguë [8] :

Crises de douleurs abdominales, mélanodermie, signes de déshydratation, natriurèse élevée, cortisol libre urinaire effondré.

Eliminer une intoxication par l'eau [9] :

Osmolarité urinaire basse (inférieure à 100 mmol/l) : potomanie, apports excessifs d'eau.

Connaître les deux mécanismes possibles pour constituer une hyponatrémie :

Hyponatrémie de déplétion : manque de sel.
Hyponatrémie de dilution : excès d'eau.
Les deux mécanismes peuvent être associés.

Connaître l'intérêt d'un test de recharge en Na Cl [10] et apports en eau inchangés :

Dans tous les cas où il n'y a pas de contre-indication ce test est très utile. En cas de correction de l'hyponatrémie : déplétion probable (d'autant plus qu'il existe des signes francs de déshydratation extracellulaire : urée élevée, uricémie élevée, protides augmentés, hématocrite augmenté, natriurèse basse). Mais on ne peut pas exclure un SIADH secondaire à l'hypovolémie.
Le test peut être faussement positif si la recharge en sel est menée en même temps que la restriction hydrique.

Vérifier l'absence de contre-indication à la recharge sodée :
Insuffisance cardiaque, Cirrhose décompensée. Existence d'œdèmes. Se méfier des œdèmes à minima déclives.

Connaître le syndrome de perte de sel d'origine cérébrale (Cerebral Salt Wasting ou CSW) :
Rôle des facteurs natriurétiques (brain natriuretic peptide et dendroaspis natriuretic peptide). Au cours des pathologies intracrâniennes : hémorragies méningées.

Savoir interpréter l'absence de correction de l'hyponatrémie lors du test de recharge sodée :
Il s'agit d'une hyponatrémie de dilution : excès d'eau.

Rechercher une endocrinopathie cause d'une hyponatrémie de dilution :
Pas de signes cliniques d'hypovolémie. Urée et uricémie normales ou basses. Osmolarité urinaire supérieure à 100 mosm par Kg d'eau.
Hypothyroïdie[11]. Insuffisance antéhypophysaire[12] (cortisol, TSH, T4, ACTH et dosage de la prolactine[3]).

Rechercher une dénutrition protidique comme cause d'une hyponatrémie de dilution :
Documenter une diminution du débit d'osmoles urinaires : NA+K+Urée secondaire à une dénutrition protidique avec bilan azoté négatif.

Rechercher une cause médicamenteuse d'hyponatrémie de dilution :
Carbamazépine, chlorpropamide, vincristine, cyclophosphamide, oméprazole[13].

Rechercher une pathologie s'accompagnant d'une sécrétion inappropriée d'ADH :
Pathologie pulmonaire, méningée, cérébrale. Discuter scanner cérébral ou IRM cérébrale, examen du LCR.

Savoir documenter un SIADH[14] [15] :
Dans les cas difficiles, il est possible de réaliser un test de charge hydrique avec dosage de l'ADH.

Causes rares :
Hyponatrémie des marathoniens[16] [17]. Crise de porphyrie aigue.

Intérêt thérapeutique des inhibiteurs de l'ADH[18] :

La déméclocycline est une tétracycline dont un des effets secondaires est d'entrainer un diabète insipide néphrogénique.
En cas de bonne réponse arrêter puis reprendre en cas de rechute.

---

[1] ADROGUE HJ Primary care : hyponatremia. *N. Eng J Med* 2000;***342***:893.
[2] VERBALIS J.G. Hyponatremia treatment guidelines 2007 : expert panel recommendations. *Am J Med* 2007 ;*120* (11A), S1-S21.
[3] WALD R. Impact of hospital-associated hyponatremia on seleced outcomes. *Arch intern med* 2010;***170***:294-302.
[4] DINEEN R, THOMPSON CJ, SHERLOCK M. Hyponatraemia – presentations and management. *Clin Med* (Lond) 2017 Jun; 17(3): 263–269.
[5] STERNS RH. Treatment of Severe Hyponatremia. *Clin J Am Soc Nephrol.* 2018 Apr 6; 13(4): 641–649.
6 HILLIER. Hyponatremia : evaluating the correction factor for hyperglycemia. *Am J Med* 1999; ***106***:399-404.
[8] ARLT W Adrenal insufficiency. *Lancet* 2003 ; 361:1881-1894.
[9] DRESCHER T. Seizures, hyponatremia, and « poison » *Lancet* 2008 ;***371*** :2144.
[10] MUSCH Combined Fractional excretion of sodium and urea predicts response to saline in hyponatremia. *Am J Med.* 1995; ***99***:.
[11] HANNA FW Hyponatraemia, hypothyroidism, and rôle of arginine-vasopressin. *Lancet* 1997;***350***:755-756.
[12] OELKERS W. Hyponatremia and inappropiate secretion of vasopressin (antidiuretic hormone) in patients with hypopituitarism. *N Eng J Med* 1989;***321***:492-496.
[13] Effets indésirables de l'oméprazole. *Prescrire*. 1997; ***169***; 38-39.
[14] ELLISON D .H The syndrome of inappropriate antidiuresis. *N. Eng. J. Med* 2007 ;***356*** :2064-72.
[15] GRANT P, AYUK J, et al. The diagnosis and management of inpatient hyponatraemia and SIADH. Eur J Clin Invest. 2015 Aug; 45(8): 888–894.
[16] ALMOND CSD Hyponatremia among runners in the Boston marathon. *N Eng J Med* 2005;***352***:1550-1557.
[17] SIEGEL A.J. Hyponatremia in marathon runners due to inappropriate arginine vasopressin secretion. *Am J Med* 2007;***120***:461.
[18] FORREST JN Superiority of demeclocycline over lithium in the treatment of chronic syndrome of inappropriate secretion of antidiuretic hormone. *N. Eng J Med* 1978 ;***298***:173-7.

Hypercalcémie[1 2 3 4] :

Confirmer la réalité de l'hypercalcémie :

Dosage de l'albuminémie. Correction de la calcémie en fonction de l'albuminémie[5]. Dosage de la calcémie ionisée préférable dans tous les cas, indispensable en cas de troubles de l'équilibre acido-basique.

Apprécier la tolérance de l'hypercalcémie :

Elle est d'autant plus mauvaise que l'hypercalcémie s'est constituée rapidement. Troubles de la vigilance. Tableaux psychiatriques.
Anomalies ECG. Prurit. Constipation. Conjonctivite.
Les troubles neurologiques imposent des mesures thérapeutiques en urgence.

Rechercher systématiquement l'existence d'une déshydratation associée à l'hypercalcémie :

La déshydratation extracellulaire peut s'accompagner d'une hypercalcémie qui se corrige avec la réhydratation. Il existe souvent une contraction des volumes extracellulaires lors des hypercalcémies aiguës (avec hypercalciurie) : par exemple au cours des cancers.
Dans tous les cas, l'état d'hydratation doit être surveillé et corrigé : a minima, eau de Vichy, bouillon salé. Si besoin perfusion de sérum salé.

Rechercher la prise d'un diurétique :

Les diurétiques thiazidiques augmentent le risque d'hypercalcémie par le biais de la déshydratation, mais aussi ils peuvent révéler une hyperparathyroïdie frustre[6]. Il faut redoser la PTH après arrêt des diurétiques thiazidiques et suivre l'évolution à distance.

Rechercher la prise de vitamine D, de vitamine A ou de lithium :

Interrogatoire : savoir retrouver la prise de vitamine D dans des préparations diverses : collyres, polyvitamines. Au moindre doute doser la 25-OH-D3.

Savoir rattacher l'hypercalcémie à une maladie connue :

Cancer connu avec métastases osseuses. Hypercalcémie humorale au cours de certains cancers. Myélome malin stade 3.
Hyperparathyroïdie tertiaire du transplanté rénal. Hypercalcémie du patient jeune immobilisé (paraplégique).

Rechercher une hyperparathyroïdie primaire :
Parathormone augmentée (ou normale, mais inappropriée à l'hypercalcémie). La recherche d'un éventuel adénome parathyroïdien par échographie cervicale et scintigraphie permet de guider le geste chirurgical qui peut alors être réalisé par anesthésie locale. Dans 80 à 85% des cas il s'agit d'un adénome unique, dans 15 à 20% d'une hyperplasie des 4 parathyroïdes. Le cancer des parathyroïdes est exceptionnel.

Rechercher une hypercalcémie paranéoplasique :
Sécrétion par la tumeur d'un peptide analogue de la parathormone[7] [8] : parathormone basse, hypophosphorémie, Taux de réabsorption du phosphore bas, AMP cyclique néphrogénique élevé.
Dosage de la PTH rP.

Evoquer l'association hyperparathyroïdie primaire et cancer ou myélome :
En cas de parathormone élevée, le diagnostic le plus probable est celui d'hyperparathyroïdie primaire. Il convient de rechercher systématiquement un cancer associé à l'hyperparathyroïdie primaire.
Electrophorèse des protides : pic monoclonal, hypogammaglobulinémie.

Eliminer une intoxication par la vitamine D[9] :
Dosage de 25-OH-D3 et 1-25 OH D3.

Rechercher une sarcoïdose :
Radiographie pulmonaire. Dosage de l'enzyme de conversion de l'angiotensine. Autres localisations (ganglionnaires, oculaires, musculaires).

Eliminer une ostéolyse tumorale :
Scintigraphie osseuse. Intérêt du PET scanner.

Savoir que l'hypercalcémie est possible au cours de l'hyperthyroïdie :
Tableau clinique d'hyperthyroïdie. Dosage de T4.

Reconnaître une hypercalcémie familiale :
Calciurie basse. ATCD familial d'hypercalcémie. PTH normale.

Eliminer une hyperparathyroïdie primaire[10] :
En cas de parathormone normale ou peu augmentée. Dosage de l'AMP cyclique urinaire. Epreuve à l'EDTA. Epreuves dynamiques.

Savoir évoquer des causes rares d'hypercalcémie :

Granulomatoses (augmentation de la 1-25 OH-D[3]), buveurs de lait et d'alcalin, lymphomes[11].

Insuffisance surrénale, phéochromocytome, nutrition parentérale. Syndrome lymphœdème-hypercalcémie-SLE : une nouvelle entité accompagnant une maladie de type lupique[12].

Connaître les principes du traitement d'une hypercalcémie mal tolérée :

Pamidronate[13] IV (Arédia®) de 30 à 90 mg en une fois selon le niveau de l'hypercalcémie. Zolédronate (Zométa®) 4 mg dans maladies cancéreuses ou myélome malin. Ibandronate (Bondronat®) 6 mg selon intensité de l'hypercalcémie

Au cours des cancers : supériorité du Zolédronate sur le pamidronate[14] 4 mg à perfuser dans 100 ml plutôt de sérum Isotonique à 9% de Nacl ou dans glucosé à 5% en au moins 15 minutes. Posologie à adapter à la clairance de la créatinine.

Utilisation du denosumab (Xgéva®) 120 mg en SC dans les hypercalcémies associées aux néoplasies et réfractaires aux biphosphonates[15].

Clodronate (Clastoban®) 1 ampoule/j pendant 5 jours : est moins utilisé car efficacité moindre, mais plus précoce. Intérêt de l'associer aux biphosphonates dont l'action maximale est au 4ème jour.

Cinacalcet[16] un calcium mimétique réduit la calcémie et la PTH sans effet sur la masse osseuse[17]. Traitement à proposer avant la chirurgie de l'adénome parathyroïdien, ou si la chirurgie n'est pas possible.

Traitement de fond de l'hypercalcémie [23] :

Dans tous les cas traitement de la cause.

Il y a de plus en plus d'arguments pour opérer les adénomes parathyroïdiens[24] bien que l'évolution des hyperparathyroïdies primaires soit lente[25].

Dans une synthèse [26], la place de la chirurgie serait réservée aux hyperparathyroïdies entraînant une augmentation supérieure de 1mg/dl par rapport à la valeur supérieure ou une réduction significative de la densité osseuse.

La chirurgie cœlioscopique semble être la technique de choix quand un adénome parathyroïdien a été individualisé (car il est unique dans la plupart des cas).

---

[1] M. PAILLARD. Pathologie du calcium et du phosphore. *Rev Prat.* 1998; ***48***.

[2] MARX S.J. Medical Progress : hyperparathyroid and hypoparathyroid disorders. *N Eng J Med* 2000;***343***:1863-1876.

[3] CHAMPETIER DE RIBES D. algorithme pour le diagnostic etiologique d'une hypercalcemie. *Presse Med* 1984 Dec 15; ***13***(45):2735–9

[4] MARX SJ, GOLTZMAN D. Evolution of Our Understanding of the Hyperparathyroid Syndromes: A Historical Perspective. *J Bone Miner Res*. 2019 Jan; 34(1): 22–37

[5] Calcémie corrigée(g/l) = calcémie mesurée(g/l)+(40-albuminémie en g/l)*0,8.

[6] TORDJIMAN Characterization of normocalcemic primary hyperparathyroidism. *Am J Med* 2004 ;***117*** :861-863.

[7] Gordon J. Strewler Mechanisms of Disease: The Physiology of Parathyroid Hormone-Related Protein. *N Eng J Med* 2000: 342, No. 3

[8] TRUONG Parathyroid hormone-related peptide and survival of patients with cancer and hypercalcémia. *Am J Med* 2003;***115***:115-122.

[9] TEBBEN PJ, SINGH RJ, KUMAR R. Vitamin D-Mediated Hypercalcemia: Mechanisms, Diagnosis, and Treatment. *Endocr Rev*. 2016 Oct; 37(5): 521–547.

[10] KLEEREKOPER The further evolution of hyperparathyroidism : implications for clinical care *Am J Med* 2004 ;***117*** :884-887.

[11] ERBAN JK A 54-year man with hypercalcemia, renal dysfonction, and an enlarged liver *N Eng J Med* 2002;***347:***1952-1962.

[12] Hypercalcæmia with lymphœdema. *Lancet* 1996; ***347***: 161.

[13] Efficacy of Pamidronate in reducing skeletal complications in patients with breast cancer and lytic bone metastases; N Eng J Med 1996; 335: 1785-1792.

[14] MAJOR P. Zoledronic acid is superior to pamidronate in the treatment of hypercalcemia of malignancy : a pooled analysis of two randomized, controlled clinical trials. *J. Clin Oncol* 2001;***19***(2):558-67.

[15] TURNER JJO. Hypercalcaemia – presentation and management. Clin Med (Lond) 2017 Jun; 17(3): 270–273.

[16] CINACALCET et hyperparathyroïduie primaire. Pour de rares patients chez qui la chirurgie ne serait pas realisable ? *Prescrire* 2009 ;***308*** :411-.

[17] PEACOCK M. Long term control of primary hyperparathyroidism with cinacalcet *Bone Miner Res* 2003; ***18*** Suppl 2:S17.

[23] ADHIKAREE J, NEWBY Y, SUNDAR S. Denosumab should be the treatment of choice for bisphosphonate refractory hypercalcaemia of malignancy. *BMJ Case Rep*. 2014; 2014: bcr2013202861.

[24] UTIGER RD Treatment of primary hyperparathyroidism. *N Eng J Med* 1999;***341***:1301.

[25] SILVERBERG SJ A 10-year prospective study of primary hyperparathyroidism with or without parathyroid surgery. *N Eng J Med* . 1999;***341***:1301.

[26] BILEZIKIAN J.P. Asymptomatic primary hyperparathyroidism. *N Eng J Med* 2004 ;***350*** :1746-51.

Hypocalcémie :

Reconnaître une hypocalcémie :

Calcémie inférieure à 2,10 mmol/l.

Savoir se méfier d'une calcémie faussement normale en cas de déshydratation :

Intérêt du dosage après réhydratation.

Savoir interpréter la calcémie en cas d'hypoalbuminémie ou de troubles acido-basiques :

Intérêt du dosage du calcium ionisé.

Savoir prélever des dosages hormonaux et vitaminiques avant la correction de l'hypocalcémie :

Lorsque la calcémie est corrigée, la valeur de la PTH est difficile à interpréter.

Rechercher des signes de mauvaise tolérance :

Ils sont plus fréquents quand l'hypocalcémie s'est installée rapidement.
Convulsions, tétanie, paresthésies, crampes musculaires.
ECG : tachycardie, allongement du QT, tachycardie ventriculaire.

Eliminer les causes iatrogènes d'hypocalcémie :

Médicaments qui diminuent l'absorption intestinale du calcium : anticonvulsivants, kétoconazole.
Altération de la sécrétion de PTH : surcharge en fer, surcharge en cuivre.
Médicaments qui bloquent la résorption osseuse : diphosphonates, calcitonine.
Apports en excès de phosphates : laxatifs, apports oraux ou parentéraux.
Apport en excès de citrates : transfusions sanguines itératives.
Autres traitements : cisplatine, doxorubicine, mitomycine, foscarnet.

Rechercher une hypomagnésémie associée :

L'hypomagnésémie diminue l'action de la PTH. Réalise un tableau de pseudohypoparathyroïdie.

Reconnaître le tableau de carence en vitamine D :

Ostéomalacie. Hypocalcémie, hypophosphorémie. Phosphatases alcalines sériques augmentées.
Dosage de 25-OH-D3 bas. PTH élevée : hyperparathyroïdie secondaire.

Rechercher une insuffisance hépatique :

Cirrhose du foie par diminution de la 25 hydroxylase.
Déficit en 25-OH-D_3.

Rechercher une malabsorption :

Stéatorrhée. Hypovitaminose K. Test au xylose.

Hypocalcémie dans le cadre d'une insuffisance rénale chronique :

Insuffisance rénale chronique.
Déficit en 1-25-OH-D^3.
Tendance à l'hyperphosphorémie.

Savoir évoquer des causes rares :

Résistance à la 1-25-OH.
Hypoparathyroïdies [1] (post chirurgicales, autoimmunes, congénitales). Hypoparathyroïdie familiale : hypocalcémie autosomique dominante avec hypercalciurie.
Pseudohypoparathyroïdie [2] : PTH élevée par résistance à l'effet de la parathormone.
Rôle du récepteur calcium-sensible CaSR[3].
Tubulopathies. Ostéopétrose.

---

[1] VAHE C, BENOMAR K, et al. Diseases associated with calcium-sensing receptor. *Orphanet J Rare Dis*. 2017; 12: 19.
[2] VLAEMINCK-GUILLEM V. Les pseudohypoparathyroïdies. *Press Med* 1999;***28***:1433-1442.
[3] KHAN AA, KOCH CA, et al. Standards of care for hypoparathyroidism in adults: a Canadian and International Consensus. Eur J Endocrinol. 2019 Mar; 180(3): P1–P22.

Hypokaliémie[1 2 3] :

Données épidémiologiques :
20% des patients hospitalisés ont une kaliémie inférieure à 3,6 mmol/l.

Apprécier la tolérance :
ECG : aplatissement de T, de ST, puis apparition d'une onde U.

Savoir prendre en compte l'hypokaliémie même en cas de diminution modérée de la kaliémie :
Une kaliémie à la limite inférieure de la normale peut révéler un hyperaldostéronisme primaire.

Eliminer un transfert intracellulaire du potassium :
Gazométrie pour éliminer une alcalose (0.6 mmol pour 0,1 de PH), insulinothérapie, cure de vitamine B12.

Evoquer une maladie congénitale du métabolisme :
Maladie de Westphal : transfert brutal intracellulaire du potassium extracellulaire.
Forme asiatique d'hyperthyroïdie caractérisée par des crises brutales de fatigue et paralysies musculaires.

Eliminer la prise d'un chélateur du potassium :
Prise de Kayéxalate. L'utilisation de la voie rectale peut induire une hypokaliémie prolongée.

Rechercher les médicaments qui induisent une perte rénale de potassium :
Diurétiques, corticoïdes, hautes doses d'amoxicilline, aminosides, cisplatine, foscarnet, amphothéricine B.

Savoir analyser la kaliurèse :
Une kaliurèse supérieure à 20 mmol/j doit être considérée comme inadaptée.

Savoir se méfier d'un hyperaldostéronisme latent :
En cas de kaliurèse adaptée (inférieure à 20 mmol/j) tenir compte de la natriurèse avant d'éliminer un hyperaldostéronisme primaire.
En cas d'hypovolémie, l'hyperaldostéronisme peut ne se manifester que lors de l'apport en sel. Chercher à obtenir une natriurèse suffisante (supérieure à 100 mmol/j) avant d'interpréter la kaliurèse.

Reconnaître un hyperaldostéronisme secondaire :
Arguments en faveur d'une hypovolémie efficace (insuffisance cardiaque, cirrhose décompensée, diurétiques au long cours, etc...). : kaliurèse inadaptée et natriurèse effondrée.
Se méfier de l'aggravation de l'hypokaliémie lors de la correction de la volémie.

Reconnaître un hyperaldostéronisme primaire[4] :
Une HTA et une kaliurèse inadaptée sont des arguments essentiels en faveur d'un hyperaldostéronisme primaire.

En cas de suspicion d'hyperaldostéronisme primaire, en préciser le mécanisme :
Dosage de l'activité rénine plasmatique (ARP) et de l'aldostéronémie : ARP élevée et aldostéronémie haute orientent vers une HTA maligne, une HTA rénovasculaire ou une tumeur à rénine.
ARP basse et aldostéronémie élevée orientent vers une hyperaldostéronisme primaire (syndrome de Conn).
ARP basse et aldostéronémie basse orientent vers la prise de substances minéralo-like (réglisse).
En cas d'hyperaldostéronisme primaire savoir distinguer entre adénome unilatéral ou bilatéral : intérêt du dosage veineux par cathétérisme[5].

Rechercher une autre cause endocrinienne :
Corticothérapie au long cours, hypercorticisme.

Evoquer une perte digestive lorsque la kaliurèse est adaptée :
En cas de kaliurèse adaptée rechercher une diarrhée hydroélectrolytique qui doit être évidente : syndrome de Zollinger Ellison. Il y a souvent un hyperaldostéronisme secondaire qui aggrave l'hypokaliémie.

Rechercher une acidose tubulaire :
Kaliurèse inadaptée sans HTA, CO_2 total bas. Epreuves fonctionnelles rénales.

Rechercher une déplétion en magnésium[6] :
La déplétion en magnésium entraîne une fuite rénale de potassium.

Evoquer d'autres causes de perte rénale de potassium :
Leucémies aiguës myéloblastiques ou lymphoblastiques.
Diabète non contrôlé.

Evoquer un syndrome de Bartter[7] [8] :

Tubulopathie avec perte de sel et de potassium, hyperaldostéronisme secondaire. Congénital.

Rechercher des vomissements chroniques :

Kaliurèse inadaptée sans HTA et plutôt CO2 total élevé. Chlorurie basse (vomissements subreptices dans le cadre d'une anorexie mentale).

---

[1] GENNARI FJ. Current Concepts : Hypokalemia. *N Eng J. Med* 1998;***339***: 451-459.

[2] GREENLEE Evolving concepts in potassium homeostasis and hypokaliemaia. *Ann Inter Med* 2009;***150***:619-626.

[3] KARDALAS E, PASCHOU SA, et al. Hypokalemia: a clinical update. *Endocr Connect.* 2018 Apr; 7(4): R135–R146.

[4]Diagnosis and treatment of primary hyperaldosteronism. *Ann Intern Med* 1994:***121***:877-886

[5] KEMPERS Diagnostic procedures to differentiate unilateral from bilateral adrenal abnormality in primary hyperaldosteronism. *Ann Intern Med* 2009;***151***:329-338.

[6] WEISINGER JR. Magnesium and phosphorus. *Lancet* 1998; ***352***:391-396.

[7] WARNOCK Genetic forms of renal potassium and magnesium wasting. *Am J Med* 2002;***112***:235-237.

[8] PETERS Clinical presentation of genetically defined patients with hypokaliémic salt-losing tubulopathies. *Am J Med* 2002;***112:***183-191.

Hypomagnésémie[1 2 3] :

Connaître les valeurs normales :

Entre 0,75 et 0,95 mmol/l.

Connaître l'homéostasie du magnésium :

Le total body magnésium (TBM) est autour de 1000 mmol. Le maintien du TBM dépend de l'absorption intestinale et de l'excrétion rénale. Les apports quotidiens varient entre 300 et 350 mg.

Le rein est le principal organe de régulation. 100 mg sont excrétés quotidiennement. La réabsorption se fait principalement dans l'anse de Henlé et dans le tube distal.

Le principal facteur de régulation est la magnésémie. L'hypermagnésémie inhibe la réabsorption.

Connaître les manifestations de l'hypomagnésémie :

Signes de Trousseau ou Chvostek.
Spasme carpopédal.
Allongement du PR.
Élargissement de QRS.
Inversion de T, onde U.
Arythmies ventriculaires.
Sensibilité aux digitaliques accrue.

Connaître les troubles métaboliques souvent associés à l'hypomagnésémie :

Hypocalcémie avec PTH basse ou normale.

Hypokaliémie (augmentation de la sécrétion de K dans l'anse de Henlé en cas d'hypomagnésémie). Elle est présente dans 40 à 60% des cas. Alcalose métabolique.

Connaître les causes digestives d'hypomagnésémie :

Malabsorption avec stéatorrhée.
Diarrhées.
Alimentation par sonde gastrique prolongée.

Connaître les causes rénales d'hypomagnésémie :

Le magnésium « suit » le sodium : diurétiques thiazidiques et de l'anse (compensée par une réabsorption accrue du sodium au niveau du tube proximal). Hypercalciurie. Diabète.

Néphropathie avec perte de magnésium : hypercalciurie, acidose tubulaire, néphrocalcinose.
Syndrome de levée d'obstacle.
Phase de récupération après une nécrose tubulaire.
La carence en phosphate augmente la perte rénale de magnésium.

Connaître les hypomagnésémies au cours de l'intoxication alcoolique chronique :

30% des patients alcooliques admis à l'hôpital.

Connaître les hypomagnésémies secondaires à la prise de médicaments :

Aminoglycosides, cisplatine, ampho B, foscarnet, pentamidine. Inhibiteurs de la pompe à protons[3 4].

Connaître les bases du traitement :

Préférer la voie orale : chlorure ou lactate de Mg. 15 à 20 mmol/j dans les formes sévères.
Dans les formes sévères : 25 mmol/j parentérale.

---

[1] WEISINGER JR. Magnesium and phosphorus. *Lancet* 1998; ***352***:391-396.
[2] DURLACH J. Le magnésium en biologie et en médecine. EMInter, Cachan,2000 (2562 réf).
[3] UEHARA A, KITA Y, et al. Proton-pump Inhibitor-induced Severe Hypomagnesemia and Hypocalcemia are Clinically Masked by Thiazide Diuretic. *Intern Med.* 2019 Aug 1; 58(15): 2201–2205.
[4] VIERING DHHM, DE BAAIJ JHF, et al. Genetic causes of hypomagnesemia, a clinical overview. Pediatr Nephrol. 2017; 32(7): 1123–1135.

Hypophosphorémie [1 2 3] :

Connaître les valeurs normales de la phosphorémie :

Entre 0,89 et 1,44 mmol/l. L'hypophosphorémie est définie par des valeurs inférieures à 0,80 mmol/l.

Connaître l'homéostasie du phosphore :

L'alimentation apporte 800 à 1400 mg par jour. 60 à 80% sont absorbés passivement mais aussi par un mécanisme de transport stimulé par la 1-25 OH D. 80% sont réabsorbés par le tubule proximal. Le transport est passif couplé au sodium. Cette absorption est régulée par les apports en phosphore et la PTH. La PTH induit une inhibition de l'absorption.

Connaître les principaux mécanismes qui peuvent conduire à induire une hypophosphorémie :

Redistribution interne du phosphore.
Augmentation urinaire de l'excrétion.
Diminution de l'absorption intestinale.

Connaître les causes de redistribution interne du phosphore :

Alcalose respiratoire (hyperventilation).
Administration de glucosé et d'insuline.
Correction d'une acidocétose diabétique.
Réalimentation d'une dénutrition +++

Connaître les causes d'hypophosphorémie par perte rénale :

Hyperparathyroïdie primaire.
Carence en vitamine D active d'autant plus qu'elle induit une sécrétion accrue de PTH et diminue l'absorption du phosphore.
Certaines tumeurs malignes : tumeur rétropéritonéale, tumeur de la prostate.
Prise d'acétazolamide (inhibiteur de l'anhydrase carbonique).
Syndrome de Fanconi (acide tubulaire proximale) et acidose tubulaire de type 2.
Correction d'une hypovolémie.
Alcoolisme.
Rôle du fibroblast growth factor (FGF23) dans la carence martiale supplémentée en fer intraveineux contenant du carboxymaltose ferrique (FCM)[4].

Connaître les causes d'hypophosphorémie par insuffisance d'absorption :

La carence d'apport en phosphore est rarement en cause.
Utilisation prolongée de chélateurs du phosphore.
Stéatorrhée et diarrhée chroniques.

Connaître les manifestations cliniques et biologiques de l'hypophosphorémie :

Elles s'observent pour des valeurs inférieures à 0,32 mmol/l.
Encéphalopathie.
Hémolyse.
Thrombopénie.

Connaître les bases du traitement[5] :

1000 mg/j sont généralement suffisants.
Se méfier de la survenue d'une hypocalcémie lors de la correction par voie parentérale : 2,5 mg/kg de poids toutes les 6 heures.

---

[1] WEISINGER JR. Magnesium and phosphorus. *Lancet* 1998; ***352***:391-396.
[2]SUBRAMANIAN R. Severe hypophosphatemia : pathophysiologic implications, clinical presentation, and treatment. *Medicine 2000;* ***79****:1-9.*
[3] GAASBEEK Hypophosphatemia. *Am J Med* 2005 ;***118*** :1094-1102.
[4] KASSIANIDES X, BHANDARI S. Hypophosphataemia, fibroblast growth factor 23 and third-generation intravenous iron compounds: a narrative review. *Drugs Context.* 2021; 10: 2020-11-3.
[5] GEERSE DA, BINDELS AJ, et al. Treatment of hypophosphatemia in the intensive care unit: a review. *Crit Care*. 2010; 14(4): R147.

Hypoalbuminémie [1] :

Savoir rechercher une hypoalbuminémie :

Le chiffre de l'albuminémie peut être normal, alors qu'il existe une diminution de l'albumine sérique. C'est ce qui se passe lors de toutes les déshydratations extracellulaires. Situation fréquente chez les personnes âgées. Le dosage de l'albuminémie ne devrait se faire que lorsque l'état d'hydratation est correct.

Eliminer un sepsis sévère :

L'extravasation capillaire peut accompagner de nombreux états pathologiques infectieux, ou de défaillance viscérale grave avec acidose métabolique. Il existe un syndrome œdémateux diffus. L'hypoalbuminémie est un signe de gravité.
L'hypoalbuminémie peut accompagner les pneumopathies bactériennes. Elle constitue un signe de gravité.

Rechercher une perte rénale d'albumine :

Faire une recherche de protéinurie à la bandelette urinaire. L'existence d'une hypoalbuminémie associée à une protéinurie caractérise le syndrome néphrotique et doit faire rechercher une néphropathie glomérulaire

Connaître le syndrome de fuite capillaire :

Le syndrome de fuite capillaire idiopathique (SFCI) ou maladie de Clarkson est une pathologie rare, d'étiologie inconnue, pouvant engager le pronostic vital. Touche l'adulte après 50 ans. Survenue brutale de crises récidivantes avec hypotension artérielle, hémoconcentration, hypoalbuminémie sans albuminurie, syndrome œdémateux diffus par hyperperméabilité capillaire, insuffisance rénale aigue fonctionnelle avec présence d'une gammapathie monoclonale (souvent Ig G). Crises spontanément résolutives en 48-72 h, mais formes graves avec syndrome des loges nécessitant une prise en charge spécialisée. Remplissage prudent et efficacité des traitements préventifs de récidives par immunoglobulines intraveineuses, afin d'éviter l'évolution vers une forme sévère de pronostic sombre. Il se rencontre dans de nombreuses affections infectieuses, néoplasiques.

Savoir rattacher l'hypoalbuminémie à l'existence d'un troisième secteur riche en albumine :

Ascite exsudative. Pleurésie exsudative.

Rechercher une insuffisance de synthèse hépatique de l'albumine :

Signes d'insuffisance hépatocellulaire (cirrhose connue, bloc Bétagamma, baisse du facteur V).

Rechercher une hypoalbuminémie accompagnant une augmentation des gammaglobulines :

Au cours des gammapathies monoclonales en particulier. Il y aurait une sorte de régulation du taux d'albuminémie destinée à maintenir le taux global de protéines sériques.

Connaître le risque d'augmentation de la mortalité chez le sujet âgé lié à l'hypoalbuminémie [2] :

Probablement en rapport avec l'état nutritionnel.

---

[1] SOETERS PB, WOLFE RR, SHENKIN A. Hypoalbuminemia: Pathogenesis and Clinical Significance. *J Parenter Enteral Nutr*. 2019 Feb; 43(2): 181–193.
[2]Low serum albumin level predicted mortality in elderly personns. *JAMA*. 1994;***272***:1036-1042.

Hypergammaglobulinémie :

Confirmer l'hypergammaglobulinémie :

En cas d'hémoconcentration les gammaglobulines peuvent être augmentées mais, il existe une augmentation parallèle des autres protéines sanguines (albuminémie augmentée).

Reconnaître un pic monoclonal :

Bande étroite dense sur l'électrophorèse des protides. A confirmer par une immunoéléctrophorèse des protides.

Reconnaître un bloc bétagamma :

Pas de solution de continuité entre les gammaglobulines et les bétaglobulines. Le bloc bétagamma est très évocateur de cirrhose du foie. Seul un taux de prothrombine à 80 % avec une valeur prédictive négative de 94 % et la présence d'un bloc bétagamma avec une valeur prédictive positive de 98 % ont un intérêt pour établir le diagnostic de cirrhose chez l'ensemble des malades ayant une maladie alcoolique du foie.

Reconnaître le tableau de purpura hyperglobulinémique :

Purpura vasculaire associé à une hyperglobulinémie polyclonale (IgG).

Savoir rattacher une hypergammaglobulinémie à une maladie autoimmune :

Lupus érythémateux disséminé, maladie de Sjögren, cirrhose biliaire primitive[1], hépatite auto-immune[2] cryoglobulinémie.

Savoir rattacher une hypergammaglobulinémie à une maladie générale :

Sarcoïdose. Maladie liée aux IgG4[3].

Savoir rattacher une hypergammaglobulinémie à une maladie infectieuse chronique :

SIDA[4], tuberculose.
Viroses : CMV, EBV, hépatites virales.
Parasitoses : toxoplasmose, trypanosomiase, paludisme.
Hypergammaglobulinémie idiopathique des patients africains.

Savoir rattacher une hypergammaglobulinémie à une vascularite systémique :

Maladie de Horton, Takayasu, Périartérite noueuse.

Evoquer une maladie de Sjögren devant une hypergammaglobulinémie polyclonale inexpliquée :
Syndrome sec.

Eliminer une maladie de Berger[5] [6] :
Rechercher une hématurie. Augmentation des IgA.

Connaître des causes rares d'hypergammaglobulinémie :
Maladie de Gaucher : déficit en glucocérébrosidase. Hypergamma, thrombopénie, dosage de l'activité béta-glucosidase leucocytaire. Syndrome de Muckle et Wells : accès fébrile, arthralgies et éruption urticarienne.
Hyperplasie ganglionnaire bénigne chez des patients traités au long cours par hydantoïnes, carbamazépine, rifampicine.
Maladie de Castelman.

---

[1] TALWALKAR J A Primary biliary cirrhosis. *Lancet* 2003 ; ***362*** :53-62.
[2] CZAJA AJ. Diagnosis and Management of Autoimmune Hepatitis: Current Status and Future Directions. *Gut Liver*. 2016 Mar; 10(2): 177–203.
[3] CHEN LYC, MATTMAN A, et al. IgG4-related disease: what a hematologist needs to know. *Haematologica*. 2019 Mar; 104(3): 444–455
[4] RYOM L, COTTER A, et al. 2019 update of the European AIDS Clinical Society Guidelines for treatment of people living with HIV version 10.0. *HIV Med*. 2020 Nov; 21(10): 617–624.
[5] SZETO The natural histoty of immoglobulin a nephropathy among patients with hematuria and minimal proteinuria *Am J. Med*. 2001;***110***:434-438.
[6] DONADIO J.V. Medical progress : IgA nephropathie *New Eng J Med* 2002;***347***:738-749.

Hyperferritinémie [1 2 3] :

Connaître le mécanisme de régulation de l'homéostasie du fer[4] :

L'alimentation apporte environ 20 mg de fer par jour dont 2 à 3 mg sont absorbés par le duodénum. Cette proportion augmente en cas de carence en fer ou de toute anémie permettant de répondre aux besoins de l'érythropoïèse. En revanche c'est l'hyperabsorption du fer qui est à l'origine de l'hémochromatose héréditaire. L'hépcidine synthétisée dans le foie est une hormone qui limite l'absorption du fer et son relargage par les macrophages.

Savoir rechercher une hémochromatose[5] dans certains contextes :

Au cours du diabète, l'hémochromatose est fréquente [6 7].
Au cours de la cirrhose du foie.

Connaître l'association hyperferritinémie et insuffisance rénale terminale :

Des taux supérieurs à 1000 µg/l sont fréquents.

Rechercher l'association à un syndrome inflammatoire biologique :

Vitesse de sédimentation augmentée, hyper alpha 2, hyperfibrinémie, augmentation de la CRP. L'augmentation de la ferritinémie s'intègre dans le cadre du syndrome inflammatoire biologique.

Eliminer une hémolyse :

Anémie régénérative, thalassémie[8] .

Rechercher une dysmyélopoïèse[9] :

Pancytopénie. Aspect caractéristique du myélogramme.

Savoir évoquer le diagnostic de maladie de Still de l'adulte[10] :

Rarement forme fébrile isolée : le plus souvent la fièvre est associée à une atteinte articulaire, cutanée et à des douleurs pharyngées ou à d'autres atteintes viscérales. Hyperferritinémie avec effondrement de la fraction glycosylée (moins de 20% au lieu de 60% et plus). Enzyme Hème-Oxygénase (HO1)[11] Hyperleucocytose.

Rechercher des arguments pour une hémochromatose [12 13 14]:

Fer sérique augmenté, coefficient de saturation de la transferrine supérieur à 45 %, ferritinémie supérieure à 300 µg/l15 et 200 µg/l chez la femme non ménopausée.

Connaître la prévalence de l'hémochromatose homozygote :

L'hémochromatose est la maladie génétique la plus fréquente dans la race blanche : 1/250.

Rechercher les signes de surcharge en fer de différents organes :

Myocardiopathie, diabète, mélanodermie, hépatomégalie, impuissance, arthropathies. Les atteintes viscérales régressent peu sous traitement lorsque le traitement est tardif, sauf l'atteinte cardiaque

Intérêt des tests génétiques[17 18] :

Avec l'accord du patient.

Recherche de la mutation du gène HFE 1[19] qui est la plus fréquente. D'autres mutations ont été individualisées ces dernières années.

85 à 90% des patients d'Europe du Nord qui sont atteints par la maladie sont homozygotes pour la mutation C282Y[20]. L'expression de ce gène est variable. 30% des patients homozygotes n'expriment pas la maladie[21]. Dans le cas d'une hémochromatose hétérozygote, les anomalies peuvent être minimes voir absentes [22]. Un à 3% des patients hétérozygotes développent une surcharge en fer.

Deux autres mutations (H63D et S65C) semblent jouer un rôle mineur dans les surcharges en fer.

Intérêt de l'IRM pour évaluer l'importance de surcharge hépatique :

En imagerie par résonance magnétique (IRM), sur les séquences spin-écho, il existe un important abaissement de l'intensité du signal du foie ayant une surcharge en fer. Les séquences T2 gradient écho sont les plus sensibles à la présence de fer et le parenchyme hépatique aura un signal inférieur à celui des muscles pararachidiens (même lors d'une surcharge ferrique du foie peu importante). Différentes publications semblent montrer que l'IRM est la méthode radiologique la plus fiable dans le suivi de l'hémochromatose. Un algorithme de calcul a été développé pour les différentes intensités de champs magnétique à partir des corrélations obtenues entre le rapport foie/muscle para-vertébraux et la concentration hépatique en fer mesurée par biopsie hépatique. Des zones d'au moins 1 cm2 sont utilisées (3 au niveau du foie droit et 2 au niveau du muscle). Il est habituellement recommandé d'utiliser la séquence « DP » (densité de protons) pour quantifier les surcharges entre 100 et 250 µmol/g [23].

Indications de la biopsie hépatique pour évaluer la surcharge hépatique[24] :

Avec l'arrivée des tests génétiques, la PBH ne reste indiquée qu'en cas de suspicion de fibrose : élévation des transaminases et ferritinémie supérieure à 1000 µg/l .
Biopsie hépatique avec recherche d'une surcharge en fer :
Supérieur à 80µmol/g de poids sec.
Grade 3 ou 4 à la coloration de Perls.
Index hépatique de surcharge en fer supérieur à 1,9.
La cirrhose hépatique est plus fréquente en cas d'hémochromatose génétique et de prise d'alcool [25].

Connaître les stades de sévérité de l'hémochromatose HFE1[26] :

Stade 0 : caractérisé par une absence de toute expression phénotypique, c'est-à-dire que le coefficient de saturation de la transferrine (CS-Tf) < 45% et que la ferritinémie est normale. Il correspond à une phase asymptomatique clinique ou biologique.
Stade 1 : caractérisé par une augmentation du CS-Tf > 45% sans élévation de la ferritinémie au-delà de la normale (< 300 µg/l chez l'homme et < 200 µg/l chez la femme). Il correspond à une phase préclinique.
Stade 2 : caractérisé par une augmentation conjointe du CS-Tf (> 45 %) et de la ferritinémie sans expression clinique ou biologique d'atteinte viscérale ou métabolique. Correspond également à une phase préclinique.
Stade 3 : caractérisé par une augmentation conjointe du CS-Tf > 45 % et de la ferritinémie avec une expression clinique qui correspond à une morbidité pouvant affecter la qualité de vie : asthénie, impuissance, signes ostéoarticulaires, diabète, hépatopathie débutante, troubles du rythme cardiaque, mélanodermie.
Stade 4 : caractérisé par une augmentation conjointe du CS-Tf > 45% et avec une expression clinique qui correspond à des symptômes compromettant le pronostic vital : cirrhose, carcinome hépatocellulaire, diabète requérant de l'insuline, insuffisance cardiaque diastolique.

Mener une enquête familiale :

Dosage de la saturation et de la ferritinémie chez les descendants. L'expression est inconstante en particulier chez les femmes.

Connaître les groupes tissulaires HLA associés à l'hémochromatose idiopathique :

HLA A3, A3-A7, A3-B14.

Principe du traitement de l'hémochromatose primitive :

Saignées : 500 ml de sang fait perdre 200 à 250 mg de fer. Habituellement une saignée par semaine jusqu'à obtenir une discrète hypoferritinémie.

Prise en charge thérapeutique de l'hémochromatose secondaire :

Déféroxamine (Desféral®) par voie injectable, est un chélateur du fer et de l'aluminium.
Déférasirox (Exjade®) en cp est utilisé pour les surcharges en fer chroniques secondaires aux transfusions sanguines fréquentes lors des thalassémies majeures ou autres anémies (hémopathies).
Place du traitement oral par Défériprone (Ferriprox®). Semble supérieure pour contrôler la surcharge cardiaque en fer 27.

---

[1] DAMADE R. Les hyperferritinémies *Ann de Med Intern* 2000;***151***.
[2] PIETRANGELO A. Hereditary hemochromatosis-a new look at an old disease. *N Eng J Med* 2004 ;***350*** :2383-2397.
[3] SAGLINI V, BRISSOT P. Hyperferritinémie – Algorithme. *Rev Med Suisse* 2012; volume 8. 1135-1137
[4] NICOLAS G. L'hepcidine, chef d'orchestre de l'homéostasie du fer. *Presse Med* 2003 ;***32*** :1395-6.
[5] KALANTAR-ZADEH Diagnosis of hemochromatosis letter in *Ann Intern Med* 1999; ***131***:311.
[6] CONTE D. Prevalance of genetic hemochromatosis in a cohort of italian patients with diabetes mellitus. *Ann Intern Med*, 1998;128:370.
[7]ELLERVIK C. Prevalence of hereditary hemochromatosis in late-onset type 1 diabetes mellitus. *Lancet* 2001;***358***:1405-1410.
[8] BADENS C. Les β-thalassémies en France métropolitaine. *Presse Med* 2003 ;***32*** :1016-21.
[9] Mechanism of desease : the physiopathologie of acquired aplastic anemia. *N Eng J Med* 1997;***336***: 1365-1373.
[10] POUCHOT J. Maladie de Still de l'adulte. *Press Med* 2004 ;***33*** :1011-1026.
[11] KIRINO Y, TAKENO M, et al. Increased serum HO-1 in hemophagocytic syndrome and adult-onset Still's disease: use in the differential diagnosis of hyperferritinemia. *Arthritis Res Ther*. 2005; ***7***(3): R616–R624.
[12] Iron Overload, public health, and genetic. *Ann Intern Med*; 1998; 129:921.
[13] NANCY C. ANDREWS Medical Progress: Disorders of Iron Metabolism *N Eng J Med* 1999;***341***
[14] QASEEM Screening for hereditary hemochromatosis: a clinical practice guideline from the American college of physicians. *Ann Intern Med* 2005;***143***:517-522.
[15]Hemochromatosis screening in asymptomatic ambulatory men 30 years of age and older. *Am J Med*. 1995; ***98.***

[17] LE GALL JY Faut-il dépister systématiquement l'hémochromatose génétique ? *Presse Med* 2003;***32***:1588-1590.
[18] BOMFORD A. Genetics of haemochromatosis. *Lancet* 2002; ***360***:1673-1682.
[19] HFE Genotype in patients with hemochromatosis and other liver disease. *Ann Intern Med* 1999; ***130***:953-963.
[20] TAVILL A.S Clinical implications of thes hemochromatosis gene. *N Eng J Med* 1999;***341***:755-757.
[21] ALLEN KJ et al. Iron-overload–related disease in HFE hereditary hemochromatosis. N Engl J Med 2008;358:221-30.
[22]Clinical and biochemical abnormalities in people heterozygous for hemochromatosis. *N Eng J Med.* 1996, ***335***: 1799-1805.
[23] GANDON Y, OLIVIÉ D, et al. Non-invasive assessment of hepatic iron stores by MRI. *Lancet* 2004;363: 357-62.
[24] PELLETIER G. Peut-on se passer de la biopsie hépatique pour la prise en charge des maladies diffuses du foie ? *Presse Med* 2003 ;***32*** :98-100.
[25] BUFFET C. Le rôle de l'excès d'alcool dans le risque de cirrhose chez les malades atteints d'hémochromatose génétique *Press Me*d 2002;***31***:1255-1257.
[26] *Document validé par le Collège de la Haute Autorité de Santé en mars 2011*
[27] ANDERSON L.J. Comparaison of effects of oral deferiprone and subcutaneous desferrioxamine on myocardial iron concentrations and ventricular function in beta-thalassaemia. *Lancet* 2002;***360:***516-521.

Elévation des transaminases[1] :

Eliminer les erreurs liées au dosage :

Une hémolyse importante fausse le dosage des ASAT, et à un moindre degré des ALAT.

Savoir interpréter le dosage des transaminases en cas d'insuffisance rénale chronique :

Les transaminases peuvent ne pas augmenter en cas d'insuffisance rénale chronique importante.

Savoir interpréter de manière générale la signification d'une augmentation des transaminases :

L'augmentation des transaminases reflète essentiellement la nécrose hépatocytaire et non pas l'insuffisance hépatocellulaire. ALAT augmentées plus spécifiques d'une maladie hépatique. ASAT augmentées plus spécifiques des maladies cardiaques ou musculaires.

Reconnaître en urgence le tableau d'hépatite fulminante :

Signes d'insuffisance hépatocellulaire. Encéphalopathie.
Transfert dans un centre spécialisé en urgence.

Connaître les situations de défaillance circulatoire qui peuvent s'accompagner d'une augmentation des transaminases :

Etat de choc, poussée d'insuffisance cardiaque, embolie pulmonaire. Le mécanisme peut être double : foie cardiaque et rhabdomyolyse.

Connaître les atteintes cardiaques qui peuvent s'accompagner d'une augmentation des transaminases :

Myocardite. Infarctus du myocarde : élévation concomitante des CPK MB, élévation retardée des LDH.

Eliminer une rhabdomyolyse :

Contexte. Augmentation plus importante des ASAT. Augmentation des CPK. Myoglobinurie.

Eliminer un obstacle sur les voies biliaires :

Contexte clinique. Signes de cholestase associés. Rechercher une augmentation de la lipasémie. Voies biliaires dilatées à l'échographie, lithiase de la voie biliaire principale (VBP), tumeur du pancréas. Si le contexte clinique est évocateur d'une pathologie biliaire, compléter l'exploration par un scanner abdominal : lithiase de la VBP, tumeur de la voie biliaire, cholangite, tumeur de la tête du pancréas.

Eliminer une cause intrahépatique décelable par échographie et/ou scanner abdominal :

Tumeurs hépatiques. Abcès du foie.

Rechercher systématiquement une étiologie médicamenteuse [2] [3] [4] [5] ou toxique :

Anesthésiques, AINS, Antibiotiques, antiépileptiques, statines, anabolisants, cocaïne, antifungiques.

Fichier Hépatox géré par le centre de pharmocovigilance de l'hôpital Saint Antoine.

Web : http://www.thériaque.org, http://www.cri.ensmp.fr/biam/.

Evoquer systématiquement le diagnostic d'hépatite alcoolique aiguë :

Notion de prise d'alcool dans les jours précédents, fièvre, hépatalgies, ictère. Rechercher des signes d'insuffisance hépatocellulaire. Hyperleucocytose à PNN. Gamma GT très élevées. ASAT supérieures aux ALAT. Diagnostic de certitude histologique. Intérêt de la corticothérapie à discuter en fonction de l'aspect histologique et du stade [6].

Evoquer une hépatite infectieuse devant une augmentation récente des transaminases :

Contexte clinique évocateur : sérologies VHA, VHB, VHC, EBV, CMV.

Savoir retenir le diagnostic de stéatose[7] hépatique :

Augmentation modérée des transaminases. Contexte : alcool, surcharge pondérale[8], obésité abdominale, dénutrition protidique, traitement corticoïde, nutrition parentérale, méthotrexate, tétracyclines, maladies thyroïdiennes. Grossesse.

Syndrome de Reye.

Connaître l'existence d'une atteinte hépatique au cours des obésités « nonalcoholic fatty liver disease »[9] [10] [11] :

Hépatomégalie stéatosique avec élévation des transaminases. Potentiel évolutif vers la cirrhose. Facteurs de risque[12] : obésité abdominale, élévation des triglycérides, diabète de type 2, hyperlipidémie, augmentation de la concentration de leptine.

Intérêt de la biopsie hépatique : apprécier l'importance de la fibrose, 7 à 16% des patients ont une évolution vers la cirrhose. Il existe des incertitudes sur l'évolution après cure d'amaigrissement[13].
On note dans une étude une diminution du taux de transaminases chez les patients atteints de syndrome d'apnée du sommeil et de stéatose hépatique[14].
Les statines diminuent le risque cardiovasculaire chez le coronarien atteint de NASH[15].

Savoir éliminer un obstacle sur les voies biliaires :

L'échographie hépatobiliaire transpariétale ne permet pas d'éliminer formellement un obstacle sur les voies biliaires. Au moindre doute, faire un scanner pancréatique et discuter l'échoendoscopie.

Savoir interpréter une élévation des transaminases au cours d'une cirrhose hépatique connue :

Les transaminases sont souvent normales. Toute augmentation des transaminases au cours d'une cirrhose connue doit faire rechercher une cause associée (alcool, médicament, infection virale, hépatome).

Reconnaître le tableau de cirrhose du foie :

Élévation modérée des transaminases. Signes d'HTP, d'insuffisance hépatocellulaire. Discuter la biopsie hépatique.

Connaître les maladies générales qui peuvent s'accompagner d'une atteinte hépatique cytolytique :

Lupus érythémateux disséminé.
Polyarthrite rhumatoïde.
Thyroïdite (dosage de la TSH).
Sclérodermie.
Maladie de Sjögren.
Maladie de Wilson[16] (cuprémie, cuprurie, céruloplasminémie).
Déficit en alpha 1 antitrypsine[17].
Hémochromatose.
Maladie cœliaque[18 19] : 9% des patients présentant une augmentation des transaminases inexpliquée seraient atteints d'une maladie coeliaque asymptomatique. Dosage des anticorps anti-endomysium.
Maladie d'Addison (dosage du cortisol).

Reconnaître les hépatites auto-immunes [20]:

Élévation chronique des transaminases.
Eliminer les causes virales et médicamenteuses.
Dosage des AAN, anti- muscles lisses, anti microsomes, anti LKM1. Histologie hépatique.

Connaître les hépatites virales chroniques [21 22 23 24]:

Suivi d'une hépatite B ou C, ou découverte au stade d'hépatite chronique.

Reconnaître le tableau de cirrhose biliaire primitive[25 26] :

Les transaminases sont normales ou très peu augmentées. Hépatite cholestatique chronique. Femme. Anticorps anti-mitochondries de type M2. Aspect histologique.

Connaître l'attitude en cas d'élévation chronique des transaminases inexpliquée :

Surveillance et discussion de la ponction biopsie hépatique.

---

[1] IMBERT A. Démarche diagnostique devant une augmentation modérée et prolongée des transaminases. *Presse Med* 2003 ;***32*** :73-8.
[2] LEE W.M. Medical progress : drug induced hepatotoxicity. *N. Eng J Med* 1995;***333***:1118-1125.
[3] BARBARE J.C. Du nouveau dans l'hépatotoxicité des médicaments *Presse Med* 2001;***30:***673.
[4] LEE W.M. Medical progress : Drug-Induced Hepato-toxicity. *N Eng J Med* 2003 ;***349*** :474.
[5] NAVARRO V.J. Current concept : drug-related hepatotoxicity. *N Eng J Med* 2006;***16***:764-740.
[6] NAVEAU S. Hépatite alcoolique aiguë : ses traitements. *Press Med* 2001;***30***:1024.
[7] Nonalcoholic steatohepatitis. *Ann Intern Med.* 1997;***126***:137-146.
[8] BUFFET C. Obésité et elevation des transaminases, une liaison certaine et dangereuse.*Press Med* 2003 ;***32*** :1790-1792.
[9] ANGULO P. Nonalcoholic fatty liver disease *N Eng J Med* 2002;***346***:1221.
[10] RHUL CE Determinants of the association of overeight with elevated serum alanine aminotransferase activity in the united states. *Gastroenterology* 2003;***124***:71-9.
[11] BUFFET C. Obésité et élévation des transaminases, une liaison certaine et dangereuse.*Press Med* 2003 ;***32*** :1790-1792.
[12] HAMAGUCHI M. The metabolic syndrome as a predictor of nonalcoholic fatty liver disease. *Ann Intern Med* 2005 ;***143*** :722-728.
[13] WANG RT Is weight reduction an effective therapy for non-alcoholic fatty liver ? A systematic review. *Am J Med* 2003;***115***:554-560.
[14] CHIN K. Effects of obstructive sleep apnea syndrome on serum aminotransferase levels in obese patients. *Am J Med* 2003;***114***:370-376.
[15] ATHYRIOS VG safety and efficacy of long-term statin treatment for cardiovascular events in patients with coronary heart disease and abnormal liver tests in the Greek atorvasatin and coronary heart disease evaluation (GREACE) study : a post-hoc analysis. *Lancet* 2010;***376***:1873-1958.
[16] TALY A.B. Wilson disease, Description of 282 patients evaluated over 3 decades. *Medicine* 2007 ;82:112-121.
[17] STOLLER JK Alpha-1-antitrypsin deficiency. *Lancet* 2005 ;***365*** :2225-2237.

[18] Prevalence of hypertransaminémia in adult celiac patients and effect of gluten-free diet. *Hepatology* 1995; ***22***:833-836.
[19] VOLTA U. Coeliac disease hidden by cryptogenic hypertransaminasaemia.*Lancet*. 1998; ***352***: 26-30.
[20] GILMAN C, HELLER T, KOH C. Chronic hepatitis delta: A state-of-the-art review and new therapies. *World J Gastroenterol*. 2019 Aug 28; 25(32): 4580–4597.
[21] CZAJA AJ. Diagnosis and Management of Autoimmune Hepatitis: Current Status and Future Directions. Gut Liver. 2016 Mar; 10(2): 177–203.
[22] TANG CM, ON YAU T, YU J. Management of chronic hepatitis B infection: Current treatment guidelines, challenges, and new developments. World J Gastroenterol. 2014 May 28; 20(20): 6262–6278.
[23] LYNCH SM, WU GY. Hepatitis C Virus: A Review of Treatment Guidelines, Cost-effectiveness, and Access to Therapy. *J Clin Transl Hepatol*. 2016 Dec 28; 4(4): 310–319.
[24] ASLAN AT, BALABAN HY. Hepatitis E virus: Epidemiology, diagnosis, clinical manifestations, and treatment. *World J Gastroenterol.* 2020 Oct 7; 26(37): 5543–5560.
[25] GOULIS J. Review : long term ursodeoxycholic acid does not prevent mortality and morbidity in primary biliary cirrhosis. *Lancet* 1999;***354:***1053-1060.
[26] KAPLAN MM Medical progress : primary biliary cirrhosis. *N Eng J Med* 2005 ;***353*** :1261-1274.

Structures éditoriales du groupe L'Harmattan

L'Harmattan Italie
Via degli Artisti, 15
10124 Torino
harmattan.italia@gmail.com

L'Harmattan Hongrie
Kossuth l. u. 14-16.
1053 Budapest
harmattan@harmattan.hu

L'Harmattan Sénégal
10 VDN en face Mermoz
BP 45034 Dakar-Fann
senharmattan@gmail.com

L'Harmattan Cameroun
TSINGA/FECAFOOT
BP 11486 Yaoundé
inkoukam@gmail.com

L'Harmattan Burkina Faso
Achille Somé – tengnule@hotmail.fr

L'Harmattan Guinée
Almamya, rue KA 028 OKB Agency
BP 3470 Conakry
harmattanguinee@yahoo.fr

L'Harmattan RDC
185, avenue Nyangwe
Commune de Lingwala – Kinshasa
matangilamusadila@yahoo.fr

L'Harmattan Congo
67, boulevard Denis-Sassou-N'Guesso
BP 2874 Brazzaville
harmattan.congo@yahoo.fr

L'Harmattan Mali
ACI 2000 - Immeuble Mgr Jean Marie Cisse
Bureau 10
BP 145 Bamako-Mali
mali@harmattan.fr

L'Harmattan Togo
Djidjole – Lomé
Maison Amela
face EPP BATOME
ddamela@aol.com

L'Harmattan Côte d'Ivoire
Résidence Karl – Cité des Arts
Abidjan-Cocody
03 BP 1588 Abidjan
espace_harmattan.ci@hotmail.fr

Nos librairies en France

Librairie internationale
16, rue des Écoles
75005 Paris
librairie.internationale@harmattan.fr
01 40 46 79 11
www.librairieharmattan.com

Librairie des savoirs
21, rue des Écoles
75005 Paris
librairie.sh@harmattan.fr
01 46 34 13 71
www.librairieharmattansh.com

Librairie Le Lucernaire
53, rue Notre-Dame-des-Champs
75006 Paris
librairie@lucernaire.fr
01 42 22 67 13

www.ingramcontent.com/pod-product-compliance
Lightning Source LLC
LaVergne TN
LVHW021143061026
849535LV00002B/337